# 淋巴瘤靶向及免疫治疗手册

克晓燕 胡凯 主编

清华大学出版社
北 京

## 内 容 简 介

本书系统介绍了淋巴瘤的靶向和免疫治疗。总论部分总揽最新WHO 2022年第五版淋巴瘤病理分类，介绍了分子诊断技术、常用靶向药物、CAR-T治疗及造血干细胞治疗技术在淋巴瘤诊疗领域的应用。各论部分纳入临床最常见的淋巴瘤亚型，简介其临床特征、诊断要点，重点介绍分子发病机制，作为理解分子诊断及靶向治疗的基础。治疗方面，在简介治疗策略和传统治疗之后，着重介绍靶向药物、免疫药物和细胞免疫治疗在该类型淋巴瘤中的应用，并纳入相关临床研究成果。附录重点列举淋巴瘤临床评估常用工具表格、常见传导通路和相关基因突变及与突变相关的靶向治疗药物、联合化疗方案。本书实用性较强，可作为淋巴瘤诊疗技术的临床简明操作手册，供相关专业临床医生参考。

**图书在版编目（CIP）数据**

淋巴瘤靶向及免疫治疗手册/克晓燕，胡凯主编. —北京：清华大学出版社，2023.6

ISBN 978-7-302-62312-0

Ⅰ.①淋… Ⅱ.①克… ②胡… Ⅲ.①淋巴瘤-药物疗法-手册 ②淋巴瘤-肿瘤免疫疗法-手册 Ⅳ.①R733.45-62

中国国家版本馆CIP数据核字（2023）第009110号

责任编辑：罗 健
封面设计：常雪影
责任校对：李建庄
责任印制：杨 艳

出版发行：清华大学出版社
　　　　　网　　　址：http://www.tup.com.cn, http://www.wqbook.com
　　　　　地　　　址：北京清华大学学研大厦A座　　　邮　　编：100084
　　　　　社 总 机：010-83470000　　　　　　　　　邮　　购：010-62786544
　　　　　投稿与读者服务：010-62776969, c-service@tup.tsinghua.edu.cn
　　　　　质量反馈：010-62772015, zhiliang@tup.tsinghua.edu.cn
印 装 者：艺通印刷（天津）有限公司
经　　销：全国新华书店
开　　本：145mm×210mm　　印　张：21.25　　字　数：612千字
版　　次：2023年6月第1版　　　　　　　　　印　次：2023年6月第1次印刷
定　　价：90.00元

产品编号：095990-01

# 编委会名单

马利霞　北京高博博仁医院

石　慧　北京高博博仁医院

田　磊　北京大学第三医院

王　椿　上海闸新中西医结合医院

王　晶　北京大学第三医院

王晶石　首都医科大学附属北京友谊医院

王　昭　首都医科大学附属北京友谊医院

魏道林　上海闸新中西医结合医院

吴　彤　北京高博博仁医院

杨　帆　北京高博博仁医院

杨　萍　北京大学第三医院

张　蕾　郑州大学第一附属医院

张巧花　山西白求恩医院

张伟京　北京世纪坛医院

郑勤龙　北京高博博仁医院

仲凯励　北京世纪坛医院

周继豪　深圳市人民医院

恶性淋巴瘤是严重威胁人类健康的常见恶性肿瘤之一，发病率呈逐年上升趋势。据统计，2020年我国新发恶性淋巴瘤患者99 663人，而淋巴瘤相关死亡人数达57 158人。因此，提高淋巴瘤的诊断、治疗水平、改善患者预后仍是临床医生面临的重要课题。

淋巴瘤是一组高度异质性的疾病，其病理分类复杂多样，不同类型具有各自不同的生物学特征，从而导致临床治疗体系和治疗结局的多样性。2000年以后，世界卫生组织（World Health Organization，WHO）开始发布淋巴造血肿瘤的分类诊断体系。它以病理学为基础，不断整合免疫学、细胞遗传学、分子生物学对淋巴瘤的研究成果，不断进行更新和修订，成为临床淋巴瘤诊疗的基础。2022年，该分类诊断体系已更新至第5版。从新版分类中可以看出，在分子诊断技术不断发展的当今，从肿瘤分子发病机制去了解淋巴瘤的内在生物学特征，对精准诊断、靶向治疗以及预后判断有日益重要的指导意义。淋巴瘤诊断已进入了精准整合诊断时代。与此同时，在精准诊断的前提下，针对淋巴瘤的小分子靶向药物、单克隆抗体、免疫调节药物、CAR-T治疗等靶向治疗药物和技术近年来呈现井喷式发展势头，大大提高了淋巴瘤，特别是复发难治性淋巴瘤的治疗效果，治疗模式也由单一的标准化治疗逐步向精准诊断指导下的精准治疗转化。

在淋巴瘤诊疗领域飞速发展的背景下，面对淋巴瘤复杂的分子诊断信息以及不断涌现的靶向药物和新型治疗手段，淋巴瘤专科医生面临极大的学习挑战。为帮助广大淋巴瘤专科医生尽快掌握淋巴瘤精准诊断和靶向治疗的要点，我们特邀请国内淋巴瘤诊疗领域的临床医学、病理学、分子生物学、临床药学、免疫治疗学专家共同编写本手册。

　　本书总论部分总揽最新WHO2022年第五版淋巴瘤病理分类，介绍了分子诊断技术、常用靶向药物、CAR-T治疗及造血干细胞治疗技术在淋巴瘤诊疗领域的应用。

　　本书各论部分纳入临床最常见的淋巴瘤亚型，简介其临床特征、诊断要点，重点介绍分子发病机制，作为理解分子诊断及靶向治疗的基础。治疗方面，在简介治疗策略和传统治疗之后，着重介绍靶向药物、免疫药物和细胞免疫治疗在各类型淋巴瘤中的应用，并纳入相关临床研究成果。

　　本书附录重点列举淋巴瘤临床评估常用工具表格、常见基因传导通路和相关基因突变及与突变相关的靶向治疗药物、联合化疗方案。

　　本书实用性较强，可作为淋巴瘤诊疗技术的临床简明操作手册，供相关专业临床医生参考。

　　受篇幅所限，本手册没有纳入WHO分类中的所有淋巴瘤亚型，舍去了部分临床罕见亚型。此外，文中所涉及的淋巴瘤分子发病机制研究、靶向治疗领域近年来发展极快，不断有新的研究成果和创新疗法诞生，刷新了以往的认知，并带来治疗模式的改变。因此，尽管本手册内容适当纳入了一些具有前瞻性的研究和治疗方式，但仍可预见，部分内容未来一定会被修订和改写。由于编写时间紧迫，涉及内容广泛，编者自身业务水平有限，书中不足甚至错误之处在所难免，敬请同道们批评指正。在临床实际工作中，本书所列治疗方法及方案仅供参考，患者治疗还需密切结合患者临床情况区别对待。

　　在本书编写过程中，编委会专家通力协作，奉献了宝贵的时间、精力和专业知识，体现了一丝不苟的治学态度。本书也得到了清华大学出版社的大力支持，清华大学出版社医学分社罗健编辑付出了很多辛勤的劳动，在此一并致以衷心的感谢。

编　者<br>2023年1月

# 目 录

## 上篇　总论

## 下篇　分论

上 篇

总 论

# 第一章

# WHO淋巴瘤最新分类和临床病理特征

自2001年世界卫生组织（World Health Organization，WHO）发布《造血系统淋巴组织肿瘤分类》第3版以来，其所提供的组织病理学和临床诊断标准为全球病理医生诊断淋巴瘤提供了参考依据。历经多次修订，世界卫生组织《造血系统淋巴组织肿瘤分类》第5版（The 5th edition of the WHO classification of haematolymphoid tumours，WHO-HAEM5）于2022年出版。新版分类由先前分类系统演变而来。近年来，分子病理诊断越来越多地应用于临床，为诊断、靶向治疗、预后分层提供了更加精准的依据。本次新分类进一步强调分子标志物在淋巴瘤诊断、分型及预后中的重要意义。本章简要概述了淋巴组织肿瘤的分类，特别强调了WHO-HAEM5的变化和更新。

## 第一节　前体淋系肿瘤的分类

前体淋系肿瘤包括B、T和自然杀伤（natural killer，NK）淋巴母细胞白血病/淋巴瘤（acute lymphoblastic leukemia/lymphoblastic lymphoma，ALL/LBL）（详见表1-1）。对于前体B淋巴母细胞性白血病/淋巴瘤（B-ALL/LBL），新分类新增了2个重现性遗传学异常的分子亚型，即*ETV6::RUNX1*样B-ALL/LBL和*TCF3::HLF*融合B-ALL/LBL。而上一版中所提出的分子类型，新分类仍然保留，但对其命名有些更改。新的疾病名称更强调分子改变，而非细胞遗传学改变，这种命名方式对目前多种检测技术的选择更为适用。此外，基于"必要"和"期望"的原则，提出将仅基于形态学和免疫表型诊断B-ALL/LBL归为无法进一步分类的B-ALL/LBL，即B-ALL/LBL，NFC。大部分的B-ALL/LBL类型可通过常规的细胞遗传学检测区分，但是仍有少数类型需要更为先进的检测技术协助分型。关于前体T淋巴母细胞性白血病/淋巴瘤（T-ALL/LBL），新分类并无更新，仍分为T-ALL/LBL和早期前体T淋巴母细胞白血病/淋巴瘤（early T-cell precursor acute lymphoblastic leukemia/lymphoma，ETP-ALL/LBL）。上一版作为暂定类型提出的NK-ALL/LBL因缺乏明确可靠的诊断标准，在新版中不再列为独立的类型。

表1-1　前体T、B淋系肿瘤分类

| 前体 B 细胞肿瘤 |
| --- |
| B 淋巴母细胞白血病 / 淋巴瘤 |
| 　B 淋巴母细胞白血病 / 淋巴瘤，非特指型 |
| 　伴高超二倍体 B 淋巴母细胞白血病 / 淋巴瘤 |
| 　伴亚二倍体 B 淋巴母细胞白血病 / 淋巴瘤 |
| 　伴 iAMP21 B 淋巴母细胞白血病 / 淋巴瘤 |
| 　*BCR::ABL1* 融合 B 淋巴母细胞白血病 / 淋巴瘤 |
| 　*BCR::ABL1* 样 B 淋巴母细胞白血病 / 淋巴瘤 |
| 　伴 *KMT2A* 重排 B 淋巴母细胞白血病 / 淋巴瘤 |
| 　*ETV6::RUNX1* 融合 B 淋巴母细胞白血病 / 淋巴瘤 |
| 　*ETV6::RUNX1* 样 B 淋巴母细胞白血病 / 淋巴瘤 |
| 　*TCF3::PBX1* 融合 B 淋巴母细胞白血病 / 淋巴瘤 |
| 　*IGH::IL3* 融合 B 淋巴母细胞白血病 / 淋巴瘤 |
| 　*TCF3::HLF* 融合 B 淋巴母细胞白血病 / 淋巴瘤 |
| 　伴其他基因异常的 B 淋巴母细胞白血病 / 淋巴瘤 |
| **前体 T 细胞肿瘤** |
| T 淋巴母细胞白血病 / 淋巴瘤 |
| 早期前体 T 淋巴母细胞白血病 / 淋巴瘤 |

# 第二节　成熟B细胞淋巴瘤

WHO-HEMA5中对成熟B细胞肿瘤部分修订较多，将其分为12类，详见表1-2。本书梳理了新分类中关于成熟B细胞肿瘤的内容，尤其是更新的内容，并对其中主要的修订与进展进行了讨论。

表 1-2　成熟 B 细胞肿瘤分类

**小淋巴细胞肿瘤及前驱病变**

单克隆 B 淋巴细胞增多症

慢性淋巴细胞性白血病 / 小淋巴细胞淋巴瘤

**脾 B 细胞淋巴瘤和白血病**

毛细胞白血病

脾边缘区淋巴瘤

脾弥漫红髓小 B 细胞淋巴瘤

伴显著核仁的脾 B 细胞淋巴瘤 / 白血病

**淋巴浆细胞淋巴瘤**

**大 B 细胞淋巴瘤**

弥漫性大 B 细胞淋巴瘤，非特指型

富于 T 细胞 / 组织细胞大 B 细胞淋巴瘤

弥漫性大 B 细胞淋巴瘤 / 伴 *MYC* 和 *BCL2* 重排高级别 B 细胞淋巴瘤

ALK 阳性大 B 细胞淋巴瘤

伴 *IRF4* 重排大 B 细胞淋巴瘤

伴 11q 异常高级别 B 细胞淋巴瘤

淋巴瘤样肉芽肿

EB 病毒阳性弥漫性大 B 细胞淋巴瘤

慢性炎症相关弥漫性大 B 细胞淋巴瘤

纤维素相关大 B 细胞淋巴瘤

体液潴留相关大 B 细胞淋巴瘤

浆母细胞淋巴瘤

原发免疫豁免部位大 B 细胞淋巴瘤

原发皮肤弥漫性大 B 细胞淋巴瘤，腿型

血管内大 B 细胞淋巴瘤

原发纵隔大 B 细胞淋巴瘤

纵隔灰区淋巴瘤

高级别 B 细胞淋巴瘤，非特指型

**边缘区淋巴瘤**

结外黏膜相关淋巴组织边缘区淋巴瘤

原发皮肤边缘区淋巴瘤

结内边缘区淋巴瘤

儿童边缘区淋巴瘤

**滤泡性淋巴瘤**

原位滤泡性肿瘤

滤泡性淋巴瘤

儿童型滤泡性淋巴瘤

十二指肠型滤泡性淋巴瘤

**原发皮肤滤泡中心淋巴瘤**

**套细胞淋巴瘤**

原位套细胞肿瘤

套细胞淋巴瘤

白血病样非结内套细胞淋巴瘤

**浆细胞肿瘤及其他单克隆蛋白疾病**

单克隆 γ 球蛋白病

冷凝集素病

IgM 型意义不明单克隆 γ 球蛋白病

非 IgM 型意义不明单克隆 γ 球蛋白病

具有肾脏意义的单克隆 γ 球蛋白病

单克隆免疫球蛋白沉积相关疾病

免疫球蛋白相关淀粉样沉积

单克隆免疫球蛋白沉积症

重链病

μ 重链病

γ 重链病

α 重链病

续表

浆细胞肿瘤

　　浆细胞瘤

　　浆细胞骨髓瘤

　　副肿瘤综合征相关浆细胞肿瘤

　　　　-POEMS 综合征

　　　　-TEMPI 综合征

　　　　-AESOP 综合征

**伯基特淋巴瘤**

**KSHV/HHV8 相关 B 细胞增生和淋巴瘤**

　　原发渗出性淋巴瘤

　　KSHV/HHV8 阳性弥漫大 B 细胞淋巴瘤

　　KSHV/HHV8 阳性亲生发中心淋巴组织增殖性疾病

**免疫缺陷 / 失调相关淋巴组织增生和淋巴瘤**

　　免疫缺陷 / 失调相关增殖

　　免疫缺陷 / 失调相关多形性淋巴组织增殖性疾病

　　EB 病毒阳性黏膜皮肤溃疡

　　免疫缺陷 / 免疫失调相关淋巴瘤

　　先天免疫异常相关淋巴组织增殖和淋巴瘤

## 一、慢性淋巴细胞白血病/小淋巴细胞淋巴瘤（chronic lymphocytic leukemia/small lymphocytic lymphoma，CLL/SLL）和单克隆B细胞增多症（monoclonal B-cell lymphocytosis，MBL）

WHO-HEMA5分类中将B-幼淋巴细胞白血病（B-cell prolymphocytic leukemia，B-PLL）删除，不再作为独立的疾病实体。对CLL/SLL，新分类并无改动。CLL/SLL被认为是同一疾病的不同表现，二者有着相同的病理学和免疫表型特征，CLL主要累及外周血和骨髓，而SLL主要累及淋巴结。MBL是指外周血存在<0.5×10^9/L

单克隆 B 细胞群，但无其他诊断淋巴瘤的证据，其表型可以是 CLL、非典型 CLL 或非 CLL（CD5-）。MBL 被认为是慢性 B 细胞增殖性疾病的前驱病变，可自行消失、维持稳定或进展为 CLL 或其他 B 细胞淋巴瘤，几乎所有的 CLL 确诊前均存在 MBL。新分类将 MBL 分为 3 个亚型，即低计数 MBL、CLL/SLL 型及非 CLL/SLL 型 MBL。

## 二、脾 B 细胞淋巴瘤和白血病

在 WHO-HEMA5 分类中，脾脏成熟 B 细胞淋巴瘤 / 白血病包含 4 个肿瘤实体：毛细胞白血病（hairy cell leukemia，HCL）、脾边缘区淋巴瘤（splenic marginal zone lymphoma，SMZL）、弥漫红髓小 B 细胞淋巴瘤（diffuse red pulp small B-cell lymphoma，DRPSBL）和伴显著核仁的脾 B 细胞淋巴瘤白血病（splenic B-cell lymphoma/leukaemia with prominent nucleoli，SBLPN）。其中，SMZL 和 HCL 在新分类中并无更新。旧版曾将 DRPSBL 作为一个暂定类型，新版将其界定为独立的类型。SBLPN 是新提出的疾病实体，包括了旧版中 HCL 变异型及 CD5 阴性 B-PLL。SBLPN 十分罕见，约占慢性淋巴细胞增殖性疾病的 0.4%，主要见于老年患者，肿瘤细胞核仁明显，不表达 HCL 标志物 CD25、Annexin A1、TRAP 及 CD123。与 HCL 相比，SBLPN 临床更具侵袭性，且对克拉屈滨单药治疗耐药。

## 三、淋巴浆细胞淋巴瘤（lymphoplasmacytic lymphoma，LPL）

LPL 是一种罕见的成熟 B 细胞淋巴瘤，常侵犯骨髓，亦可累及脾脏及淋巴结。新版提出 LPL 可分为两个亚型，即 IgM 型和非 IgM 型 LPL。其中前者占全部 LPL 的 95%，也被称为 Waldenström 巨球蛋白血症（Waldenström's macroglobulinemia，WM）；后者占比约 5%，包括 3 个亚型：①IgG 或 IgA 型；②非分泌性 LPL；③无骨髓累及 IgM 型 LPL。*MYD88*（p. L265P）突变是 LPL 的标志性驱动基因突变，可依据是否存在该突变将LPL分为两个分子亚群。*MYD88*野生型肿瘤的病程更具侵袭性，患者总生存期更短，对BTK抑制剂的治疗效果较差。此外，*MYD88*（p. L265P）检测有助于LPL与边缘区淋巴瘤（marginal zone lymphoma，MZL）或浆细胞骨髓瘤的鉴别诊断。

## 四、原位滤泡性B细胞肿瘤（in situ follicular neoplasia, ISFN）、滤泡性淋巴瘤（follicular lymphoma，FL）、十二指肠型滤泡性淋巴瘤（duodenal-type follicular lymphoma）、儿童型滤泡性淋巴瘤（pediatric-type follicular lymphoma）

它们是一类起源于生发中心B细胞、有显著临床和生物学异质性的疾病实体。在WHO-HEMA5分类中，上述4种淋巴瘤依然作为独立的疾病类型，对ISFN、十二指肠型FL和儿童型FL并无更新，但对FL新增了分子分型，此修订主要是基于近年来对FL特别是高级别FL认识的提高。WHO-HEMA5分类将FL分为3个分子亚群：经典FL（classical follicular lymphoma，cFL）、滤泡性大B细胞淋巴瘤（follicular large B-cell lymphoma，FLBL）和伴有罕见特征的FL（FL with uncommon feature，uFL）。t（14；18）（q32；q21）易位及其所致的*IGH::BCL2*融合是FL的分子遗传学标志，见于约85%的FL病例，新分类将携带此遗传学异常的病例界定为cFL。FLBL则对应于FL-3B级，此次重新命名基于分类的连贯性。伴有罕见特征的FL（uFL）是新提出的类型，包括2个亚型：①细胞形态学特点表现为"母细胞样"或"大的中心细胞"；②以弥漫性生长为主；与cFL显著不同。其中前者通常免疫表型和基因特征不典型，预后也较差。这部分病例需要与*IRF4*重排的大B细胞淋巴瘤鉴别。而以弥漫性生长为主的FL常表现为腹股沟区大肿物，免疫表型常出现CD23表达，且*IGH::BCL2*融合阴性，常可检测到*STAT6*突变，同时伴有*1p36*缺失或*TNFRSF14*突变。将这部分病例与cFL区别开，有助于阐述疾病生物学方面的研究，以便在后续的分类中能有更为清楚的界定。此外，大量的研究数据显示既往被广泛应用的FL分级标准实际应用的可重复性较差，且在现代医疗背景下，其临床意义亦存在争议。新分类提出将其作为cFL诊断的可选项，不再强制要求。

## 五、原位套细胞肿瘤（in situ mantle cell neoplasia，ISMCN）和套细胞淋巴瘤（mantle cell lymphoma，MCL）

WHO-HEMA5中有关ISMCN和MCL分类的内容并无更新，依然将其作为两个独立的疾病实体。ISMCN十分罕见，常为偶然发现，表现为携带*IG::CCND1*融合基因的套区细胞克隆性增生。MCL包含两种不同的分子亚型，即传统套细胞淋巴瘤（classical mantle cell lymphoma，cMCL）和白血病样非结内套细胞淋巴瘤（leukaemic non-nodal mantle cell lymphoma，LnnMCL）。cMCL和LnnMCL二者无论细胞来源、基因特征以及临床生物学行为均明显不同。cMCL起源于生发中心前初始B细胞，IgHV无突变或少量突变，基因组改变高度复杂，临床呈侵袭性病程。而LnnMCL则起源于生发中心后记忆B细胞，存在IgHV超突变，基因组较稳定，临床表现为惰性病程，主要累及外周血和脾脏，不累及淋巴结。两种MCL亚型都携带t（11；14）（q13；q32）易位及其所致的*IG::CCND1*融合，但导致这两种亚型重排的机制及随后驱动它们的分子机制尚不清楚。

## 六、边缘区淋巴瘤

MZL起源于能够分化为边缘区细胞和浆细胞的记忆B细胞，MZL异质性明显，包含4个亚群：结外黏膜相关淋巴组织边缘区淋巴瘤（extranodal marginal zone lymphoma，EMZL）、结内边缘区淋巴瘤（nodal marginal zone lymphoma，NMZL）、儿童边缘区淋巴瘤（paediatric nodal marginal zone lymphoma，PNMZL）和原发皮肤边缘区淋巴瘤（primary cutaneous marginal zone lymphoma，PCMZL）。PNMZL是一种完全不同的亚型，典型特点为无症状的颈部淋巴结局限性病变，预后非常好，在旧版曾作为暂定的类型提出，新分类将其界定为独立的类型。同样，PCMZL有着独特的临床病理学特点，因此新版将其界定为独立类型。新分类强调尽管EMZL、NMZL和PCMZL有着相似的形态学及免疫表型特点，但病因学和发病机制存在显著差异，且不同部位EMZL的基因学改变也存在显著差异。EMZL是MZL中最为常见的类型，占全部MZL的2/3，大量研究显示EMZL与慢性感染和自身免疫性疾病密切相关，不同部位EMZL的基因学改变亦不相同。如幽门螺杆菌感染与胃EMZL发生的相关性已被广泛认可，此外，亦有研究发现其他特定部位的EMZL发生可能也与特定的微生物感染相关，包括眼附属器MZL（鹦鹉热衣原体）、皮肤MZL（伯氏疏螺旋体）、小肠MZL（例如免疫增殖性小肠病，immuno proliferative small intestinal disease，IPSID，空肠弯曲杆菌）和肺部MZL（木糖氧化无色杆菌）。此外，自身免疫性疾病，如干燥综合征和桥本甲状腺炎，则分别与涎腺和甲状腺MZL的发生相关。

## 七、大B细胞淋巴瘤（LBL）

LBL是一组由体积中等大至大的B淋巴细胞增生形成的肿瘤。弥漫性大B细胞淋巴瘤，非特指型（diffuse large B-cell lymphoma，DLBCL，NOS）是最常见的淋巴瘤类型，定义为体积大的B细胞弥漫性增生，细胞增殖指数高，且无法归入特定类型的大B细胞淋巴瘤。DLBCL，NOS临床病理及生物学异质性强，2000年提出的DLBCL细胞起源（cell of origin，COO）分型是依据基因表达谱（gene expression profiling，GEP）将DLBCL分为生发中心B细胞（germinal center B-cell-like，GCB）、活化B细胞（activated B cell，ABC）以及未能分类3种分子亚型。在日常工作中，采用Hans模型，通过三项免疫组化（CD10、BCL6和MUM1）将DLBCL分为GCB和non-GCB两个亚组，并以此替代GEP水平的COO分型，尽管两种方法所获得结果的符合率不尽如人意。这一方法被全世界（包括中国）的病理学家广泛应用，并纳入DLBCL诊断的必选项内，新分类中仍推荐继续使用此细胞起源分型标准。

　　除了DLBCL，NOS，WHO-HEMA5依据形态学、肿瘤发生部位、遗传学和生物学行为等特征，另提出了17个独立的类型，详见表1-2。与上一版相比，新版分类更改了部分类型的名称，将"EBV阳性的DLBCL，非特指型"中"非特指型"去掉，"伴MYC、BCL2和/或BCL6重排高级别B细胞瘤"更名为"弥漫性大B细胞淋巴瘤/伴MYC和BCL2重排高级别B细胞瘤"，"伴11q异常Burkitt样淋巴瘤"更名为"伴11q异常高级别B细胞瘤"，"特征介于弥漫性大B细胞淋巴瘤和霍奇金淋巴瘤之间不能分类的B细胞淋巴瘤"更名为"纵隔灰区淋巴瘤"。此外，新分类将纤维素相关大B细胞淋巴瘤从慢性炎症相关大B细胞淋巴瘤中分出并成为独立的亚型，同时还提出了2个新类型，即原发免疫豁免部位大B细胞淋巴瘤和体液潴留相关大B细胞淋巴瘤：①原发免疫豁免部位大B细胞淋巴瘤是对原发中枢大B细胞淋巴瘤的扩充，除了中枢系统之外，新分类还将发生于玻璃体视网膜和睾丸的大B细胞淋巴瘤纳入此类型，因为这些特殊部位发生的大B细胞淋巴瘤有相似的免疫表型（非生发中心B细胞起源）及分子特征（常同时存在MYD88和CD79B突变），且预后较差；②体液潴留相关大B细胞淋巴瘤：在第4版WHO胸腔淋巴瘤分类中将其命名为"原发性渗出性淋巴瘤（primary effusion lymphoma，PEL）"或"非HHV8相关、PEL样淋巴瘤"。此型淋巴瘤多见于老年人，肿瘤仅累及体腔，主要是胸腔；患者多存在慢性疾病（如慢性心功能不全、肾功能不全、肠病相关蛋白不足或肝功能不全/肝硬化）所致的体腔积液。与PEL不同，患者无免疫缺陷，肿瘤细胞具有成熟B细胞而非浆母细胞表型，HHV8检测阴性，但少部分病例可出现EB病毒阳性。其基因组改变与PEL显著不同，且预后显著优于PEL。

　　高级别B细胞淋巴瘤（high grade B-cell lymphoma，HGBL）作为近几年关注的焦点，WHO-HEMA5提出了3个亚型，即DLBCL/伴MYC和BCL2重排的HGBL、伴11q异常的HGBL和HGBL，NOS。新版分类去掉了伴MYC和BCL6重排的HGBL，因其基因表达特征和突变谱改变均较为多样，无法作为一个独立的疾病实体。这部分病例通过细胞形态学、基因检测可归入DLBCL，NOS或HGBL，NOS或DLBCL/伴 MYC 和 BCL2 重排HGBL。而对于其他的两个亚型，新分类更加强调了形态学特征，即肿瘤细胞中等大小或母细胞样。

## 八、伯基特淋巴瘤（Burkitt lymphoma，BL）

BL是一种高度侵袭性成熟B细胞淋巴瘤，有着独特的形态学、免疫表型及分子特征。BL形态学表现为体积中等、母细胞样细胞弥漫增生并伴有星天现象。BL为生发中心B细胞来源，肿瘤细胞表达生发中心B细胞标志物（CD10和BCL6），通常不表达或部分弱表达BCL2，肿瘤增殖极度活跃，Ki67标记率接近100%。8号染色体上 MYC 基因易位是BL的分子标志，而 MYC 重排也被确定为诊断BL的必要条件。依据流行病学特征，BL可分为地方性、散发性和免疫缺陷相关性三个亚型。近年来BL肿瘤生物学研究发现EB病毒阳性和阴性BL的分子特征存在显著差异，且此差异不受流行病学特点的影响。因此，WHO-HEMA5建议将BL分为EB病毒阳性和阴性两个分子亚型。

## 第三节　成熟T和NK细胞肿瘤分类

WHO-HEMA5中有关成熟T和NK细胞淋巴瘤的情况如表1-3所示。与2017年第四版修订版相比，变化并不大，但对某些类型的命名和归类方式进行了改进，下面对相关内容的修订与进展进行讨论。

## 一、原发皮肤的T淋巴组织增殖和淋巴瘤（cutaneous T-cell lymphoma，CTCL）

CTCL是一组原发于皮肤的T或NK细胞淋巴瘤，其中蕈样霉菌病（mycosis fungoides，MF）和CD30阳性淋巴组织增殖性疾病是最为常见的两个类型。WHO-HEMA5将CTCL分为9个明确的类型，与上一版相比，主要的改动在于：①新版将原发皮肤CD8阳性亲表皮侵袭性T细胞淋巴瘤、原发皮肤CD4阳性小-中等T细胞增殖性疾病和原发皮肤肢端CD8阳性T细胞增殖性疾病均界定为独立的肿瘤实体，而上一版中，此三者共同属于"皮肤外周T细胞淋巴瘤，罕见类型"；②新版提出了一个新类型即"原发皮肤外周T细胞淋巴瘤，非特指型"，适用于无法归入特定类型的CTCL。

## 二、肠道T淋巴组织增殖和淋巴瘤

WHO-HEMA5主要的改动有以下两点：

（1）将"胃肠道惰性T淋巴细胞增殖性疾病"更名为"胃肠道惰性T细胞淋巴瘤"，主要的原因在于其较高的肿瘤致死率以及肿瘤广泛播散的能力；

（2）"胃肠道惰性NK细胞增殖性疾病（iNKLPD）"是新提出的一个肿瘤实体。既往认为其可能为反应性病变而曾命名为淋巴瘤样胃病或NK细胞肠病，近来研究发现其存在多个基因的体细胞突变，进而确定了其肿瘤的本质。

## 三、结内滤泡辅助T（T-follicular helper cell，TFH）细胞淋巴瘤（nodal T-follicular helper cell lymphoma，nTFHL）

上一版分类已提出血管免疫母T细胞淋巴瘤（angioimmun-oblastic T cell lymphoma，AITL）、滤泡T细胞淋巴瘤（follicular T-cell lymphoma，FTCL）和具有TFH表型的结内外周T细胞淋巴瘤（T-follicular helper cells peripheral -T-cell lymphoma，TFH-PTCL）均来源于TFH细胞，有着相似的免疫表型和分子特征。肿瘤细胞具有TFH细胞表型，即肿瘤细胞表达除了CD4之外、还表达2个及以上TFH细胞特异性标记（PD-1、CXCL13、ICOS、CD10、BCL6等）。既往的研究已揭示了AITL多步骤的发病机制，在造血干细胞阶段即出现表观遗传学异常，主要为*TET2*、*DNMT3A*、*IDH2*突变，在分化为成熟 T 细胞阶段，又出现 *RHOA* 和 *CD28* 基因突变或其他易位、基因缺失等情况，最终导致 AITL 的发生。尽管 FTCL 和 TFH-PTCL 发病机制研究不如 AITL 清楚，但同样也发现了其存在上述表观遗传学调控基因的高频突变。WHO-HEMA5 将此三者统一归为 nTFHL，并将 AITL、FTCL 和 TFH-PTCL 分别更名为 nTFHL-血管免疫母细胞型（nodal T-follicular helper cell lymphoma-angioimmunoblastic-type，nTFHL-AI）、滤泡型（nodal T-follicular helper cell lymphoma-follicular-type，nTFHL-F）和非特指型（nodal T-follicular helper cell lymphoma，NOS，nTFHL，NOS）。

新分类对此组淋巴瘤诊断及鉴别诊断提出以下两点建议：

（1）因活检样本小而无法全面评估病理改变时，为避免分型不准确，可诊断为 nTFHL；

（2）当 nTFHL 与 PTCL，NOS 鉴别困难时，可通过分子检测协助，鉴于前面提到的基因突变，目前认为它为 nTFHL 所特有。

## 四、间变大细胞淋巴瘤（anaplastic large cell lymphoma，ALCL）

ALCL 的分型并无变化，仍分为 ALK 阳性、ALK 阴性以及乳腺假体植入相关 ALCL，但新分类进一步强调了近期所发现的基因学异常，主要集中在 ALK 阴性 ALCL。ALK 阴性 ALCL 肿瘤异质性较明显，近来的基因组研究已经明确了数个具有预后提示意义的基因改变，尽管目前尚不足以将其用于预后标记或分子分型。研究提出 *TP63* 重排、*P53* 缺失和/或 *IL-2Rα* 过表达与 ALK 阴性 ALCL 预后不良相关。*DUSP22* 重排的 ALK-ALCL 患者 5 年生存率较高，但此结果未能在近期的研究得到证实。

## 五、结内 EB 病毒阳性 T 和 NK 细胞淋巴瘤

在 2017 第四版修订版中其作为 PTCL-NOS 暂定亚型提出，

WHO-HEMA5将其界定为独立的肿瘤实体。此型淋巴瘤主要见于东亚，临床表现为淋巴结肿大伴或不伴结外受累，多为进展期患者伴有B症状。形态学相似于DLBCL，而无结外NK/T细胞淋巴瘤（extranodal natural killer/T-cell lymphoma，ENKTCL）常见的凝固性坏死和血管破坏特点，肿瘤细胞具有细胞毒性T细胞或NK细胞表型。此外，研究发现它与ENKTCL有着显著不同的基因学改变，常可检测到*TET2*突变。

### 六、儿童EB病毒阳性T和NK细胞增殖和淋巴瘤

该组疾病包括了儿童系统性EB病毒阳性T细胞淋巴瘤和慢性活动性EB病毒感染（chronic active Epstein-Barr virus infection，CAEBV）。WHO-HEMA5主要的改动在于单独提出了系统性水疱痘疮样淋巴组织增生性疾病（hydroa vacciniforme-like lympho-proliferative disorder，HVLPD），以区别于系统性CAEBV，前者临床更具侵袭性。

## 第四节　霍奇金淋巴瘤

WHO-HEMA5关于HL的分型并无变化，仍分为经典HL和结节性淋巴细胞为主型HL（nodular lymphocyte-predominant Hodgkin lymphoma，NLPHL）。但其提出NLPHL肿瘤细胞来源于功能健全的B细胞，将其命名为结节性淋巴细胞为主型B细胞淋巴瘤（nodular lymphocyte predominant B-cell lymphoma，NLPBL）更为合适，而新的命名在未来将被确认。新版继续强调NLPHL的6种免疫结构变异（A～F）：A为经典的结节（即肿瘤性大细胞主要分布于以小B细胞为主的结节内），B为匍行形结节（肿瘤组织结构特点与A类似，但结节外形不规整），C为结节状结构-伴有多量结节外大B细胞，D为结节状结构-背景富于T细胞，E为弥漫性-富于T细胞/组织细胞大B细胞淋巴瘤（T-cell/histiocyte-rich large B-cell lymphoma，THRLBL）样，F为弥漫性-背景富于小B细胞。回顾性研究发现结

构 C、D、E 与晚期疾病及较高的复发率相关，这可能也反映了疾病的自然进展过程。呈弥漫性生长的 NLPHL 和 THRLBL 有很多的相似之处，部分结构 E 的 NLPHL 病例与 THRLBL 或许无法鉴别。

表1-3　成熟 T 和 NK 细胞肿瘤

**成熟 T 和 NK 细胞白血病**

T 幼淋巴细胞性白血病

T 大颗粒淋巴细胞性白血病

NK 大颗粒淋巴细胞性白血病

成人 T 细胞白血病 / 淋巴瘤

Sézary 综合征

侵袭性 NK 细胞白血病

**原发皮肤 T 细胞淋巴瘤**

原发皮肤 CD4 阳性小 - 中等 T 细胞增殖性疾病

原发皮肤肢端 CD8 阳性 T 细胞增殖性疾病

蕈样霉菌病

原发皮肤 CD30 阳性 T 细胞增殖性疾病：淋巴瘤样丘疹病

原发皮肤 CD30 阳性 T 细胞增殖性疾病：原发皮肤间变性大细胞淋巴瘤

皮下脂膜炎样 T 细胞淋巴瘤

原发皮肤 γ/δ T 细胞淋巴瘤

原发皮肤 CD8 阳性亲表皮侵袭性 T 细胞淋巴瘤

原发皮肤外周 T 细胞淋巴瘤，非特指型

**肠道 T、NK 细胞增殖和淋巴瘤**

胃肠道惰性 T 细胞淋巴瘤

胃肠道惰性 NK 细胞增殖性疾病

肠病相关 T 细胞淋巴瘤

单形性嗜上皮性肠道 T 细胞淋巴瘤

肠道 T 细胞淋巴瘤，非特指型

**肝脾 T 细胞淋巴瘤**

**间变性大细胞淋巴瘤**

ALK 阳性间变性大细胞淋巴瘤

续表

ALK 阴性间变性大细胞淋巴瘤

乳腺假体植入相关间变性大细胞淋巴瘤

**结内滤泡辅助 T（TFH）细胞淋巴瘤**

结内滤泡辅助 T 细胞淋巴瘤，血管免疫母型

结内滤泡辅助 T 细胞淋巴瘤，滤泡型

结内滤泡辅助 T 细胞淋巴瘤，非特指型

**外周 T 细胞淋巴瘤，非特指型**

**EB 病毒阳性结内 NK 和 T 细胞淋巴瘤**

**结外 NK/T 细胞淋巴瘤**

**儿童 EB 病毒阳性 T 和 NK 细胞增殖及淋巴瘤**

蚊虫叮咬超敏反应

水疱痘疮样淋巴组织增殖性疾病

系统性慢性活动性 EB 病毒感染

儿童 EB 病毒阳性 T 细胞淋巴瘤

（黄　欣）

# 第二章

# 分子发病机制

淋巴瘤是一种起源于淋巴组织系统，以B细胞、T细胞和自然杀伤（NK）细胞及其前体细胞在不同分化成熟阶段的异常增殖而形成的恶性克隆性肿瘤。淋巴瘤是一大类高度异质性的疾病，其分类通常基于形态学和免疫学，包括不同的疾病亚型，每种亚型都是由特征性的、独特的组合所确定的一种独立疾病，在临床、病理、免疫表型及分子和细胞遗传学上具有特定的特征。

分子遗传学的最新研究进展大大加深了我们对淋巴瘤生物学的理解。基因表达谱的引入、新一代测序（next generation sequencing technology，NGS）技术的发展和应用，已越来越多地揭示了淋巴瘤相关的各种基因变异，而这些变异对淋巴瘤的诊断、分型、预后及治疗有着决定性的影响，因此2022版WHO淋巴瘤分类包含了多种与临床特征、预后、靶向治疗及与治疗反应明确相关的伴有不同基因改变的分子分型和亚类，以期指导临床的诊断、分型和治疗。

和其他肿瘤一样，淋巴瘤是淋巴细胞发生一系列基因变异的结果。导致淋巴瘤发生的分子遗传学异常和相关基因变异的数量及类型非常多，这些分子异常的类型主要包括染色体改变（如染色体重排、易位或倒位，大片段扩增或缺失，拷贝数变化）。DNA序列变异（包括编码基因及非编码序列的改变，例如非编码RNA和增强子）及表观遗传学改变和基因转录表达异常等。

上述变异通常涉及不同的癌基因激活和抑癌基因的功能丧失，扰乱了关键的细胞信号通路及其调控，包括淋巴细胞发育和转录因子调控、细胞周期调控、细胞增殖分化和凋亡、细胞因子受体和激酶信号通路异常激活、表观遗传改变、染色质修饰和稳定等。

## 第一节　淋巴瘤与正常淋巴发育的关系

　　淋巴瘤源于处于不同发育、分化阶段的淋巴细胞的恶性转化。尽管因分子遗传变异而发生不同程度的改变，大多数淋巴瘤仍保留正常淋巴细胞不同发育分化阶段特定的特征性形态、免疫表型、表观遗传和基因表达特征，例如滤泡淋巴瘤细胞表现出生发中心（GC）亮区B细胞群的形态和免疫表型特征，而边缘区淋巴瘤（MZL）可显示出类似于非生发中心B细胞和浆细胞亚群的特定分化特征。此外基于基因表达谱，在弥漫性大B细胞淋巴瘤（DLBCL）中，可以区分与正常生发中心B细胞基因表达谱特征相对应的B细胞淋巴瘤（GCB-DLBCL）和源于外周活化B细胞的淋巴瘤亚型（ABC-DLBCL）。区分这些亚型具有重要的诊断、预后和治疗意义。因此在某种程度上，淋巴瘤可以根据相对应的正常细胞分化阶段进行分类。然而有些淋巴细胞肿瘤，如毛细胞白血病并不完全明确对应于某一正常B细胞的分化阶段，而其他一些淋巴细胞瘤具有异质性起源，或表现出更罕见的细胞谱系可变性。因此，肿瘤细胞的正常相对应细胞有时不能作为分类的唯一依据。

　　在淋巴瘤临床病理诊断中，与淋巴瘤亚型在生物学上最相似的正常发育阶段的淋巴细胞被认为是"起源细胞"。因为淋巴瘤的形成是一个多步骤过程，所以起源细胞的类型并不一定是肿瘤开始发生时的细胞类型，如导致B细胞淋巴瘤中癌基因 *BCL2* 或 *CCND1* 激活的染色体重排是在未成熟B细胞阶段的异常VDJ重组引起的。同样与T细胞淋巴瘤相关的突变，包括 *DNMT3A* 和 *TET2*，却常发生在造血干细胞阶段中，可能代表的是T细胞淋巴瘤前体的分子遗传异常。

## 第二节　淋巴瘤的遗传易感因素

　　淋巴瘤的遗传易感性取决于常见的多态性变异和罕见的胚系突

变，对淋巴瘤的分子遗传学研究已经揭示了越来越多潜在的淋巴瘤相关的遗传易感基因的胚系变异与淋巴瘤发生增高的风险相关。在许多先天免疫出生缺陷（inborn errors of immunity，IEI）或DNA修复障碍患者中，淋巴瘤发生的风险显著高于相对年龄的正常对照组。

基于NGS的全基因组/外显子组测序分析，使我们能够发现与淋巴瘤遗传易感性相关的罕见基因变异，为遗传易感性对淋巴瘤发生的影响提供了明确的证据，如 *KDR*（VEGFR2）p.A1065T遗传变异与霍奇金淋巴瘤易感的风险高度相关，*HAVCR2* 胚系变异导致TIM-3功能异常引起皮下脂膜炎样T细胞淋巴瘤。其他与淋巴瘤遗传易感高度相关的基因变异还包括 *DICER1*、*KLHDC8B*、*NPAT*、*CHEK2*、*POT1*、*ACAN*、*ETV6* 等。

除了与淋巴瘤中度或高度易感性相关的罕见基因突变外，在全基因组关联研究（genome-wide association study，GWAS）中发现了许多常见、低风险变异的易感基因位点。应用GWAS分析发现许多特定的单核苷酸遗传多态性位点（single nucleotide polymorphism，SNP）的变异与CLL/SLL、DLBCL、FL等淋巴瘤的风险增加相关，特别是 *HLA* 基因座的遗传变异对淋巴肿瘤的共同亚型和特定亚型的易感风险有显著影响。

免疫缺陷，不管是源于获得性免疫缺陷如HIV感染还是先天免疫出生缺陷综合征（inborn errors of immunity syndrome，IEIS），其相关基因的功能异常和缺失与恶性肿瘤的易感性高度相关。IEI中恶性淋巴增生的机制可能源于致瘤性病毒或微生物（如EBV、HTLV-1、HCV或幽门螺杆菌 *H. pylori*）、免疫监视功能缺陷以及细胞成熟分化和凋亡过程异常，从而促进癌前病变克隆细胞的增殖，而由于感染引起的慢性抗原刺激对一些淋巴瘤的发展也至关重要。一些淋巴瘤可能因遗传、感染和/或环境因素之间的复杂相互作用而易感；识别淋巴瘤的潜在遗传背景可以根据其致病的风险对恶性肿瘤进行适当的管理，这对选择骨髓移植供体、家庭遗传咨询和患者监测至关重要。

## 第三节　淋巴瘤中基因变异的发生机制

淋巴瘤的发生和发展涉及多种分子遗传变异的逐步积累，这些变异会在免疫逃逸的情况下影响多种原癌基因和抑癌基因蛋白的结构和/或转录调控。

与其他肿瘤类似，淋巴瘤相关的基因变异和调控异常的类型包括体细胞获得性基因突变、拷贝数变异、染色体结构变异和重排、病毒或微生物致癌基因插入激活和基因甲基化改变等。导致这些基因改变的潜在机制多种多样：对突变特征的分析表明，体细胞突变可能涉及DNA内在复制机制的失保真、外源或内源性诱变剂暴露、DNA修复缺陷和DNA的酶促修饰等。衰老相关的自发脱氨作用导致了DLBCL中约80%的突变。

淋巴细胞在正常发育过程中采用独特的机制来改变抗原受体基因的结构和序列，而这些过程中的异常也是淋巴瘤发生基因变异的重要原因。在淋巴瘤中，涉及 IG 基因和原癌基因的染色体易位被认为是淋巴系统恶性肿瘤的分子遗传标志。许多异常的基因组重排是由未成熟淋巴细胞中的 VDJ 重组错误引起的，许多重排通过"增强子劫持"机制激活癌基因表达；其他重排变异或点突变则可能由激活诱导胞嘧啶脱氨酶（activation-induced cytidine deaminase，AID）在生发中心介导IGH类别转换重组（class-switch recombination，CSR）和体细胞超突变（somatic hypermutation，SHM）时的脱靶活性引起。这些变异起始于与RAG介导的VDJ重组相关的DNA双链断裂的错误修复或AID介导的CSR和SHM，如在FL中涉及的IGH和BCL2易位及散发性BL中涉及的 IG 基因和 MYC 的易位。

AID的脱靶活性可导致其诱变活性扩展到非IG的其他转录活跃基因上，如 BCL6 和 MYC，从而产生 BCL6 和 MYC 变异。据报道，在半数以上DLBCL患者中，AID介导的非靶向超突变是其主要来源，涉及的基因包括 BCL2、SGK1、PIM1、PAX5、MYC 和 FAS 等。

淋巴瘤相关的基因突变、拷贝数和结构变异的基因组分析和功能研究已经确定了 B 细胞淋巴瘤发生的基本遗传驱动因素，并进一步揭示了淋巴瘤不同分子遗传变异特征的特定分子亚型。

## 第四节 淋巴瘤中常见的信号通路异常及其驱动基因变异

越来越多的证据表明，许多失调的信号通路和异常参与了淋巴细胞肿瘤的发生。这些异常调节的信号通路包括细胞抗原受体（B-cell receptor/ T- cell receptor，BCR/TCR）通路、NF-κB通路、PI3K/AKT/mTOR通路、JAK/STAT途径和凋亡途径等，其中某些特定的信号通路更倾向于在特定类型的淋巴瘤中富集。

### 一、抗原受体信号通路调控

（一）BCR介导的信号传导

它对正常B、T淋巴细胞和淋巴瘤的存活至关重要。B细胞受体（BCR）是一跨膜复合体，其抗体免疫球蛋白（immunoglobulin，IG）部分与CD79A和CD79B的异二聚体结合，在细胞表面形成完整的BCR，与细胞外抗原结合并启动信号传导，将抗原刺激信号从细胞外传递到细胞内。B细胞受体信号通路参与B细胞发育、分化、成熟、增殖、存活和凋亡的调节，异常激活的BCR信号通路与多种淋巴细胞恶性肿瘤的发生有关。

BCR激活的机制多种多样，范围从微生物或病毒抗原的慢性抗原驱动到自身抗原对细胞的自动刺激，再到BCR信号转导通路中细胞内成分的突变。根据信号传导起始模式不同，BCR信号通路可分为：抗原依赖性的慢性活性BCR信号通路（chronic active BCR signaling）、非抗原依赖性的Tonic BCR信号通路和自主性BCR信号通路。

在许多淋巴肿瘤细胞中，BCR信号传导成分中的激酶和连接蛋白发生基因改变和表达失调，可导致持续性的致癌激活信号，引起淋巴瘤的发生。如在 ABC -DLBCL 淋巴瘤中，其 *CARD11* 的突变，导致 CARD11、BCL10、MALT1（CBM）复合体的自发形成，从而激活 NF-κB 通路中的主要激酶 IκB 激酶 β（inhibitor kappa B kinase β，IKKβ）；*CD79A/B* 突变约在 20% 的 ABC-DLBCL 淋巴瘤中检出，突变常发生在 ITAM 的第一个酪氨酸上，影响其磷酸化，促进细胞表面 IgM 表达增加和降低 BCR 信号抑制负反馈调节激酶 LYN 活性，进而促进淋巴瘤的生成。

### 1. 慢性活性 BCR 信号通路

慢性活性 BCR 信号通路类似于正常 B 细胞中经典的抗原依赖性 BCR 信号通路，在其信号通路中，抗原参与诱导的 BCR 在细胞膜上聚集被认为是一个初始驱动因素。随着 BCR 的聚集，其胞内 CD79A 和 CD79B 中的 ITAM 被 Src 家族激酶（Src family kinase，SFK）快速磷酸化。随后磷酸化的 ITAM 募集和激活 SYK，继而募集大量连接蛋白（B-cell linker protein，BLNK）和（linker for activation of T cell，LAT2）等及其他激酶（包括 BTK、PI3K 和 AKT），从而激活并参与多个下游信号通路包括 PI3K/AKT/mTOR、MAPK 和 CARD11 介导的 NF-κB 信号传导，以改变 B 细胞的增殖、存活和分化。已在不同类型淋巴瘤中发现了该途径的异常激活机制，如丙型肝炎病毒（hepatitis C virus，HCV）感染引起的慢性抗原驱动可导致脾边缘区淋巴瘤（SMZL）的发生，而幽门螺杆菌感染与黏膜相关淋巴组织淋巴瘤（MALT）的发生相关。在其中一些病例中，成功治愈感染，去除了激发抗原并导致淋巴瘤消退。

### 2. Tonic BCR 信号传导

与抗原依赖性的慢性活性 BCR 信号传导相比，Tonic BCR 信号传导被认为是不依赖抗原的 BCR 信号传导模式，其信号传导需要 CD79A 的 ITAM 部分，但不需要免疫球蛋白的胞外部分，通过 SYK 激酶而介入 PI3K 通路。其特征是通过 BCR 与 Lyn/SYK 之间的临时和随机的相互作用启动信号，通常与外部抗原刺激和 BCR 聚集无关。Tonic BCR 信号异常通路常特征性地出现在生发中心来源的淋巴瘤中，如 GCB-DLBCL 淋巴瘤和伯基特淋巴瘤（BL）。与其他淋巴瘤类型相比，该类淋巴瘤具有一些明显不同的分子遗传异常，例如转录因子3（transcription factor 3/E2A immunoglobulin enhancer-binding factors E12/E47，TCF3/E2A）或其负调节因子DNA结合抑制剂3（inhibitor of DNA binding 3，HLH protein inhibitors of DNA binding，ID3）的突变导致TCF3过度活化，从而增强免疫球蛋白重链和轻链基因的表达，进而促进Tonic BCR信号传导。此外一些负调控因子，如PTEN等的表达下调或功能失活变异也可促进Tonic BCR的信号传导。

**3. 自主性BCR信号通路**

BCR在没有外部抗原刺激的情况下聚集，两个相邻BCR之间依赖于重链互补决定区CRD3和BCR的内部表位的相互作用而聚集。如在许多CLL/SLL病例中，细胞自主性BCR信号传导被认为是由细胞表面IG分子介导的，这些分子在没有抗原的情况下能发生同源性相互作用，导致其在单一细胞中的自动刺激，是CLL/SLL的一个重要的致病机制。BTK介导从BCR到CBM复合物的信号传导，可被小分子抑制剂（如伊布替尼）有效靶向，用于治疗CLL/SLL和MCL。

**（二）T细胞受体（TCR）介导的信号传导**

它对正常和恶性T细胞存活至关重要。TCR信号的缺陷或失调可导致各种疾病的发生包括免疫缺陷，而它的过度活跃会导致自身免疫性疾病，因此TCR信号传导通过多种机制受到各种酶和非酶蛋白等介质的严格调控，这些介质的变异和异常可引起TCR信号的失调，导致各种疾病。

TCR的非受控激活存在多种机制。在许多T细胞淋巴瘤中，肿瘤细胞可通过基因突变或扩增和TCR负调节因子的缺失而引起TCR信号通路的持续性激活，或持续性表达TCR及其下游骨架蛋白和激酶如酪氨酸激酶白细胞介素-2（IL-2）诱导型T细胞激酶（interleukin-2-inducible T-cell kinase，ITK），导致其在T淋巴肿瘤细胞中过度表达。

## 二、Toll样受体信号通路

Toll样受体（Toll-like receptor，TLR）是一种模式识别受体，负责病原体识别和先天性免疫反应的诱导。MYD88作为一种受体衔接蛋白，调节TLR和/或IL-1受体的信号传导。在淋巴浆细胞淋巴瘤中，>90%的淋巴瘤携带$MYD88^{L265P}$突变，揭示了TLR信号异常在这类淋巴瘤发生中具有重要作用。功能获得性$MYD88$突变也常见于ABC-DLBCL中，并且热点$MYD88^{L265P}$突变只存在于ABC-DLBCL中。

同时携带$MYD88^{L265P}$与$CD79B$突变的，常出现在结外部位的淋巴瘤中，如中枢神经系统、睾丸、血管内、乳腺、皮肤等，具有明显不同的基因型和临床特征。MYD88突变和$CD79A$或$CD79B$共突变发生在约10%的ABC-DLBCLs中，携带有$MYD88^{L265P}$和$CD79B$共突变基因型（MCD）特征的淋巴瘤患者预后差。$MYD88^{L265P}$突变促进由IRAK1和IRAK4组成的复合物的组装，增强IRAK4激酶活性和IRAK1磷酸化，导致下游NF-κB和JAK–STAT信号在缺乏外源TLR配体的情况下也会发生活化。

最近的研究结果表明，含有$MYD88$突变的TLR与BCR/CD79信号复合物及细胞内溶酶体膜内的mTOR代谢调节复合物形成了一个多蛋白超复合物，通过CARD11-BCL10-MALT1（CBM）轴直接刺激下游NF-κB和mTOR信号。

## 三、NF-κB信号通路

核因子-κB（NF-κB）信号通路在调节基因表达控制细胞生长、存活、应激反应和炎症方面具有重要的作用。NF-κB激活由两条独立的途径介导，分为经典途径和旁路途径，包括下游转录因子亚基c-REL、RELA（p65）、RELB、p50（及其前体p105）和p52（及其前体p100）。这些亚单位以同型二聚体或异型二聚体的形式存在，传递其功能信号。淋巴细胞恶性肿瘤常携带有导致NF-κB信号异常激活的基因变异；具有异常NF-κB信号通路活性的恶性肿瘤可源自成熟B细胞发育的所有细胞阶段。

最近的研究结果表明，不同的NF-κB通路和亚基在某些特定淋巴瘤亚型中起主要作用。例如，原癌基因c-REL是一个NF-κB家族成员，通过与其他NF-κB家族成员p65或p50形成同二聚体或异二聚体来反式激活靶基因。NF-κB基因REL的异常扩增和mRNA表达水平异常升高，被认为与GCB-DLBCL、PMBL和cHL中的NF-kB活化及肿瘤的发生有关。

NF-kB信号通路作为BCR信号传导的主要下游效应器通过BTK和CBM复合物发挥关键作用。在ABC-DLBCL中，NF-κB信号的异常激活源于部分上游基因变异（如$CARD11$、$MYD88^{L265P}$或$CD79B$的突变）而引起调控失调的慢性活动性BCR信号。

此外，上游JAK/STAT通路异常、NF-κB靶基因改变、染色体易位或EBV感染，也可能导致NF-κB通路的异常激活。

在GCB-DLBCL中，BCR信号传导至NF-kB的经典途径不活跃，部分淋巴肿瘤通过NF-kB信号通路中的抑制基因$NFKBIA$和$NFKBIE$失活突变而激活NF-kB。TNFAIP3通过作用于IKK而抑制NF-kB信号通路；$TNFAIP3$基因由于突变和/或缺失导致的基因失活变异可导致NF-κB途径的过度激活，对NF-κB通路的抑制可通过直接抑制NF-κB组分或间接抑制其上游通路来实现。使用蛋白酶体抑制剂硼替佐米抑制p-IκBα，是治疗具有持续性NF-κB通路活性的淋巴瘤的合理选择。

## 四、PI3K/AKT/mTOR信号通路

磷脂酰肌醇-3-激酶（phosphatidylinositide 3-kinases，PI3K）信号通路由多种丝氨酸/苏氨酸和脂类激酶组成。这些酶以及下游AKT和mTOR，在多个关键细胞生物学过程中发挥重要调节作用，包括生长、分化、代谢、存活、凋亡和细胞增殖。

PI3K 信号通路的异常激活可导致多种肿瘤的发生，这种激活异常包括扩增、重排、突变和调节因子缺失；淋巴瘤中 PI3K/AKT/mTOR 通路的异常激活通常源于通路中各种不同组分的基因变异和异常包括来自其上游的信号异常。如在弥漫性大 B 细胞淋巴瘤（DLBCL）中发生 *PIK3CA* 和 *PIK3CD* 突变可引起 PI3K 信号途径活性增加，与淋巴瘤的发生有关。在 GCB-DLBCL 中，PI3K-AKT-mTOR 信号轴因 PTEN 功能缺失变异而失调。在套细胞淋巴瘤中，大多数患者的 *PIK3CA* 拷贝数增加，导致转录和通路激活增加。

此外，在 DLBCL 和 MCL 中，持续性 AKT 的激活和过度表达与淋巴瘤的发生及其不良的预后有关。mTOR 的调控异常与滤泡性淋巴瘤（FL）发生密切相关。其调控基因 *RRAGC*、*ATP6V1B2* 和 *ATP6AP1* 的变异引起 mTOR 激活与自噬脱钩，使淋巴瘤细胞 mTORC1 信号对氨基酸供应缺乏具有抵抗力，在特定的低营养条件下维持存活。

## 五、JAK/STAT 信号通路

JAK/STAT 通路是介导细胞因子信号和生长因子信号传导的一条重要的信号通路，涉及传导路径中不同分子的功能作用。当细胞因子与细胞因子受体结合后，JAK 和 STAT 依次被磷酸化激活，磷酸化的 STATs 然后二聚化，从细胞质转移到细胞核与靶基因结合，导致转录激活，最终调节细胞凋亡、存活和增殖等。该通路途径反过来受细胞因子信号抑制蛋白（suppressor of cytokine signaling，SOCS）和细胞因子诱导的 STAT 抑制因子（cytokine-induced STAT inhibitor，CIS）等负调节因子的调控。

JAK/STAT 通路的失调是 PMBL 和 cHL 的一个突出特征，也可见于 ABC-DLBCL 等淋巴瘤。其通路的活性常通过 JAK2 基因扩增和负调节因子 *SOCS1* 和 *PTPN1* 的失活而增加。*STAT6* 激活突变常可见于 PMBL、cHL 和 FL。在结内 MZL 中，编码 STAT3 磷酸酶的基因 *PTPRD* 的功能缺失变异导致其磷酸酶活性的丧失，是淋巴结 MZL 的一个常见特征。

$STAT3$ 和 $STAT5B$ 的突变是成熟 T 细胞肿瘤包括 T 细胞大颗粒细胞白血病和肝脾 γ-δ T 细胞淋巴瘤的常见驱动变异；在 ALK＋和 ALK−的 ALCL 中，STAT 信号通路的异常激活常源于 ALK 融合和其他酪氨酸激酶的激活突变。

## 六、转录因子调控

正常细胞的增殖、迁移、分化、死亡和功能需要对基因表达进行精确的协调和控制，它整合来自抗原受体、细胞因子、趋化因子、生长因子、黏附分子和死亡诱导因子的信号输入，在细胞核中启动转录反应，从而根据需要调控相关功能基因的表达，而转录因子在这些反应过程中起关键作用。

在淋巴瘤中，多种转录及其调控因子常发生基因变异而导致功能异常或过度表达，从而维持恶性细胞的表型、增殖和存活，在淋巴肿瘤的形成中起重要作用。这些常见的发生基因变异的转录调控因子包括 BCL6、PRDM1、MEF2B、MYC、FOXO1、TCF3、EBF1、POU2AF1、POU2F2、IKZF3、NF-κB、IRF4 和 IRF8、KLF2、FOXP1 等。

BCL-6 是一种转录抑制因子，被认为是生发中心（GC）反应的主要调控因子，通过招募组蛋白去乙酰化酶 3（histone deacetylase 3，HDAC3）使 BCL-6 结合的转录增强子去乙酰化，从而导致基因表达水平降低，是 GC 形成和维持所必需的。BCL-6 通过调节不同的途径控制着一系列广泛的靶点，抑制 DNA 损伤反应，调节细胞凋亡，阻止生发中心 B 细胞的过早激活和分化。因此，BCL6 的表达和活性失调在生发中心来源的淋巴瘤的发病机制中发挥重要作用，是 GC 源性淋巴瘤的一个共同特征。

BCL6 表达在淋巴瘤中通过几种不同的机制被激活。在约 50% DLBCL 和部分 FL 中，BCL6 活性因易位或突变而导致失调。IGH-BCL6 等激活重排最常见于非生发中心表型淋巴瘤，而在 GCB-DLBCL 中则更多表现为 BCL6 增强子的激活变异，而后者又可被转录因子MEF2B结合和激活而促进BCL6的表达。

BCL6在生发中心B细胞中的表达受到一种自动调节机制的微调，通过这种机制，BCL6与自身的启动子结合，对其转录进行负调节。*BCL6*基因启动子中非编码区BCL6蛋白结合位点的变异可导致BCL6蛋白与其自身基因启动子区域的结合受阻，从而影响其负反馈自我调节，而促进BCL6的高水平表达。

在淋巴瘤发生过程中，有几种间接机制影响BCL6的调控，包括MEF2B的功能获得性变异。MEF2B是BCL6的一种正向调节，其在B细胞淋巴瘤中也常发生变异，这些突变会改变DNA结合特性及与辅助抑制因子的相互作用，导致转录活性增强，从而增加BCL6的转录。BCL6蛋白的泛素化和降解由F-box蛋白11（FBXO11）介导，在淋巴瘤中，FBXO11的功能缺失变异常导致BCL6降解速率降低而增加BCL6的蛋白水平。

此外，乙酰转移酶CREB结合蛋白（CREB binding protein，CREBBP）和E1A结合蛋白p300（E1A binding protein P300，EP300）的功能缺失变异会阻止BCL6的乙酰化，从而增加其作为转录抑制因子的活性。

PRDM1（BLIMP1）是浆细胞分化的主要调节因子，是一种转录抑制因子，抑制BCR信号和细胞增殖相关基因的表达，促进生发中心B细胞分化为浆细胞。PRDM1的失活变异在ABC-DLBCL中常见，它们可能依赖于BLIMP1的负调控，通过PRDM1基因缺失变异或转录抑制而增加NF-κB激活水平，起到阻止细胞终末分化的作用。

MYC是一种多功能性蛋白，作为转录因子，调节一个极其广泛的下游靶点基因和细胞程序，但也通过独立于其转录活性的机制调节许多其他细胞功能包括DNA复制、代谢和能量调节、核苷酸和蛋白质生物合成等。MYC的异常表达是GC源性淋巴瘤的一个常见特征，MYC与免疫球蛋白基因的易位是BL的标志。此外，免疫球蛋白（包括IGH、IGK和IGL）或非免疫球蛋白与MYC易位也常见于DLBCL中，导致MYC持续性表达。在DLBCL中，也可以发现*MYC*突变或扩增。

*TCF3*的功能获得性突变或其负调节因子*ID3*的失活突变在BL的发病机制中发挥重要作用，是其分子遗传标志。

## 七、DNA损伤反应、细胞周期调控和凋亡信号通路

DNA损伤反应（DNA damage repair，DDR）被认为是一种内源性机制，它不断监测基因组的完整性，维持基因信息的可靠稳定。DNA损伤会导致特定的DNA改变，细胞为此进化出多种损伤特异性修复机制和途径。DDR的主要步骤是DNA损伤识别和细胞内信号通路的激活，主要是通过顺序性磷酸化，从而导致短暂的细胞周期停滞和DNA修复通路的激活。已有的研究表明，肿瘤细胞在不同的DNA损伤反应途径中存在缺陷，调节DNA损伤反应基因的变异或基因组缺失在淋巴瘤的发生中至关重要，如在B细胞淋巴瘤中，生发中心调节因子BCL6在肿瘤细胞中常因变异而失去调控，进而抑制与DDR有关的基因，包括*TP53*、*ATR*和*CHK1*等。在DLBCL肿瘤中，*TP53*突变是一个以频繁拷贝数异常或功能缺失变异为特征的独特亚型的遗传标志。

ATM在淋巴瘤中常失活，尤其在套细胞淋巴瘤（MCL）和CLL中常见。而ATM和TP53在CLL中的缺陷与疾病更具侵袭性和治疗耐药有关。

由DDR的特定缺陷导致的基因组不稳定性会使肿瘤细胞更依赖于剩余有功能的DDR途径来维持其生存，针对其剩余的途径应用"合成致死"的概念已被证明是一种有效的治疗策略。

淋巴瘤中细胞周期调节基因的遗传改变包括BCL-6、BCL-2、CCND1和MYC。这些基因变异可由t（14；18）、t（3；14）、t（11；14）和t（8；14）等染色体易位产生，导致其表达异常并影响其预后。其中两个（双打击）或三个（三打击）基因同时发生变异，被认为是一种更具侵袭力的疾病过程，预后较差。*CCND1*的激活重排常见于MCL。与*CCND1*不同，*CCND3*常因其功能获得突变导致其在BL和其他高级别B细胞淋巴瘤中其蛋白稳定性增加而在B细

胞中高表达。除了染色体断裂易位之外，蛋白质的过度表达也可源于基因扩增或编码基因的启动子区域的突变。细胞周期抑制基因 *CDKN2A* 和 *RB1* 的缺失也在 DLBCL 中常见。

细胞凋亡是细胞死亡的程序化过程，在生物体的正常发育、生物进化、调节内环境平衡和清除异常细胞中起着重要作用。它涉及许多复杂的分子机制，由多种信号诱导，受一系列高度保守的凋亡途径调控分子的控制，如 BCL2 家族、Caspase（半胱天冬酶）家族、肿瘤抑制蛋白 p53、Myc 和其他参与细胞凋亡途径的分子等。

肿瘤细胞的凋亡失调和逃避细胞凋亡被认为是淋巴组织肿瘤中普遍的一个突出致病特征。调节细胞凋亡的基因变异非常常见，常引起促凋亡蛋白的缺失或抗凋亡蛋白的扩增，导致细胞不受抑制地生长。BCL-2 抗凋亡蛋白是细胞凋亡的重要调节因子，其低水平表达使正常生发中心 B 细胞极易发生凋亡。但在许多滤泡性淋巴瘤（FL）和 GCB-DLBCL 中，常见的 t（14；18）等易位激活重排，导致 BCL-2 蛋白的转录增加和高表达，使肿瘤细胞获得抗凋亡特性。此外，BCL2 在 ABC-DLBCL 中可因扩增变异而引起 BCL2 表达增加。在大多数 CLL/SLL 和 MCL 中，BCL2 通过转录上调而过表达，是 CLL 细胞存活的一个重要因素。

通过干预凋亡途径并恢复其正常功能具有治疗潜力，小分子 BCL-2 抑制剂维奈克拉对 CLL/SLL 有效。在对其他淋巴瘤的临床研究中，部分淋巴瘤亚型患者，包括 DLBCL、MCL 和 FL 对 BCL-2 抑制剂有效。

## 八、细胞运动迁移和其他

淋巴肿瘤细胞的基因变异可导致与淋巴细胞趋化因子反应和细胞迁移相关的信号通路异常，例如 C-X-C 趋化因子受体 4（C-X-C chemokine receptor 4，CXCR4）在调节造血干细胞和克隆 B 细胞的细胞迁移中起着关键作用，其激活变异在淋巴浆细胞性淋巴瘤 [Waldenström 巨球蛋白血症（LPL/WM）] 患者中常见，引起显著的肿瘤增殖和向髓外器官扩散，导致疾病进展和生存率降低。

鞘氨醇-1-磷酸受体-2（S1PR2）是一种Gα12和Gα13偶联受体，和下游介质ARHGEF1参与Gα13信号传导，促进生发中心B细胞的生长调节，并将这些细胞限制在生发中心。S1P连接S1PR2可激活Gα13信号，从而抑制CXCL12诱导的AKT磷酸化和细胞迁移，并维持生发中心内环境稳定。

在生发中心B细胞淋巴瘤中，许多基因包括*GNA13*、*S1PR2*、*ARHGEF1*和*P2RY8*发生突变，从而影响PI3K-AKT信号传导和细胞迁移。在AITL中，RHOA信号传导通路的*RHOA*基因本身常发生突变，进一步突出了该途径在生发中心来源的淋巴瘤中的重要性。

淋巴瘤信号通路异常的多样性可能反映了这些通路在淋巴细胞发育的不同阶段"重新编程"的程度。了解淋巴瘤亚型特异性信号依赖性对优先考虑越来越多的信号通路靶向治疗及预测和克服耐药机制至关重要。

## 第五节　淋巴瘤发病机制中的表观遗传学改变

表观遗传学改变是指与DNA序列改变无关的基因表达变化。最常见的表观遗传改变包括DNA甲基化、组蛋白的乙酰化或甲基化修饰、核小体重塑和RNA介导的靶向调节等。在淋巴瘤的许多细胞生物学过程中，临床相关的表观遗传学异常改变常导致肿瘤抑制基因表达减少或沉默、原癌基因过度表达和基因组不稳定性增加。

表观遗传失调已被证明在各种类型淋巴瘤的发病机制中起着重要作用，其中一些异常改变在所有淋巴瘤甚至其他类型的肿瘤中都很常见，而另一些则是亚型特异性的。

已有的研究表明，调控表观遗传的修饰蛋白酶基因在淋巴瘤中存在高频率的体细胞变异；在GCB-DLBCL和FLs中，表观遗传调控修饰蛋白基因的变异是这类淋巴瘤发生的一个标志。*EZH2*编码组蛋白甲基转移酶，其活性对淋巴肿瘤细胞和正常生发中心B细胞至关重要，*EZH2*的功能获得性（gain-of-function，GOF）突变是生发中心来源的淋巴肿瘤最常见的驱动性变异。组蛋白乙酰转移酶*CREBBP*

和 *EP300* 的功能缺失（loss-of-function，LOF）变异及组蛋白甲基转移酶 *KMT2D* 的变异或表达异常也是几种B细胞淋巴肿瘤中最常见的表观遗传的异常改变，这些变异的共同作用可能是通过降低抗原呈递和对 IFN-γ 和 CD40 信号通路的反应性，破坏淋巴瘤细胞与免疫微环境之间的相互作用，导致肿瘤逃避机体免疫细胞的识别和杀伤。

DNA甲基化和去甲基化调节与早期细胞发育、体细胞分化、细胞重编程和恶性转化等基因表达相关。在T细胞淋巴瘤中，近来越来越多的证据证实了DNA甲基化途径的调控基因异常，如 *TET2*、*IDH2* 和 *DNMT3A* 变异与 AITL 和 Tfh PTCLs 的发病密切相关。DNA甲基转移酶（DNA methyltransferase 3 Alpha，DNMT3A），组蛋白甲基转移酶（histone methyltransferase，HMT）家族基因（MLL）和组蛋白去甲基化酶基因（如 *KDM6B*）在蕈样肉芽肿（mycosis fungoides，MF）和恶性皮肤网织红细胞增多综合征或塞扎里氏综合征（Sézary syndrome，SS）中也经常发生缺失或突变。表观遗传调控基因的变异可能通过增加细胞的干细胞性，并与其他缺陷协同促进细胞转化。

基因调控区域内的DNA甲基化通常与基因沉默有关，特定基因如 *CDKN2A* 等的甲基化可以驱动T细胞恶性肿瘤的进展。此外，在B细胞淋巴瘤中可观察到实质性的DNA甲基化模式的改变；在DLBCL中也常表现出异常DNA甲基化模式，并与特定表观遗传学亚群的不同临床结果相关。基因沉默也部分由microRNA介导，microRNA是一类短的非编码RNA，在转录后阶段通过诱导降解或抑制目标基因的翻译来调节基因表达。

表观遗传修饰通常是可逆的，通过抑制修饰组蛋白或促进DNA甲基化的蛋白质，可促进靶向治疗的机会。特定的表观遗传调节剂包括组蛋白去乙酰化酶（HDAC）抑制剂、DNA甲基转移酶（DNMT）抑制剂及EZH2抑制剂在临床试验中显示出一定的活性。

## 第六节　淋巴瘤的肿瘤微环境

在淋巴瘤中，肿瘤细胞与肿瘤微环境之间的关系和相互作用对肿瘤的存活和增殖起着至关重要的作用，决定了许多淋巴瘤的生物学特性。

淋巴瘤肿瘤微环境的构成模式多种多样，其组成主要包含了不同类型及数量的免疫细胞、基质细胞、血管和细胞外成分、细胞外基质和外质体、各种黏附分子、细胞因子和细胞因子受体、促血管生成因子、趋化因子和趋化因子受体等。

肿瘤微环境的决定因素包括肿瘤细胞所携带的基因变异、肿瘤细胞对生存、增殖和免疫逃避的外部刺激的依赖程度及宿主的炎症反应。这些因素之间的相互作用产生了广泛的肿瘤微环境，存在于不同淋巴瘤及淋巴瘤亚型之间的内部。例如滤泡淋巴瘤（follicular lymphoma，FL）是一种主要影响淋巴结的肿瘤，其肿瘤细胞高度依赖肿瘤微环境而保持存活。在这里转化的GCB细胞在类似于正常GC的滤泡结构中生长，与滤泡树突状细胞（follicular dendritic cell，FDC）和滤泡辅助性T细胞（follicular helper T cell，Tfh）密切相关，其早期前体细胞克隆在很大程度上依赖微环境获取生存和增殖信号，这些克隆常具有致癌基因激活重排（如*IGH-BCL2*易位重排），但缺乏超出正常结构空间的生长能力。

淋巴肿瘤细胞中许多基因的变异可导致细胞因子分泌和基质细胞的募集和激活而形成促进肿瘤生长的微环境。如在40%的滤泡淋巴瘤中，TNFRSF14的功能缺失变异可破坏它与配体BTLA的相互作用，导致淋巴基质细胞激活增强和Tfh细胞募集增加，从而形成一个支持肿瘤的微环境。

肿瘤微环境中的各种配体与肿瘤细胞表面受体之间的相互作用可导致多种信号通路和转录因子，如JAK-STAT、NF-κB、BCR信号等通路的激活，这些基于配体相互作用的机制在于肿瘤细胞的基因变异导致这些信号通路的持续性激活。

有些高度侵袭性淋巴瘤如伯基特淋巴瘤，肿瘤细胞常存在*MYC*与*IGH*基因的易位，引起*c-MYC*及其靶基因上调，导致细胞产生自主生长信号，因而使这些肿瘤细胞在不太需要基质信号条件下存活，并改变其生长环境中的淋巴结或其他组织器官的正常结构，从而形成一个稀疏弥散的肿瘤微环境。

在 T 细胞淋巴瘤中，共刺激受体的功能获得性变异如 *TNFRSF1B* 的突变和基因扩增，会导致非典型 NF-κB 信号传导增强，进而增加肿瘤细胞对其微环境中其他非肿瘤细胞所呈递的配体的反应性。

此外，编码 PD-1 受体的基因 *PDCD1* 的缺失变异约在 30% T 细胞淋巴瘤中出现。*PDCD1* 是抑制致癌性 T 细胞信号的主基因，其缺失则可能让肿瘤细胞逃避了微环境中对肿瘤生成的抑制。

## 第七节　淋巴瘤中的免疫监视和免疫逃逸

淋巴肿瘤细胞在发生、发展过程中必须避免免疫监视，因此它会通过与免疫逃逸相关的基因改变而逃避或抑制机体的抗肿瘤免疫能力。淋巴肿瘤细胞常通过多种分子和表观遗传的变异，选择多种方式来逃避免疫监视。这些变异常涉及肿瘤细胞抗原加工及呈递缺陷、肿瘤细胞表面抗原分子的表达或结构改变而导致肿瘤抗原缺失或降低肿瘤免疫原性和免疫细胞的激活或抑制。

淋巴瘤细胞抗原加工及呈递缺陷：机体免疫系统对淋巴瘤细胞的识别和杀伤过程依赖于肿瘤细胞表面人类白细胞抗原（human leukocyte antigen，HLA）对肿瘤特异性突变产生的新抗原的呈递过程；已有的研究表明肿瘤细胞常通过多种机制包括干扰抗原加工、处理和呈递过程及下调肿瘤细胞对 HLA-Ⅰ/Ⅱ类分子的表达等来减少抗原呈递并逃避免疫识别。在 DLBCL 肿瘤中，*HLA-A/B/C* 及 *B2M* 基因的功能缺失变异是导致肿瘤细胞表面 HLA-Ⅰ表达缺失和下调的主要原因；B2M 编码 β2-微球蛋白，是 MHC Ⅰ类二聚体细胞表面所必需的蛋白质，其失活突变和缺失可影响 T 细胞对肿瘤细胞的识别。MHC Ⅱ类表达缺失也是多种淋巴瘤亚型的一个共同特征，在许多 PMBCL、HL 和大 B 细胞淋巴瘤中，编码 MHC Ⅱ类基因反式激活因子的 CIITA（MHC2TA）的易位重排、突变或缺失变异通常有助于 HLA Ⅱ类表达下调。其他研究表明肿瘤细胞抗原加工及转运等过程相关基因如 *ERAP1/2*、*TAP1/2* 等发生变异而引起的功能异常也是导致淋巴瘤细胞抗原呈递减少，发生免疫逃逸的重要因素。

淋巴瘤细胞表面的肿瘤抗原变异和丢失：淋巴肿瘤细胞在自身克隆进化或在免疫治疗过程中，常在免疫系统的选择压力下产生大量的变异，导致肿瘤特异的表面抗原表达减少或缺失，从而逃避免疫系统的识别和杀伤，而导致肿瘤复发或进展。研究表明，部分DLBCL肿瘤患者在经R-CHOP方案治疗后存在CD20抗原的变异和缺失；经CD19/CD20 CAR-T治疗后复发的B-ALL患者中也同样出现了CD19/CD20抗原变异和缺失的情况。

淋巴瘤细胞的抗凋亡作用：机体免疫系统识别肿瘤细胞后，通过细胞毒性T淋巴细胞（cytotoxic T lymphocyte，CTL）等诱导肿瘤细胞的凋亡实现杀伤效应。但研究表明肿瘤细胞可通过多种抗凋亡分子如*BCL2*的高表达，或凋亡诱导分子如*FAS*、*TNFRSF10A/B*等基因的变异而引起功能缺失等方式抵抗CTL诱导的细胞凋亡，实现免疫逃逸。

表观调控异常：改变染色质和转录调控的变异也可导致肿瘤免疫逃逸。最近的研究发现，组蛋白修饰、DNA甲基化和染色质结构改变等表观遗传调控相关基因如*EZH2*、*CREBBP*、*EP300*等的变异不仅与淋巴瘤的发生、发展有关，还可能导致HLA-Ⅰ/Ⅱ的表达下调，从而促使淋巴瘤实现免疫逃逸。因此一些表观调控抑制剂治疗可能有助于恢复免疫机制介导的淋巴瘤免疫治疗。

免疫细胞的激活异常和肿瘤微环境的影响：淋巴肿瘤细胞可通过基因变异或其他异常而导致其无法有效激活T细胞或自然杀伤细胞（natural killer cell，NK，如CD70、CD58变异）。肿瘤细胞与微环境中细胞外基质、基质细胞及免疫细胞间相互作用，促进慢性炎症，并通过共刺激信号如CD58（LFA-3）等的功能缺失、免疫检查点分子PD-L1等的表达以及免疫抑制因子IL-10等多种途径导致免疫抑制。此外，微环境中免疫抑制细胞的募集和增殖对淋巴瘤细胞的逃避或抑制也有着重要作用，如在FL和CHL淋巴瘤中，肿瘤微环境富含Treg细胞和肿瘤相关巨噬细胞，这些Treg细胞已被证明能抑制浸润性CTL的增殖。恶性淋巴肿瘤细胞常分泌免疫调节细胞因子和趋化因子而改变肿瘤的微环境，如在DLBCL肿瘤中，携有*MYD88*$^{L265P}$突变的肿瘤细胞常分泌IL-10和IL-6，也会分泌I型干扰素，它与IL-10一起具有潜在的免疫抑制作用。

# 第八节　分子生物学检测

## 一、分子生物学检测方法

目前临床及科研应用的分子生物学检测技术包括聚合酶链式反应（PCR）、实时荧光定量PCR（quantitative real-time PCR，QT-PCR）、一代测序（Sanger测序）、二代测序（NGS）、基因表达谱分析、数字PCR（digital PCR）、MassARRAY DNA质谱分析检测、单细胞测序、空间转录组等多种检测方法（表2-1），目前临床常用的有下列4种：

表2-1　不同技术对基因组畸变的检测能力

| 检测技术 | | 单核苷酸变异体/插入或缺失改变 | 拷贝数异常 | 结构异常 | IG/TR克隆性重排 | 细胞来源 | 肿瘤细胞纯度 |
|---|---|---|---|---|---|---|---|
| 定向 | 免疫荧光原位杂交 | | ○ | ○ | | | |
| | 单基因分析 | ○ | | | ○ | | |
| | 基于扩增的基因组合测序 | ○ | | | ○ | | |
| | 基于捕获的基因组合测序 | ○ | ▼ | ○ | ○ | | ▼ |
| 数字/阵列 | 基因组阵列 | | ○ | | | | ○ |
| | 甲基化阵列 | | ○ | | | ○ | ○ |
| | 基因表达谱 | | | | | ○ | |
| 全基因组 | 全转录组测序 | ▼ | | ▼ | ○ | | |
| | 全外显子组测序 | ○ | ▼ | ▼ | | | ○ |
| | 全基因组测序 | ○ | ○ | ○ | | | ○ |

备注：○表示确定某种异常/特征的良好能力，而▼表示检测能力有限/不足。

1. PCR：主要用于检测淋巴瘤各种基因的点突变、基因扩增、融合基因、基因表达和IgH/TCR重排。

2. QT-PCR：主要用于检测淋巴瘤的各种融合基因。

3. 一代测序：主要用于检测淋巴瘤各种基因的点突变和IgH/TCR重排。

4. 二代测序：是目前基因测序的主流方法，目前广泛用于淋巴瘤的临床精准诊断、预后判断、治疗指导、靶向药物选择及微小残留病灶监测等，主要包括全基因组测序（WGS）、全外显子组测序（whole-exome sequencing，WES）、特定基因组合的靶向测序、转录组测序（RNA-SEQ）和表观遗传组测序等。针对淋巴瘤的测序，目前临床常用的是BCR/TCR重排及特定基因组合的靶向测序。BCR/TCR重排结合形态学及免疫表型，可协助判断组织的肿瘤性，但无疾病亚型特异性，特定基因组合的靶向测序针对特异的淋巴瘤亚型设计、测序成本低、较快速、生信分析有针对性，较易得出可靠的结论。对于淋巴母细胞淋巴瘤，常用RNA-SEQ，可以对融合基因及RNA水平的基因突变进行检测，有利于对疾病进行准确的分子分型，指导临床治疗及预后分析。对于疾病的微小残留病灶检测，可选用BCR/TCR免疫组库的二代测序及特定基因组合的靶向测序。WGS及WES测序仅用于科研研究及疑难病例的诊断及治疗选择。

## 二、分子生物学检测在淋巴瘤中的应用

通过对淋巴瘤分子学的检测已极大地促进了淋巴瘤诊治的进展。2022版WHO新分类已明确将B-ALL和DLBCL等疾病的分子分型列入疾病"理想的"诊断标准中（详见各疾病章节），淋巴瘤中检测到的基因学异常也已加入各项指南和共识，包括WHO、NCCN、ELN、中国专家共识等，并在临床诊治中发挥着重要作用（表2-2、2-3、2-4）。通过合理的分子生物学检测方法的应用，结合临床、形态学、免疫学、遗传学等多种疾病特征，完成淋巴瘤的精确诊断和分类、预后评估、分子检测、疾病监测、药物开发和靶向治疗，可以为淋

表2-2 细胞肿瘤基因组检测的临床影响

| 实体 | 基因改变：测试 | 诊断用途 | 临床影响 | 未来检测 |
|---|---|---|---|---|
| B细胞肿瘤 | IG 基因重排：基于 PCR 的片段分析或 HTS | B 淋巴细胞单克隆性增殖诊断；某些疾病诊断是必需的（如儿童型滤泡细胞淋巴瘤） | | WGS 用于检测 CNAs 和 SVs WTS 检测微环境特征 |
| 慢性淋巴细胞白血病/小淋巴细胞淋巴瘤（CLL/SLL） | IGHV 突变状态：IGHV 区测序 | | 预后相关：IGHV 基因突变状态在整个病程中保持稳定，只需进行一次 | 1. 确定 BcR 模式和 IGLV3-21[R110] 突变状态以进行风险分层；药物抵抗性突变的追踪（BTK、PLCG2 和 BCL2） |
| | del(11q),+12,del(13q), del(17p)：FISH | | 预后相关。del(17p) 每一个新的治疗节点都应行 FISH 检测 | 2. WGS 用于突变、CNAs、SVs 和复杂核型的检测 |
| | TP53 突变：HTS | | 预后相关。TP53 测序应在每个新治疗节点前进行 | 3. 使用 HTS 检测 MRD 指导治疗 |
| | 复杂核型（≥5个异常）的检测：细胞遗传或 SNP | | 预后 | |
| 毛细胞白血病（HCL） | BRAF V600E 突变：测序或者 IHC | 支持和辅助病理的诊断，也有一些病人不出现突变 | | |

续表

| 实体 | 基因改变：测试 | 诊断用途 | 临床影响 | 未来检测 |
|---|---|---|---|---|
| 滤泡性淋巴瘤（FL） | BCL2 重排：FISH（或细胞遗传） | 病理 ICH 为阴性时，辅助诊断 | | |
| | EZH2 突变：HTS | | EZH2 突变预示着对 EZH2 抑制的反应。他泽司它是 FDA 批准用于携带 EZH2 突变的至少二线系统性化疗失败的滤泡患者 | |
| 边缘区淋巴瘤（MZL） | BCL2 和 CCND1 重排：FISH | 鉴别诊断 | | |
| | MYD88 L265 突变：AS-PCR 或者 HTS | | | |
| 黏膜相关淋巴组织（MALT 淋巴瘤）的结外 MZL | MALT1, BCL10, FOXP1 重排：FISH | 辅助诊断 | | |
| | +3, +18：细胞遗传和 FISH | | | |
| | t（11；18）BIRC3::MALT1:FISH | | MALT1 重排与幽门螺杆菌阳性胃 MALT 淋巴瘤抗生素治疗反应差相关 | |
| | 幽门螺杆菌阳性胃 MALT 淋巴瘤，做 FISH | | | |

续表

| 实体 | 基因改变：测试 | 诊断用途 | 临床影响 | 未来检测 |
|---|---|---|---|---|
| 脾 MZL | del（7q），+3，+18：细胞遗传和 FISH；KLF2, NOTCH2 突变：HTS | 辅助诊断 | | |
| 结内 MZL | +3, +18：细胞遗传和 FISH；KLF2, NOTCH2, PTPRP 突变：HTS | 辅助诊断 | | |
| 套细胞淋巴瘤（MCL） | CCND1 重排：FISH；CCND2 和 CCND3 重排：FISH；TP53 突变：HTS | 病理 ICH CCND1 阴性时，支持诊断；在 CCND1 IHC 为阴性时，需要检测 | | 1. 使用 HTS 进行 MRD 测试可以指导治疗；2. WTS 和靶向基因的测序可以提示 1nnMCL 和 cMCL 的增殖活性和特征 |
| 多发性骨髓瘤（MM）；MM-NOS；MM 伴有重现性基因异常；MM 伴有 CCND 家族易位；MM 伴有 MAF 家族易位 | t（4;14）NSD2::IGH; t（14;16）IGH::MAF;（11; 14）; CCDN1::IGH：奇数染色体的扩增：FISH；强烈推荐采用 CD138 阳性分选的骨髓浆细胞标本 | 多发性骨髓瘤 ICC 亚型的诊断 | 预测和指导治疗；t（11;14）预测对 BCl2 抑制剂维奈克拉的反应 | 1. WGS 有助于亚型分类、危险分层和治疗决定；2. 使用 HTS 进行 MRD 检测有助于治疗决定 |

续表

| 实体 | 基因改变：测试 | 诊断用途 | 临床影响 | 未来检测 |
|---|---|---|---|---|
| MM 伴有超二倍体<br>MM 伴有 NSD2 易位 | t（4;14）NSD2::IGH; t（14;16）IGH::MAF; amp（1q）;del（1p），del（17p）;TP53 突变对于 SMM: t（4;14）NSD2::IGH; t（14;16）IGH::MAF; 1q gain/扩增; del（13）和 MYC 重排；FISH 和 HTS | 诊断和复发时的危险分层 | 一线治疗中增加蛋白酶体抑制剂和 CD38 单抗，部分克服了高危遗传学因素的不良预后 | |
| 淋巴浆细胞淋巴瘤 | MYD88 L265 突变：AS-PCR（骨髓标本）CXCR4 突变：HTS 为基础的方法 | 诊断。伴有艾滋病的患者与小 B 细胞淋巴瘤的鉴别 | 伊布替尼治疗原发性耐药的预测 | HTS 方法有助于敏感突变检测 |
| 弥漫性大 B 细胞淋巴瘤非特指（BLBCL, NOS） | MYC, BCL2 和／或 BCL6 重排（后二者可同时进行或仅在检测到 MYC 重排时进行）：FISH | 协助鉴别诊断 HGBCL-DH-BCL2 和 HGBCL-DH-BCL6 | 详见 "高级别 B 细胞淋巴瘤" | 1. 通过靶向测序、外显子测序或 WGS、BCL2 和 BCL6 重排的检测，WTS 或者靶向基因表达测序来进行基因亚型的分类（例如 LymphGen） |

续表

| 实体 | 基因改变：测试 | 诊断用途 | 临床影响 | 未来检测 |
|---|---|---|---|---|
| 生发中心 B 细胞亚型（GCB）活化 B 细胞亚型（ABC） | COO 分型：GEP 或广泛使用的 IHC | 需要去鉴别弥漫大 B 细胞淋巴瘤非特指基因表达亚型 | R-CHOP 治疗后的预后（GEP）预测复发时治疗的反应 | 2. 以 HTS 为基础的 ctDNA 检测有助于治疗反应及 MRD 的监测 |
| 高级别 B 细胞淋巴瘤（HGBCL）HGBCL 伴有 MYC 和 BCL2 重排（HGBCL-DH-BCL2）HGBCL 伴有 MYC 和 BCL6 重排（HGBCL-DH-BCL6）HGBCL，NOS | MYC、BCL2 和 / 或 BCL6 重排（后两者可同时进行或仅在检测到 MYC 重排时进行）：FISH | 是诊断 HGBCL-DH-BCL2 和 HGBCL-DH-BCL6 所必需的 | 预后和预测：HGBCL-DH-BCL2，经 R-CHOP 治疗后预后不良，强化治疗可能获益 | 通过 HTS 进行重排检测和 MYC 伙伴基因确定对 HGBCL、NOS 肿瘤进行 HTS 分析，以将这些肿瘤归入确定的疾病类别 |

续表

| 实体 | 基因改变：测试 | 诊断用途 | 临床影响 | 未来检测 |
| --- | --- | --- | --- | --- |
| 伯基特淋巴瘤（BL） | MYC、BCL2 和/或 BCL6 重排（后两者可同时进行或仅在检测到 MYC 重排时进行）：FISH | 需要排除 HGBCL-DH-BCL2 和 HGBCL-DH-BCL6 | | 使用 HTS 进行 CNAs 和 SVs 的检测 |
| 儿童淋巴瘤 | | | | |
| 儿童型 FL 儿童型结内 MZL | BCL2 或 BCL6 重排：FISH IRF8, MAP2K1 TNFRSF14 突变：HTS B 细胞克隆性检测 | 在某些情况下有助于诊断 | | |
| 11q 异常的大 B 细胞淋巴瘤（LBCL-11q） | 11q 异常：SNP 或者 FISH | 诊断 LBCL-11q 的必要条件 | | |
| 伴有 IRF4 重排的大 B 细胞淋巴瘤（LBCL-IRF4） | IRF4 重排：FISH CARD11, IRF4 突变：HTS | 诊断 LBCL-IRF4 的必要条件 | | |

续表

| 实体 | 基因改变：测试 | 诊断用途 | 临床影响 | 未来检测 |
|---|---|---|---|---|
| 经典霍奇金淋巴瘤（CHL） | | | | ctDNA 的检测用于霍奇金 / Reed-Sternberg 细胞基因异常的检测和治疗反应的监测<br><br>FISH 检测 9p24.1 扩增作为复发 / 难治性 CHL 中 PD-1 抑制剂的有利生物标志物 |

注：HTS, high-throughput sequencing, 高通量测序；

WGS, whole-genome sequencing, 全基因组测序；

WTS, whole-transcriptome sequencing, 全转录组测序；

CNAs, copy-number aberrations, 拷贝数异常；

SVs, structural variants, 结构异常；

IHC, immunohistochemistry, 免疫组化；

SNP, single nucleotide polymorphism, 单核苷酸多态性；

MRD, measurable residual disease, 可测量的残留疾病；

PCR, polymerase chain reaction, 聚合酶链式反应；

AS-PCR, allele-specific polymerase chain reaction, 等位基因特异性聚合酶链反应；

ICC, International Consensus Classification, 国际共识分类；

SMM, smoldering multiple myeloma, 冒烟型多发性骨髓瘤；

GEP, gene expression profiling, 基因表达测序；

ctDNA, circulating tumor DNA, 循环肿瘤 DNA；

MM, multiple myeloma, 多发性骨髓瘤；

PNMZL, pediatric nodal marginal zone lymphoma, 儿童型结内边缘区淋巴瘤。

表 2-3 T 细胞肿瘤基因组检测的临床影响

| 分类 | 基因改变：检测方法 | 诊断用途 | 临床影响 | 未来检测 |
|---|---|---|---|---|
| T 细胞肿瘤 | TRG 和 / 或 TRB 基因重排：以 PCR 为基础的片段分析方法或者 HTS | 单克隆 TCR 基因重排<br>1. 被推荐用于支持 T 细胞淋巴瘤的诊断，尤其当形态和免疫分型不足以鉴别克隆性的 T 淋巴细胞增殖性疾病和反应性多克隆 T 细胞增生时<br>2. 用于评估非典型 T 细胞亚群和建立表型不明确的恶性肿瘤谱系<br>3. 有助于区分 T 和 NK 来源 | 肿瘤性 T 细胞增殖的准确诊断 | 1. WTS 或靶向基因表达分析，以确定 T 细胞来源和疾病分类，并检测驱动因素<br>2. WGS 检测 CNAs 和 SVs<br>3. ctDNA 分析用于疾病监测 |
| 间变大细胞淋巴瘤，ALK 阳性（ALCL，ALK+） | 1. 基因的重现性突变和小片段插入缺失：HTS<br>2. 各种基因融合：HTS 或者 FISH | 有助于验证克隆性或支持特定肿瘤类型的诊断 | 致病机制指导临床靶向治疗 | |
| | ALK 基因融合：免疫组化、FISH 或者基因转录检测 | 诊断 ALCL ALK+ 的必要条件 | ALK 抑制剂的应用 | 在对 ALK 抑制剂耐药的情况下，HTS 指导第二代 / 第三代 ALK 抑制剂的应用 |
| 间变大细胞淋巴瘤，ALK 阴性（ALCL，ALK−） | DUSP22-IRF4 (6p25.3) 重排：FISH<br>TP63 (3q28) 重排：FISH | DUSP22 重排定义了 ALK-ALCL 的一个亚型 | 可根据基因组构型调整治疗方案，对 DUSP22 重排 ALCL 患者采用（可能的）较温和的治疗 | |

续表

| 分类 | 基因改变：检测方法 | 诊断用途 | 临床影响 | 未来检测 |
| --- | --- | --- | --- | --- |
| 滤泡辅助性T细胞淋巴瘤（TFHL）血管免疫母细胞型 滤泡型 非特指型 | TET2, DNMT3A, IDH2, RHOA 突变：HTS（或者用以PCR为基础的检测方法检测 RHOA^G17V 和 IDH2^R172 | 在某些情况下有助于诊断 | DNMT3A 热点突变可能预示着对标准化疗无反应，并与不良预后相关 | 1. WGS、细胞遗传或 SVs 测定 2. 基于基因表达的分型（或者免疫组化替代）有助于危险分层和指导病人的选择 |
| 外周T细胞淋巴瘤，非特指（PTCL, NOS） | 基因的重现性突变和小片段插入缺失：HTS | 有助于验证克隆性和支持诊断 | 较高突变负荷，复杂基因组失衡，TP53突变和Th2分子亚群的不良预后影响 | |
| 肝脾T细胞淋巴瘤（HSTCL） | I(7q)，8号染色体三倍体：FISH 或者细胞遗传 INO80, PIK3CD, SETD2, STAT5B, STAT3, TET3, SMARCA2 突变：HTS | 有助于诊断 | | |
| 结外NK/T细胞淋巴瘤（ENKTCL） | CD274 SVs 和扩增：HTS | | 预测对PD1抑制剂的反应 | 综合HTS和TME的分析结果用于疾病分层和指导治疗决策 |

续表

| 分类 | 基因改变：检测方法 | 诊断用途 | 临床影响 | 未来检测 |
| --- | --- | --- | --- | --- |
| 成人 T 细胞白血病/淋巴瘤（ATLL） | 克隆性 HTLV-1 整合：HTS；与免疫功能、信号传导、细胞周期相关的基因突变：HTS | 辅助 HTLV-1 携带者的诊断 | 疾病随访和克隆演变。1. 预后判断：一些预示不良预后的改变（*TP53* 或 PRKBC 突变；惰性亚型中的 TcR/NF-κB 途径的改变）2. CCR4 突变可预测对 Mogamulizumab 的反应。 | HTS 评估 HTLV-1 携带者的转化风险并指导治疗决策 |
| T 大颗粒淋巴细胞性白血病（T-LGLL）和 NK 大颗粒淋巴细胞病（NK-LGLL） | *STAT3* 和 *STAT5B* 突变：HTS | 在某些情况下有助于诊断 | *STAT3* 突变与中性粒细胞减少相关 | |

续表

| 分类 | 基因改变：检测方法 | 诊断用途 | 临床影响 | 未来检测 |
|---|---|---|---|---|
| T 幼淋巴细胞性白血病（TPLL） | inv（14）（q11q32），t（14;14）（q11;q32），t（X;14）（q28;q11），8 号染色体三倍体：FISH（TCL1A 或 MCTP1 或者细胞遗传） | 诊断的必要条件 | 预后：复杂的核型（≥3 个异常）预示预后较差 | |

注：Th2，T helper 2 cell，辅助型 T 细胞 2；

TME，tumor microenvironment，肿瘤微环境；

HTLV-1，human T-lymphotropic virus type 1，成人 T 淋巴细胞性白血病 1 型病毒；

T-LGLL，T-cell large granular lymphocytic leukemia，T 大颗粒淋巴细胞性白血病；

NK-LGLL，natural-killer -cell large granular lymphocytic leukemia，NK 大颗粒淋巴细胞性白血病；

T-PLL，T-cell prolymphocytic leukemia，T 幼淋巴细胞性白血病；

TFHL，follicular T-cell lymphoma，滤泡辅助性 T 细胞淋巴瘤；

ATLL，adult T-cell leukemia/lymphoma，成人 T 细胞白血病 / 淋巴瘤。

## 表 2-4　基因组检测在淋巴瘤诊断中的应用

| 诊断需求 | 基因组检测 |
|---|---|
| **1: 小 B 细胞淋巴瘤** | |
| 1A: CD5 阳性小 B 细胞淋巴瘤:<br>SLL/CLL;<br>MCL;<br>CD5 阳性 MZL | *CCND1*、*CCND2* 或 *CCND3* 重排确立了 MCL 的诊断;<br>*BCL2* 重排在 SLL/CLL 很少见, 更倾向于 FL。<br>以下基因的突变有助于鉴别诊断: *ATM*、*BIRC3*、*MEF2B* (倾向 MCL);<br>*BRAF*、*KLF2*、*NOTCH2* 和 *PTPRD* (倾向 MZLs)、*NOTCH1*、*SF3B1*、<br>*XPO1* (倾向 SLL/CLL) |
| 1B: CD5 阴性、CD10 阴性、BCL2 重排阴性小 B 细胞淋巴瘤:<br>MZLs (包括儿童型);<br>BCL2 重排阴性、CD23 阳性滤泡中心淋巴瘤;<br>FL (无 BCL2 重排);<br>HCL (肿瘤表现) | 证明 BCL6 重排或 1p36 缺失更倾向于 FL。<br>以下基因的突变有助于鉴别诊断: *KLF2*、*NOTCH2*、*PTPRD*、*CARD11*、<br>*IRF8*、*MAP2K1* (倾向于 MZLs 和儿童型 MZLs); *CREBBP*、*EZH2*、<br>*TNFRSF14* (FLs)、*STAT6* (倾向 BCL2 重排阴性、CD23 阳性的滤泡中<br>心淋巴瘤); *BRAF* (在儿乎所有的 HCL 中, 偶尔见于 MZL 中) |
| 1C: 滤泡 B 细胞淋巴瘤累及皮肤:<br>原发性皮肤滤泡中心淋巴瘤;<br>系统性 FL | BCL2 重排更倾向于系统性淋巴瘤, 但不排除原发性皮肤滤泡中心淋巴瘤。<br>*BCL2*、*CREBBP*、*EP300*、*EZH2*、*KMT2D* 的突变频率较低, 而 *TNFAIP3*<br>突变频率较高, 原发性皮肤系统性病例中 *TNFRSF14* 突变或 *1p36* 缺失发<br>生率相似 |
| **2: 具有浆细胞分化的 B 细胞肿瘤和浆细胞肿瘤** | |
| 2A: 伴浆细胞分化的小 B 细胞淋巴瘤:<br>LPL;<br>结内 MZLs;<br>脾 MZL;<br>结外 MZL (MALT 淋巴瘤);<br>FL | BCL2 重排支持 FL 的诊断。<br>3 号和 18 号染色体三倍体或 del (7q) 支持 MZL 的诊断。<br>*MALT1*、*FOXP1* 和 *BCL10* 的易位是 MALT 淋巴瘤特异性的。<br>*MYD88*[L265P] 突变高度提示 LPL, 但不完全特异。共存的 *CXCR4* 突变一步增<br>加了 LPL 的特异性。<br>以下基因的突变最有助于鉴别诊断: *MYD88* 和 *CXCR4* (倾向于 LPL);<br>*BRAF*、*KLF2*、*NOTCH2*、*PTPRD*、*TNFAIP3* (倾向于 MZLs);<br>*CREBBP*、*EZH2*、*TNFRSF14* (倾向于 FL) |

续表

| 诊断需求 | 基因组检测 |
|---|---|
| 2B：骨髓 IgM 分泌型肿瘤：<br>IgM MGUS，NOS；<br>LPL；<br>IgM 浆细胞肿瘤 | CCND 或 MAF 家族基因或 NSD2 的易位提示浆细胞肿瘤。<br>大多数 LPL 和 MGUS NOS 的突变是独特的，携带 $MYD88^{L265P}$ 突变；<br>其他突变包括 *ARID1A*、*CD79B*、*CXCR4*、*KMT2D*（在 LPL 中）和 *BRAF*、<br>*DIS3*、*KRAS*、*NRAS*、*TENT5C* 和 *TRAF3*（在浆细胞肿瘤中）。基因检测<br>不能解决 MGUS 与淋巴瘤或骨髓瘤的鉴别诊断 |
| 2C：小 B 细胞淋巴瘤，脾，骨髓或血液受累：<br>脾 MZL；<br>毛细胞白血病；<br>脾弥漫红髓小 B 细胞淋巴瘤/白血病；<br>伴显著核仁的脾 B 细胞淋巴瘤/白血病；MCL | CCND1 重排的证明确立了 MCL 的诊断。del（7q）的检测不能用于鉴别这些<br>疾病的诊断。$BRAF^{V600E}$ 突变是毛细胞白血病诊断的高度敏感标记，尽管不<br>完全特异；其他支持诊断的突变包括 *MAP2K1* 突变（倾向于脾显著核仁的<br>脾 B 细胞淋巴瘤/白血病）；*KLF2* 和 *NOTCH2*（倾向于脾 MZL）；*BCOR*<br>和 *CCND3*（倾向于脾弥漫红髓小 B 细胞淋巴瘤）中的那些 |
| 2D：EBV 阴性的浆母细胞淋巴瘤：<br>PBL；<br>浆母细胞性 MM；<br>ALK 阳性 DLBCL | CCND 或 MAF 家族基因或 NSD2 易位提示一类 MM；ALK 易位（通常 IHC 检测）<br>定义 ALK 阳性 DLBCL。MYC 重排支持了浆母细胞性淋巴瘤的诊断，但并<br>不排除浆母细胞性 MM。以下基因突变常见于浆母细胞淋巴瘤：*EP300*、<br>*MYC*、*SOCS1*、*STAT3*、*TET2* 和 *TP53* |
| 3：LBCLs<br>3A：儿童人群中以大细胞为主的淋巴结滤泡 B 细胞淋巴增<br>殖性疾病：<br>儿童型 FL；<br>滤泡增生；<br>LBCL 伴 IRF4 重排； | 单克隆 IG 基因重排有助于鉴别淋巴瘤与反应性增生的诊断，特别是儿童。<br>BCL2 重排倾向于 FL 3A 级而不是 FL 3B 级，并且排除了儿童型滤泡。<br>BCL6 重排可发生在 FL 3A 级和 FL 3B 级病例中，更常见于 3B，但不会发生<br>在儿童型 FL 中。<br>*IRF4*（或 IGH，IGK 或 IGL）重排可支持 LBCL 半 *IRF4* 重排的诊断是必不<br>可少的；*IRF4* 重排可与 DLBCLs 中的其他重排（3CL2 或 MYC）一起出现，<br>这些重排不支持 LBCL 伴 *IRF4* 重排的诊断 |

续表

| 诊断需求 | 基因组检测 |
| --- | --- |
| 成年人:<br>FL 3A 级;<br>FL 3B 级;<br>LBCL 伴 IRF4 重排 | 以下基因的突变最有助于鉴别诊断: IRF8 和 MAP2K1 (儿童型 FL; 注意, 在儿童结内 MZL 中发现了相同的突变); IRF4 和 MYC (LBCL 伴 IRF4 重排 FL, 不属于儿童型 FL); BCL2, CREBBP, EZH2 和 KMT2D (FL) |
| 3B: 侵袭性成熟 B 细胞淋巴瘤:<br>BL;<br>HGBCL (非特指; 伴有 MYC 和 BCL2 重排; 伴 11q 异常);<br>DLBCL, NOS | MYC, BCL2 和/或 BCL6 重排或 11q 异常在鉴别诊断中至关重要。ID3 和 TCF3 突变倾向于 BL, 而 B2M, CREBBP, EZH2, MYD88$^{L265P}$、SOCS1 和 TNFRSF14 突变倾向于其他侵袭性 B 细胞淋巴瘤。同样, BCL2 突变意味着 IGH::BCL2 的存在, 除 BL 以外的淋巴瘤 |
| 3C: LBCL 累及纵隔:<br>PMBCL;<br>DLBCL, NOS 累及纵隔;<br>纵隔灰区淋巴瘤 | BCL2 或 BCL6 重排更倾向于 DLBCL NOS, 因为它们在 PMBCL 中不常见; 相反, CIITA 重排, CD274 重排或 CNV 是典型的原发纵隔淋巴瘤的表现。IL4R, ITPKB, NFKBIE, SOCS1, STAT6 和 XPO1 的突变是 PMBCL 的特征, 而 DLBCL NOS 中经常突变的几个基因, 如 CD79B, CREBBP, KMT2D, MYD88, PIM1 等, 在 PMBCL 中没有改变。纵隔灰区淋巴瘤的基因组特征更接近于 PMBCL, 而不是 DLBCL NOS, 但纵隔灰区淋巴瘤和 PMBCL 之间不同基因表达的分析可以用于区分 PMBCL 和 DLBCL, NOS |
| 3D: 细胞周期蛋白 (cyclin) D1 阳性母细胞或多形性 B 细胞肿瘤:<br>MCL;<br>DLBCL, NOS 伴 CCND1 表达;<br>DLBCL, NOS 伴 CCND1 重排 | CCND1 易位提示 MCL 或 DLBCL 伴 CCND1 重排。额外的 BCL2, BCL6 或 MYC 重排在伴有 CCND1 易位的 DLBCL 中很常见。母细胞 MCL 可能含有继发 MYC 重排或 TP53 突变。ATM, BIRC3, NSD2 和 UBR5 的更多突变支持 MCL 的诊断 |

续表

| 诊断需求 | 基因组检测 |
|---|---|
| 4：T 细胞淋巴增殖性疾病<br>4A：T 细胞背景中的霍奇金/Reed-Stemberg（一样）细胞：<br>CHL；<br>NLPHL；<br>THRLBCL；<br>TFHL；<br>PTCL, NOS | IG 和 TCR 重排的克隆性检测有助于鉴别诊断，因为单克隆 TCR 重排支持 T 细胞淋巴瘤的诊断，并排除 CHL 或 B 细胞淋巴瘤；相反，在 CHL、NLPHL、THRLBCL 以及具有相关 B 细胞成分的 PTCLs（更常见于 TFHLs）中，单克隆 IG 重排可能有不同的表现<br>T 细胞淋巴瘤中常见突变基因（CARD11、CD28、DNMT3A、IDH2、PLCG1、RHOA、STAT3 和 TET2）的变异证明支持该诊断；当只存在 TET2 和/或 DNMT3A 突变时，这些突变可能与克隆性造血有关 |
| 4B：具有滤泡辅助表型的 T 细胞扩增：<br>良性淋巴结病中的反应性 TFH 细胞；<br>小 B 细胞淋巴瘤中的反应性 TFH 细胞；<br>TFHL 的早期累及 | 单克隆 TCR 基因重排或其他基因的体细胞突变有助于鉴别 TFH 细胞的反应性扩增和肿瘤性扩增。TFHL 中常见突变基因包括：$IDH2$ 和 $RHOA$；其他：$CARD11$、$CD28$、$DNMT3A$、$PLCG1$、$TET2$）支持 TFHL 的诊断。当只存在于 $TET2$ 和/或 $DNMT3A$ 突变的情况下，这些突变可能与克隆性造血有关；在反应性 TFH 扩增的情况下，B 细胞淋巴瘤相关基因突变的存在更倾向于 MZLs 或 FLs 的诊断 |
| 4C：血液、骨髓或脾脏中 EBV 阴性的细胞毒性 T 淋巴细胞增多症：<br>T-LGLL；<br>HSTCL；<br>反应性 T 细胞扩增 | 单克隆 TCR 基因重排或体细胞突变（$PIK3CD$、$SETD2$、$STAT3$、$STAT5B$ 和 $TNFAIP3$）更倾向于肿瘤，而不利于反应性扩增<br>等臂染色体 7q 是 HSTCL 的特征<br>以下基因突变可能有助于区分 HSTCL（$CD8^{dim}$Tαβ 或 Tγδ）和 $CD8^{+}$Tαβ 或 Tγδ LGLL：$SETD2$（HSTCL 独有），$STAT3$（在 HSTCL 中少见，在 T-LGLL 常见），$STAT5B$（在 T-LGLL 中少见，在 HSTCL 常见） |
| 4D：肠道 T 细胞淋巴增殖性疾病：<br>RCD II；<br>肠病相关 T 细胞淋巴瘤（EATL）；<br>单形性嗜上皮性肠道 T 细胞淋巴瘤（MEITL）；<br>肠道 T 细胞淋巴瘤，非特指； | 单克隆 TcR 重排有助于区分（I 型难治性）乳糜泻和 RCD II，也有助于区分惰性克隆性 T 淋巴细胞增殖性疾病和显著的炎症性浸润。体细胞突变和基因融合的检测（$STAT3$、$JAK3$、$JAK2::STAT3$，其他）进一步支持 T 细胞淋巴瘤或 NK 细胞淋巴增殖性疾病的诊断 |

续表

| 诊断需求 | 基因组检测 |
| --- | --- |
| 惰性胃肠道淋巴增殖性疾病 | EATL 和 MEITL 之间的大多数有鉴别意义的突变基因是 *JAK1* 和 *STAT3*（在 EATL 更常见）和 *GNAI2*，*JAK3*，*SETD2* 和 *STAT5B*（在 MEITL 更常见） |
| 4E：大细胞 CD30 阳性 T 细胞的淋巴增殖性疾病： | |
| ALCL，ALK+； | ALK 重排定义了 ALCL，ALK+（通常用 IHC 检测） |
| ALCL，ALK-； | ALK- 且 CD30 阳性大细胞淋巴增殖性疾病中检测 *DUSP22* 重排有助于 ALCL ALK- 的诊断，排除 PTCL NOS，但不能区分原发皮肤和系统性 ALCL ALK- |
| 乳腺假体植入相关间变性大细胞淋巴瘤（BIA-ALCL）； | *VAV1* 和 *TP63* 重排发生在 ALCL ALK- 的小部分人群中，但不是该疾病的特异性重排 |
| PTCL, NOS； | |
| 原发性皮肤 CD30 阳性淋巴组织增殖性疾病； | *ALK*，*DUSP22* 或 *TP63* 易位可排除 BIA-ALCL，而染色体 20q 缺失是 BIA-ALCL 的特征 |
| 转化型蕈样肉芽肿； | |
| EATL 的亚型； | |
| ENKTCL | *STAT3* 和 *JAK1* 的突变，在这几个疾病中是常见的 |

注：MGUS, monoclonal gammopathy of undetermined significance，意义未明单克隆丙种球蛋白血症；
RCD II, type II refractory celiac disease，II 型难治性乳糜泻；
BIA-ALCL, breast implant-associated anaplastic large cell lymphoma，乳腺假体植入相关间变性大细胞淋巴瘤。

巴瘤患者的诊断和治疗提供更个性化的方案。在 NGS 检测过程中，一些尚未经临床数据验证的基因突变，其临床作用和意义可能尚存争议，还需要进一步证实。

（一）疾病初诊时

采取淋巴瘤组织、外周血进行肿瘤克隆性及基因突变检测，可协助诊断、治疗前危险因素判定、治疗选择。

（1）一代测序　检测 IgH/TCR 重排，可协助细胞形态及免疫表型判断肿瘤的克隆性；

（2）NGS　应用淋巴瘤相关基因 panel 进行淋巴瘤组织的基因突变检测，用于协助诊断、治疗前危险因素判定、治疗选择。对外周血循环肿瘤 DNA（ctDNA）进行基因突变检测，可评估患者基线时的 ctDNA 异常，作为治疗后微小残留病变（minimal residual disease，MRD）的监测基础。

（二）治疗过程中

采取患者的淋巴瘤肿瘤组织（疾病进展时）/外周血血浆 ctDNA 进行淋巴瘤相关基因 panel 的基因突变检测，疾病进展期的肿瘤组织及各化疗周期后 ctDNA 中基因突变种类及百分比会随着疾病的进展有所变化，有助于评估治疗中危险因素及耐药基因检出，用于指导治疗策略的改变。ctDNA 的检测频率建议与 PET-CT 相同。

（三）在治疗结束后的监测阶段

采取患者的外周血血浆 ctDNA 进行淋巴瘤相关基因 panel 的基因突变检测，通过与初诊时基线的基因学异常进行比较，评估治疗结束后的危险因素及预测复发。ctDNA 的检测频率建议与 PET-CT 相同。

（四）复发时

采取淋巴瘤组织、外周血进行肿瘤克隆性及基因突变检测，有助于疾病复发诊断、淋巴瘤转化检测及指导二次治疗选择。

（1）一代测序 检测IgH/TCR重排，可协助诊断是否复发，并简单判断肿瘤的克隆是否与初发时一致；

（2）NGS 应用淋巴瘤相关基因*panel*进行淋巴瘤组织的基因突变检测，用于协助复发诊断、评价患者克隆演化、评估患者危险因素、再次治疗药物选择。对ctDNA进行基因突变检测，可评估患者复发突变与初诊时的差异、是否存在克隆演化。

（郑勤龙 王 晶）

# 第三章

# 靶向治疗

靶向药物在肿瘤临床治疗中占有越来越重要的作用，根据国家卫生健康委员会医政医管局《新型抗肿瘤药物临床应用指导原则（2021年版）》（以下简称"指导原则"），可将新型抗肿瘤药物分为小分子靶向药物和大分子单克隆抗体类药物。本节也将参照该分类分为两部分进行概述。

根据指导原则，靶向药物的使用应遵循六大基本原则，分别是病理组织学确诊后方可使用、靶点检测后方可使用、严格遵循适应证用药、体现患者治疗价值、特殊情况下的药物合理使用和重视药物相关性不良反应。

## 第一节　小分子靶向治疗药物

对淋巴瘤分子发病机制的不断深入研究揭示了淋巴瘤细胞在恶性转化和增殖中存在由于基因突变导致的多种异常分子事件。包括：增殖通路的异常活化，抑癌及凋亡途径的失活，免疫逃逸等。针对上述异常，研发小分子靶向药物进行干预，从而达到治疗目标，是当前淋巴瘤治疗药物研发的热点。如今已有大量此类药物应用于淋巴瘤的临床治疗，并取得了令人瞩目的疗效。常见淋巴瘤相关小分子靶向药物见表3-1。

表3-1　靶向治疗药物一览表

| 通路 | 药品种类 | 药物 |
| --- | --- | --- |
| BCR通路 | BTK抑制剂 | 伊布替尼（Ibrutinib）、泽布替尼（Zanubrutinib）、奥布替尼（Orelabrutinib）、阿卡替尼（Acalabrutinib）、Tirabrutinib、Pirtobrutinib |

续表

| 通路 | 药品种类 | 药物 |
| --- | --- | --- |
| BCR 通路 | SYK 抑制剂 | 福他替尼（Fostamatinib disodium）、Cerdulatinib、Sovleplenib、Entospletinib Dimesylate |
| NF-κB 通路 | 蛋白酶体抑制剂 | 硼替佐米（Bortezomib）、伊沙佐米（Ixazomib）、卡非佐米（Carfilzomib）、Marizomib、Oprozomib |
| PI3K/AKT/mTOR 通路 | PI3K 抑制剂 | Idelalisib、Copanlisib、Duvelisib、Alpelisib、Parsaclisib |
| | AKT 抑制剂 | Perifosine、MK-2206、Capivasertib、Uprosertib |
| | mTOR 抑制剂 | 西罗莫司（Sirolimus）、依维莫司（Everolimus）、Temsirolimus、Paxalisib |
| JAK/STAT 通路 | JAK 抑制剂 | 芦可替尼（Ruxolitinib）、菲卓替尼（Fedratinib）、巴瑞替尼（Baricitinib）、帕克替尼（Pacritinib）、乙胺嘧啶（Pyrimethamine） |
| | ALK 抑制剂 | 克唑替尼（Crizotinib）、赛瑞替尼（Ceritinib）、阿来替尼（Alectinib）、恩沙替尼（Ensartinib）、恩曲替尼（Entrectinib）、布加替尼（Brigatinib）、劳拉替尼（Lorlatinib） |
| RAS/RAF/MAPK 通路 | BRAF 抑制剂 | 维莫非尼（Vemurafenib）、达拉非尼（Dabrafenib）、Encorafenib |
| Bcr-abl 通路 | Bcr-abl 酪氨酸激酶抑制剂 | 伊马替尼（Imatinib）、达沙替尼（Dasatinib）、尼洛替尼（Nilotinib）、氟马替尼（Flumatinib）、奥雷巴替尼（Olverembatinib）、Ponatinib、Asciminib |
| 免疫调节 | iMID | 沙利度胺（Thalidomide）、来那度胺（Lenalidomide）、泊马度胺（Pomalidomide）、Avadomide |
| 凋亡通路 | Bcl-2 抑制剂 | 维奈克拉（Venetoclax）、Navitoclax |
| | XPO1 抑制剂 | 塞利尼索（Selinexor）、Eltanexor、Verdinexor |
| | MCL-1 抑制剂 | AMG-5991、S-64315、AMG-176 |

续表

| 通路 | 药品种类 | 药物 |
|---|---|---|
| DNA 损伤修复 | TP53 激动剂 | Eprenetapopt（APR-246）、Farudodstat（ASLAN003）、Milademetan、Idasanutlin、Navtemadlin（AMG-232）、Alrizomadlin（APG-115） |
| 细胞代谢和细胞周期 | CDK4/6 抑制剂 | 哌柏西利（Palbociclib）、阿贝西利（Abemaciclib）、曲拉西利（Trilaciclib）、达尔西利（Dalpiciclib） |
| 表观遗传学 | DNA 去甲基化药物 | 阿扎胞苷（Azacitidine）、地西他滨（Decitabine）、Guadecitabine（SGI-110） |
| | 组蛋白去乙酰化药物 | 西达本胺（Chidamide）、伏立诺他（Vorinostat）、罗米地辛（Romidepsin）、帕比司他（Panobinostat）、贝林司他（Belinostat, PXD101）、艾贝司他（Abexinostat）、Ricolinostat（ACY-1215）、Fimepinostat |
| | EZH2 抑制剂 | 他折司他（Tazemetostat）、Valemetostat Tosylate |
| | BET 抑制剂 | Pelabresib |
| 其他 | VEGRF/ 多靶点 | 索拉非尼（Sorafenib）、舒尼替尼（Sunitinib）、阿昔替尼（Axitinib）、瑞戈非尼（Regorafenib）、安罗替尼（Anlotinib） |
| | PKC 抑制剂 | 恩扎妥林（enzastaurin） |
| | Aurora A 激酶抑制剂 | Alisertib |
| | 法尼酰基转移酶抑制剂 | Tipifarnib |

# 一、BCR 通路

## （一）BTK 抑制剂

布鲁顿酪氨酸蛋白激酶（Bruton's tyrosine kinase，BTK）是胞浆内非受体型酪氨酸激酶 Tec 家族中的一员，除 T 细胞和浆细胞外，在所有造血系细胞中均有表达。BTK 是 B 细胞受体（B cell receptor，

BCR）信号通路的关键激酶，在B细胞生长发育、增殖分化过程中起重要作用，BTK异常可能诱发癌症或自身免疫性疾病。BTK抑制剂是一类可与BTK结合的小分子化合物，通过与BTK结合并抑制其活性。

目前已获批上市5种BTK抑制剂，参见表3-2。分别为第一代BTK抑制剂伊布替尼（Ibrutinib），第二代BTK抑制剂阿卡替尼（Acalabrutinib）、泽布替尼（Zanubrutinib）、奥布替尼（Orelabrutinib）和Tirabrutinib，均为不可逆的共价BTK抑制剂，通过与BTK C481（Cysteine481）位点形成共价键发挥作用，从而有效且持续地抑制BTK活性。除BTK外，第一代BTK抑制剂对EGFR、ITK等靶点也具有抑制作用，因此带来了许多不良反应，包括腹泻、皮疹等。第二代BTK抑制剂较第一代对靶点的选择性更高，安全性更好，但仍未解决耐药问题。一二代BTK抑制剂以共价结合的方式易产生耐药突变（C481s突变），从而降低对BTK的抑制作用。而第三代BTK抑制剂可与BTK可逆性非共价结合，不依赖于与C481形成共价键而发挥作用，对野生型和C481s突变型BTK均有靶向抑制作用，从而克服这种突变带来的耐药。目前大部分第三代BTK抑制剂已进入临床试验阶段，其中Pirtobrutinib正在申请上市中（表3-2）。

表3-2　目前获批及在研BTK抑制剂适应证及目前相关临床试验

| 药名 | 公司 | 获批适应证 | 临床试验适应证 |
| --- | --- | --- | --- |
| 伊布替尼<br>Ibrutinib | 杨森 | MLL, CLL/SLL, WM, MZL*, cGVHD* | DLBCL、MZL、MCL、ALL、MM、淀粉样变和WM 等 |
| 泽布替尼<br>Zanubrutinib | 百济神州 | MLL, CLL/SLL, MZL* | DLBCL、MZL、MCL、PCNSL和一些成熟T细胞淋巴瘤等 |
| 奥布替尼<br>Orelabrutinib | 诺诚健华 | MLL, CLL/SLL | DLBCL、ALL、MZL和PTCL 等 |
| 阿卡替尼<br>Acalabrutinib | 阿斯利康 | MCL*, CLL/SLL* | DLBCL、高级别B细胞淋巴瘤等 |
| Tirabrutinib | 小野制药/吉利德 | WM#, LPL#, PCNSL# | PCNSL、B细胞肿瘤、MCL、CLL/SLL 等 |
| Pirtobrutinib | 礼来 | / | MCL、CLL/SLL、DLBCL、LPL、WM、MM 等 |

注：* 美国FDA获批适应证，# 日本获批适应证。

## 1. 药物使用方法与注意事项

（1）伊布替尼（Ibrutinib）

MCL：560mg，口服，每日一次；CLL/SLL、WM：420mg，口服，每日一次。

临床试验中报道的最常见的不良反应（≥20%）包括腹泻、出血（如青肿）、疲乏、骨骼肌肉疼痛、恶心、上呼吸道感染、咳嗽和皮疹。常见的3级或4级不良反应（≥5%）为中性粒细胞减少症、血小板减少症、感染性肺炎和贫血。用药期间需监测肝功能、出血、心力衰竭、感染等症状，及时调整剂量或停药。据手术类型和出血风险，应在术前和术后暂停使用本药至少3～7d。

避免与CYP3A强效抑制剂合用（伏立康唑和泊沙康唑除外，与其合用时，伊布替尼剂量调整为140mg，每日一次。与CYP3A中效抑制剂合用，剂量调整为280mg，每日一次。

（2）泽布替尼（Zanubrutinib）

160mg，口服，每日两次。

根据六项单药临床试验汇总的数据，本药最常见的不良反应（≥20%）包括中性粒细胞减少症、血小板减少症、上呼吸道感染、贫血、皮疹、骨骼肌肉疼痛以及腹泻。常见的3级或以上不良反应（≥5%）为中性粒细胞减少症、血小板减少症、感染性肺炎以及贫血。用药期间需监测肝功能、出血、感染等症状，及时调整剂量或停药。据手术类型和出血风险，应在术前和术后暂停使用本药至少3～7d。

避免与CYP3A强效或中效诱导剂合用。与CYP3A强效或中效抑制剂合用时，剂量分别调整为80mg每日一次和80mg，每日两次。

（3）奥布替尼（Orelabrutinib）

150mg，口服，每日一次。

根据五项单药临床试验汇总的数据，本药最常见的不良反应（≥20%）包括中性粒细胞减少症和血小板减少症。常见的3级或4级不良反应（≥5%）为中性粒细胞减少症、血小板减少症、贫血和感染性肺炎。用药期间需监测肝功能、出血、感染等症状，及时调整剂量或停药。据手术类型和出血风险，应在术前至少3d和术后至少7d暂停使用本药。

避免与CYP3A强效或中效抑制剂或诱导剂合用。

（4）阿卡替尼（Acalabrutinib）

100mg，口服，每日两次。

单药临床试验中报道的最常见的不良反应（≥20%）包括贫血、血小板减少、头痛、中性粒细胞减少、腹泻、疲劳、肌痛和青肿。常见的3级或4级不良反应（≥5%）为中性粒细胞减少症和血小板减少症。用药期间需监测肝功能、出血、房颤和感染等症状，及时调整剂量或停药。据手术类型和出血风险，应在术前和术后暂停使用本药至少3～7d。

避免与CYP3A强效抑制剂或诱导剂合用。与CYP3A中效抑制剂合用时剂量调整为100mg每日一次。

（5）Tirabrutinib

480mg，口服，每日一次，空腹服用。

单药临床试验中报道的最常见的不良反应（≥20%）包括皮疹、中性粒细胞减少症、白细胞减少症。常见的3级或4级不良反应（≥5%）为中性粒细胞减少症、白细胞减少症和淋巴细胞减少症。用药期间需监测肝功能、出血、感染、骨髓抑制、间质性肺炎等症状，及时调整剂量或停药。根据手术类型和出血风险，考虑是否暂停使用本药。

避免与CYP3A强效抑制剂合用。

（二）SYK抑制剂

福他替尼（Fostamatinib disodium）是目前唯一批准上市的SYK抑制剂，Fostamatinib的主要代谢物R406可抑制Fc激活受体和B细胞受体的信号转导，还可减少抗体介导的血小板破坏。目前正在开展T细胞淋巴瘤临床试验。其他进入临床Ⅲ期研究及血液肿瘤相关适应证的药物见表3-3。

表3-3　目前获批及在研的SYK抑制剂适应证及目前相关临床试验

| 药名 | 公司 | 靶点 | 获批适应证 | 临床试验适应证 |
|---|---|---|---|---|
| 福他替尼 | 阿斯利康 | SYK | ITP* | T细胞淋巴瘤等 |
| Cerdulatinib | Portola | SYK/JAK | / | CLL/SLL、NHL、aNHL、FL、FTCL、TFH、AITL、ALCL、PTCL、EATL等 |
| Sovleplenib | 和记黄埔 | SYK | / | NHL、B细胞肿瘤等 |
| Entospletinib Dimesylate | 吉利德 | SYK | / | PCNSL、CLL、B细胞肿瘤等 |

注：* 美国FDA获批适应证。

**1. 药物使用方法与注意事项**

（1）福他替尼

目前尚无淋巴瘤治疗相关用法推荐。在治疗ITP（immune thrombocytopenia）患者时推荐初始口服剂量100mg，一日两次。如有必要四周以后可增加剂量至150mg，一日两次，使血小板计数达到$50\times10^9$/L，以减少出血风险。

最常见不良反应（≥5%）为腹泻、高血压、恶心、呼吸道感染、眩晕、ALT/AST升高、皮疹、腹痛、乏力、胸痛、中性粒细胞减少。可根据个体安全性和耐受性调整药物剂量。每两周监测一次血压，稳定后每月监测一次。每月监测肝功能（如ALT、AST和胆红素）和血象。如果治疗12周后血小板计数没有增加到足以避免临床重要部位出血的水平，则停止使用。

福他替尼与强效CYP3A4抑制剂同时给药时，需监测不良反应或调整福他替尼剂量。与强效CYP3A4诱导剂避免联合使用。

（2）Cerdulatinib

临床试验方案（NCT01994382）：2期临床试验剂量35/30/25mg，口服，每日两次，每28d一周期。试验中出现较多的不良事件包括贫血、低血压等。

（3）Sovleplenib

临床试验方案（NCT05535933）：2期临床试验剂量300mg，口服，每日一次。

（4）Entospletinib Dimesylate

临床试验方案（NCT01796470、NCT01799889）：2期临床试验剂量200～800mg，口服，每日两次，与Idelalisib联用，因18%患者出现肺炎（严重11/12）而提前终止。另一项2期研究使用400mg或800mg，每日两次，试验中出现较多的不良事件为贫血、腹泻、恶心、呕吐、疲乏、发热等。

## 二、NF-κB通路

核因子-κB（NF-κB）信号通路通过调节基因表达在控制细胞生长、存活、应激反应和炎症方面具有重要作用，在淋巴系统恶性肿瘤中，常伴有导致NF-κB信号传导异常激活的基因突变。

蛋白酶体抑制剂可阻止经典NF-κB抑制剂IκBα的降解，有助于它们的治疗。第一代蛋白酶体抑制剂硼替佐米被发现在治疗难治性MM中非常有效。然而，在MM细胞中，观察到硼替佐米也可以诱导经典的NF-κB的活化，提示硼替佐米诱导的MM细胞毒性不能完全归因于经典NF-κB活性的抑制。在DLBCL中，硼替佐米联合化疗在ABC-DLBCL的治疗上取得初步成功，但在GCB中效果不佳。获批及在研的蛋白酶体抑制剂适应证及目前相关临床试验参见表3-4。

表3-4　目前获批及在研的蛋白酶体抑制剂适应证及目前相关临床试验

| 药名 | 公司 | 获批适应证 | 临床试验适应证 |
|---|---|---|---|
| 硼替佐米<br>Bortezomib | 杨森 | MM、MCL | DLBCL、GVHD、ALL、HL、NHL、AML、WM、MDS、淀粉样变性等 |
| 伊沙佐米<br>Ixazomib | 武田 | MM | LPL、FL、淀粉样变性、PTCL、MCL、WM、NHL、cGVHD等 |
| 卡非佐米<br>Carfilzomib | ONYX<br>Pharmaceuticals | MM | NHL、B细胞肿瘤等 |
| Marizomib | Celgene | / | MM、淋巴瘤等 |
| Oprozomib | Amgen | / | MM、WM等 |

### 1. 药物使用方法与注意事项

（1）硼替佐米（Bortezomib）

与美法仑和泼尼松治疗未经治疗的MM患者，推荐剂量为每次 $1.3mg/m^2$，每个疗程6周，共9个疗程。在第1～4疗程内，每周给药 2次，（d1、4、8、11、22、25、29、32），在第5～9疗程内，每周 给药1次（d1、8、22和29）

复发的MM患者和复发的MCL患者，推荐剂量：每次 $1.3mg/m^2$，每周注射2次，连续2周，停药10d，3周为1疗程。即d1、4、8、11 用药，21d为一周期。

对于复发的MM患者，也可按每周1次给药、连续给药4周的维 持方案，即d1、8、15和22用药，随后是13d的休息期（23～35d）。

临床试验中最常报告的不良反应（发生率≥20%）：包括恶心、 腹泻、血小板减少、中性粒细胞减少、周围神经病变、疲劳、神经 痛、贫血、白细胞减少、便秘、呕吐、淋巴细胞减少、皮疹、发热 和厌食。

不推荐与CYP3A4强诱导剂合用，因本品有效性可能会降低。

（2）伊沙佐米（Ixazovnib）

4mg 口服/次，每周1次，d1、8和15，每28d一周期。

建议患者每次服药时间相对固定，服药应在进餐前至少1h或进 餐后至少2h，用水送服整粒胶囊，请勿压碎、咀嚼或打开胶囊。

接受本品治疗的患者，应考虑抗病毒药物的预防治疗，降低带 状疱疹病毒再激活的风险。在接受本品联合来那度胺和地塞米松 治疗的患者中，建议根据基础风险和临床状态评估进行血栓预防 治疗。

最常见的不良反应（≥20%）是血小板减少、中性粒细胞减少、 腹泻、便秘、周围神经病变、恶心、周围水肿、皮疹、呕吐和支气 管炎。

避免与CYP3A4强效诱导剂联合给药，例如卡马西平、苯妥英、 利福平和圣约翰草，如果必须联合用药，需要密切监测患者的疾病 控制情况。

（3）卡非佐米（Carfilzomib）

根据患者基线时的实际体表面积（body surface area，BSA）计算卡非佐米的给药剂量，对于BSA超过$2.2m^2$的患者，计算卡非佐米给药剂量时将BSA算作$2.2m^2$。

卡非佐米每周连续2d静脉给药，每次输液时间30分钟，共3周，之后进入12d的休息期。每28d为1个治疗周期。第1周期的第1d和第2d按$20mg/m^2$起始剂量给药。如果可以耐受，则在第1周期第8d将剂量升高至$27mg/m^2$。在卡非佐米给药前30分钟至4h内口服或静脉给予20mg地塞米松。持续治疗直到疾病进展或出现不可接受的毒性。推荐在接受卡非佐米联合地塞米松的患者中进行血栓预防。

临床试验中最常见的不良反应（≥20%）是贫血、疲乏、血小板减少症、腹泻、呼吸道感染、恶心、发热、咳嗽、呼吸困难、中性粒细胞减少症和高血压。严重不良反应包括心力衰竭、心肌梗死、心脏骤停、心肌缺血、间质性肺炎等。

建议在治疗开始前彻底评估心血管危险因素。≥75岁患者的心力衰竭风险增加，亚洲患者心力衰竭风险也增加。卡非佐米联合治疗的临床试验中，心力衰竭事件的发生率为8%。

（4）Marizomib

临床试验方案（NCT00461045）：2期试验方案$0.5mg/m^2$，静脉注射2h，d1、4、8、11，每21天为一周期。

（5）Oprozomib

临床试验方案（NCT01999335）：1期试验方案150mg/210mg/240mg，口服，每日一次，d1～5，d15～19，每28天一周期（5/14方案）。

## 三、PI3K/AKT/mTOR通路

### （一）PI3K抑制剂

磷脂酰肌醇3-激酶（PI3K）是一种胞内磷脂酰肌醇激酶，在细胞生长、发育、分裂、分化和凋亡等过程中发挥重要作用，与肿瘤

的发生、发展密切相关。根据结构和底物的特异性不同，PI3K分为Ⅰ、Ⅱ、Ⅲ型，其中研究最为广泛的是Ⅰ型PI3K。此类PI3K为异源二聚体，由一个调节亚基p85和一个催化亚基p110（由PIK3CA基因编码）组成。Ⅰ型PI3K又分为IA和IB两型，根据催化亚基的不同，ⅠA型分为PI3Kα、PI3Kβ与PI3Kδ三个亚型，IB型的催化亚基是PI3Kγ。

PI3Kδ在B细胞信号转导中起重要作用，在多种血液恶性肿瘤中扮演重要角色。

目前FDA已有4种PI3K抑制剂获批，见表3-5。

表3-5　目前获批PI3K抑制剂靶点、适应证及目前相关临床试验

| 药名 | 公司 | 靶点 | 获批适应证* | 临床试验适应证 |
| --- | --- | --- | --- | --- |
| Idelalisib | 吉利德 | PI3Kδ | CLL、FL 和 SLL | DLBCL、MZL、MCL、ALL、MM、淀粉样变和 WM 等 |
| Copanlisib | 拜耳 | PI3Kα<br>PI3Kδ | FL | DLBCL、MZL、MCL、PCNSL 和一些成熟 T 细胞淋巴瘤等 |
| Duvelisib | Verastem<br>Oncology | PI3Kγ<br>PI3Kδ | CLL/SLL 和 FL | DLBCL、ALL、MZL 和 PTCL 等 |
| Alpelisib | 诺华 | PI3Kα | 乳腺癌 | MM 等 |
| Parsaclisib | Incyte | PI3Kδ | / | 淋巴瘤、PTCL、ALCL、NK-T、T 细胞淋巴瘤、MF、CLL、B 细胞淋巴瘤、DLBCL、MZL、MPN 等 |

注：* 美国FDA获批适应证。

### 1. 药物使用方法与注意事项

（1）Idelalisib

150mg，口服，每日两次。

在单药临床试验中报道的最常见的不良反应（≥20%）包括腹泻、疲乏、恶心、咳嗽、发热、腹痛、肺炎和皮疹。说明书黑框警告：严重和/或致死性肝损伤（16%～18%）、腹泻或结肠炎（14%～20%）、肺炎（4%）、感染（21%～48%）、肠穿孔（临床试验中有报道），用药期间需监测肝功能，腹泻症状、肺部及感染情况

等，及时调整剂量或停药。用药过程中需要预防卡氏肺孢子菌囊虫肺炎。对于在开始治疗时有CMV感染史或CMV血清学阳性的患者，建议定期进行CMV感染的临床和实验室监测。

避免与CYP3A强效抑制剂合用。

（2）Copanlisib

60mg，静脉注射，d1、8、15，每28天一个周期，直至疾病进展或不能耐受。

最常见的不良反应（≥20%）为高血糖、腹泻、全身力量和能量下降、高血压、白细胞减少、中性粒细胞减少、恶心、下呼吸道感染和血小板减少。

CYP3A强效抑制剂合用时减量至45mg。

（3）Duvelisib

25mg，口服，每日两次，每28天一个周期。

最常见的不良反应（>20%）是腹泻或结肠炎、中性粒细胞减少症、皮疹、疲劳、发热、咳嗽、恶心、上呼吸道感染、肺炎、肌肉骨骼疼痛和贫血。用药过程中需要监测肝功能和血象，也需要考虑CMV预防，应预防卡氏肺孢子菌囊虫肺炎直至Duvelisib停药后CD4＋T细胞计数大于200细胞/μl。

避免与CYP3A强效诱导剂合用。与CYP3A4强效抑制剂合用时，将Duvelisib剂量减少至15mg，每日两次。

（4）Alpelisib

300mg，口服，每日一次，与食物同服。

最常见的不良反应，包括实验室异常（≥20%）为血糖升高、肌酐升高、腹泻、皮疹、淋巴细胞计数降低、血红蛋白降低、肝功能异常、脂肪酶升高、食欲下降、恶心、呕吐、口腔炎、疲劳、体重下降等。

用药过程中需要监测可能出现的严重皮肤过敏反应（SCARs），包括Stevens-Johnson综合征、中毒性表皮坏死松解症（TEN）及药物超敏反应综合征（DRESS）等，出现相应症状时应暂停用药，一旦确诊SCARs，需要永久停药。

避免与CYP3A4强诱导剂合用。避免与乳腺癌耐药蛋白（BCRP）抑制剂合用，若不能避免合用时，需监测药物不良反应。当与CYP2C9底物（如华法林）合用时需关注合用药物的疗效，因为可能降低这些药物的浓度。

（5）Parsaclisib

临床试验方案（NCT03126019）：2期试验剂量20mg，口服，每日一次，使用8周，之后20mg，每周一次或2.5mg，每日一次。

## （二）AKT抑制剂

PI3K/AKT/mTOR是一条与增殖、分化和凋亡相关的信号通路，AKT又称作蛋白激酶B（protein kinase B，PKB），是PI3K/AKT/mTOR信号通路中PI3K的关键效应分子，存在AKT1、AKT2和AKT3三种亚型。AKT通过磷酸化及去磷酸化状态的改变调控着细胞中蛋白的稳定性，细胞的增殖和凋亡。AKT过度表达和激活和多种恶性肿瘤的发生发展以及肿瘤耐药密切相关。AKT作为细胞增殖介质和药物开发的靶标获得持续不断的发展。

目前临床研究的药品有Perifosine、MK-2206、Capivasertib、Uprosertib、Afuresertib等，尚无药品获批上市，有血液肿瘤适应证的部分药物见表3-6。

表3-6　临床研究中的AKT抑制剂

| 药名 | 公司 | 靶点 | 临床试验适应证 |
| --- | --- | --- | --- |
| Perifosine | Yakult Honsha | AKT | MM、CLL/SLL、WM、MDS 等 |
| MK-2206 | 默沙东 | AKT1 和 AKT2 | NK-T、DLBCL、ALCL、AITL、CLL/SLL、AML 等 |
| Capivasertib | 阿斯利康 | AKT | B-NHL、造血和淋巴细胞肿瘤、浆细胞骨髓瘤等 |
| Uprosertib | GSK | AKT | 造血和淋巴细胞肿瘤、浆细胞骨髓瘤等 |

## 1. 药物使用方法与注意事项

（1）Perifosine

临床试验方案（NCT00873457）：50mg，口服，每日两次，28d

一周期，使用6个周期。临床试验中发生率较高的不良反应包括疲乏、腹泻、皮疹等。

（2）MK-2206

临床试验方案（NCT01466868、NCT01258998）：200mg，口服，d1、8、15、22，每28天一周期，使用12周期。临床试验中发生率较高的不良反应包括高血糖、皮疹、血小板减少、淋巴细胞减少、疲乏等。

（3）Capivasertib

临床试验方案（NCT05008055、NCT04742036、NCT04439123）：400mg或480mg，口服，每日两次，d1～4、8～11、15～18、22～25，每28d一周期，直至疾病进展或不能耐受。

临床试验中发生率较高的不良反应包括高血糖、斑丘疹、腹泻、疲乏、恶心、蛋白尿、厌食、淋巴细胞减少、白细胞减少等。

（4）Uprosertib

临床试验方案（NCT01902173）：剂量递增试验，25～75mg，口服，每日一次，d1～28，直至疾病进展或不能耐受。

临床试验中发生率较高的不良反应包括（与达拉非尼和曲美替尼联合给药）腹痛、恶心、呕吐、贫血等。

（三）mTOR抑制剂

mTOR（mammalian target of rapamycin）是一种高度保守的丝氨酸/苏氨酸蛋白激酶，是PI3K/AKT/mTOR通路重要的调节蛋白之一。在肿瘤细胞中，mTOR信号通路除可被上游过度表达的PI3K和AKT持续激活外，mTOR上游的负性调节因子（PTEN、TSC 1/2等）功能失调，也可以引起肿瘤细胞内mTOR信号通路被激活。

许多疾病的发生和发展都与mTOR信号异常有关，其中大部分表现为mTOR的过度激活或过度表达。PI3K/Akt/mTOR信号通路同样被发现在多种NHL中存在异常表达。目前获批及在研mTOR抑制剂靶点、适应证及相关临床试验见表3-7。

表3-7　目前获批及在研mTOR抑制剂靶点、适应证及相关临床试验

| 药名 | 公司 | 靶点 | 获批适应证 | 临床试验适应证 |
| --- | --- | --- | --- | --- |
| 西罗莫司 Sirolimus | 辉瑞 | mTOR | 预防肾移植的器官排斥反应、淋巴管平滑肌瘤病* | Castleman病、Burkitt、PCNSL、淋巴瘤、ALL、AML、CML等 |
| 依维莫司 Everolimus | 诺华 | mTOR、HIF-1、VEGF | 肾细胞癌、神经内分泌肿瘤、结节性硬化症相关的室管膜下巨细胞星形细胞瘤和肾血管平滑肌脂肪瘤、乳腺癌* | cHL、DLBCL、FL、NHL、淋巴瘤、AML、 |
| Temsirolimus | 辉瑞 | mTOR | 肾细胞癌* | DLBCL、PCNSL、NHL、FL、MCL、MM、 |
| Paxalisib | Genentech | mTOR/PI3K | / | PCNSL、NHL等 |

注：* 美国FDA获批适应证。

## 1. 药物使用方法与注意事项

（1）西罗莫司（Sirolimus）

低至中度免疫风险肾移植患者，负荷剂量6mg，d1，维持剂量2mg，口服，每日一次。13岁以上但体重不超过40kg的患者，起始剂量为每日1mg/m$^2$，负荷剂量1mg/m$^2$。

临床试验方案（NCT03933904、NCT01184885）：2期临床试验负荷剂量5mg/m$^2$，维持剂量2.5mg/m$^2$，目标谷浓度10～15ng/mL，12个月。对于儿童，2mg/m$^2$，目标谷浓度5～15ng/mL。1期试验方案（联合Hyper-CVAD方案）负荷剂量12mg，d1，维持剂量4mg，d2～7（Cycle A），d2～6（Cycle B）。

临床注册研究中常见不良反应（≥30%）包括外周水肿、高甘油三酯血症、高血压、高脂血症、血清肌酐升高、腹泻、头痛、发热、黏膜炎、腹痛等。治疗期间避免接种活疫苗。

不推荐本品与CYP3A4和/或P-gp强效抑制剂（如伏立康唑、伊曲康唑、红霉素、克拉霉素）或与CYP3A4和/或P-gp强效诱导剂

（利福平和利福布丁）合用。当本品与CYP3A4抑制剂和/或诱导剂联合使用时需谨慎。

可增加西罗莫司血药浓度的药物还包括（但不限于）地尔硫卓、尼卡地平、维拉帕米、氟康唑、伊曲康唑、甲氧氯普胺、溴隐亭、环孢素、达那唑、蛋白酶抑制剂、西柚汁等。

可降低西罗莫司血药浓度的药物包括（但不限于）卡马西平、苯巴比妥、苯妥英、利福平、利福喷丁、圣约翰草等。

不需要调整剂量即可同服的药物有阿昔洛韦、阿托伐他汀、地高辛、格列本脲、硝苯地平、炔诺孕酮/炔雌醇、泼尼松龙、磺胺甲基异恶唑/甲氧苄啶。

为避免减少血药浓度差异，本品应恒定地与或不与食物同服。

（2）依维莫司（Everolimus）

10mg或4.5mg/m$^2$，口服，每日一次。

临床试验方案（NCT00967044）：1/2期试验剂量，起始剂量5mg/10mg，口服，每日一次。

临床注册研究中常见不良反应（≥30%）包括黏膜炎、感染、皮疹、疲乏、腹泻、水肿、发热等。治疗期间避免接种活疫苗。

避免与P-gp和CYP3A4强效抑制剂联合使用，如伊曲康唑、克拉霉素、阿扎那韦、利托那韦、伏立康唑。当与P-gp和CYP3A4中效抑制剂联合使用时（如阿瑞匹坦、红霉素、氟康唑、维拉帕米、地尔硫卓、环孢素），需调整剂量，降低至每日2.5mg。当与P-gp和CYP3A4强效诱导剂联合使用时（如苯妥英、卡马西平、利福平、利福喷丁和苯巴比妥），需增加剂量，应考虑将本品以5mg剂量递增，从10mg每日一次增加至20mg每日一次。若停用合并用药，应恢复至依维莫司之前的剂量。避免与圣约翰草联合使用。

对所有患者都应进行常规的依维莫司全血谷浓度监测。应在治疗开始后，或改变剂量后，开始或调整同时给药的CYP3A4和/或P-gp诱导剂或抑制剂后，或肝功能改变后的大约1～2周，评估谷浓度。

（3）替西罗莫司（Temsirolimus）

25mg，静脉注射，每周一次，直至疾病进展或不可耐受的毒性反应。

临床试验方案（NCT01078142、NCT01180049）：1期试验剂量25/50/75mg，d1、8、15，每28-42d重复。4期试验剂量175mg，静脉注射，每周一次，连用3周，后续75mg，静脉注射，每周一次，或75mg，静脉注射，每周一次，直至疾病进展或不可耐受的毒性反应。

临床注册研究中常见不良反应（≥30%）包括皮疹、无力、黏膜炎、恶心、水肿、食欲下降、贫血、高血糖、高血脂、高甘油三酯血症、肌酸激酶和血清肌酐升高、淋巴细胞减少等。需关注年老患者更容易出现的不良反应包括腹泻、水肿和肺炎。

强效CYP3A4/5诱导剂和CYP3A4抑制剂可能影响替西罗莫司代谢，如果合用不能避免，建议进行剂量调整。

（4）Paxalisib

临床试验方案（NCT04906096）：Ⅱ期临床试验方案，每日口服用药，28d一周期，持续2年。

## 四、JAK/STAT通路

（一）JAK抑制剂

JAK-STAT是细胞内与细胞因子密切相关的一条信号通路，参与细胞的增殖、分化、凋亡、免疫调节等及造血重要的生物学过程。JAK是一种非受体型酪氨酸激酶，骨髓纤维化和真性红细胞增多症与JAK1和JAK2信号转导调节异常有关。目前FDA已有数款JAK抑制剂获批上市，用于炎症性疾病、自身免疫疾病及血液相关疾病。

作为一种抗疟药，乙胺嘧啶（pyrimethamine）被发现具有抑制STAT3的作用。乙胺嘧啶通过靶向二氢叶酸还原酶发挥其对STAT3的抑制作用。JAK/STAT通路抑制剂的获批及在研适应证见表3-8。

表3-8　获批及在研JAK/STAT通路抑制剂的获批及在研适应证

| 药名 | 公司 | 靶点 | 获批适应证 | 临床试验适应证 |
|---|---|---|---|---|
| 芦可替尼 Ruxolitinib | 诺华 | JAK1，JAK2 | MF、PV、aGVHD*、cGVHD* | CLL、CML、AML、HL、T细胞肿瘤、噬血细胞综合征等 |
| 菲卓替尼 Fedratinib | 赛诺菲 | JAK2 | MF* | MPN、慢性嗜中性白血病、MDS等 |
| 巴瑞替尼 Baricitinib | 礼来 | JAK1，JAK2，JAK3，TYK2 | 类风湿性关节炎*、COVID-19*、斑秃* | ITP、cGVHD等 |
| 帕克替尼 Pacritinib | CTI Biopharm | JAK2，JAK2$^{V617F}$，FLT3 | MF* | CML、AML、T细胞肿瘤、cGVHD等 |
| 乙胺嘧啶 Pyrimethamine | Vyera原研 | STAT3 | / | CLL/SLL、MDS、CML、AML等 |

注：*美国FDA获批适应证。

## 1. 药物使用方法与注意事项

（1）芦可替尼（Ruxolitinib）

血小板计数在$100×10^9$/L和$200×10^9$/L之间的患者，推荐起始剂量为15mg，口服，每日两次。血小板计数>$200×10^9$/L的患者，推荐起始剂量为20mg，口服，每日两次。血小板计数在$50×10^9$/L和$100×10^9$/L之间的患者，推荐最大起始剂量为5mg，口服，每日两次。

使用芦可替尼应排除活动性严重感染。因使用芦可替尼有结核及HBV病毒载量增高的报道，应对结核、乙肝患者进行充分评估、权衡利弊后使用。

临床试验中发生率较高的不良反应包括血小板减少和贫血。最常见非血液系统不良反应是挫伤、头晕和头痛、ALT和AST升高及高胆固醇血症。在芦可替尼用药之前，需监测血象，包括白细胞、血小板分类计数。初次用药每周监测一次，4周后可每2~4周监测一次，直到剂量达到稳定，然后可根据临床需要进行监测。

当与强效CYP3A4抑制剂（伏立康唑、伊曲康唑、克拉霉素）合并给药时，每次给药剂量应当减少大约50%。与强效CYP3A4诱导剂合用时，需密切监测血药浓度，并根据安全性和疗效进行剂量调整。

（2）菲卓替尼（Fedratinib）

血小板计数在$50 \times 10^9$/L及以上患者，推荐剂量为400mg，口服，每日一次。

临床试验中发生率较高的不良反应（≥20%）包括腹泻、恶心、贫血和呕吐。应用过程中需监测血红蛋白和血小板计数、胃肠道反应、肝功能水平和血栓等。用药前应监测维生素$B_1$水平、全血细胞计数、肾功能、肝功能、淀粉酶与脂肪酶。维生素$B_1$缺乏的患者，需要在治疗开始前和治疗期间补充维生素$B_1$至正常水平，若怀疑出现Wernicke's脑病，需要立即停药并通过非消化道途径补充维生素$B_1$。

联合使用强效CYP3A抑制剂时需减量至200mg，口服，每日一次，当CYP3A抑制剂停用后，菲卓替尼剂量可在停用抑制剂后的前2周增加至300mg，口服，每日一次，之后再增加至400mg，口服，每日一次。避免与强效和中效CYP3A4诱导剂合用。避免与CYP3A4和CYP2C19双重抑制剂合用。与CYP3A4、CYP2C19、CYP2D6、OCT2和MATE1/2-K底物联用时，底物可能需要进行剂量调整。

（3）巴瑞替尼（Baricitinib）

治疗类风湿性关节炎的推荐剂量2mg，口服，每日一次。

临床试验中常见不良反应包括上呼吸道感染、恶心、单纯疱疹和带状疱疹、头痛、高脂血症、肌酸激酶升高、肝酶升高等。

使用过程中需监测过敏反应、胃肠道症状、血常规和生化检查及避免接种活疫苗。避免在患有活动性、严重感染（包括局部感染）的患者中使用，在有慢性或复发性感染、结核暴露史、严重或机会性感染病史和在地方性结核病或地方性真菌病地区居住或旅行过的患者中使用时，需谨慎评估用药的获益与风险。

与强效OAT3抑制剂（如丙磺舒）合用建议减量50%。

（4）帕克替尼（Pacritinib）

推荐剂量200mg，口服，每日两次。

临床试验中常见不良反应（≥20%）包括腹泻、血小板减少、恶心、贫血、外周水肿。用药过程中需监测出血症状、腹泻、血小板计数和QT间期。

手术和侵入性操作前7d需停药。

避免与CYP3A4抑制剂和诱导剂合用。帕克替尼在体外是CYP1A2、CYP3A4、P-gp、BCRP和OCT1抑制剂，避免与这些药物联合使用。

（5）乙胺嘧啶

临床试验方案（NCT03057990）：I期试验方案50mg/100mg/150mg，口服，每日一次，d1～28，28天为一周期。

（二）ALK抑制剂

间变性淋巴瘤激酶（anaplastic lymphoma kinase，ALK）属于受体型PTKs家族，主要在神经系统表达，在小肠、睾丸、前列腺及结肠中也有表达，但其在正常淋巴组织、肺及其他组织中不表达。ALK可激活多个细胞内信号通路，包括PLCγ，JAK-STAT、PI3K-AKT、mTOR及MAPK等信号通路，在多种肿瘤中均发现了ALK基因重组、突变或扩增，引起下游信号通路的激活，参与调节细胞生长、转化及抗细胞凋亡。

ALK融合蛋白是最常见的ALK变异形式，翻译后ALK融合蛋白构象改变，影响自身磷酸化，而导致肿瘤的发生。ALK融合蛋白形成可引起基因表达和信号的激活和失调，进而促使表达这些蛋白的肿瘤细胞增殖和存活。

首个ALK融合蛋白NPM1-ALK于1994年在间变性大细胞淋巴瘤（anaplastic large-cell lymphoma，ALCL）细胞系中发现（这也是ALK蛋白被首次发现）。此后，在多种恶性肿瘤中发现了多种类型的

ALK融合蛋白。

目前已有多个ALK抑制剂获批，用于包括ALCL和非小细胞肺癌（non-small cell lung cancer，NSCLC）在内的多个肿瘤，获批及在研ALK抑制剂见表3-9。

表3-9　获批及在研ALK抑制剂

| 药名 | 公司 | 靶点 | 获批适应证 | 临床试验适应证 |
|---|---|---|---|---|
| 克唑替尼 Crizotinib | 罗氏 | ALK、c-MET、ROS1 | ALK 或 ROS1 阳性 NSCLC、ALCL*、炎性肌纤维母细胞瘤* | 晚期淋巴瘤、难治性淋巴瘤、难治性浆细胞骨髓瘤等 |
| 赛瑞替尼 Ceritinib | 诺华 | ALK | ALK 阳性 NSCLC | ALCL 等 |
| 阿来替尼 Alectinib | 罗氏 | ALK，对克唑替尼耐药位点有效 L1196M、F1174L、R1275Q 及 C1156Y | ALK 阳性 NSCLC | ALK 阳性肿瘤等 |
| 恩沙替尼 Ensartinib | 贝达 | ALK，对克唑替尼耐药位点有效 L1196M 及 C1156Y | ALK 阳性 NSCLC | NHL 等 |
| 恩曲替尼 Entrectinib | 罗氏 | NTRK1/2/3、ROS1、ALK | 携带 NTRK 融合基因实体瘤，ROS1 阳性 NSCLC | AML、NHL、CML |
| 布加替尼 Brigatinib | 武田 | ALK、EGFR | ALK 阳性 NSCLC* | ALCL |
| 劳拉替尼 Lorlatinib | 辉瑞 | ALK、ROS1 | ALK 阳性 NSCLC* | ALCL、CML |

注：* 美国 FDA 获批适应证。

## 1. 药物使用方法与注意事项

（1）克唑替尼（Crizotinib）

对于ALCL患者，克唑替尼推荐剂量为280mg/m$^2$，口服，每日两次，直到疾病进展或产生不可耐受的毒性为止。儿童及青少年的推荐剂量的计算基于患者体表面积，ALCL患者的克唑替尼推荐剂量见表3-10。

表3-10　克唑替尼用于儿童及青少年ALCL的推荐剂量

| BSA | 推荐剂量 | BSA | 推荐剂量 |
|---|---|---|---|
| $0.60\sim0.80m^2$ | 200mg，口服，每日两次 | $1.52\sim1.69m^2$ | 450mg，口服，每日两次 |
| $0.81\sim1.16m^2$ | 250mg，口服，每日两次 | $1.70m^2$及以上 | 500mg，口服，每日两次 |
| $1.17\sim1.51m^2$ | 400mg，口服，每日两次 | | |

使用期间应注意可能发生肝毒性、间质性肺疾病/非感染性肺炎、QT间期延长、心动过缓、严重视力丧失等。ALCL患者使用克唑替尼后最常出现的最常见不良反应（≥35%）为腹泻、恶心、呕吐、视力障碍、头痛、肌肉骨骼疼痛、口腔炎、疲劳、食欲下降、发热、腹痛、咳嗽和瘙痒。

克唑替尼属于具有中-高度致吐风险的药物，FDA说明书推荐为ALCL患者给予预防性止吐和止泻药物，并根据临床需要给予支持性治疗，如补充水、电解质和营养支持。服用克唑替尼后如出现呕吐，定期服用下一次剂量。

克唑替尼代谢消除的主要酶是CYP3A，与CYP3A强抑制剂或强诱导剂合用可导致克唑替尼的体内暴露改变，应避免合用。

（2）赛瑞替尼（Ceritinib）

450mg，口服，每日一次，每天在同一时间服用，应与食物同时服用。

临床试验中较常出现的不良反应（≥25%）包括腹泻、恶心、腹痛、呕吐、疲乏等。使用过程中需监测肝脏毒性、间质性肺炎、QT间期延长、高血糖和心动过缓等症状。

赛瑞替尼属于具有中-高度致吐风险的药物，若治疗期间发生呕吐，不应服用额外剂量，但应继续服用下次计划剂量。

治疗期间应避免联合使用强效CYP3A抑制剂，如果必须合用，应将赛瑞替尼剂量减少约1/3，取整至最接近的150mg整数倍数剂量。应密切监测患者的安全情况，当停止给予强效CYP3A4抑制剂后，恢复使用联合用药之前的赛瑞替尼的用药剂量。避免联合使用强效CYP3A和P-gp诱导剂。避免联合使用CYP3A4和CYP2C9底物，避免进食葡萄柚和葡萄柚汁。

（3）阿来替尼（Alectinib）

600mg，口服，每日两次，随餐服用，应整理吞服，不可打开硬胶囊或溶解后服用。

临床试验中较常出现的不良反应（≥20%）包括疲乏、便秘、水肿、肌痛、贫血等。使用过程中需监测肝脏毒性、间质性肺炎、肾功能不全、严重肌肉和肌酸激酶升高（用药第一个月内每2周监测肌酸激酶水平）及心动过缓等症状。本品具有光敏性，在服用本品时及治疗停止后至少7d内，应建议患者避免长时间阳光暴晒，应建议患者使用防紫外线A/紫外线B的广谱防晒霜和润唇膏（SPF≥50）。

阿来替尼属于具有中-高度致吐风险的药物，用药期间需根据患者情况给予相应止吐治疗。

当阿来替尼与窄治疗窗的P-gp或BCRP底物（地高辛、达比加群、甲氨蝶呤）合并用药时，建议进行适当的监测。

（4）恩沙替尼（Ensartinib）

225mg，口服，每日一次，每天在同一时间口服给药，空腹或与食物同服。

临床试验中较常出现的不良反应（≥5%）包括皮疹、瘙痒、恶心、便秘、呕吐、口腔炎、水肿、乏力、发热、ALT/AST升高等。使用过程中需监测肝脏毒性、间质性肺炎、肾功能不全、心动过缓和眼部疾病等。

治疗期间应慎用具有强效CYP3A4抑制和诱导作用的药物，若合并服用了此类药物，应对其安全性进行密切观察。

（5）恩曲替尼（Entrectinib）

600mg，口服，每日一次。年满12岁儿童患者的推荐剂量为300mg/m$^2$，口服，每日一次。体表面积1.11～1.50m$^2$，400mg，口服，每日一次；体表面积≥1.51m$^2$，600mg，口服，每日一次。

临床试验中较常出现的不良反应（≥20%）包括疲乏、便秘、味觉障碍、水肿、头晕、腹泻、恶心、感觉迟钝、呼吸困难、贫血、体重增加、血肌酐升高、疼痛、认知障碍、呕吐、咳嗽和发热。最常见的严重不良反应（≥2%）为肺部感染、呼吸困难、认知障碍、胸腔积液和骨折。

应避免恩曲替尼与CYP3A诱导剂、强效和中效CYP3A抑制剂联合使用，若必须联合用药，则需要调整恩曲替尼剂量。恩曲替尼与治疗范围较窄的敏感性CYP3A4底物（例如环孢菌素、芬太尼、匹莫齐特、奎尼丁、他克莫司、阿芬太尼和西罗莫司等）合并给药时应谨慎。与敏感的P-gp或BCRP底物合用时应谨慎，如达比加群酯、甲氨蝶呤、米托蒽醌、托泊替康、拉帕替尼等。

（6）布加替尼（Brigatinib）

90mg，口服，每日一次×7d，之后增加至180mg，口服，每日一次。

临床试验中较常出现的不良反应（≥25%）包括腹泻、疲乏、恶心、皮疹、咳嗽、肌痛、头痛、高血压、呕吐和呼吸困难。使用过程中需监测间质性肺炎、高血压、心动过缓、视觉障碍、肝毒性和肌酸激酶升高等。

避免与CYP3A抑制剂或诱导剂联合使用，若必须联合使用，需降低或增加本品剂量。

（7）劳拉替尼（Lorlatinib）

100mg，口服，每日一次。

临床试验中较常出现（≥20%）及较严重的不良反应包括水肿、周围神经病变、体重增加、认知影响、疲乏、呼吸困难、关节痛、腹泻、情绪影响、高胆固醇血症、高血糖、咳嗽。使用过程中需监测精神和神经系统症状、高脂血症、房室传导阻滞、间质性肺炎、高血压和高血糖等。

严禁与强效CYP3A4诱导剂合用，停用诱导剂的3个血浆半衰期后才能开始使用劳拉替尼。避免与中效CYP3A4诱导剂合用，若不能避免则应将劳拉替尼增加至125mg，口服，每日一次。避免与强效CYP3A4抑制剂合用，若不能避免则应将劳拉替尼减量至75mg，口服，每日一次。避免与氟康唑联合使用，若不能避免，则应将劳拉替尼减量至75mg，口服，每日一次。

## 五、RAS/RAF/MAPK通路

### （一）BRAF抑制剂

鼠类肉瘤滤过性毒菌致癌同源体B（v-raf murine sarcoma viral oncogene homolog B，BRAF），是丝裂原活化蛋白激酶（mitogen-activated protein kinase，MAPK）通路中最强激活剂，其过多表达或突变与多种肿瘤的发生密切相关。BRAF抑制剂能靶向性抑制MAPK通路中的BRAF激酶，从而抑制肿瘤细胞生长。目前获批及在研的BRAF抑制剂适应证见表3-11。

表3-11　获批及在研的BRAF抑制剂适应证

| 药名 | 公司 | 靶点 | 获批适应证 | 临床试验适应证 |
| --- | --- | --- | --- | --- |
| 维莫非尼 Vemurafenib | 罗氏 | BRAF | 黑色素瘤、BRAF V600突变的 Erdheim-Chester 病[*] | HCL、NHL、MM 等 |
| 达拉非尼 Dabrafenib | 诺华 | BRAF | 黑色素瘤、NSCLC[*]、甲状腺癌[*]、BRAF V600E突变的实体瘤[*] | 晚期淋巴瘤、MM 等 |
| Encorafenib | Array Biopharma | BRAF | 黑色素瘤[*]、结肠癌[*] | HCL、MM 等 |

注：* 美国 FDA 获批适应证。

### 1. 药物使用方法与注意事项

（1）维莫非尼（Vemurafenib）

960mg，口服，每日两次。

维莫非尼首次用药应在早上，之后间隔12h给药，可与餐同服。

临床研究最常见的不良反应（≥30%）包括关节痛、疲乏、皮疹、光敏反应、脱发、恶心、腹泻、头痛、瘙痒、呕吐、角化棘皮瘤、皮肤乳头状瘤和皮肤角化症。最常见的严重不良反应（≥5%）为皮肤鳞状细胞癌、角化棘皮瘤、皮疹、关节痛和γ-谷氨酰转移酶升高。

维莫非尼是一种中度CYP1A2抑制剂和CYP3A4诱导剂，不建议维莫非尼与经CYP1A2和CYP3A4代谢的治疗窗较窄的药物联合使用。此外维莫非尼也经过CYP3A4代谢，因此与强效CYP3A4抑制剂或诱导剂的联合应用可能改变维莫非尼的血药浓度，需慎用。在与强效CYP3A4抑制剂联合给药期间，如果存在临床指征，则可考虑减低维莫非尼的剂量。

建议所有患者在服用维莫非尼期间避免日光暴露，建议患者穿戴防护性服装，并在室外使用光谱UVA/UVB防晒霜和润唇膏（SPF≥30），有助于在日晒环境下保护患者。

（2）达拉非尼（Dabrafenib）

150mg，口服，每日两次，在餐前至少1h或餐后至少2h服用，给药间隔约12h。

临床研究中最常见的不良反应（≥20%）为皮肤角化症、头痛、发热、关节痛、乳头状瘤、脱发和掌跖红肿综合征。

达拉非尼是CYP2C8和CYP3A4底物，应谨慎与强效抑制剂联用，并避免与CYP2C8和CYP3A4合用。此外达拉非尼也对CYP3A4、CYP2C和CYP2B6具有一定诱导作用，可能引起其底物的浓度下降。

（3）Encorafenib

450mg，口服，每日一次。

临床研究最常见的不良反应（≥25%）为疲乏、恶心、呕吐、腹痛和关节痛。

避免与强效或中效CYP3A4抑制剂和诱导剂同时给药。避免将Encorafenib与已知可能延长QT间期的药物联合使用。

## 六、bcr-abl通路

Bcr-abl融合基因是一种抗细胞凋亡的基因，具有高度酪氨酸激酶活性，使细胞过度增殖而使细胞调控发生紊乱。作用于Bcr-abl的酪氨酸激酶抑制剂包括第一代抑制剂伊马替尼、第二代抑制剂达沙替尼、尼洛替尼、氟马替尼及第三代抑制剂泊那替尼（Ponatinib）等，分子机制是与ATP结合位点"铰链区"结合，为ATP竞争性抑制剂，抑制BCR-ABL1激酶的自身磷酸化和底物磷酸化，从而抑制癌细胞的增殖和肿瘤形成。

由t（9；22）（q34；q11）产生的费城染色体（Ph）在血液肿瘤中具有重要的诊断和预后意义，出现于90%以上的CML、30%成人ALL、2%～20%儿童ALL以及少数AML和MM患者。因此除了获批的慢粒白血病外，多种酪氨酸激酶抑制剂也在临床研究中，其他血液肿瘤获批及在研BCL-abl抑制剂的适应证见表3-12。

表3-12　获批及在研BCL-abl抑制剂的适应证

| 药名 | 公司 | 获批适应证 | 临床试验适应证 |
| --- | --- | --- | --- |
| 伊马替尼（Imatinib） | 诺华 | Ph＋CML、胃肠道间质瘤（GIST）、Ph＋ALL、嗜酸粒细胞增多症（HES）、慢性嗜酸性粒细胞白血病（CEL）、MDS/MPD、侵袭性系统性肥大细胞增生症（ASM）、隆突性皮肤纤维肉瘤（DFSP） | T-NHL、T-ALL、LPL 等 |
| 达沙替尼（Dasatinib） | BMS | Ph＋CML | AITL、Ph＋ALL、LPL、PTCL、MM 等 |
| 尼洛替尼（Nilotinib） | 诺华 | Ph＋CML | Ph＋ALL 等 |
| 氟马替尼（Flumatinib） | 江苏豪森 | Ph＋CML | Ph＋ALL 等 |
| 奥雷巴替尼（Olverembatinib） | 江苏宣泰 | Ph＋CML | Ph＋ALL 等 |
| 泊那替尼（Ponatinib） | 武田 | CML*、Ph＋ALL* | |
| Asciminib | 诺华 | Ph＋CML* | Ph＋ALL 等 |

注：* 美国 FDA 获批适应证。

**1. 药物使用方法与注意事项**

（1）伊马替尼（Imatinib）

MCL 560mg，口服，每日1次；CLL/SLL与WM 420mg，口服，

每日1次。

应在进餐时服用，并饮一大杯水，以使胃肠道紊乱的风险降至最小。

不能吞咽胶囊的患者（包括儿童），可以将胶囊内药物分散于水或苹果汁中。建议怀孕期和哺乳期妇女在打开胶囊时。避免药物与皮肤或眼睛接触，或者吸入，接触打开的胶囊后应立即洗手。

临床研究中最常见的不良反应（＞10%）为中性粒细胞减少、血小板减少、贫血、头痛、消化不良、水肿、体重增加、恶心、呕吐、肌肉痉挛、肌肉骨骼痛、腹泻、皮疹、疲劳和腹痛。

CYP3A4强诱导剂和强抑制剂可轻度影响伊马替尼血药浓度，用药过程需监测疗效与不良反应。伊马替尼可增加经CYP3A4代谢的其他药物（如苯二氮䓬类、双氢吡啶、钙通道拮抗剂和他汀类药物）等血药浓度。因此当同时服用本药和治疗窗狭窄的CYP3A4（如环孢素等）时应谨慎。

（2）达沙替尼（Dasatinib）

慢性期：100mg，口服，每日1次；加速期、急变期：推荐起始剂量70mg，口服，每日两次。

本品可与食物同服或空腹服用。服用时间应当一致。本品不应与葡萄柚或葡萄汁一起服用。

临床研究中最常见的不良反应包括液体潴留、腹泻、头痛、皮疹、肌肉骨骼疼痛、恶心、疲劳、肌痛、呕吐和肌肉炎症。

达沙替尼是细胞色素P450（CYP）3A4的底物和抑制剂。因此，当与其他主要通过CYP3A4代谢或能够调节CYP3A4活性的药物同时使用时，有可能会出现相互作用。达沙替尼与能够强效抑制CYP3A4的药物或物质（例如酮康唑、曲康唑、红霉素、克拉霉素、利托那韦、泰利霉素，西柚汁）同时使用可增加达沙替尼的暴露。因此，在接受达沙替尼治疗的患者中，不推荐同时应用强效的CYP3A4抑制剂。

达沙替尼与可以诱导CYP3A4的药物（例如地塞米松、苯妥英、卡马西平、利福平、苯巴比妥或含有金丝桃素的中草药制剂，也称为圣约翰草）同时使用可大大降低达沙替尼的暴露，这可能会增加治疗失败的风险。因此，接受达沙替尼治疗的患者，应该选择那些对CYP3A4酶诱导较少的药物进行联用。

达沙替尼与CYP3A4底物同时使用可能会增加CYP3A4底物的暴露。因此，当达沙替尼与具有较窄治疗指数的CYP3A4底物联用时应当谨慎，这些底物包括阿司咪唑、特非那定、西沙必利、匹莫齐特、奎尼丁、苄普地尔或麦角生物碱类（麦角胺、双氢麦角胺）。

达沙替尼与组胺-2（H）拮抗剂（例如法莫替丁）、质子泵抑制剂（例如奥美拉唑）或氢氧化铝/氢氧化镁同时使用可能会降低达沙替尼的暴露。因此，不推荐同时使用H拮抗剂和质子泵抑制剂，同时，氢氧化铝/氢氧化镁制剂应在给予达沙替尼前至少2h或2h后给药。

（3）尼洛替尼（Nilotinib）

新诊断、获得持续深度分子学反应的患者：300mg，口服，每日两次；耐药或不耐受的慢性期或加速期成人患者：400mg，口服，每日两次。

2次服药间隔约12h，不得与食物一起服用，在服药前至少2h以及服药后至少1h内不得进食。胶囊应用水完整吞服，不应咀嚼或吮吸，不应打开胶囊。手接触胶囊后应立即清洗。小心不要吸入胶囊中的任何粉末，也不要让药粉接触皮肤或黏膜。如果发生皮肤接触，用肥皂和水清洗局部。

对于不能吞咽胶囊的患者，可以把胶囊的内容物与一茶匙的苹果酱混合在一起，混匀后应立即服用。苹果酱不能超过一茶匙，同时不能食用除了苹果酱以外的其他食物。

临床研究中最常见的不良反应（≥10%）为皮疹、瘙痒、头痛、恶心、疲劳、脱发、肌肉疼痛和上腹部疼痛。用药禁忌：QT间期延长和猝死，慎用于患有或可能发生QT间期延长的患者。

避免与强效CYP3A4抑制剂和诱导剂同时使用。与$H_2$受体阻断剂联合使用时，可在本品给药前约10h和给药后2h给予。

（4）氟马替尼（Flumatinib）

600mg，口服，每日一次。

应空腹给药（服药前2h和服药后1h期间内不要饮食），建议每天大致同一时间服用药物，吞咽完整药片，并用一整杯水送服，不要咀嚼或压碎。

临床研究中最常见的不良反应（≥20%）为血小板减少、腹泻、中性粒细胞减少、白细胞减少、ALT升高。3级以上不良反应（≥2%）有血小板减少、中性粒细胞减少、白细胞减少、脂肪酶升高、贫血、ALT和AST升高等。

临床治疗期间应慎用对CYP3A4有强诱导作用（如利福平、卡马西平和苯妥英钠等）和强抑制作用（如克拉霉素、伊曲康唑等）药物。

（5）奥雷巴替尼（Olverembatinib）

推荐剂量为40mg，口服，隔日一次。

应随餐服用，可以在一日当中的任何时间服用，但建议大致固定在同一个时间。

尚未完全确定奥雷巴替尼是否具有光毒性，建议服用本品期间应尽量避免直接暴露在阳光下或采取相应的防晒措施。由于职业原因可能造成长时间大量阳光直接照射的患者，或对阳光有固有敏感性的患者应慎用本品。

临床研究中最常见的不良反应（≥10%）为血小板计数降低、皮肤色素沉着、贫血、高甘油三酯血症、白细胞计数降低、蛋白尿、低钙血症、中性粒细胞计数降低、血胆红素升高、γ-谷氨酰转移酶升高、低钠血症、发热、肌痛、高血糖症、低钾血症、皮疹、肢体疼痛及窦性心动过速。严重不良反应（≥3%）为血小板计数降低、白细胞计数降低、中性粒细胞计数降低、贫血、高甘油三酯血症、高血压及发热。

奥雷巴替尼与中/强效CYP3A4抑制剂合用可能增加奥雷巴替尼的血浆浓度。应避免合用中强效CYP3A4抑制剂，如伊曲康唑、维拉帕米、氟康唑和红霉素等。建议选择无CYP3A4抑制潜能或有

CYP3A4微弱抑制潜能的药物作为替代的合用药物。奥雷巴替尼与中强效CYP3A4诱导剂合用可能降低奥雷巴替尼的血药浓度。建议选择无或仅有最低程度CYP3A4诱导可能性的药物作为替代的合用药物。

（6）泊那替尼（Ponatinib）

CP-AML：45mg，口服，每日一次，达到≤1% BCR-ABL1后改为15mg，口服，每日一次；AP-CML、BP-CML、Ph+ALL：45mg，口服，每日一次。

临床研究最常见的（＞20%）不良反应是皮疹和相关症状、关节痛、腹痛、头痛、便秘、皮肤干燥、高血压、疲劳、液体潴留和水肿、发热、恶心、胰腺炎/脂肪酶升高、出血、贫血、肝功能障碍等。最常见的3级或4级实验室异常（＞20%）是血小板计数减少、中性粒细胞计数减少和白细胞减少。

避免与CYP3A4强效抑制剂和诱导剂联合使用。若合用不能避免，与强效抑制剂合用时，建议减少本品剂量。

（7）Asciminib

Ph＋CML慢性期：80mg，口服，每日一次或40mg，口服，每日两次；T315I突变患者：200mg，口服，每日两次。

应空腹给药（服药前2h和服药后1h期间内不要饮食），建议每天大致同一时间服用药物。

临床研究最常见的不良反应（≥20%）是上呼吸道感染、肌肉骨骼疼痛、头痛、疲劳、恶心、皮疹和腹泻。最常见的实验室异常（≥20%）为血小板计数减少、甘油三酯增加、中性粒细胞计数减少、血红蛋白减少、肌酸激酶增加、丙氨酸氨基转移酶（ALT）增加、脂肪酶增加、淀粉酶增加、天冬氨酸氨基转移酶（AST）增加、尿酸增加、淋巴细胞计数减少。

强效CYP3A4抑制剂：若使用200mg剂量，每日两次，需密切监测不良反应。

避免与含有羟丙基-β-环糊精的伊曲康唑口服溶液联合使用。

与CYP2C9底物联合使用时，避免使用200mg剂量，使用80mg

剂量时，必要时减少CYP2C9底物剂量。

与某些CYP3A4底物联合使用时，避免使用200mg剂量，且需要密切监测。

## 七、免疫调节

骨髓微环境在MM的疾病发展过程中介导了MM细胞的存活、生长、分化、转移及耐药发生。微环境中的骨髓基质细胞和MM细胞之间通过细胞因子、受体及黏附分子相互作用，且MM细胞能够分泌大量的免疫抑制因子如TGF-β、IL-10及IL-6，激活调节性T细胞，从而诱导免疫耐受。近年来，以沙利度胺及其衍生物来那度胺为代表的免疫调节剂的应用，不仅提高了MM患者的缓解率，增加了缓解深度，而且明显延长患者的生存时间。另外还有直接针对细胞因子的调节剂如IL-2、TNFα抑制剂、干扰素等作为血液肿瘤的辅助治疗手段。

### （一）免疫调节剂（immunomodulatory drug，IMiD）

IMiD主要作用机制主要包括：①促进新生血管细胞凋亡、抑制血管生成及细胞间的黏附，调节肿瘤微环境对肿瘤细胞的作用；②增强NK细胞调节作用，增强ADCC效应协同增强如利妥昔单抗等药物的抗肿瘤效应；③IMiD通过磷酸化CD28可协同刺激CD4＋和CD8＋T细胞，增强它对肿瘤细胞的免疫反应。近年来发现Cereblon（CRBN）为该类药物发挥作用的重要条件和靶点，CRBN属于蛋白降解系统E3泛素连接酶，其表达高低也与IMiD的治疗疗效和多发性骨髓瘤的预后相关。

沙利度胺是第一个用于MM治疗的IMiD，一系列临床研究证实单用沙利度胺治疗MM有效，而且与地塞米松有协同抗肿瘤作用，并逐渐成为MM治疗的标准方案，并推动了沙利度胺衍生物来那度胺和泊马度胺的问世，目前仍有多种药物在临床研发中。IMiD获批和在研药物及适应证详见表3-13。

表3-13　IMiD获批和在研药物及适应证

| 药名 | 公司 | 获批适应证 | 临床试验适应证 |
|---|---|---|---|
| 沙利度胺<br>Thalidomide | 原研<br>新基 | 麻风、结节性红斑、MM* | DLBCL、MCL、NHL、WM、LPL、MALT、淀粉样变性、LGLL、MDS、CML、CLL、cGVHD |
| 来那度胺<br>Lenalidomide | 新基 | MM、FL、auto-HSCT*、MDS*、MCL*、MZL*、MF* | CLL/SLL、WM、DLBCL、高级别B细胞淋巴瘤、R/R NHL、PTCL、MALT、POEMS综合征、PCNSL、AML、淀粉样变性等 |
| 泊马度胺<br>Pomalidomide | 新基 | MM、卡波西肉瘤* | 淀粉样变性、DLBCL、WM、MF、PV、B细胞淋巴瘤、cGVHD、AML、CML、PCNSL、MDS等 |
| Iberdomide | 新基 | / | MM、B细胞淋巴瘤 |
| Mezigdomide | 新基 | / | MM |
| Avadomide<br>（CC-122） | 新基 | / | DLBCL、NHL、FL等 |

注：* 美国FDA获批适应证。

### 1. 药物使用方法与注意事项

（1）沙利度胺（Thalidomide）

治疗MM推荐剂量200mg，口服，每日一次。

临床研究中最常见的不良反应（≥20%）为疲乏、低钙血症、水肿、便秘、外周神经病变、白细胞减少、中性粒细胞减少、皮疹、血栓形成/栓塞等。

评估血栓风险决定是否进行预防用药，密切监测相关症状，如呼吸困难、胸痛、上肢或下肢肿胀等。

（2）来那度胺（Lenalidomide）

① MM联合方案、MCL，25mg，口服，每日一次，d1～21，28d为一周期；

② MM自体移植后维持治疗，10mg，口服，每日一次，d1～28，28d为一周期；

③ MDS，10mg，口服，每日一次；

④ FL、MZL，20mg，口服，每日一次，d1～21，28d为一周期，

共12周期。

不同适应证临床研究中常见不良反应为胃肠道反应（腹泻、恶心、呕吐、便秘、腹痛等）、血液学毒性（血小板减少、中性粒细胞减少、白细胞减少等）、皮肤病变、周围神经病变、呼吸困难、感染等。血液学毒性是来那度胺的剂量限制性毒性，在初始用药的前8周，应当每周监测血常规，之后每月监测一次。

来那度胺联合地塞米松方案会增加静脉血栓风险（尤其是深静脉血栓和肺栓塞风险），而来那度胺联合美法仑和泼尼松治疗的静脉血栓风险较低。同时使用促红细胞生成素或雌激素制剂时，也需关注血栓形成的风险，血红蛋白高于12g/dL时，应停用促红细胞生成素。来那度胺联合使用地高辛时，需监测地高辛浓度。

（3）泊马度胺（Pomalidomide）

推荐剂量4mg，口服，每日一次，d1～21，28d为一周期。

临床研究中最常见的不良反应（≥30%）为疲乏和无力、中性粒细胞减少、贫血、便秘、恶心、腹泻、呼吸困难、上呼吸道感染、背痛、发热等。推荐在治疗期间接受预防性抗血栓治疗。

避免与强效CYP1A2抑制剂（如环丙沙星、氟伏沙明等）合用，如无法避免联合使用，需将泊马度胺起始剂量降至2mg。

（4）Iberdomide

临床试验方案（NCT04975997）：3期试验剂量1.0～1.6mg，口服，q1～21，28d为一周期。

## 八、凋亡通路

### （一）Bcl-2抑制剂

B淋巴细胞瘤-2基因简称BCL-2（B-cell lymphoma-2），是最早发现的细胞死亡调节BCL-2蛋白家族的成员之一，具有明显抑制细胞凋亡的作用，在细胞凋亡的效应期起着决定作用。已有研究显示BCL-2在CLL细胞和AML细胞内过度表达，阻止细胞凋亡，并与化疗药物耐药性相关。

维奈克拉是首个获批的高效、有选择性和口服活性的 BCL-2 抑制剂，也是首个获批的以蛋白质 - 蛋白质相互作用为靶点的小分子药物。维奈克拉通过直接与 BCL-2 蛋白结合，取代促凋亡蛋白（如 BIM）与 BCL-2 蛋白的结合，引发线粒体外膜通透性增加和半胱天冬酶的活化，帮助恢复凋亡过程。临床前研究显示，维奈克拉对过度表达 BCL-2 的肿瘤细胞有细胞毒活性。BCL-2 抑制剂的获批及在研适应证见表 3-14。

**表 3-14　BCL-2 抑制剂的获批及在研适应证**

| 药名 | 公司 | 获批适应证 | 临床试验适应证 |
| --- | --- | --- | --- |
| 维奈克拉<br>Venetoclax | AbbVie | AML，CLL/SLL* | MDS、NHL、DLBCL、MCL、WM、MM、FL、PCNSL、T-ALL、CTCL 等 |
| Navitoclax | AbbVie | / | CLL、ALL、AML、MF、LPL、NHL、DLBCL 等 |

注：* 美国 FDA 获批适应证。

### 1. 药物使用方法与注意事项

（1）维奈克拉（Venetoclax）

目前维奈克拉在国内获批 AML 适应证，说明书推荐用法，第一个疗程第 1～3d 为剂量爬坡期，第一天 100mg，第二天 200mg，第三天 400mg，第四天及以后 400mg 每日一次，与阿扎胞苷、地西他滨或阿糖胞苷联合使用。

FDA 批准的 CLL/SLL 适应证推荐了为期 5 周的剂量递增方案，逐渐从 20mg 增加至 50mg、100mg、200mg、400mg，以减少肿瘤溶解综合征风险。可联合抗 CD20 单抗或单药治疗。

维奈克拉应在餐后 30 分钟内服用，尽可能在每天同一时间。应整片吞服，不得咀嚼、碾碎或在吞服前掰碎。

首次给药前，为所有患者提供预防措施，包括充分水化和给予抗高尿酸血症药物，并在剂量爬坡期持续使用。在本品给药前、爬坡期内每次新剂量给药后 6～8h 以及达到最终剂量后 24h，应监测血生化以评估肿瘤溶解综合征（tumor lysis syndrome，TLS）。

与强效或中效CYP抑制剂和P-gp抑制剂联合使用时需进行剂量调整，具体可参照药品说明书。

（2）Navitoclax

临床试验方案（NCT00406809）：IIa期临床研究剂量150mg，口服，每日一次；7～14d后改为325mg，口服，每日一次，21d为一周期。在其他瘤种研究报道（NCT01828476）的不良反应包括血小板下降、中性粒细胞下降、疲乏、厌食、肝酶升高、恶心、腹泻、贫血等。

（二）XPO1抑制剂

核输出蛋白1（exportin 1，XPO1）又称染色体区域稳定蛋白1，通过调节从细胞核到细胞质的一系列"货物"（包括蛋白质和几种RNA）的输出，在维持细胞内稳态中起至关重要的作用。这种蛋白的失调在各种实体和血液恶性肿瘤的发展中起关键作用。此外，许多肿瘤的耐药性也与多种肿瘤抑制因子和参与细胞周期调控的蛋白质的输出密切相关，因此抑制XPO1也有可能克服多种形式的抗肿瘤药物的耐药性问题。在体外实验中，还发现XPO1抑制剂可抑制EBV等病毒mRNA的核输出，减少病毒复制，同时抑制NF-κB通路，减少炎症信号，能够发挥不依赖于宿主免疫状态的抗病毒作用。

塞利尼索（Selinexor）是目前唯一获批上市的XPO1抑制剂，可用于既往经治疗后的MM及DLBCL成人患者，2021年在我国获得批准。塞利尼索通过阻断XPO1可逆地抑制肿瘤抑制蛋白（TSPs）、生长调节剂和致癌蛋白mRNA的核输出。塞利尼索抑制XPO1导致TSPs在细胞核内积聚，c-myc和cyclinD1等蛋白减少，引起细胞周期阻滞和肿瘤细胞凋亡，由于第一代XPO1血-脑脊液屏障渗透性强，它也常被用于治疗中枢淋巴瘤。

Eltanexor是第二代口服XPO1抑制剂。与第一代化合物塞利尼索相比，Eltanexor的血-脑脊液屏障的渗透力显著减少（约30倍），且小鼠出现体重减轻的不良反应也更少。Verdinexor是一种选择性XPO1抑制剂，在动物实验中显示了对非霍奇金淋巴瘤的良好的抑制能力。获批及在研XPO1抑制剂的适应证如表3-15所示。

**表3-15　获批及在研XPO1抑制剂的适应证**

| 药名 | 公司 | 获批适应证 | 临床试验适应证 |
|---|---|---|---|
| 塞利尼索（Selinexor） | Karyopharm 和德琪医药 | MM，DLBCL* | NHL、DLBCL、MCL、MZL、FL、PCNSL、T-ALL、CTCL、PTCL、WM、MM、MDS、MF、淀粉样变性、AML 等 |
| Eltanexor | Karyopharm 和德琪医药 | / | MM、MDS、AML 等 |
| Verdinexor | Karyopharm 和德琪医药 | / | 目前只看到 1 期健康受试者研究 |

注：* 美国 FDA 获批适应证。

### 1. 药物使用方法与注意事项

（1）塞利尼索（Selinexor）

治疗多发性骨髓瘤。

与硼替佐米和地塞米松联合使用时（XVd）：推荐剂量为100mg，口服，每周一次。

与地塞米松联合使用时（Xd）：推荐剂量为80mg，口服，每周d1、d3使用。

治疗DLBCL：推荐剂量为60mg，口服，每周d1、d3使用。

最常见不良反应（≥20%）：乏力、恶心、食欲减退、腹泻、上呼吸道感染、体重下降、白内障、呕吐、便秘。严重不良反应（≥10%）：血小板减少症、淋巴细胞减少症、低磷血症、贫血、低钠血症和中性粒细胞减少症。

在治疗过程中应监测基线和治疗期间的全血细胞计数、生化指标、体重、营养状况和容量状况。治疗期间还需监测胃肠道毒性、血钠水平、感染风险和神经毒性等。建议患者用药期间保持充足的液体和热量，以避免出现脱水和体重下降的情况。考虑对有脱水风险的患者给予静脉补液和补充电解质。

本品可致恶心、呕吐，可预防性使用5-HT3受体拮抗剂和/或其他止吐药。

（2）Eltanexor

临床试验方案（NCT02649790）：2期试验方案口服给药10mg，每周5d用药。

（3）Verdinexor

临床试验方案（NCT02431364）：1期试验方案口服给药5～40mg。出现较多的不良反应包括腹泻、恶心、头痛、嗜睡等，无严重不良事件发生。

（三）Mcl-1抑制剂

髓样细胞白血病-1（myeloid cell leukemia-1，Mcl-1）属于抗凋亡蛋白Bcl-2家族成员，在细胞凋亡过程中起重要作用。在肿瘤细胞内，Mcl-1与促凋亡蛋白通过蛋白-蛋白相互作用（PPI）发挥抗凋亡作用，导致肿瘤细胞增殖。Mcl-1基因在多种人类肿瘤中扩增，高表达的Mcl-1与化疗及靶向药物耐药性产生和疾病复发有密切关系。目前部分MCL-1抑制剂进入临床2期研究，部分血液肿瘤适应证参见表3-16。

表3-16 在研Mcl-1抑制剂适应证

| 药名 | 公司 | 临床试验适应证 |
| --- | --- | --- |
| AMG-5991 | 阿斯利康 | AML 等 |
| S-64315 | Les Laboratoires Servier | MM、MDS、AML、DLBCL、NHL 等 |
| Tapotoclax（AMG-176） | Amgen | MM、AML 等 |

（1）AMG-5991

临床试验剂量（NCT03013998）：1b期临床试验剂量150mg，静脉注射，d1、4、8、11、15、18，每28天为一周期，共3周期；随后以150mg/m²，静脉注射，d1、4、8、11，每28天为一周期，共21周期；之后150mg/m²，静脉注射，d1、4，每28天为一周期，直至疾病进展或不可耐受的毒性，或总计使用57周期。

（2）S-64315

临床试验剂量（NCT03013998）：1期临床试验剂量50～250mg，

静脉注射，2h，每周一次，每21天为一周期。

（3）Tapotoclax（AMG-176）

1期临床试验剂量探索中。

## 九、DNA损伤修复

（1）作用于TP53基因突变药物

*TP53*基因又称为P53，是一种非常重要的抑癌基因，该基因编码一种分子量为53kDa的蛋白质，可诱导DNA受损的细胞凋亡。*TP53*基因的错义突变、插入或缺失造成的失活突变较为常见。其中错义突变较为常见，大部分出现在5～8号外显子。血液肿瘤的*TP53*突变频率相对较低，约10%～20%，但也与患者较差的预后有关。

*TP53*的药物机制主要包括直接TP53蛋白功能再激活，如Eprenetapopt可以使突变型P53蛋白重新折叠为和野生型P53蛋白相同的构象，有效激活下游信号分子。另一类是通过抑制P53与其他蛋白的结合来使P53蛋白恢复功能，例如特异性阻断MDM2/MDM4及DHODH与P53的相互作用，以实现野生型P53功能的恢复。

MDM2对P53蛋白起到负调控作用，MDM2扩增会引起MDM2蛋白水平上调，进而使P53信号通路即使在上游信号的刺激下也很难激活，从而有利于肿瘤的发生和发展。

目前还没有相关药物上市。Eprenetapopt（APR-246）联合阿扎胞苷一线治疗MDS的3期未达到主要临床终点，目前在淋巴瘤中开展临床研究。作用于*TP53*基因的临床研究药物见表3-17。

表3-17  作用于*TP53*基因突变的临床研究药物

| 药名 | 公司 | 靶点 | 临床试验适应证 |
|---|---|---|---|
| Eprenetapopt（APR-246） | Aprea Therapeutics | *TP53*（*R273*、*R175*和*R248*） | MCL、NHL、MDS、AML等 |
| Farudodstat（ASLAN003） | Almirall SA | *TP53*、*DHODH* | AML等 |
| Milademetan | 第一三共 | *MDM2* | AML |

| 药名 | 公司 | 靶点 | 临床试验适应证 |
|------|------|------|----------------|
| Idasanutlin | 罗氏 | *MDM2* | MM、PV、AML、ALL 等 |
| Navtemadlin（AMG-232） | Amgen | *MDM2* | AML、MDS、PMF、CML、DLBCL、CLL、NHL、MPN 等 |
| Alrizomadlin（APG-115） | 江苏亚盛 | *MDM2* | T-PLL、AML、CMML、MDS 等 |

### 1. 药物使用方法与注意事项

（1）Eprenetapopt

临床试验方案（NCT03072043）：1b/2 期试验起始剂量50～100mg/kg（LBW）。

（2）Farudodstat

临床试验方案（NCT03451084）：2 期试验剂量，100mg，每日一次，200mg，每日一次，100mg，每日两次，200mg，每日两次，连续28天一周期。试验中报道的不良事件包括白细胞减少、贫血、腹痛、恶心、食欲下降等，严重不良事件有中性粒细胞缺乏发热、肺炎。

（3）Milademetan

临床试验方案（NCT03671564）：1 期试验剂量90mg，口服，每日一次。

（4）Idasanutlin

临床试验方案（NCT02407080）：1 期试验方案50～400mg，口服，每日一次，d1～5，每28天为一周期。

（5）Navtemadlin（AMG-232）

临床试验方案（NCT04878003）：2 期试验方案240mg，口服，每日一次，d1～7，每28天为一周期。

（6）Alrizomadlin（APG-115）

临床试验方案（NCT04358393）：1 期试验方案100-250mg，口服，每日一次，d1～5，每28天为一周期。

## 十、细胞代谢和细胞周期

### （一）CDK4/6 抑制剂

周期蛋白依赖性激酶或周期素依赖性激酶（cyclin-dependent kinases，CDK）是由周期蛋白依赖性激酶，控制从细胞周期的每一个步骤，通过与细胞周期蛋白D（cyclin D）相结合，促进视网膜母细胞瘤蛋白（Rb）的磷酸化、细胞周期进展和细胞增殖。在正常细胞中，CDK4/6 和细胞周期蛋白 D 的活性受到细胞外有丝分裂信号的严格调控，但是在肿瘤细胞中，由于激活性变异，导致蛋白激酶一直处于激活状态，让细胞的分裂不受增殖和抑制信号的控制。抑制 CDK4 和 6 能够有效阻止肿瘤细胞从 G1 期进展到 S 期，抑制细胞生长。

目前有 4 款 CDK4/6 抑制剂上市，多用于乳腺癌。曲拉西利能够诱导造血干/祖细胞及淋巴细胞暂时停滞在 G1 期，降低化疗药物对骨髓细胞的损伤，以起到预防化疗相关骨髓抑制的作用，而小细胞肺癌肿瘤细胞对 CDK4/6 抑制剂并不敏感，可正常进入 S 期并被化疗药物识别杀伤。CDK4/6 抑制剂获批的适应证参见表 3-18。

表 3-18　CDK4/6 抑制剂获批的适应证

| 药名 | 公司 | 适应证 | 临床试验适应证 |
| --- | --- | --- | --- |
| 哌柏西利 Palbociclib | 诺华 | 乳腺癌 | LPL、T 细胞淋巴瘤、ALL、AML 等 |
| 阿贝西利 Abemaciclib | 礼来 | 乳腺癌 | MCL、淋巴瘤、MM、NHL、CMML 等 |
| 曲拉西利 Trilaciclib | G1 Therapeutics | 小细胞肺癌，降低化疗引起的骨髓抑制的发生率 | 暂未见血液肿瘤适应证 |
| 达尔西利 Dalpiciclib | 江苏恒瑞 | 乳腺癌 | 暂未见血液肿瘤适应证 |

**1. 药物使用方法与注意事项**

（1）哌柏西利（Palbociclib）

推荐剂量125mg，口服，每日一次，连续服用21d，停用7d，28d一个周期。应与食物同服，最好随餐服用，不得与葡萄柚或葡萄柚汁同服。

临床研究中最常出现的不良反应包括（≥20%）中性粒细胞减少、感染、白细胞减少、疲乏、恶心、口腔炎、贫血、脱发和腹泻。最常见的严重不良反应有中性粒细胞减少、中性粒细胞缺乏发热、贫血、AST升高、ALT升高。

避免同时使用CYP3A强效抑制剂，如果必须合用，则将哌柏西利剂量减少至75mg。如果停用强效抑制剂，则将本品的剂量增加至开始使用抑制剂前的剂量。禁止联合使用含有圣约翰草的制品。

（2）阿贝西利（Abemaciclib）

150mg，口服，每日两次。每日大约相同时间服药，不应随葡萄柚或葡萄汁同服。

临床研究中最常发生的不良反应包括腹泻、感染、中性粒细胞减少、白细胞减少、贫血、疲乏、恶心、呕吐、脱发和食欲下降。用药过程中需监测血常规、肝功能、感染风险、静脉血栓和间质性肺炎风险和相关症状，应在第一次出现稀便时开始使用止泻药物，如洛哌丁胺，增加口服补液，对发生2级以上腹泻的患者调整剂量。

应避免合并使用强效CYP3A4抑制剂。如果不能避免使用强效CYP3A4抑制剂，阿贝西利的剂量应降低至100mg，每日两次。在已降低阿贝西利剂量至100mg，每日两次，且不能避免合并使用强效CYP3A4抑制剂的患者中，应进一步降低阿贝西利剂量至50mg，每日两次。在已降低阿贝西利剂量至50mg，每日两次，且不能避免合并使用强效CYP3A4抑制剂的患者中，可以考虑继续进行阿贝西利给药，并密切监测毒性体征。亦可考虑阿贝西利剂量降低至50mg，每日一次或终止阿贝西利治疗。如果终止CYP3A4抑制剂治疗，阿贝西利剂量应升高至开始CYP3A4抑制剂治疗前所使用的剂量（在该CYP3A4抑制剂的3～5个半衰期之后）。接受中效或低效CYP3A4

抑制剂治疗的患者无须调整剂量，但应密切监测毒性体征。

（3）曲拉西利（Trilaciclib）

每次240mg/m$^2$，静脉注射，在化疗之前4h内给药，输注30分钟。

临床研究中最常见的不良反应（≥10%）包括疲乏、低钙血症、低钾血症、低磷血症、天冬氨酸转氨酶升高、头痛和肺炎。用药过程中需监测用药相关的输液反应、静脉炎、高敏反应和间质性肺炎的风险。

可能增加顺铂在肾脏的蓄积，联合使用时需严密监测肾功能。

（4）达尔西利（Dalpiciclib）

150mg，口服，每日一次，服药前后1h禁食，连续服用21d，之后停用7d，28d为一周期。

临床研究中最常见的不良反应（≥10%）包括中性粒细胞减少、白细胞减少、贫血、血小板减少、皮疹、肝酶升高、恶心、淋巴细胞减少、骨骼肌肉疼痛、口腔黏膜炎、乏力及血肌酐升高。用药过程中需监测血常规，建议在达尔西利治疗开始前、每个周期开始、前两个治疗周期的第15d以及出现临床指征时进行监测。

应避免合用强效CYP3A4抑制剂，如必须使用，应考虑停用达尔西利；在停用CYP3A4抑制剂3～5个半衰期后，可恢复达尔西利停用前的剂量和频次。应避免合用强效CYP3A4诱导剂。

## 十一、表观遗传修饰药物

表观遗传的修饰在不改变DNA序列的同时能调控基因的表达和/或转录，从而影响胚胎发育、干细胞的分化、衰老和肿瘤发生等过程。表观遗传学是除DNA序列之外影响基因表达和细胞表型的重要因素，其影响因素包括在胞嘧啶残基上的DNA甲基化、组蛋白修饰、非编码RNA表达和染色质结构重构等。

（一）DNA去甲基化药物

DNA甲基化是一种最为重要的表观遗传学修饰，在DNA甲基转移酶（DNA methyltransferase，DNMT）的催化下，胞嘧啶的第5位碳原子被甲基化，从而转变为5-甲基胞嘧啶。现有去甲基化药物主要为DNMT抑制剂，其中核苷类去甲基化药物阿扎胞苷和地西他滨是目前临床应用较广的药物，主要用于骨髓增生异常综合征（myelodysplastic syndrome，MDS）、慢性粒-单核细胞白血病（chronic myelomonocytic leukemia，CMML）和急性髓系白血病（acute myelogenous leukemia，AML）三类疾病。

目前也有临床研究探索将DNA去甲基化药物用于多种淋巴瘤，如阿扎胞苷联合R-CHOP治疗初治DLBCL的CR率可达91.7%。地西他滨联合PD-1抑制剂治疗复发难治霍奇金淋巴瘤的总体缓解率可达52%。口服阿扎胞苷在美国已上市，目前也在开展多种临床研究。获批及在研去甲基化药物适应证见表3-19。

表3-19　获批及在研去甲基化药物适应证

| 药名 | 公司 | 适应证 | 临床试验适应证 |
|---|---|---|---|
| 阿扎胞苷<br>Azacitidine | 新基 | MDS、CMML、AML、JMML* | MCL、NHL 等 |
| Azacitidine<br>（口服） | 新基 | AML* | PTCL、MDS、CML、CMML、ALL 等 |
| 地西他滨<br>Decitabine | 杨森 | MDS、CMML | AML、ALL、ETP-ALL/LBL、T/髓系混合白血病（T/MMPAL）、PTCL、CTCL、NHL、HL、DLBCL 等 |
| Guadecitabine<br>（SGI-110） | SuperGen | / | MDS、AML、CMML 等 |

注：* 美国 FDA 获批适应证。

### 1. 药物使用方法与注意事项

（1）阿扎胞苷（Azacitidine）

首个治疗周期推荐剂量为75mg/m²，静脉注射，每日一次，连续7d给药，每4周为一个治疗周期，通常至少进行6个周期。

口服阿扎胞苷用法：300mg，口服，每日一次，d1~14，每28天为一周期。前2个周期，每次用药前给予止吐药物。

临床研究中最常见不良反应（≥30%）：恶心、贫血、血小板减少、呕吐、发热、白细胞减少、腹泻、注射部位红肿、便秘、中性粒细胞减少和瘀斑。

包括MDS在内的患者接受阿扎胞苷治疗可能出现致命或严重的肿瘤溶解综合征。即使同时使用别嘌醇，肿瘤溶解综合征也可能发生。使用本品前应评估患者的基线风险，视情况对它进行监控和治疗。由于在既往患有中毒肝损害的患者中，阿扎胞苷具有潜在肝毒性，因而肝疾病患者谨慎用药。给予患者预防用药，以预防恶心和呕吐。首次给药前应当监测血常规、肝功能和血清肌酐水平。

（2）地西他滨（Decitabine）

3d方案：15mg/m$^2$，静脉注射，3h以上，每8小时1次，连续3d，每6周重复一个周期；

5d方案：20mg/m$^2$，静脉注射，1h以上，每日一次，连续5d，每4周重复一个周期。

地西他滨联合PD-1抑制剂方案：10mg/d，静脉注射，d1-5，每21d一个周期。

临床研究中最常见不良反应（≥50%）：中性粒细胞减少、血小板减少、贫血和发热。治疗过程中应至少保证每个给药周期进行血细胞计数监测。

在接受地西他滨治疗的患者中已有分化综合征（也称为维甲酸综合征）病例的报告。分化综合征可能导致死亡。首次出现提示分化综合征的症状或体征时，应考虑静脉使用大剂量皮质类固醇治疗和血流动力学监测。应考虑暂停用药，直至症状消退，如果重新开始用药，应谨慎。

（3）Guadecitabine

临床试验方案（NCT02920008）：3期试验方案，60mg/m$^2$，皮下注射，每日一次，d1～5和/或d8～12（使用10d或使用5d），28d一周期。

（二）DNA组蛋白去乙酰化药物

组蛋白修饰是血液肿瘤表观遗传修饰的另一方式，组蛋白的N-

末端是其翻译后修饰的重要位点，组蛋白修饰包括甲基化、乙酰化、磷酸化、泛素化等。组蛋白去乙酰化转移酶（histone deacetylase，HDAC）抑制剂西达本胺通过选择性抑制相关HDAC亚型，产生针对多条信号传递通路基因表达的改变（即表观遗传改变），进而抑制肿瘤细胞周期、诱导肿瘤细胞凋亡，同时调节机体细胞免疫整体活性，诱导和增强自然杀伤细胞（NK）和抗原特异性细胞毒T细胞（CTL）介导的肿瘤杀伤作用，已于2014年12月获得NMPA批准上市，用于治疗外周T细胞淋巴瘤。

FDA早在2006年批准了首个HDAC抑制剂伏立诺他（Vorinostat），用于治疗既往接受过两种系统治疗的进展期或复发难治的皮肤T细胞淋巴瘤，推荐剂量为400mg，每日一次，与食物同服，直至疾病进展或不可耐受的不良反应。

在2007年批准的另一款HDAC抑制剂罗米地辛（Romidepsin），用于治疗既往接受过系统治疗的进展期或复发难治的皮肤T细胞淋巴瘤，推荐剂量为14mg/m$^2$，在28d周期的第1天、第8天和第15天静脉输注4h给药。

Fimepinostat是一种口服的HDAC和PI3K的小分子抑制剂，它可抑制myc及其相关基因的转录，并通过抑制PI3K介导的泛素化下调myc蛋白水平。

获批及在研HDAC抑制剂适应证见表3-20。

表3-20 获批及在研HDAC抑制剂适应证

| 药名 | 公司 | 获批适应证 | 临床试验适应证 |
|---|---|---|---|
| 西达本胺 Chidamide | 深圳微芯 | PTCL、乳腺癌 | AML、NK-T、B-NHL、DLBCL、CTCL、ATCL、HL、MM、ALL 等 |
| 伏立诺他 Vorinostat | MSD | CTCL* | MM、AML、MDS、DLBCL、GVHD、cHL、CLL 等 |
| 罗米地辛 Romidepsin | 新基 | CTCL*、PTCL* | NK-T、ALCL、NHL、HL、MM、DLBCL、AITL、Burkitt、MDS 等 |
| 帕比司他 Panobinostat | Secura | MM* | AML、MDS、MF、MCL、cHL、PTCL、AITL、NK-T、NHL、CTCL、DLBCL、CMML、PV、GVHD、WM 等 |

续表

| 药名 | 公司 | 获批适应证 | 临床试验适应证 |
|---|---|---|---|
| 贝林司他 Belinostat（PXD101） | Acrotech | PTCL* | AML、ALCL、AITL、Burkitt、DLBCL、MDS、MM、MCL、NHL、CML、ALL、PTCL 等 |
| 艾贝司他 Abexinostat | Celera | / | DLBCL、MCL、FL、NHL、HL 等 |
| Ricolinostat/ Rocilinostat（ACY-1215） | 新基 医药 | / | MM、淋巴瘤、CLL、 |
| Fimepinostat | Curis | / | 淋巴瘤 |

注：* 美国 FDA 获批适应证。

### 1. 药物使用方法与注意事项

（1）西达本胺（Chidamide）

西达本胺用于既往至少接受过一次全身化疗的复发或难治的外周T细胞淋巴瘤（PTCL）患者。推荐30mg，每周服药两次，两次服药间隔不应少于3d（如周一和周四、周二和周五、周三和周六等），餐后30分钟服用。

西达本胺常见的不良反应为血液学不良反应，包括血小板计数降低、白细胞或中性粒细胞计数降低、血红蛋白降低；全身不良反应，包括乏力、发热；胃肠道不良反应，包括腹泻、恶心和呕吐；代谢及营养系统不良反应，包括食欲下降、低钾血症和低钙血症；以及其他不良反应，包括头晕、皮疹等。治疗期间避免同时使用对凝血功能有影响的药物。

（2）伏立诺他（Vorinostat）

400mg，口服，每日一次，与食物同服。

临床研究中最常见不良反应（≥20%）为腹泻、疲乏、恶心、血小板减少、厌食和注意力下降。用药过程中需监测患者的肺栓塞和下肢深静脉血栓风险。监测血小板、血红蛋白计数、血糖、血清肌酐、电解质水平，用药的前两个月里每2周监测，之后每个月监测。监测胃肠道反应，必要的时候应进行补液和补充电解质。患者在用药期间建议每天饮用2L以上的水。

联合使用香豆素类抗凝药时，可能出现PT和INR增加，需监测。

（3）罗米地辛（Romidepsin）

推荐剂量14mg/m$^2$，静脉注射4h，d1、8、15，每28天为一周期。

临床研究中最常见不良反应为粒细胞减少、淋巴细胞减少、血小板减少、感染、恶心、疲乏、呕吐、厌食、贫血、心电图T波倒置。用药过程中需监测血常规、心电图、病毒再激活风险（有乙肝病史患者建议预防用药）。晚期或高肿瘤负荷患者需监测肿瘤溶解综合征风险。

避免与利福平和强效CYP3A4诱导剂联合使用。与强效CYP3A4抑制剂合用时，需严密监测可能因罗米地辛血药浓度增加带来的不良反应。联合使用华法林或香豆素类抗凝药时，需监测PT和INR水平。

（4）帕比司他（Panobinostat）

20mg，口服，隔日一次，d1、3、5、8、10、12，每21天为一周期，使用8周。

临床研究中最常见的不良反应（≥20%）包括腹泻、疲劳、恶心、外周水肿、食欲下降、发热和呕吐。最常见的非血液学实验室异常（≥40%）是低磷血症、低钾血症、低钠血症和肌酐升高。最常见的血液学实验室异常（≥60%）是血小板减少症、淋巴细胞减少症、白细胞减少症、中性粒细胞减少症和贫血。治疗过程中需监测出血和肝毒性的风险。

避免与强效CYP3A4诱导剂联合使用。与强效CYP3A4抑制剂合用时，降低帕比司他剂量。避免与敏感的CYP2D6底物联合使用。避免与抗心律失常药或有QT间期延长风险的药物联合使用。

（5）贝林司他（Belinostat）

1000mg/m$^2$，静脉注射30min，d1～5，每21天为一周期。

临床研究中最常见的不良反应（≥25%）包括恶心、疲乏、发热、贫血和呕吐。用药过程中需监测血常规、肝功能和感染风险。对于胃肠道风险，可考虑适当使用止吐药物和止泻药物。晚期或高肿瘤负荷患者需监测肿瘤溶解综合征风险。

（6）艾贝司他（Abexinostat）

临床试验方案（NCT03936153、NCT03934567）：2期试验方案，80mg，口服，每日两次。

（7）Ricolinostat/Rocilinostat（ACY-1215）

临床试验方案（NCT01997840）：1b/2期试验剂量160mg，d1～21，与泊马度胺和地塞米松联合使用，28d为一周期。

（8）Fimepinostat

临床试验方案（NCT01742988）：1期试验剂量30～60mg，每日一次，或60～180mg，3～5次/周。

## （三）其他表观遗传调控药物

EZH2（enhancer of Zeste homologue 2）是组蛋白甲基转移酶和polycomb抑制复合物2（PRC2）的催化亚单位。EZH2通过催化组蛋白H3的赖氨酸27（H3K27）的甲基化而沉默靶基因的表达。EZH2在许多癌症中呈现高表达并且促进癌症发生和恶变，如7%～27%的滤泡性淋巴瘤存在EZH2基因突变。

他泽司他（Tazemetostat）是第一个EZH2抑制剂，于2020年1月获得FDA批准上市。获批及在研EZH2抑制剂见表3-21。

表3-21　获批及在研EZH2抑制剂

| 药名 | 公司 | 获批适应证 | 临床试验适应证 |
| --- | --- | --- | --- |
| 他泽司他 Tazemetostat | Epizyme/卫材 | 局部晚期上皮样肉瘤、FL[*] | DLBCL、FL、MCL、B-NHL、HL等 |
| Valemetostat Tosylate | 第一三共 | / | PTCL、B细胞淋巴瘤、T-ALL等 |

注：* 美国FDA获批适应证。

### 1. 药物使用方法与注意事项

（1）他折司他（Tazemetostat）

800mg，口服，每日两次。

临床试验常见不良反应（≥20%）包括疼痛、疲乏、恶心、食欲下降、恶心、便秘、上呼吸道感染、骨骼肌疼痛、腹痛等。

避免联合使用强效和中效CYP3A4抑制剂和诱导剂。如果无法避免联合使用，建议与中效CYP3A4抑制剂联合使用时，降低他折司他剂量。

（2）Valemetostat Tosylate

临床试验方案（NCT04703192、NCT04842877）：2期试验剂量200mg，口服，每日一次，连续使用。

2期临床试验中治疗相关不良事件（≥20%）包括血小板减少、贫血、脱发、味觉障碍、中性粒细胞减少、淋巴细胞减少、白细胞减少、食欲下降和发热。3级以上不良反应包括血小板减少症、贫血、淋巴细胞减少症、白细胞减少症和中性粒细胞减少症。

（四）BET抑制剂

BET家族蛋白是重要的表观遗传调节蛋白和转录调控蛋白，与细胞生长、增殖分化、凋亡坏死等生物过程密切相关，BET蛋白家族在多种肿瘤细胞中过度表达，参与调控肿瘤的发生、发展，已成为重要的癌症治疗靶点。

溴结构域（bromodomain，BRD）是一类进化高度保守、能够识别并结合组蛋白乙酰化赖氨酸残基的蛋白结构域，根据结构或序列的相似性，溴结构域蛋白被分为八个家族，其中溴结构域和超末端结构域（bromodomain and extraterminal domain，BET）蛋白家族的研究最为深入和广泛。

BET抑制剂可阻止MYC、BCL2和BCL6等基因的转录，限制细胞生长并增加凋亡。目前进入3期临床研究的药物为Pelabresib，考察在MF的疗效（NCT04603495）。

## 十二、其他

（一）VEGFR/多靶点抑制剂

VEGF（vascular endothelial growth factors）是一种分子量大小为

40～45kDa的促血管生成因子家族，其中VEGF-A在调节正常机体和疾病相关的血管生成机制中起到较为重要的作用。VEGF调节肿瘤的血管生成，主要通过和其受体（VEGFR1、VEGFR2和VEGFR3）结合，从而激活细胞内信号通路，其胞内信号转导区的酪氨酸随即发生磷酸化，从而激活细胞内信号通路，最终导致血管内皮细胞的生长、增殖和成熟，以及新生血管的生成。

此外，许多酪氨酸激酶抑制剂，除了作用在VEGFR外，还作用于FGFR、PDGFR等与肿瘤细胞信号传导、血管生成和凋亡相关的靶点。获批及在研VEGFR及多靶点抑制剂见表3-22。

表3-22 获批及在研VEGFR及多靶点抑制剂

| 药名 | 公司 | 靶点 | 获批适应证 | 临床试验适应证 |
|---|---|---|---|---|
| 安罗替尼（Anlotinib） | 正大 | 多靶点RTK VEGFR、KIT | NSCLC、SCLC、软组织肉瘤、甲状腺髓样癌 | NK-T、DLBCL等 |
| 阿昔替尼（Axitinib） | 辉瑞 | VEGFR | 肾细胞癌 | MCL等 |
| 瑞戈非尼（Regorafenib） | 拜耳 | RET、VEGFR、KIT、PDGFR、FGFR、BRAF等 | 结直肠癌、胃肠道间质瘤、肝细胞癌 | AML、NHL、MM等 |
| 索拉非尼（Sorafenib） | 拜耳 | CRAF、BRAF、VEGFR、PDGFR、KIT、FLT3、RET等 | 肾细胞癌、肝细胞癌、甲状腺癌 | AML、CLL、ALCL、AITL、MALT、MZL、ALL、MDS、MM、T细胞淋巴瘤等 |
| 舒尼替尼（Sunitinib） | 辉瑞 | VEGFR、PDGFR、KIT、FLT3、RET等 | 肾细胞癌、GIST、pNET | DLBCL、CLL/SLL、MCL、CML、MDS、MM等 |

注：*美国FDA获批适应证。

## 1. 药物使用方法与注意事项

（1）安罗替尼（Anlotinib）

12mg，口服，每日一次，早餐前口服，连续2周，停药1周，每21天为一个疗程。

临床研究报道的最常见的不良反应（≥10%）包括高血压、疲乏、手足综合征、高甘油三酯血症、蛋白尿、腹泻、食欲下降、血促甲状腺激素升高、高胆固醇血症、甲状腺功能减退等。

CYP1A2和CYP3A4/5强抑制剂（如环丙沙星或酮康唑）可能增加本品的血浆浓度，CYP1A2和CYP3A4/5诱导剂（如奥美拉唑或利福平）可能降低本品的血浆浓度，建议避免与CYP1A2和CYP3A4的抑制剂及诱导剂合用。

（2）阿昔替尼（Axitinib）

5mg，口服，每日两次，间隔时间为12h。

临床研究报道的最常见的不良反应（≥20%）包括腹泻、高血压、疲乏、食欲减退、恶心、发声困难、掌跖红肿疼痛（手足）综合征、体重减轻、呕吐、乏力和便秘。

合用CYP3A4/5强效抑制剂：应避免合用CYP3A4/5强效抑制剂（如酮康唑、伊曲康唑、克拉霉素、阿扎那韦、茚地那韦、奈法唑酮、奈非那韦、利托那韦、沙奎那韦、泰利霉素、伏立康唑）。建议选择无CYP3A4/5抑制潜能或有CYP3A4/5微弱抑制潜能的药物作为替代的合用药物。如果必须与CYP3A4/5强效抑制剂合用，建议将阿昔剂量减半。可根据患者安全性和耐受性的个体差异增加或降低随后剂量。如果停止与强效抑制剂合用，应将阿昔替尼剂量恢复至（当经过3～5个抑制剂半衰期后）开始CYP3A4/5强效抑制剂给药前使用的剂量。

阿昔替尼与强效CYP3A4/5诱导剂合用可能降低阿昔替尼的血浆浓度。建议选择无或仅有最低程度CYP3A4/5诱导可能性的药物作为替代的合用药物。如果必须与强效CYP3A4/5诱导剂合用，建议逐渐增加阿昔替尼的剂量。据报道，大剂量强效CYP3A45诱导剂的最大诱导作用在合用该诱导剂治疗一周内出现。如果阿昔替尼的剂量增加，应仔细监测患者的毒性。一些不良药物反应的治疗可能需要暂停或永久中止阿昔替尼和/或降低阿昔替尼的剂量。如果停止与强效诱导剂合用，应立即将阿昔替尼的剂量恢复至开始强效CYP3A4/5诱导剂给药前使用的剂量。

（3）瑞戈非尼（Regorafenib）

160mg，口服，每日一次，d1-21，每28天为1周期。

应在每天同一时间，在低脂早餐（脂肪含量30%）后随水整片吞服。

临床研究最常见的不良反应（≥20%）为疼痛、手足综合征、无力/疲乏、腹泻、食欲下降及进食减少、高血压、感染、构音困难、高胆红素血症、发热、黏膜炎、体重下降、皮疹和恶心。使用过程中需监测肝功能、感染、出血、胃肠道及皮肤毒性、监测血压等。在手术前至少2周停止用药，术后至少2周后且伤口愈合后才可以恢复用药。

避免与强效CYP3A4诱导剂和抑制剂联合使用。

（4）索拉非尼（Sorafenib）

0.4g，口服，每日两次。

空腹或伴低脂、中脂饮食服用，以一杯温开水吞服。

临床研究中最常见的不良反应（≥20%）为腹泻、疲乏、感染、脱发、手足综合征、皮疹、体重减轻、食欲减退、恶心、胃肠道及腹部疼痛、高血压、出血等。使用过程中需监测心血管事件、出血、高血压、皮肤毒性、QT间期。大手术前应停药至少10d，术后至少2周后且伤口愈合后才可以恢复用药。

避免与强效CYP3A4诱导剂联合使用。

（5）舒尼替尼（Sunitinib）

GIST和晚期肾细胞癌：50mg，口服，每日一次，服药4周，停药2周；pNET：37.5mg，口服，每日一次。

临床研究中最常见不良反应（≥20%）是疲劳、乏力、发热、腹泻、恶心、黏膜炎/口腔炎、呕吐、消化不良、腹痛、便秘、高血压、外周水肿、皮疹、手足综合征、皮肤褪色、皮肤干燥、毛发颜色改变、味觉改变、头痛等。潜在的严重不良反应包括：肝毒性、左心室功能障碍、QT间期延长、出血、高血压、甲状腺功能不全等。皮肤褪色是在临床试验中报告的很常见的不良反应，可能因活性物质的颜色（黄色）造成。应告知患者，使用舒尼替尼治疗期间还可能出现头发或皮肤脱色，一般情况下可逆，通常不会导致治疗停止。

联合用药时尽量选择对CYP3A4酶活性影响小的药物，如必须合用，可考虑调整舒尼替尼剂量。

（二）PKC抑制剂

蛋白激酶C（protein kinase C，PKC）是传递细胞外信号的重要信号介质之一，也是酪氨酸激酶和G蛋白偶联受体（tyrosine kinase and G-protein coupled receptors，GPCRs）下游的关键效应因子，调节细胞的增殖和死亡，增加基因的转录和翻译，调节离子通道和受体等，PKC也可通过促进丝氨酸和苏氨酸的蛋白磷酸化作用，导致有丝分裂和迁移反应中信号转导级联的主要调节，从而显著促进肿瘤发生和转移。

恩扎妥林（Enzastaurin）是一种口服药物，用于治疗实体肿瘤和血液肿瘤。最初作为蛋白激酶Cβ（PKCβ）的同工酶特异性抑制剂开发，同时也作用于PI3K和AKT等靶点，具有诱导肿瘤细胞死亡和阻碍肿瘤细胞增生的直接作用，以及抑制肿瘤诱导的血管生成的间接作用。恩扎妥林在DLBCL的3期临床研究已经完成入组（NCT03263026），试验剂量为1125mg负荷剂量，之后500mg每日一次。此外还在临床研究的适应证还有FL、MCL、NHL、WM、MM等。

（三）Aurora A激酶抑制剂

Aurora激酶于1995年被发现，是一种参与细胞有丝分裂的丝氨酸/苏氨酸蛋白酶，主要作用于中心粒和纺锤体，可以维持细胞分裂的正常进行。人类的Aurora激酶共分为A、B、C三个亚型，其中Aurora A和Aurora B在人体许多细胞中表达，而Aurora C主要在睾丸组织中表达。

Aurora A激酶在肿瘤细胞的分裂、存活和增殖等方面起着关键的致癌作用，在有丝分裂的G2/M期发挥作用，影响中心粒成熟，纺锤体形成等过程。但是在肿瘤细胞中，Aurora A在细胞分裂的整个周期中均有表达，影响到胞浆内其他蛋白的功能，比如抑制p53、

BRCA1、Chfr等抑癌蛋白的活性，导致肿瘤细胞产生。

目前有多个Aurora A激酶抑制剂进入临床研究，其中Alisertib在淋巴瘤、MF、DLBCL、MCL、Burkitt、MZL、AML、ALCL、AITL等多个血液肿瘤适应证处于临床研究2/3期。

（四）法尼酰基转移酶抑制剂

法尼基化是一个关键的细胞信号传导过程，与癌症的发生和发展有关。在生物体很多蛋白需要通过法尼基化修饰，使蛋白质获得一非极性法尼基而变得更容易结合细胞膜（插入到磷脂双分子层的疏水部分中），而被锚在细胞膜上，比如Ras蛋白，Ras蛋白需经翻译后的法尼基化修饰，才能结合于细胞膜并发挥其传导信号的作用。法尼基蛋白转移酶（FPTase）是近年发现的与Ras蛋白异戊二烯化修饰密切相关的一种必需酶。经过这种修饰的Ras蛋白与细胞的信息传递或肿瘤发生有关。

法尼基转移酶抑制剂（farnesyl transferase inhibitors，FTI）Lonafarnib作用于H-ras，K-ras和N-ras，已获批用于治疗早衰综合征。

Tipifarnib能够抑制参与CXCL12生产的关键调控蛋白的法尼基化。CXCL12是一种趋化因子，对于T细胞归巢至淋巴器官和骨髓以及通过其受体CXCR4维持免疫细胞祖细胞至关重要。AITL与高水平的CXCL12表达有关，CXCL 12表达也是一个负预后因素。此外，具有CXCL12 rs2839695 A/A野生型基因型（PTCL-CXCL12＋）的PTCL-NOS患者也被发现CXCL12水平升高。Tipifarnib已被美国FDA授予快速通道指定，用于治疗HRAS突变头颈部鳞状细胞患者癌、复发性或难治性AITL、滤泡性T细胞淋巴瘤和具有T滤泡辅助表型的PTCL的成年患者。此外，在CML、AML、MM、ALCL、MZL、MF、MDS等血液肿瘤适应证中也在进行临床研究。

# 第二节　大分子靶向治疗药物

恶性淋巴瘤起源于淋巴细胞，因此与淋巴细胞一样表达具有系别及分化阶段特异性的细胞表面分化抗原。这些分化抗原对于淋巴瘤的病理分型诊断具有极其重要的意义，同时由于具有一定的表达特异性，因此也可以成为特异性单克隆抗体类药物、抗体偶联类药物，双特异性抗体类药物的治疗的靶点。此外，作为免疫细胞来源的肿瘤，部分淋巴瘤具有特征性的免疫检查点介导的免疫逃逸现象，通过采用免疫检查点抑制剂治疗对这类淋巴瘤也具有明确的疗效。单克隆抗体类药物及作用靶点见表3-23。

表3-23　单克隆抗体类药物及作用靶点

| 靶点 | 药物 |
|---|---|
| **靶向肿瘤细胞单克隆抗体** | |
| CD19 | Tafasitamab-cxix、伊奈利珠单抗（Inebilizumab） |
| CD20 | 利妥昔单抗（Rituximab）、奥法妥木单抗（Ofatumumab）、奥妥珠单抗（Obinutuzumab）、奥瑞珠单抗（Ocrelizumab）、维妥珠单抗（Veltuzumab）、乌妥昔单抗（Ublituximab）、MIL62、泽贝妥单抗（Zuberitamab）、瑞帕妥单抗（Ripertamab） |
| CD22 | 依帕珠单抗（Epratuzumab）、BL22、Moxetumomab pasudotox |
| CD25 | Denileukin Diftitox、巴利昔单抗（Basiliximab）、Daclizumab |
| CD38 | 达雷妥尤单抗、Isatuximab |
| CD52 | 阿伦单抗（Alemtuzumab） |
| SLAMF7 | 埃罗妥珠单抗（Elotuzumab） |
| CCR4 | Mogamulizumab |
| **免疫检查点抑制剂** | |
| PD-1 | 纳武利尤单抗（Nivolumab）、帕博利珠单抗（Pembrolizumab）、卡瑞利珠单抗（Camrelizumab）、替雷利珠单抗（tislelizumab）、信迪利单抗（Sintilimab）、派安普利单抗（Penpulimab）、赛帕利单抗（Zimberelimab）、Geptanolimab |
| PD-L1 | 阿替利珠单抗（Atezolizumab）、度伐利尤单抗（Durvalumab） |
| CTLA-4 | 伊匹木单抗（Ipilimumab） |
| CD27 | Varlilumab |
| CD47 | Magrolimab |
| **抗体偶联药物** | |
| CD19 | Loncastuximab tesirine |

续表

| 靶点 | 药物 |
| --- | --- |
| CD22 | Inotuzumab ozogamicin、TRPH-222 |
| CD25 | Camidanlumab tesirine |
| CD30 | 维布妥昔单抗（Brentuximab vedotin） |
| CD37 | Naratuximab emtansine |
| CD74 | STRO-001 |
| CD79b | Polatuzumab vedotin |
| BCMA | Belantamab mafodotin |
| ROR1 | Zilovertamab |
| **双特异性抗体** | |
| CD3×CD19 | 贝林妥欧单抗（Blinatumomab） |
| CD3×CD20 | Glofitamab、Epcoritamab、Odronextamab、Mosunetuzumab |
| CD3×BCMA | Teclistamab |
| CD3×GPRC5D | Talquetamab |
| CD3×CD123 | Flotetuzumab |
| LAG3×PD-1 | Tebotelimab |
| CD30×CD16 | AFM13 |
| **其他** | |
| KIR2DL1/2L3 | Lirilumab |
| IFN-γ | 依帕伐单抗（NI-0501） |
| IL-6 | 司妥昔单抗（Siltuximab）、托珠单抗（tocilizumab） |
| **放射免疫治疗药物** | |
| CD20 | 替伊莫单抗（$^{90}$Y Ibritumomab Tiuxetan） |

# 一、靶向肿瘤细胞单克隆抗体类

## （一）抗CD19单克隆抗体

CD19是一种特异性B细胞表面标志物，在B细胞分化的所有阶段广泛表达且高度保守，直到最终分化为浆细胞后失去表达，是参与B细胞增殖、分化、活化、抗体产生，促进BCR信号转导的重要膜抗原。CD19在发生肿瘤转化的B细胞中仍保持表达，几乎所有B细胞恶性肿瘤都高度表达CD19（浆细胞疾病除外），CD19作为B细胞恶性肿瘤免疫治疗的分子靶点受到极大的关注。

坦昔妥单抗（Tafasitamab-cxix）是第一个获批上市用于血液肿瘤治疗的抗CD19单克隆抗体，2020年FDA批准与来那度胺联合用于治疗不适合造血干细胞移植的复发/难治性弥漫性大B细胞淋巴瘤成年患者。

伊奈利珠单抗（Inebilizumab）是一种对CD19具有高度亲和力的人源化单克隆抗体，FDA批准其用于治疗成人视神经脊髓炎谱系障碍，2022年3月也在我国获批。Inebilizumab用于血液肿瘤治疗也在探索中。获批及在研CD19单抗相关信息详见表3-24。

表3-24　获批及在研CD19单抗相关信息

| 药名 | 公司 | 获批适应证 | 临床试验适应证 |
|---|---|---|---|
| Tafasitamab-cxix | Morphosys | DLBCL* | PCNSL、CLL、MZLFL 等 |
| 伊奈利珠单抗 Inebilizumab | Viela/Horizon Therapeutics | AQP4抗体阳性的成年患者的视神经脊髓炎谱系障碍（NMOSD） | DLBCL 等 |

注：* 美国FDA获批适应证。

**药物使用注意事项（具体用法参见附录5）：**

**坦昔妥单抗（Tafasitamab-cxix）：**

坦昔妥单抗最常见的不良反应（≥20%）是中性粒细胞减少、疲劳、贫血、腹泻、血小板减少、咳嗽、发热、外周水肿、呼吸道感染和食欲下降。用药过程中应监测输液相关反应、血常规、真菌和病毒感染风险。

坦昔妥单抗给药前30分钟至2h给予预防用药以减少输注相关反应的发生，预防用药可包括对乙酰氨基酚、H1受体拮抗剂、H2受体拮抗剂和/或糖皮质激素。初次用药在前30分钟应以70ml/h速度进行输注，之后逐渐增加速度，在1.5-2.5h内完成输注。在输液过程中需密切监护患者，根据输液反应严重程度中断或终止输注。如果患者出现输注相关反应，在后续每次输注前需进行预防用药。

**伊奈利珠单抗（Inebilizumab）**

首次给药前需要进行乙肝病毒、血清免疫球蛋白定量和结核病筛查。

每次输注前需评估确定是否存在活动性感染，并在用药前使用皮质类固醇、抗组胺药和退烧药。

最常见的不良反应（≥10%）为尿路感染和关节痛。不建议在治疗期间和停药后接种减毒活疫苗或活疫苗，直到B细胞恢复正常。建议在用药前、用药期间和停药后监测免疫球蛋白水平，如果患者出现严重的机会性感染或复发性感染，且免疫球蛋白水平显示免疫受损，则考虑停用。

**（二）抗CD20单克隆抗体**

CD20是一种B细胞分化抗原，在B细胞的分化过程中，CD20抗原在前B细胞到成熟B细胞阶段表达逐渐增加，在未成熟前体B细胞和成熟浆细胞表面不表达，CD20对B细胞增殖分化起重要的调节作用。除在正常B细胞中表达外，CD20还在B细胞来源的肿瘤细胞以及涉及免疫和炎症性疾病的B细胞中表达，其中95%以上的恶性B细胞中可检出CD20表达，因此CD20成为恶性B细胞肿瘤和某些自体免疫性疾病治疗的目标靶点。当前肿瘤治疗领域上市的抗CD20单克隆抗体包括以利妥昔单抗为代表的第一代单抗、以奥法妥木单抗为代表的第二代单抗和奥妥珠单抗为代表的第三代单抗，详见表3-25。

**表3-25 获批及在研CD20单抗信息**

| 药名 | 公司 | 获批适应证 | 临床试验适应证 |
|---|---|---|---|
| 利妥昔单抗<br>（Rituximab） | 罗氏 | FL、CLL、B-NHL*、DLBCL*、BLL*、B-AL*、类风湿性关节炎*、Wegner 肉芽肿*、显微镜下多血管炎*、寻常型天疱疮* | MM、MALT、HCL、HL、MZL、CLL/SLL、cGVHD、PCNSL、MCL、AITL、MDS、WM 等 |

续表

| 药名 | 公司 | 获批适应证 | 临床试验适应证 |
|---|---|---|---|
| 奥法木单抗<br>（Ofatumumab） | 诺华 | 多发性硬化症（sc）、<br>CLL（iv）* | FL、MZL、NHL、HL、<br>WM、Richter 综合征、<br>MCL、DLBCL 等 |
| 奥妥珠单抗<br>（Obinutuzumab） | 罗氏 | FL、CLL* | MCL、MZL、WM、Richter<br>综合征、DLBCL 等 |
| 奥瑞珠单抗<br>（Ocrelizumab） | GENENTECH | 多发性硬化症* | FL 等 |
| 乌妥昔单抗<br>（Ublituximab） | LFB<br>Biotechnologies<br>SASU | / | CLL、MCL、MZL、FL、<br>DLBCL、Richter 综合征、<br>WM 等 |
| 瑞帕妥单抗<br>（Ripertamab） | 神州细胞 | DLBCL | B-NHL 等 |
| MIL62 | 诺诚健华 | / | FL、MZL、B-NHL 等 |
| 泽贝妥单抗<br>（Zuberitamab） | 浙江博锐 | / | DLBCL 等 |

注：* 美国 FDA 获批适应证。

**药物使用注意事项（具体用法参见附录5）：**

每次输注前应预先使用解热镇痛药、抗组胺药、糖皮质激素等预防输液相关反应。在整个输注过程中密切监测患者。根据严重程度降低输注速度、中断输注或永久终止治疗。

首次使用抗CD20单克隆抗体治疗前，需检测HBsAg和抗-HBc，以筛查所有患者的HBV感染情况。

定期监测全血细胞计数。

肿瘤溶解综合征高风险患者进行预防性补液和抗高尿酸血症治疗。

不推荐利妥昔单抗减量使用。利妥昔单抗与标准化疗合用时，标准化疗药剂量可以减少。

奥妥珠单抗静脉输注期间可能发生低血压，在每次输注前和整个输注期间和给药后第一小时停止抗高血压治疗。

奥妥珠单抗预处理用药不推荐氢化可的松，因为不能有效降低输液相关反应的发生率。

### （三）抗CD22单克隆抗体

CD22是一种B细胞特异性跨膜糖蛋白，普遍存在于正常B细胞和B细胞恶性肿瘤细胞表面，与B细胞的发育、分化和功能密切相关。CD22主要表达于成熟B细胞表面，在未成熟B细胞中的含量较低，尤其在滤泡性淋巴瘤细胞、套细胞淋巴瘤细胞和边缘区淋巴瘤细胞中表达更高。

依帕珠单抗（Epratuzumab）是一种人源化抗CD22单克隆抗体。两项Ⅰ/Ⅱ期临床试验评估了依帕珠单抗单药治疗非霍奇金淋巴瘤的活性和安全性，研究表明在惰性和侵袭性淋巴瘤两组人群中，依帕珠单抗都具有良好的耐受性，且对滤泡性淋巴瘤和弥漫大B细胞淋巴瘤显示出一定的疗效，特别是在滤泡性淋巴瘤360mg/m$^2$剂量组中，患者的ORR达43%，此剂量也成为后续研究采用的给药剂量。基于单药依帕珠单抗的耐受性和抗淋巴瘤活性，依帕珠单抗联合用药方案的研究也逐渐开展，研究较多的是依帕珠单抗与利妥昔单抗联合方案。多项研究表明依帕珠单抗360mg/m$^2$联合利妥昔单抗375mg/m$^2$，每周一次，共4次，在复发/难治性非霍奇金淋巴瘤耐受性良好，对弥漫大B细胞淋巴瘤和滤泡性淋巴瘤具有较显著的临床活性，滤泡性淋巴瘤ORR达54%～67%，弥漫大B细胞淋巴瘤ORR 47%～67%。且由于依帕珠单抗和利妥昔单抗作用于不同的靶抗原，先前接受过利妥昔单抗治疗的复发/难治性淋巴瘤患者在依帕珠单抗治疗依然有效。对依帕珠单抗在非霍奇金淋巴瘤一线治疗中的作用也开展了相关研究，依帕珠单抗联合R-CHOP方案用于新诊断的弥漫性大B细胞淋巴瘤的Ⅰ期和Ⅱ期治疗，ORR分别为87%（CR率67%）和96%（CR率74%）。依帕珠单抗联合利妥昔单抗用于滤泡性淋巴瘤患者一线治疗的Ⅱ期研究中ORR为88.2%，其中CR率42.4%，3年的随访中，60%的患者仍处于缓解期。目前依帕珠单抗尚未批准用于非霍奇金淋巴瘤的治疗。

BL22是重组的靶向CD22的免疫毒素类药物，由抗CD22抗体的结合域与假单胞菌外毒素PE38融合而成。Moxetumomab pasudotox是重组的靶向CD22的免疫毒素类药物，比BL22的亲和力更强。可用于至少接受过两次治疗的复发难治性的成年HCL/HCLv患者。

**药物使用注意事项（具体用法参见附录5）：**

Moxetumomab pasudotox最常见的不良事件（AE）是外周水肿（39%）、恶心（35%）、疲劳（34%）和头痛（33%）。与治疗相关的溶血性尿毒症综合征（7.5%）和毛细血管渗漏综合征（5%）等严重不良事件是可逆的，在支持性护理和治疗中断的情况下通常可以控制。

（四）抗CD25单克隆抗体

人类IL-2受体以三种形式存在，低亲和力（CD25），中亲和力（CD122/CD132）和高亲和力（CD25/CD122/CD132）。高亲和力IL-2受体主要表达于活化T细胞，活化B细胞及活化巨噬细胞。包括皮肤T细胞淋巴瘤在内的某些白血病和淋巴瘤细胞表达一种以上IL-2受体亚基。地尼白介素-2（Denileukin Diftitox）于1999年2月5日被美国FDA批准用于表达CD25（IL-2受体α亚基）的难治复发性皮肤T细胞淋巴瘤（CTCL）。它是一种包含白喉毒素活性域和IL-2蛋白序列的基因工程融合蛋白。这种蛋白中的IL-2部分与细胞表面的IL-2受体结合，使白喉毒素进入细胞，导致细胞死亡。体外实验发现地尼白介素-2与细胞表面高亲和性IL-2受体结合，通过白喉毒素作用，抑制细胞蛋白合成，导致细胞几小时内死亡。

目前上市的靶向CD25的单克隆抗体为人/鼠嵌合的单克隆抗体巴利昔单抗（Basiliximab）和人源化抗CD25单克隆抗体（Daclizumab）。获批及在研CD25单抗信息具体参见表3-26。

**表3-26　获批及在研CD25单抗信息**

| 药名 | 公司 | 获批适应证 | 临床试验适应证 |
|---|---|---|---|
| Denileukin Diftitox | 卫材 | CTCL* | 白血病、FL、NHL、PTCL、CTCL、CLL等 |
| 巴利昔单抗（Basiliximab） | 诺华 | 预防肾移植术后的早期急性器官排斥 | AML、CML、MDS、HL等 |
| Daclizumab | Biogen | 多发性硬化症* | T细胞白血病、ATLL、WM、MDS等 |

注：* 美国FDA获批适应证。

**药物使用注意事项（具体用法参见附录 5）：**

**地尼白介素 -2（Denileukin Diftitox）：**

输注前使用抗组胺药及对乙酰氨基酚预处理。

不能静脉推注。血清白蛋白低于 3.0g/dl 时暂停用药。

常见不良反应有输液反应、毛细血管渗漏综合征、视力丧失、发热、恶心、寒战、乏力、呕吐、头痛、周围性水肿、腹泻、厌食、皮疹、肌痛、咳嗽等。

约 84% 的患者会出现 ALT 及 AST 的升高。大部分患者会在第一、第二周期出现肝酶升高。一般不需要停药及其他医学干预即可自行恢复。

**巴利昔单抗（Basiliximab）**

用药过程中可能出现过敏反应，包括皮疹、荨麻疹、瘙痒、喷嚏、哮鸣、低血压、心动过速等，如果出现严重过敏反应，必须停用巴利昔单抗并且不能再使用。如果患者既往用过巴利昔单抗，则再次使用该药时需谨慎。

建议不要接种活疫苗，可以接种灭活疫苗。

**Daclizumab**

1）最常见不良反应（发生率≥5% 和发生率≥2%）为鼻咽炎、上呼吸道感染、皮疹、流感、皮炎、口咽疼痛、支气管炎、湿疹和淋巴结病，以及上呼吸道感染、抑郁、皮疹、咽炎和丙氨酸氨基转移酶（ALT）升高。存在基础肝脏疾病、肝损伤患者（ALT 或 AST 高于正常上限 2 倍）、自身免疫性肝炎或累及肝脏的自身免疫性疾病患者禁用。

2）关注过敏风险，应监测，如果出现过敏反应，需停药且不能再次用药。

（五）抗 CD38 单克隆抗体

CD38 在正常淋巴细胞、髓细胞以及一些非造血组织中表达水平相对较低，在多发性骨髓瘤的恶性浆细胞表面表达高。CD38 具有受体介导的黏附、信号转导以及环化酶、水解酶的活性调节等多种功能。

达雷妥尤单抗（Daratumumab）是全球首个获批上市的人源化抗CD38单克隆抗体。可直接通过Fc介导的交联诱导的细胞凋亡作用，也可通过补体依赖的细胞毒作用（CDC）、抗体依赖的细胞毒作用（ADCC）、抗体依赖的细胞吞噬作用（ADCP）等免疫介导的肿瘤细胞溶解作用，抑制表达CD38的肿瘤细胞的生长。达雷妥尤单抗还可降低CD38阳性的免疫抑制细胞（髓源性免疫抑制细胞、调节T细胞和调节性B细胞）水平，更好地发挥抗肿瘤作用。

Isatuximab-irfc是第二款FDA批准上市的用于多发性骨髓瘤的抗CD38单克隆抗体，于2020年3月2日获FDA批准上市。获批及在研CD38单抗信息参见表3-27。

表3-27　获批及在研CD38单抗信息

| 药名 | 公司 | 获批适应证 | 临床试验适应证 |
| --- | --- | --- | --- |
| 达雷妥尤单抗（Daratumumab） | 杨森 | MM | 淀粉样变、WM、POEMS综合征、AML、CLL/SLL、浆母细胞淋巴瘤、T-ALL等 |
| Isatuximab-irfc | 赛诺菲 | MM* | 淀粉样变等 |
| Felzartamab | MorphoSys AG | / | MM等 |
| Modakafusp Alfa | 武田 | / | MM等 |
| Mezagitamab | 武田 | / | MM等 |

注：* 美国FDA获批适应证。

**药物使用注意事项（具体用法参见附录5）：**

输注之前应进行相应的预处理，应用对乙酰氨基酚、苯海拉明和糖皮质激素和H2受体拮抗剂（伊沙妥昔单抗Isatuximab）。

达雷妥尤单抗与Isatuximab红细胞（RBC）表面低水平表达的CD38结合，可能导致间接Coombs试验结果呈阳性。这种作用可能在Isatuximab末次输注后6个月内持续存在。如果需要紧急输血，可根据当地血库的惯例使用未经交叉配血的ABO/RhD相容RBC。

达雷妥尤单抗和Isatuximab是一种人源性IgGκ单克隆抗体,可能对监测内源性M蛋白时所用的血清蛋白电泳(serum protein electrophoresis,SPE)和免疫固定电泳(immunofixation electrophoresis,IFE)检测方法造成干扰。对于携带IgGκ骨髓瘤蛋白的部分患者而言,这一干扰可影响对完全缓解和疾病进展的判定。

不良反应:达雷妥尤单抗最常见不良反应(≥20%):上呼吸道感染、中性粒细胞减少症、输注相关反应、腹泻、血小板减少症、贫血、疲乏、便秘、外周水肿等,严重不良事件(≥2%)为感染性肺炎、支气管炎和发热。

Isatuximab最常见不良反应(≥20%):中性粒细胞减少症、输注相关反应、肺炎、上呼吸道感染、腹泻。80%以上患者血液学检查可能出现异常,包括贫血、粒细胞减少、淋巴细胞减少和血小板减少。

使用达雷妥尤单抗可造成HBV再激活。应在治疗期间以及治疗结束后至少6个月内监测HBV再激活的临床和实验室指征。若在本品治疗期间发生HBV再激活,应暂停本品以及任何类固醇和化疗,并给予相应治疗。

(六)抗CD52单克隆抗体

CD52广泛分布于造血系统的淋巴细胞、单核细胞、嗜酸粒细胞和单核细胞分化的树突状细胞上,在每个淋巴细胞上密度高达$5 \times 10^5$个分子。很多淋巴系细胞恶性肿瘤和某些急性髓系白血病细胞上也都有CD52抗原不同程度的表达。抗CD52单克隆抗体最早用于造血干细胞移植术中出现的移植物抗宿主病,目前的开发方向为CLL和外周T细胞淋巴瘤(peripheral T-cell lymphoma,PTCL)的单药或联合治疗。2001年FDA批准CD52单抗阿伦单抗上市用于治疗对烷化剂和氟达拉滨耐药的进展期CLL。

**药物使用注意事项(具体用法参见附录5):**

阿伦单抗常见的不良反应为:输注反应(发热、发冷、低血压、荨麻疹、恶心、皮疹、心动过速、呼吸困难）、血细胞减少症（中性粒细胞减少症、淋巴细胞减少症、血小板减少症、贫血）、感染（巨细胞病毒血症、巨细胞病毒感染、其他感染）、胃肠道症状（恶心、呕吐、腹痛）和神经系统症状（失眠、焦虑）。最常见的严重不良反应是血细胞减少、输注反应和免疫抑制/感染。

给药前30分钟应予以苯海拉明50mg和对乙酰氨基酚500-1000mg预防和减轻输液反应。如果出现严重输液反应，按照医疗机构处理流程给予激素、肾上腺素等处理。治疗期间需使用磺胺类药物和伐昔洛韦及类似药物预防机会性感染，直至完成阿伦单抗治疗后2个月，且外周血CD4＋淋巴细胞计数≥200cells/μL。

（七）SLAMF7单克隆抗体

信号淋巴细胞激活分子成员7（signaling lymphocytes activating molecule factor 7，SLAMF7）是一种分子量为66kDa的跨膜蛋白受体，属免疫球蛋白超家族成员。SLAMF7蛋白在正常人类免疫细胞中呈低水平表达，但研究表明97%的多发性骨髓瘤患者SLAMF7表达水平显著上调。在进展性多发性骨髓瘤中，SLAMF7基因频繁扩增。因此SLAMF7成为了MM新药开发的治疗靶点之一。

2015年11月，美国食品药品监督管理局（FDA）批准百时美施贵宝和艾伯维公司研发的埃罗妥珠单抗（Elotuzumab）上市，用于与地塞米松、来那度胺联合治疗复发或难治性的多发性骨髓瘤（multiple myeloma，MM）。

**药物使用注意事项（具体用法参见附录5）：**

预处理：

埃罗妥珠单抗给药日：给药前3-24h给予地塞米松28mg口服，给药前45～90分钟，给予静脉地塞米松8mg；埃罗妥珠单抗非给药日：按照方案给予地塞米松40mg口服。其他预处理药物包括：苯海拉明（25～50mg口服或静脉注射）或其他等效的$H_1$受体阻滞剂；雷尼替丁（静脉注射50mg）或其他等效的$H_2$受体阻滞剂；对乙酰氨基酚（650～1000mg口服）。

最常见不良反应（≥20%）：与来那度胺和地塞米松联合使用时：疲劳、腹泻、发热、便秘、周围神经病变、鼻咽炎、上呼吸道感染、食欲下降、肺炎。与泊马度胺和地塞米松联合使用时会导致便秘和高血糖。

最常见的严重不良反应是：肺炎、发热、呼吸道感染、贫血、肺栓塞和急性肾功能衰竭。

埃罗妥珠单抗是一种人源性IgGκ单克隆抗体，可能对监测内源性M蛋白时所用的血清蛋白电泳（SPE）和免疫固定电泳（IFE）检测方法造成干扰。对于携带IgGκ骨髓瘤蛋白的部分患者而言，这一干扰可影响对完全缓解和疾病进展的判定。

（八）CCR4单克隆抗体

CCR4属于G蛋白偶联受体，主要在Ⅱ型辅助T细胞和调节性T细胞中高表达，靶向CCR4的Mogamulizumab于2018年获得FDA批准，用于治疗蕈样霉菌病和Sézary综合征。

Mogamulizumab常见不良反应（≥20%）包括皮疹、输液反应、疲乏、腹泻、骨骼肌疼痛、上呼吸道感染。

## 二、免疫检查点抑制剂

程序性细胞死亡蛋白1（PD-1）是一种重要的免疫检查点受体，表达于活化的T细胞、NK细胞、B淋巴细胞、巨噬细胞、树突状细胞和单核细胞，在肿瘤特异性T细胞上高度表达。PD-1与肿瘤细胞上的特异性配体PD-L1连接后，在肿瘤微环境中向T细胞传递抑制信号，抑制T细胞的正常活化，避免肿瘤细胞被T细胞杀伤，最终实现肿瘤的免疫逃逸。抗PD-1/PD-L1抗体能够阻断肿瘤PD-L1和T细胞PD-1的结合，防止肿瘤细胞的免疫逃逸，使得T细胞重新被激活，识别并杀伤癌细胞。

与实体肿瘤不同，淋巴瘤源于免疫系统本身，因此，PD-1通路的作用更为复杂，在不同的淋巴瘤亚型之间差别很大。一般来说，

PD-1在恶性淋巴瘤细胞上很少表达，而在各种亚型淋巴瘤的肿瘤浸润淋巴细胞上更常见，特别是滤泡性淋巴瘤和某些类型的T细胞淋巴瘤。PD-L1的过度表达在B细胞非霍奇金淋巴瘤中并不常见，但在原发性纵隔B细胞淋巴瘤中却有出现。

目前经FDA或NMPA批准的抗PD-1单抗：纳武利尤单抗、帕博利珠单抗、卡瑞利珠单抗、替雷利珠单抗、信迪利单抗、派安普利单抗、赛帕利单抗用于治疗复发或难治性经典型霍奇金淋巴瘤的成人及儿童患者。临床研究数据显示：抗PD-1单抗单药治疗经典型霍奇金淋巴瘤患者的客观缓解率达60%以上，且完全缓解率可达20%以上。FDA批准了帕博利珠单抗用于难治性或复发的原发性纵隔大B细胞淋巴瘤成人和儿童患者的治疗。现各类PD-1单抗仍在NK细胞淋巴瘤、T细胞淋巴瘤、非霍奇金淋巴瘤、滤泡性淋巴瘤、套细胞淋巴瘤、边缘区淋巴瘤等及一些实体瘤中开展临床研究。

目前上市的PD-L1阿替利珠单抗和度伐利尤单抗在滤泡性淋巴瘤、弥漫大B淋巴瘤和霍奇金淋巴瘤等血液肿瘤患者中体现了较好的安全耐受性，但患者对抗PD-L1单抗的响应有限，也无血液肿瘤相关适应证获批。但目前阿替利珠单抗仍在进行与其他药物联合应用治疗淋巴瘤的Ⅰ及Ⅱ期临床试验。

目前上市的CTLA-4抑制剂伊匹木单抗和Tremelimumab与其他疗法联合治疗滤泡性淋巴瘤、弥漫大B淋巴瘤的早期临床试验均没能显示出较好的疗效。目前伊匹木单抗尚有与其他PD-1单抗连用治疗B细胞淋巴瘤、霍奇金淋巴瘤、多发性骨髓瘤等临床试验正在进行中，而Tremelimumab暂无血液肿瘤相关的临床试验。

获批及在研免疫治疗药物信息如表3-28所示。

表3-28　获批及在研免疫治疗药物信息

| 药名 | 公司 | 靶点 | 获批适应证 | 临床试验适应证 |
| --- | --- | --- | --- | --- |
| 纳武利尤单抗<br>（Nivolumab） | 施贵宝 | PD-1 | NSCLC、头颈部鳞状细胞癌、胃癌、胃食管连接部癌或食管腺癌、恶性胸膜间皮瘤 | HL、PCNSL、PTCL、NHL、MM、B细胞淋巴瘤等 |

续表

| 药名 | 公司 | 靶点 | 获批适应证 | 临床试验适应证 |
|------|------|------|-----------|---------------|
| 帕博利珠单抗<br>（Pembrolizumab） | MSD | PD-1 | 黑色素瘤、<br>NSCLC、食管癌、<br>头颈部鳞状细胞<br>癌、结直肠癌、<br>cHL*、PMBCL* | MM、DLBCL、<br>B-NHL、AML、<br>MDS 等 |
| 卡瑞利珠单抗<br>（Camrelizumab） | 恒瑞 | PD-1 | cHL、肝细胞癌、<br>NSCLC、食管鳞<br>癌、鼻咽癌 | PCNSL、DLBCL、<br>FL、高级别 B 细<br>胞淋巴瘤等 |
| 替雷利珠单抗<br>（Tislelizumab） | 百济 | PD-1 | cHL、尿路上皮癌、<br>NSCLC、肝细胞<br>癌、（肿瘤微卫星<br>不稳定性）MSI-H<br>实体瘤、食管鳞状<br>细胞癌、鼻咽癌 | DLBCL、FL、高级<br>别B细胞淋巴瘤、<br>PMBCL、ENKTL<br>等 |
| 信迪利单抗<br>（Sintilimab） | 信达 | PD-1 | cHL、NSCLC、肝<br>细胞癌 | DLBCL、AITL、<br>ENKTL、CTCL 等 |
| 派安普利单抗<br>（Penpulimab） | 正大天晴 | PD-1 | cHL | 淋巴瘤、DLBCL 等 |
| 赛帕利单抗<br>（Zimberelimab） | 誉衡 | PD-1 | cHL | 实体瘤为主 |
| Geptanolimab | 浙江冠科 | PD-1 | / | cHL、B-NHL、<br>PTCL 等 |
| 阿替利珠单抗<br>（Atezolizumab） | 罗氏 | PD-L1 | SCLC、肝细胞癌、<br>NSCLC | FL、DLBCL、<br>NHL、CLL、<br>T 细胞淋巴瘤、<br>AML、MM、<br>MDS 等 |
| 度伐利尤单抗<br>（Durvalumab） | 阿斯利康 | PD-L1 | NSCLC | PCNSL、CTCL、<br>DLBCL、MCL、<br>FL、CLL/SLL、<br>MDS 等 |
| 伊匹木单抗<br>（Ipilimumab） | 施贵宝 | CTLA-4 | 恶性胸膜间皮瘤 | MM、MDS、<br>AML、CML、<br>HL、DLBCL 等 |

续表

| 药名 | 公司 | 靶点 | 获批适应证 | 临床试验适应证 |
|------|------|------|-----------|----------------|
| Varlilumab | Celldex Therapeutics | CD27 | / | HL、MCL、CLL、B 细胞肿瘤等 |
| Magrolimab | Forty Seven/吉利德 | CD47 | / | HL、FL、MZL、MCL、DLBCL、MDS、AML |

注：* 美国 FDA 获批适应证，由于免疫治疗药物的适应证较多，因此主要补充与血液肿瘤相关的 FDA 审批的适应证。

**药物使用注意事项（具体用法参见附录5）：**

免疫相关不良反应

1. 免疫治疗相关不良反应可累及全身所有器官和组织，包括皮肤、结肠、内分泌器官、肝脏和肺毒性等，并可同时影响一个以上的身体系统。免疫介导的不良反应可在任何时候发生，免疫治疗相关不良反应的发生与不同 PD-1/PD-L1 单抗、不同癌种和不同用药方案有关，总体发生中位时间为 1～6 个月，胃肠道及皮肤反应相对发生最早，在用药后 3～4 周可出现，严重不良反应发生时间多为用药后 12～15 周。

2. 在开始免疫治疗之前，医师必须评估患者发生毒性的易感性，对患者一般状态进行评估。

（1）一般情况：体格检查、全面询问病史（包括自身免疫病、内分泌疾病、感染性疾病等）、吸烟史、家族史、既往接受抗肿瘤治疗的情况和基线用药情况、排便习惯等

（2）一般血液学检查：血常规、生化、尿常规、感染性疾病筛查等；

（3）各系统检查：甲状腺、胰腺、肾上腺、垂体、肺、心血管、皮肤、黏膜、骨骼肌等。

3. 毒性分级管理原则：

（1）G1 级不需要住院，不需要暂停免疫治疗，不需要使用糖皮质激素和其他免疫抑制剂。

（2）G2 级需暂停免疫治疗，使用局部糖皮质激素或全身使用糖

皮质激素，口服泼尼松0.5-1mg/kg/d，不需要使用其他免疫抑制剂，不需要住院。

（3）G3级需住院治疗，全身使用糖皮质激素，口服泼尼松或静脉使用1-2mg/kg/d甲基泼尼松龙，对糖皮质激素治疗3-5d后症状未能缓解的患者，可考虑在专科医师指导下使用其他免疫抑制剂。需要基于患者的风险/获益比讨论是否恢复免疫治疗。

（4）G4级需住院治疗，全身使用糖皮质激素，每天静脉输注甲基泼尼松龙1～2mg/kg，连用3d，若症状缓解逐渐减量至每天1mg/kg，后逐步减量，6周左右减量至停药。对糖皮质激素治疗3～5d后症状未能缓解的患者，可考虑在专科医师指导下使用其他免疫抑制剂。需永久停药。

4. 长期使用糖皮质激素可能会增加机会性感染的风险。建议对长期使用糖皮质激素（泼尼松＞20mg/d，持续4周以上）的患者，针对性给予预防卡氏肺孢子菌肺炎的措施。对更长时间使用糖皮质激素（泼尼松＞20mg/d，持续6-8周以上）的患者，还需要考虑使用抗真菌药物来预防真菌性肺炎（如氟康唑）。

5. 长期使用糖皮质激素的患者，还需要考虑激素相关性溃疡和骨质疏松症等风险，必要时进行监测或给予相关药物（如抑酸药、维生素D、钙片等）进行预防。

## 三、抗体药物偶联物

抗体药物偶联物（antibody-drug conjugate，ADC）是一类通过特定的连接头将靶标特异性的单克隆抗体与高杀伤性的细胞毒性药物偶联起来的靶向生物药剂，以单克隆抗体为载体将小分子细胞毒性药物以靶向方式高效地运输至目标肿瘤细胞中。ADC药物结合了单克隆抗体的靶向性和选择性强的特点，同时能够发挥高抗肿瘤活性细胞毒药物的作用，既保留小分子细胞毒性药物的杀伤性，同时提高选择性，提高抗肿瘤药物治疗的风险获益比。

ADC药物通常包括3个部分：高特异性的亲和力抗体、高稳定性的连接头和高效的小分子细胞毒药物。根据不同靶点，目前上市的ADC类药物主要涉及包括B细胞、T细胞及其他免疫细胞的多种靶点，如CD19、CD22、CD74、CD79b、CD30、CD25、BCMA及ROR1等。

ADC类药物进入体内后，通过单克隆抗体与特异性靶蛋白结合，之后内化进入细胞，通过酶解或水解等方式释放出小分子细胞毒药物，能够同时发挥ADCC、ADCP等效应及细胞毒杀伤作用。

获批及在研ADC类药物信息参见表3-29。

**表3-29　获批及在研ADC类药物信息**

| 药名 | 公司 | 靶点 | 耦联毒素 | 获批适应证 | 临床试验适应证 |
|---|---|---|---|---|---|
| Loncastuximab tesirine | ADC Therapeutics | CD19 | 吡咯并苯二氮杂䓬（PBD）二聚体细胞毒素 | DLBCL[*] | MZL、NHL、MCL、FL、WM、CLL 等 |
| Inotuzumab ozogamicin | Wyeth Pharms | CD22 | 卡奇霉素 | B 细胞前体急性淋巴细胞白血病（ALL）[*] | NHL、B 细胞淋巴瘤、DLBCL 等 |
| TRPH-222 | Catalent | CD22 | 甲酰甘氨酸（FG） | / | B 细胞淋巴瘤 |
| Camidanlumab tesirine | 和记黄埔 | CD25 | PBD | / | HL、NHL、AML、MDS/MPN 等 |
| 维布妥昔单抗 Brentuximab vedotin | Seattle genetics | CD30 | 单甲基澳瑞他汀 E（MMAE） | HL、ALCL | PCNSL、CLL、B 细胞肿瘤等 |
| Naratuximab emtansine | ImmunoGen | CD37 | 细胞毒素 DM1 | / | NHL、CLL 等 |
| STRO-001 | | CD74 | 二苯并环辛（DBCO）美登素 | / | B 细胞淋巴瘤、NHL、MM 等 |

续表

| 药名 | 公司 | 靶点 | 耦联毒素 | 获批适应证 | 临床试验适应证 |
| --- | --- | --- | --- | --- | --- |
| Polatuzumab vedotin | Genentech | CD79b | MMAE | DLBCL* | B 细胞淋巴瘤、NHL、DLBCL、FL、Burkitt、NHL、ALCL、CLI 等 |
| Belantamab mafodotin | GSK | BCMA | 单甲基澳瑞他汀 F（MMAF） | MM* | 淀粉样变、浆母细胞淋巴瘤、ALCL 等 |
| Zilovertamab | Oncternal Therapeutics | ROR1 | MMAE | / | DLBCL、CLL、MCL、FL、CLL 等 |

注：* 美国 FDA 获批适应证。

**药物使用注意事项（具体用法参见附录5）：**

1. ADC类药物在临床应用中需同时关注大分子单抗类药物相关的输液反应、过敏反应，以及小分子细胞毒药物相关的骨髓抑制和肝肾功能损伤等风险。接受该类药物治疗的患者可发生骨髓抑制，具有导致肿瘤溶解综合征的风险。

（1）维布妥昔单抗最常见的不良反应（≥20%）是周围神经病变、疲劳、恶心、腹泻、中性粒细胞减少、上呼吸道感染、发热、便秘、呕吐、脱发、体重减轻、腹痛、贫血、口腔炎、淋巴细胞减少和黏膜炎；出现新的或恶化的周围神经病变的患者可能需要延迟、调整剂量或终止治疗；可能导致非感染性肺毒性、Stevens-Johnson综合征（SJS）和中毒性表皮坏死松解症（TEN）、急性胰腺炎等致命和严重事件。

（2）Polatuzumab vedotin常见不良反应（≥20%）包括中性粒细胞减少、血小板减少、贫血、周围神经病变、疲劳、腹泻、发热、食欲下降和肺炎；可出现进行性多灶性白质脑病（PML）、严重肝毒性。

（3）Inotuzumab ozogamicin最常见（≥20%）的不良反应是血小板减少、中性粒细胞减少、感染、贫血、白细胞减少、疲劳、出血、发热、恶心、头痛、发热性中性粒细胞减少、转氨酶升高、腹痛、γ-

谷氨酰转移酶升高和高胆红素血症。该药可引起严重的、危及生命的肝毒性，应密切监测。

（4）Loncastuximab tesirine最常见的不良反应（≥20%）为血小板减少、γ-谷氨酰转移酶升高、中性粒细胞减少、贫血、高血糖、转氨酶升高、疲劳、低白蛋白血症、皮疹、水肿、恶心和肌肉骨骼疼痛；可有积液和水肿、感染、光敏性皮炎。

（5）Belantamab mafodotin最常见的不良反应（≥20%）是角膜病变、视力下降、恶心、视力模糊、发热、输液相关反应和疲劳；此外，该药可致血小板减少症，在基线和治疗期间应监测血细胞计数，根据严重程度调整剂量。

2. 由于肺毒性，维布妥昔单抗不可与博来霉素合并使用；当患者使用Inotuzumab ozogamicin时，应避免合并使用可延长QT/QTc间期的药物。

3. 使用该类药物可发生输液相关反应。维布妥昔单抗不能静脉推注或快速滴注给药。

4. 严重肾功能受损［肌酐清除率（creatinine clearance，CrCL）＜30mL/min］、中度（Child-Pugh B）或严重（Child-Pugh C）肝受损患者应避免使用维布妥昔单抗。

5. 与强效CYP3A4和P-gp抑制剂（酮康唑）同时使用，会使MMAE暴露量增加73%，可能会提高中性粒细胞减少症的发生率。与强效CYP3A4诱导剂（利福平）同时使用，可降低MMAE可测的代谢物浓度。

## 四、双特异性抗体

双特异性抗体（bispecific antibody，BsAb）是指一个抗体分子可以与两个不同抗原或同一抗原的两个不同抗原表位相结合，因此可以发挥特殊的功能，例如将免疫细胞特异性与肿瘤细胞连接，增强其杀伤作用；同时结合肿瘤细胞上的两种抗原阻断双重信号通路，降低肿瘤耐药性等。

　　贝林妥欧单抗（Blinatumomab，旧称博纳吐单抗）是全球首个且唯一获批的靶向CD19和CD3的细胞衔接分子（BiTE），它的一端与B细胞表面表达的CD19结合，另一端与T细胞表面表达的CD3结合，也是中国首款获批的双特异性免疫药物。

　　靶向CD3×CD20的Mosunetuzumab也于今年6月在欧盟获批用于R/R FL。Mosunetuzumab是一种靶向表达CD20 B细胞的抗CD20/CD3 T细胞衔接双特异性抗体，是一种条件性激动药，只有在同时与B细胞上的CD20和T细胞上的CD3结合时才能观察到靶向B细胞杀伤作用。Mosunetuzumab双臂衔接导致目标B细胞和细胞毒性T细胞之间形成免疫突触，从而导致T细胞激活。T细胞激活后通过免疫突触靶向释放穿孔蛋白和颗粒酶，诱导B细胞裂解导致细胞死亡。

　　B细胞成熟抗原（BCMA）是一种肿瘤坏死因子受体，在MM细胞上特异性表达，是治疗MM的理想靶标。多项临床试验研究了靶向BCMA的BsAbs。获批及在研BsABs信息参见表3-30。

表3-30　获批及在研BsABs信息

| 药名 | 公司 | 靶点 | 获批适应证 | 临床试验适应证 |
|---|---|---|---|---|
| 贝林妥欧单抗（Blinatumomab） | Amgen | CD3×CD19 | B细胞前体急性淋巴细胞白血病（ALL） | Richter综合征、B-NHL、MPAL、DLBCL、CML、MDS等 |
| Mosunetuzumab | GENENTECH/罗氏 | CD3×CD20 | FL** | NHL、B细胞淋巴瘤、DLBCL、MZL、CLL等 |
| Glofitamab | 罗氏 | CD3×CD20 | / | DLBCL、B-NHL等 |
| Epcoritamab | Genmab A/S | CD3×CD20 | / | DLBCL、FL、CLL、Richter综合征、PMBCL、MZL等 |
| Odronextamab | Regeneron/再鼎 | CD3×CD20 | / | B-NHL、CLL、FL、DLBCL等 |

| 药名 | 公司 | 靶点 | 获批适应证 | 临床试验适应证 |
|---|---|---|---|---|
| Elranatamab | 辉瑞 | CD3×BCMA | / | MM |
| Teclistamab | 杨森 | CD3×BCMA | / | MM |
| Talquetamab | 杨森 | CD3×GPRC5D | / | MM 等 |
| Flotetuzumab | MacroGenics | CD3×CD123 | / | AML、B-ALL、CML 等 |
| Tebotelimab | MacroGenics/再鼎 | LAG3×PD-1 | / | 血液恶性肿瘤（1 期） |
| AFM13 | Affimed GmBH | CD30×CD16 | / | CTCL、PTCL、HL、ALCL 等 |

注：\*\* 欧盟获批适应证。

**药物使用注意事项（具体用法参见附录5）：**

**贝林妥欧单抗（Blinatumomab）**

（1）1个包装盒内含有1瓶冻干粉和1瓶静脉输注溶液稳定剂，不应使用静脉输注溶液稳定剂来复溶冻干粉。静脉输注溶液稳定剂可防止贝林妥欧单抗附着至静脉输液袋和输液管道上。贝林妥欧单抗治疗中已有配制和给药错误事件发生。应当严格遵守药物配制（包括混合）和给药说明，以尽量避免用药错误（包括剂量不足和药物过量）。

（2）贝林妥欧单抗组中最常见的不良反应（≥20%）包括感染、发热、头痛、输注相关反应、贫血、发热性中性粒细胞减少症、血小板减少症和中性粒细胞减少症。

（3）在接受贝林妥欧单抗治疗的患者中已有危及生命或导致死亡的细胞因子释放综合征（CRS）报告。如果发生严重CRS，需暂停治疗直至CRS消退。如果发生危及生命的CRS，应永久终止治疗。针对发生严重或危及生命的CRS，应给予皮质类固醇治疗。

（4）在接受贝林妥欧单抗治疗的患者中已观察到危及生命或导致死亡的肿瘤溶解综合征（TLS）。

（5）贝林妥欧单抗开始治疗时导致的细胞因子短暂释放可能会抑制CYP450酶。在合并使用CYP450底物（尤其是窄治疗指数

CYP450底物）的患者中，第1周期前9日和第2周期前2日发生药物-药物相互作用的风险最高。应当监测这些患者中的毒性（例如华法林）或药物浓度（例如环孢霉素）。如有需要，应调整合并用药的剂量。

**Mosunetuzumab**

Mosunetuzumab最常见的不良反应（≥20%）是细胞因子释放综合征、中性粒细胞减少、发热、低磷血症和头痛。观察到的最常见的严重不良反应（≥2%）包括细胞因子释放综合征（CRS）（21%患者因CRS住院）、发热和肺炎。

4%患者出现肿瘤进展（包括胸腔积液和肿瘤浸润），0.9%患者出现TLS，与CRS同时发生。

## 五、其他

### （一）KIR2DL1/2L3

KIRs（杀伤细胞免疫球蛋白样受体）是免疫球蛋白超家族的成员，是识别经典人类白细胞抗原A、B和C（HLA-Ia类）的I型跨膜分子。NK细胞表面KIR类的抑制性受体（KIR2DL1，KIR2DL2和KIR2DL3）可与MHC I类分子结合，抑制NK细胞活化。MHC-I特异性受体的抑制信号对于造血细胞避免NK细胞的破坏至关重要。

IPH2101和lirilumab是针对KIR2DL1/2/3 NK细胞抑制受体的IgG4单克隆抗体，目前正在2期临床评估和开发中。

### （二）IFN-γ

IFN-γ是诱导细胞凋亡的关键细胞因子。依马利尤单抗（Emapalumab，旧称依帕伐单抗）即NI-0501，是一种高亲和力，非竞争性的全人源IFN-γ单克隆抗体，能够与IFNγ结合并且中和它的作用。全球第一个关于NI-0501治疗原发性HLH有效性和安全性的临床研究结果显示，在27名复发/难治或不能耐受常规HLH治疗的儿童原发性HLH，63%的患者对依马利尤单抗产生应答，70%的患者能够过渡到allo-HSCT。2018年末，美国食品药物管理局（Food and Drug Administration，FDA）已批准了依帕伐单抗用于常规治疗效果欠佳的儿童（新生儿及以上）和成人复发/难治的原发性HLH。2022年3月在我国获批，用于难治性、复发性或进展性疾病或对常规HLH疗法不耐受的原发性噬血细胞性淋巴组织细胞增多症（HLH）成人和儿童患者的治疗。

常见不良反应（≥20%）包括感染、高血压、输液相关反应以及发热等。

（三）IL-6

目前针对血液肿瘤已上市的细胞因子调节药物为抗IL-6单克隆抗体司妥昔单抗，而抗IL-6受体（IL-6R）单克隆抗体托珠单抗尚未在国内批准相关适应证。IL-6是一种可由多种细胞（包括间皮细胞、单核细胞、巨噬细胞、淋巴细胞、成纤维细胞、内皮细胞、肾小球膜细胞和各种肿瘤细胞等）产生的多效性细胞因子，在Castleman病的病理生理学中发挥核心作用。Castleman病患者的血清IL-6水平较高，过量的IL-6导致B淋巴细胞过度生长、淋巴结血管分布和炎症反应增加，也可导致自身免疫现象。

司妥昔单抗（Siltuximab）可阻断人IL-6与IL-6受体相结合，对IL-6产生抑制作用，继而抑制细胞生长。于2021年12月被NMPA批准上市，是一种人-鼠嵌合单克隆抗体，用于人体免疫缺陷病毒（human immunodeficiency virus，HIV）阴性和人疱疹病毒8型（human herpes virus-8，HHV-8）阴性的多中心Castleman病（multicentric Castleman's disease，MCD）成人患者。

托珠单抗（Tocilizumab）是免疫球蛋白IgG1亚型的重组人源化抗IL-6受体单克隆抗体。托珠单抗结合可溶性及膜结合的IL-6受体（sIL-6R和mIL-6R），并抑制sIL-6R和mIL-6R介导的信号传导。IL-6是一个多功能促炎性细胞因子，由T细胞、B细胞、淋巴细胞、单核细胞及成纤维细胞等多种类型的细胞产生，IL-6参与多种生理过程，如激活T细胞、诱导分泌免疫球蛋白、启动肝脏急性期蛋白合成，以及刺激造血前体细胞的增殖及分化。IL-6也由滑膜及内皮细胞产生，导致受风湿性关节炎等炎症反应影响的关节局部产生IL-6。国内获批适应证包括类风湿性关节炎、全身型幼年特发性关节炎和CRS。

**药物使用注意事项（具体用法参见附录5）：**

**司妥昔单抗（Siltuximab）**

最常见不良反应：瘙痒、体重增加、皮疹、高尿酸血症和上呼吸道感染。严重感染患者，在感染控制前不可使用。

司妥昔单抗可能掩盖急性炎症的症状和体征，包括抑制发热和抑制急性期反应物如C-反应性蛋白（CRP）。

接受司妥昔单抗治疗的患者避免接种活疫苗，因为IL-6抑制作用可能干扰对新抗原的免疫反应。

**托珠单抗（Tocilizumab）**

最常见不良反应（≥5%）：上呼吸道感染、鼻咽炎、头痛、高血压、ALT升高、注射部位反应。用药过程中注意监测肝功能及感染风险及症状。

感染活动期患者禁用。

## 六、放射免疫治疗药物

放射免疫治疗是分子靶向治疗的一种。它通过抗体特异性识别肿瘤细胞表面的特异抗原或肿瘤相关抗原，借助与抗体结合的放射性核素发射射线杀伤肿瘤靶细胞。放射免疫治疗剂由单克隆抗体（mAb）和放射性核素两部分组成，单克隆抗体作为一种特殊性载体与放射性核素相结合。前者以生物导弹的方式通过识别肿瘤细胞的相应抗原自动导向肿瘤组织，则载体本身和放射性核素可以同时定位在肿瘤组织，利用浓聚在肿瘤组织内的放射性核素发射的α粒子或β粒子所产生的放射性生物学效应，破坏干扰肿瘤靶细胞的结构与功能，达到杀死肿瘤细胞的目的。放射免疫治疗主要是依赖射线的杀伤作用消灭肿瘤细胞，与体内和肿瘤细胞表面相应抗原直接接触就能发挥治疗作用，其治疗效果与单纯免疫治疗相比明显提高，而且对于肿瘤体积大、内部血供较差的肿瘤组织依然有效。

1. $^{90}$Y-Ibritumomab　Ibritumomab tiuxetan特异性结合CD20抗原。ibritumomab tiuxetan对CD20抗原的表观亲和力（KD）范围在大约14至18nM之间。CD20抗原在前B和成熟B淋巴细胞以及＞90%的B细胞非霍奇金淋巴瘤（NHL）上表达。CD20抗原不会从细胞表面脱落，也不会在抗体结合后内化。$^{90}$Y的β射线通过在靶细胞和邻近细胞中形成自由基来诱导细胞损伤。2002年FDA批准$^{90}$Y-Ibritumomab上市，用于：（1）复发性或难治性、低级别或滤泡性NHL；（2）未经治疗的滤泡性NHL。

**药物使用注意事项（具体用法参见附录5）：**

$^{90}$Y-Ibritumomab

临床试验中常见的不良反应（＞10%）有：血细胞减少、乏力、鼻咽炎、恶心、腹痛、乏力、咳嗽、腹泻和发热。

注意监测因血小板减少症而频繁接受干扰血小板功能或凝血药物治疗的患者。

单独使用利妥昔单抗或作为Ibritumomab治疗方案的组成部分，可引起严重的，包括致命的输液反应。对于严重的输液反应，立即停止利妥昔单抗和$^{90}$Y-Ibritumomab给药。仅在可以立即获得复苏措施的设施中使用利妥昔单抗/Ibritumomab。

Ibritumomab治疗方案最常见的严重不良反应是起效延迟、持续时间延长的血细胞减少，部分并发出血和严重感染。

在使用$^{90}$Y-Ibritumomab治疗方案后，应监测患者的血细胞减少及其并发症（如发热性中性粒细胞减少、出血）长达3个月。

（刘　维　胡　凯）

# 第四章

# 淋巴瘤 CAR-T 细胞免疫治疗

嵌合抗原受体（chimeric antigen receptor，CAR）T 细胞疗法，是近年来发展非常迅猛的一种治疗癌症的新型细胞免疫治疗技术。通过基因修饰技术将编码特异性抗原识别结构域及 T 细胞激活信号的基因转入 T 细胞并表达，从而使 T 细胞直接与肿瘤细胞表面的特异性抗原结合而被激活、增殖，从而发挥靶向杀伤肿瘤细胞的作用。CAR-T 细胞在肿瘤免疫治疗方面拥有很多优势，它可以利用非 MHC 限制性且特异性识别和杀伤表达特定抗原的癌细胞。此外，CAR-T 细胞还可以分泌多种细胞因子实现其在体内的持续增殖，对肿瘤细胞有持续识别杀伤作用。

CAR-T 细胞治疗在 B 细胞恶性血液肿瘤中取得良好的疗效。在急性髓系白血病、T 淋巴细胞白血病、T 细胞淋巴瘤、实体瘤中也取得了显著进展。在其他非恶性疾病中的作用也在临床研究探索中。

## 第一节　CAR-T 细胞治疗的基本原理及分类

### 一、CAR-T 细胞治疗的基本原理

T 细胞的活化主要通过双信号通路完成：第一信号是抗原特异性信号，由 T 细胞表面受体（TCR）与抗原肽-主要组织相容性复合物（MHC）的特异性结合构成；第二信号是抗原非特异性信号，它由 T 细胞与抗原递呈细胞（APC）表面的共刺激分子（CM）相互作用来介导。这两种信号的共同参与最终使 T 细胞活化为细胞毒性 T 淋巴细胞（CTL）。当 CTL 与患者体内含有相同抗原肽-MHC 分子复合物的肿瘤细胞相遇后，二者特异性结合，刺激 CTL 产生释放裂解肿瘤细胞的穿孔素、颗粒酶，直接杀死肿瘤细胞；或者释放细胞因

子，改变肿瘤细胞生存环境，抑制肿瘤细胞的生长，也可通过CTL表面表达的FasL与肿瘤细胞表面的Fas结合，诱导肿瘤细胞凋亡。然而，肿瘤患者体内的T细胞在肿瘤微环境的影响下，T细胞活化受阻，或者T细胞不能识别肿瘤细胞的抗原肽，导致T细胞杀伤作用不足。CAR-T细胞疗法治疗的原理是通过基因工程技术将识别肿瘤相关抗原（tumor associated antigen，TAA）的抗体可变区基因序列与胞内信号区序列在体外进行重组（形成CAR），再通过病毒转染或其他基因工程方式将编码CAR基因在体外转进已分离出的患者或供者T淋巴细胞中，使T细胞表面表达能识别肿瘤抗原的受体蛋白，经体外培养扩增后表达特异性嵌合抗原受体的T细胞称为CAR-T细胞。回输到患者体内后，CAR能特异性地识别靶向肿瘤细胞的抗原，活化后的T细胞可以杀伤肿瘤细胞，从而达到治疗肿瘤的目的。

## 二、分类

### （一）细胞膜外单链抗体（single-chain fragment variable，scFv）

它是特异性识别肿瘤细胞表面抗原的关键，根据CAR的胞外抗原结合结构域，分为鼠源及人源抗体。构建scFv主要有杂交瘤和噬菌体展示两种技术，对应抗体种类为100%鼠源抗体到100%人源抗体。

鼠源单抗是第一代单抗，具有较强的免疫原性，易引发HAMA反应，加速抗体被清除，缩短半衰期进而影响疗效，甚至引发严重免疫疾病。

人源化抗体是以鼠源抗体为框架，增添来自人类基因序列部分的抗体。人源化抗体有效减弱了人抗鼠抗体反应，降低免疫原性的同时也降低了毒副作用，而且不易被免疫系统自识别，极大地延长了体内留存时间，然而人源化抗体较鼠源性抗体在体外的亲和力减弱。根据人源比例和部位不同可进一步细分为：人鼠嵌合单抗、人源化单抗、全人源化单抗。

（二）根据CAR的胞内结构共刺激结构域

目前主要CAR的设计研究有四代。

（1）第一代

设计的信号域是单一的信号分子，缺乏共刺激-第二信号的支持，T细胞激活后很快由于信号限制而丧失作用。

（2）第二代

在前一代的基础上引入了一个共刺激分子（如CD28，4-1BB，OX40等），用来激活第二信号，明显地改善了第一代CAR对T细胞激活不充分的缺点。共刺激分子会诱导出一个生命周期短的、有较高的细胞杀伤活性和大量IL-2分泌的T细胞类型。

CD28作为共刺激分子时，可以快速扩增，但可能快速耗竭，T细胞杀伤作用强但持续时间短，大量的T细胞扩增迅速增加了治疗风险；而4-1BB作为共刺激分子时，虽然其细胞因子分泌水平略低，但在体内的扩增和持续性更强。目前临床普遍使用第二代CAR-T细胞，已上市的Kymriah和Yescarta都是第二代CAR-T，共刺激分子分别是4-1BB和CD28。

（3）第三代

在第二代的基础上引入多个共刺激分子（如CD28、4-1BB、CD137、OX40等），对增加T细胞的抗肿瘤活性、延长T细胞的增殖能力、生存周期及促进细胞因子的分泌等方面均有显著的提升。但三代CAR会造成T细胞刺激阈值降低，可能引起活化信号的泄露，从而诱发细胞因子释放过量，是否比二代CAR效果好还需要进一步研究。

（4）第四代

在第三代的基础上将额外的分子元件插入到CAR中以表达功能性转基因蛋白，例如引入细胞因子受体结构域或细胞因子（IL-12、IL-2等）基因以及共刺激配体，可在激活时分泌相应的细胞因子，可以提高杀伤能力，或者是调控开关、自杀基因，以提高CAR-T疗法的安全性和可控性。

继第四代 CAR-T 后，正在研制开发可多靶点识别的 CAR-T 细胞（T 细胞中同时表达识别不同的 CAR 分子），新的功能分子联合表达的 CAR-T 细胞（armed CAR-T），如同时过表达 IL-17 与 CCL19，同时促进 CAR-T 细胞的扩增能力及组织浸润水平，PD-1 整合的新型 CAR-T 细胞，以及安全开关控制的 CAR-T 细胞（可控制其活化，避免强烈的免疫反应），其安全性和有效性也在临床试验评估中。

（三）根据淋巴细胞的来源，分为自体 CAR-T 及通用型 CAR-T

目前大部分 CAR-T 技术应用采集自患者体内的淋巴细胞行 CAR-T 细胞制备。

通用型 CAR-T，是指从健康志愿者获取 T 细胞并进行基因编辑敲除相关基因、转入 CAR 基因后制成的 CAR-T 细胞，不需要从患者体内获取 T 细胞进行定制，既降低异体移植时的免疫排斥反应，也避免了异体 T 细胞对宿主器官的免疫攻击（graft-versus-host disease，GvHD）。可以进行异体 T 细胞的提前制备，随时提供给患者。

在实际应用中，仍存在一些关键性问题，例如微量 TCR 阳性的 CAR-T 细胞引起的 GVHD 反应、基因编辑过程存在的脱靶效应，异源性 CAR-T 被宿主免疫识别排斥而导致的扩增困难等。

## 第二节　CAR-T 细胞治疗适应证及靶点选择

### 一、肿瘤性疾病

（一）血液系统恶性肿瘤

（1）复发/难治的急性 B 系淋巴细胞白血病，两种或两种以上方法治疗失败的大 B 细胞非霍奇金淋巴瘤。FDA 批准 CAR-T 产品上市：Kymriah（Tisagenlecleucel，CTL019），被批准其用于治疗 3～25 岁的儿童和年轻成人急性淋巴细胞白血病（ALL）；Yescarta（Axicabtagene Ciloleucel，KTE-C19），Breyanzi Juno Therapeutics Inc.

（Lisocabtagene maraleucel），用于治疗成人复发或难治性大 B 细胞淋巴瘤。均针对 CD19 靶点。除了 CD19 以外，CD20、CD22、CD79b、CD30、κ 轻链、CD19/CD20 双靶点、CD19/CD22 双靶点等均有研究。

（2）复发/难治的 T 细胞恶性肿瘤：CD4、CD5、CD7、CD30、CCR4、TRBC1 等。

（3）复发/难治的急性髓系白血病：临床前及临床研究主要的靶点有：CD123、CD33、CD7、CD70、CLL1、NKG2D、FLT3、Lewis Y 等。

（4）复发/难治的多发性骨髓瘤：2021 年 FDA 批准首个以 BCMA 为靶点的 CAR-T 细胞用于治疗复发/难治多发性骨髓瘤。其他可选择的靶点有：CD19、CS1、κ 轻链、CD38、CD138、CD70、NKG2D、GPRC5D 等。

（二）实体瘤

实体瘤中 CAR-T 的应用受到更多因素的限制，均处于研究阶段。其中神经母细胞瘤、非神经母细胞瘤、肉瘤、间皮瘤、胰腺癌等肿瘤中取得了一定的疗效。靶向 IL-13Rα2、GD2、HER2 及 EGFRvⅢ治疗胶质母细胞瘤，靶向间皮素（mesothelin）治疗胰腺癌，靶向 HER2 治疗 HER2 阳性肿瘤，靶向 CLDN 18.2 治疗胃癌，靶向 GPC3 治疗肝癌等。

## 二、自身免疫系统疾病

CAR-T 治疗可靶向自身反应的 B 细胞，已在系统性红斑狼疮、寻常型天疱疮、多发性硬化症等小鼠模型中发挥了良好的作用。有望将 CAR-T 技术应用到自身免疫系统疾病的防治中去。

## 三、感染性疾病

针对 HIV、HBV、HCV、EBV、CMV 的 CAR-T 治疗均处于临床前研究阶段。

## 四、移植免疫耐受

CAR-T在移植免疫耐受中的应用有助于降低移植排斥反应的发生率。靶向CD83的CAR-T可以清除CD83$^+$CD4$^+$Th1/Th2细胞，以及CD83＋的促炎树突状细胞，提高Treg细胞的比例，发挥GVHD的预防和治疗作用；A2-CAR-Treg细胞能够预防HLA-A2$^+$T细胞引起的GVHD。

# 第三节　CAR-T细胞治疗过程

## 一、CAR-T治疗流程

主要分为以下六个步骤。

（一）评估患者

评估患者是否符合CAR-T治疗的适应证。

（二）分离T淋巴细胞

通过外周血血细胞分离机从肿瘤患者血液中分离出单个核细胞，磁珠分选T淋巴细胞后加入培养基扩增培养（富集与活化）。

（三）T细胞的基因修饰

用病毒载体或非病毒载体的基因转导方式，将编码CAR的基因片段永久整合入T细胞的基因组中，即把T细胞改造成CAR-T细胞。

（四）CAR-T细胞的培养扩增

在体外培养以大量扩增CAR-T细胞。培养基中需要加入细胞因子及血浆，常用的细胞因子为IL-12，其他细胞因子还包括IL-7、IL-15、IL-21等。

（五）CAR-T细胞回输

**1. CAR-T细胞输注前**

（1）应进行感染的筛查管理（见"五、CAR-T细胞制备后的质量控制检测"）。

（2）CAR-T回输前清淋预处理化疗。

**2. CAR-T细胞输注期间**　预处理化疗结束后1～2d输注CAR-T细胞，最长不宜超过7d。CAR-T细胞输注的剂量与疗效和毒副作用相关，不同的CAR-T细胞产品输注剂量差异很大。具体剂量要依据各产品的推荐剂量。淋巴瘤的治疗，CD19 CAR-T细胞的推荐剂量为（1～5）×$10^6$/kg，Axi-cel的推荐剂量为（2～5）×$10^6$/kg，Tis-cel为（1～6）×$10^8$，平均为6×$10^8$；多发性骨髓瘤的治疗，BCMA CAR-T推荐剂量为1～6×$10^6$/kg，总剂量（1.5～4.5）×$10^8$，传奇生物自主研发BCMA CAR-T西达基奥仑赛（英文商品名：Carvykti，cilta-cel）建议的输注剂量为（0.5～1）×$10^6$/kg。CAR-T细胞输注前开始进行生命体征监测，不推荐CAR-T细胞输注前给予糖皮质激素以预防过敏反应。

**3. CAR-T细胞输注后**　严密监测，尤其是细胞输入体内后一至两周内。CAR-T细胞输注后患者应住院观察，建议至少在医院密切监测7～14d。发生CRS时每天进行体格检查并监测血常规、生化指标和凝血功能、血气分析、血清C反应蛋白、铁蛋白、白介素-6等，常规监护下至少每4h评估1次生命体征。持续性监测生命体征至CRS症状消失，发生2级或以上CRS时，监护直至CRS分级降至≤1级或者根据患者的一般情况而定（其他并发症详见相关风险章节）。

（六）评估治疗效果

淋巴瘤多在回输CAR-T细胞后3个月评估对原发病的治疗效果。骨髓瘤在CAR-T细胞输注后第14、28、60、90天进行疗效评估。

## 二、淋巴细胞采集

（一）采集标准

淋巴细胞绝对值＞$0.5×10^9$/L，至少为$0.1×10^9$/L～$0.3×10^9$/L，血小板计数大于$50×10^9$/L，血红蛋白大于70～80g/L，红细胞压积＞25%。

（二）影响因素

采集前应用淋巴细胞毒性药物，如苯达莫司汀、氟达拉滨、氯法拉滨、阿霉素、克拉屈滨、喷司他丁等，导致淋巴细胞减少会使最终的CAR-T细胞质量不理想，用于输注的T淋巴细胞亚型严重影响治疗的效果；采集前尽可能避免使用免疫抑制剂（需洗脱2周或4～5个半衰期）。采集前进行放疗也可能影响淋巴细胞功能，建议洗脱期大于3个月。

（三）免疫状态评估

淋巴细胞亚群：CD4/CD8比率，干性T细胞如TSCM、TSEM等比例；淋巴细胞耗竭标记如PD-1、TIM-3、LAG-3、CD160、BTLA、CTLA-4和TIGIT。

## 三、桥接治疗

（一）目的

为了防止疾病快速进展、减少肿瘤负荷、缓解肿瘤相关症状，通常会在单采之后，CAR-T回输之前给予桥接治疗。

（二）桥接治疗方案

最佳桥接疗法将取决于疾病和患者的特定因素。桥接方案可以使用既往有效方案或没有交叉耐药的新药方案，但同时也要考虑到对CAR-T治疗的疗效和风险的影响。特别要注意桥接疗法不应引起重大并发症，例如感染、出血或任何可能干扰计划中的淋巴清除疗法和CAR-T细胞输注的器官功能障碍的事件。

## 四、清淋预处理

（一）目的

（1）清除体内异质性免疫细胞及调节T细胞；
（2）促进肿瘤抗原释放，促进T细胞迁移；
（3）减低肿瘤负荷；
（4）增加CAR-T细胞的植入和活性。

（二）淋巴瘤常用的预处理方案

（1）FC方案：氟达拉滨（Flu）25-30mg/（$m^2 \cdot d$）×3d＋环磷酰胺（Cy）250-500mg/（$m^2 \cdot d$）×3d
（2）苯达莫司汀90mg/（$m^2 \cdot d$）×2d
（3）放疗4000（cCy）＋环磷酰胺750mg/$m^2$；
（4）环磷酰胺60mg/kg（1d）±氟达拉滨25mg/（$m^2 \cdot d$）（2～4d或2～6d）
（5）注意事项：
可根据患者耐受性，淋巴细胞水平，原发病，CAR-T细胞治疗类型等临床因素进行调整。

## 五、CAR-T细胞制备后的质量控制检测

（一）细胞存活率

细胞存活率不低于70%。

（二）CAR 阳性率检测

20%～80% 的阳性转导率均显示了一定的有效性。

（三）CAR-T 表型检测

应用流式细胞仪，检测 CAR-T 产品中非目标细胞成分，非 T 细胞表型、效应细胞比率、CAR 转导/转染效率、CAR 基因拷贝数，以及 CAR-T 细胞中不同 T 细胞亚群的组成，如 CD4/CD8、记忆性 T 细胞、耗竭 T 细胞等；CD19 CAR-T 产品中 CD8 中央记忆 T 细胞和 CD4 初始 T 细胞比例高可能具有最好的肿瘤杀伤效果和增殖能力。

（四）安全性检测

无菌检测，包括内毒素、支原体、复制型病毒以及可能的毒性物质残留等。

（五）功能检测

检测体外肿瘤杀伤率、IFN-γ 表达量等。

## 六、储备和运输

CAR-T 细胞制备完成后低温储存及运输、复苏方案：将制备好的 CAR-T 细胞洗涤并浓缩后将其等分至适当剂量后加入冷冻保护剂保存，其主要成分为血浆电解质-A、右旋糖、NaCl、右旋糖酐葡萄糖、人血清白蛋白、二甲亚砜等。细胞冻存通常采用含异丙醇的冻存盒进行梯度缓慢降温或可控制冷冻速率的冷冻器。冷冻后再将细胞转移在液氮相中保存。

低温储存的 CAR-T 细胞制剂需在液氮箱中运输；未经冻存的 CAR-T 细胞制剂置于装有冰袋的医疗转运箱（箱内温度为 2～8℃）

中运输。运输人员应严格填写交接记录表，运输过程中严禁剧烈振荡及安检辐照。

## 七、CAR-T细胞回输

CAR-T细胞回输当天，需对制备的CAR-T细胞进行去磁珠、洗涤等处理，检测CAR-T细胞的活率及转导率，记录输入细胞量和回输日期。再次评估患者的回输适应证和禁忌证。

回输剂量：按相应产品要求或临床试验要求核定输注剂量。

## 八、CAR-T细胞回输后的扩增监测，免疫重建监测

（一）CAR-T细胞体内扩增的检测技术

**1. 流式细胞术** 采用流式细胞术检测外周血或骨髓中CAR-T细胞的比率来评估CAR-T细胞在体内的扩增情况。

**2. 定量PCR方法** 定量PCR是基于针对CAR基因序列的引物，扩增CAR基因编码的DNA，定量检测CAR-T细胞在体内的扩增。

**3. 细胞因子及蛋白检测** 通过酶联免疫吸附（enzyme-linked immunosorbent assay，ELISA）或化学发光检测等免疫学方法检测血清中与细胞因子的变化，如IFN-$\gamma$、IL-6、IL-8、IL-10、TNF-$\alpha$、IL-2R$\alpha$、铁蛋白等，间接反映其扩增结果。

（二）免疫重建监测

**1. 淋巴细胞亚群重建** 多以流式细胞学方法对输注后患者体内T细胞亚群，NK细胞亚群，B细胞亚群以及CAR T细胞亚群等进行动态监测。

**2. 免疫球蛋白监测** CAR-T细胞治疗后3个月内应每月监测患者血清免疫球蛋白水平。

# 第四节　CAR-T治疗相关风险及其防治

## 一、相关风险

### （一）细胞因子释放综合征

CAR-T治疗后最显著的毒性反应是细胞因子释放综合征（cytokine release syndrome，CRS），这是一种急性的炎症过程。大量CAR-T细胞导致免疫系统被激活，释放大量炎性细胞因子，从而使人体产生严重不良反应。影响CRS的因素包括疾病的类型、肿瘤负荷、淋巴细胞清除的程度，还与CAR的设计有关。使用FDA批准的两种CD19 CAR-T细胞产品后74%～94%的患者出现CRS，1%～23%的患者出现3级或以上毒性。

CRS的诊断是基于多种临床症状。首发症状是发热，典型的CRS开始表现出低级别的发热和/或肌痛，但几天内逐步增强，包括高热（可能超过40.5℃）。多数CRS具有自限性，但也可能进展到严重的级别，迅速发展为低血压和低氧血症，大量细胞因子短暂、剧烈地升高，最终会出现短暂的器官功能失调。典型的中度到重度CRS表现出渐进性的高热、心动过速、低血压、毛细血管渗漏，导致缺氧和肺水肿以及肝肾损伤；伴或不伴出血的低纤维蛋白原血症也可能发生。其他并发临床事件（中性粒细胞减少致败血症、溶瘤综合征、感染、肾上腺功能不足）的评估和治疗对于控制这些患者也很重要。CRS相关的临床症状和细胞因子水平升高一般在CAR-T输注后1～14d，也有一些少见的会延迟出现，在输注后17d后才出现。升高的细胞因子主要是IL-6，还包括IFN-γ、GM-CSF、IL-5、IL-8等。

CRS分级系统在不同国家不同医疗机构之间尚未达成一致性。常用的是ASTCT（American Society for Transplantation and Cellular Therapy）分级标准（表4-1）及Lee分级标准（表4-2）。然而，这两种分级系统不足以诠释CRS出现的时间及严重程度，是否使用抗细胞因子治疗或需要ICU的支持也非常依赖于患者、疾病、医生和医疗机构，很难量化。需要完善更多的细节。

表4-1 ASTCT分级标准

| CRS 的指标 | 1 级 | 2 级 | 3 级 | 4 级 |
|---|---|---|---|---|
| 发热[1] | ≥38℃ | ≥38℃ | ≥38℃ | ≥38℃ |
| 和 | | | | |
| 低血压 | 无 | 不需要升血压药物 | 需一种升血压药物（用或不用垂体后叶加压素） | 需多种升压药物（不包括垂体后叶加压素） |
| 和/或 | | | | |
| 缺氧[2] | 无 | 需低流量鼻插管[3]或吹氧 | 需高流量鼻导管[3]，面罩、非循环呼吸式面罩或文丘里管面罩 | 需正压通气（如CPAP，BiPAP，插管或机械通气） |

注：1. 指无其他原因的发热。对于患者因先发CRS接受退烧药或抗细胞因子疗法（如托珠单抗）或激素的治疗，发热不再需要作为后续CRS分级的标准，CRS分级可依据低血压和/或缺氧。2. CRS分级由最高级别的指标决定：例如：某患者体温39.5℃，低血压需要一种升血压药物，缺氧需要低流速鼻导管，需要分为3级CRS。3. 低流速鼻导管指氧流量小于等于6升/分钟，也包括吹氧（偶用于儿童）。高流量鼻插管指氧流量大于6升/分钟。

CPAP：持续气道正压通气；BiPAP：双水平气道正压通气。

表4-2 Lee分级标准（美国安德森癌症中心）

| CRS 的指标 | 1 级 | 2 级 | 3 级 | 4 级 |
|---|---|---|---|---|
| 发热、恶心、疲劳、头痛、肌肉酸痛或不适 | 对症可缓解，不危及生命 | 对适度干预有效 | 需积极干预 | 危及生命 |
| 低血压 | 无 | 补液或低剂量升压药物有效 | 需大剂量或多种升压药物 | |
| 低血氧 | 无 | $FiO_2 < 40\%$ | $FiO_2 \geq 40\%$ | 需呼吸机支持 |
| 器官毒性 | 无 | 2 级 | 3级或4级肝转氨酶升高 | 4级（不包括肝转氨酶） |

注：2-4级，各项指标均为"或"的关系。$FiO_2$：〔21+4×氧流量（L/min）/100〕。

基于tisagenlecleucel的治疗开发的CRS分级标准为Penn分极系统（Penn grading scale）（表4-3）。

表4-3　Penn分级系统

| CRS 的指标 | 1 级 | 2 级 | 3 级 | 4 级 |
| --- | --- | --- | --- | --- |
| 发热、恶心、 | 轻度，对症支持可缓解 | 中度（包括中性粒细胞减少的发热）需静脉补液 | 重度中度（包括 2 级 CRS 患者因中性粒细胞减少疑似感染）需静脉补液 | 危及生命 |
| 低血氧 | 无 | 无 | 需鼻导管、高流量吸氧、CPAP、BiPAP | 需呼吸机支持 |
| 低血压 | 无 | 无 | 需多种大量液体维持血压，或低剂量血管升压药物 | 大量升压药 |
| 器官毒性 | 无 | 2 级肌酐升高或 3 级转氨酶升高（与 CRS 相关，排除其他原因） | 3 级肌酐升高或 4 级转氨酶升高（与 CRS 相关，排除其他原因） | 危及生命 |
| 凝血异常 | 无 | 无 | 需新鲜冰冻血浆或冷沉淀或纤维蛋白原纠正 | |

　　这个分级标准是基于接受Tisagenlecleucel治疗的 125 例成人和儿童患者的数据。已经广泛用于多个中心，包括北美、欧洲、亚洲、澳大利亚的多个研究中心。也已将其用于除CD19外的多种CAR-T疗法和人源化的CAR-T疗法。Penn grading scale 主要是基于临床参数，并非基于炎症标志物的实验室检测。

　　局部细胞因子释放综合征（L-CRS）：淋巴瘤能取得持续性的疗效过程中肿瘤病灶周边和内部募集了相当数量的CAR-T细胞并进行免疫攻击，导致局部的炎症反应。CAR-T细胞回输后，病灶部位出现红肿热痛，严重病例炎症反应甚至损伤病灶周边正常组织，导致肿块暂时明显增大随后缩小。局部CRS的识别对于淋巴瘤患者的治疗风险及预后有重要的临床意义。特别是对于重要脏器或高风险部位，例如中枢、胃肠道、大血管及大气道旁存在肿瘤侵犯时，进行CAR-T治疗需要充分评估局部CRS反应可能产生的相关风险。

（二）免疫效应细胞相关神经毒性综合征（immune effector cell-associated neurotoxicity syndrome，ICANS）

神经毒性是CAR-T细胞治疗的第二大并发症，可致命。神经毒性发生原因目前不是很清楚，可能与血清及脑脊液中炎性因子水平升高、内皮细胞功能障碍、中枢系统炎症细胞浸润及星形胶质细胞及小胶质细胞功能活化等因素相关。IFNγ和IL-6等细胞因子不仅在血液中升高，而且在脑脊液（CSF）中也升高。血-脑脊液屏障通透性增加和CAR-T细胞在局部产生细胞因子被认为是CSF细胞因子水平升高的原因。CD19 CAR-T细胞靶向内皮细胞可导致内皮细胞活化、血-脑脊液屏障通透性增加和髓细胞募集。以CD19抗原为靶点的CAR-T细胞，神经毒性的发生率似乎较高，72%～87%的患者具有神经毒性，3级或以上神经毒性的患者占12%～32%。MM患者CAR-T细胞治疗后神经毒性的发生率为10%～42%，其中3级及以上的发生率为1%～3%。

临床表现包括头痛、谵妄、语言的部分能力丧失、反应迟钝、癫痫发作、昏迷等，甚至因脑水肿引起死亡。评估项目除意识、语言、书写外，根据需要及时行脑电图检查、眼底检查（评估视乳头水肿）、脑部影像学检查、腰椎穿刺术（测定颅内压）等。神经病理学检查显示CNS内CAR-T细胞浸润血管周围，巨噬细胞浸润，以及广泛的白质和神经元损伤。

有多种分级量表用于评估CAR-T细胞相关的神经毒性，常用的有常见不良反应事件评价标准（CTCAE 5.0的ICANS分级管理标准见表4-4）及美国移植及细胞治疗协会分级标准（ASTCT的ICANS分级管理标准见表4-5，ICE评分量表见表4-6）。CTCAE（common terminology criteria for adverse events）分级系统没有充分量化CAR-T细胞疗法特有的急性神经毒性相应的临床症状。美国安德森癌症中心牵头制定了CAR-TOX（CAR-T细胞治疗相关毒性）的ICANS分级管理评分标准（表4-7）和CAR-TOX-10评分量表（表4-8）。

表4-4　CTCAE 5.0 的 ICANS 分级管理标准

| 症状 / 体征 | 1 级 | 2 级 | 3 级 | 4 级 |
|---|---|---|---|---|
| 脑病 | 轻度症状 | 中度症状，工具性日常活动受限 | 重度症状；自理性日常生活活动受限 | 危及生命，需紧急治疗 |
| 癫痫 | 短暂的部分性发作，不影响意识 | 短暂的全身性发作 | 新发癫痫（局部或全身），经医学干预后，仍反复性发作 | 危及生命，延长，反复发 |
| 言语障碍 | 能接收信息或表达信息，不影响交流的能力 | 接收信息或表达信息能力中度受损，自主交流能力减弱 | 接收信息或表达信息重度受损，读、写或表达的能力减弱 | - |
| 震颤 | 轻度症状 | 中度症状，影响工具性日常活动 | 重度症状，影响自理性日常活动 | - |
| 头痛 | 轻度疼痛 | 中度疼痛，影响工具性日常活动 | 重度疼痛，影响自理性日常活动 | - |
| 认知障碍 | 轻度症状 | 中度症状，影响工具性日常活动 | 重度症状；影响自理性日常活动 | - |
| 意识水平降低 | 警觉性降低 | 对刺激反应迟钝，影响工具性日常活动 | 很难唤醒 | 危及生命，昏迷，需紧急救治 |
| 脑水肿 | - | - | 新发病，从基线期进行性加重 | 危及生命，需紧急治疗 |

表4-5　ASTCT 的 ICANS 分级管理标准

| 症状 / 体征 | 1 级 | 2 级 | 3 级 | 4 级 |
|---|---|---|---|---|
| ICE 评分（表 4-6） | 7-9 分 | 3-6 分 | 0-2 分 | 0 分（不能唤醒，无法进行 ICE 评估） |
| 意识水平下降 | 自发觉醒 | 声音唤醒 | 触觉刺激可唤醒 | 无法唤醒或需要有利的或重复的触觉刺激才能唤醒；昏迷或恍惚 |
| 癫痫发作 | N/A | N/A | 局灶性或全身性癫痫，可短时间内缓解；或脑电图显示的非痉挛性癫痫，经干预后可缓解 | 威胁生命的长时间癫痫发作（> 5 分钟）；或反复的临床癫痫发作或脑电图癫痫样放电发作，但在两次发作之间未恢复至基线 |
| 运动障碍 | N/A | N/A | N/A | 深部局灶性运动力减弱，如偏瘫或截瘫 |

续表

| 症状 / 体征 | 1 级 | 2 级 | 3 级 | 4 级 |
|---|---|---|---|---|
| 颅内压升高 / 脑水肿 | N/A | N/A | 神经系统成像；局灶性 / 局部脑水肿 | 神经系统影像学检查显示弥漫性脑水肿、去大脑强直，或去皮层强直，或第Ⅵ对颅神经麻痹；或视乳头水肿；或库欣三联征 |

### 表4-6  ICE评分量表

| 总分 | 每一分代表可以正确执行以下一个任务 |
|---|---|
| 4 | 对年、月、城市、医院进行判断：4分（每项1分） |
| 3 | 对3个物体命名（例如，钟表、笔、纽扣）：3分（每项1分） |
| 1 | 遵从指令（例如，伸出2个手指，闭上眼睛，伸舌） |
| 1 | 写出一个标准句子的能力 |
| 1 | 反向计数能力，从100，90，80……数到10（以10为单位） |

注：ICE 10 分：无神经损害；ICE 7-9 分：1 级 ICANS；ICE 3-6 分：2 级 ICANS；ICE 0-2 分 3 级 ICANS；ICE 0 分：由于患者无法唤醒无法进行 ICE 评估：4 级 ICANS；* 若 ICE 评分为 0，如果患者清醒伴有完全性失语症，可以分级为 3 级 ICANS；如果患者无法唤醒，则分级为 4 级 ICANS。

### 表4-7  CAR-TOX的ICANS分级管理评分标准

| 症状 / 评分 | 1 级 | 2 级 | 3 级 | 4 级 |
|---|---|---|---|---|
| CAR-TOX 评分（表4-8） | 7~9 分 | 3~6 分 | 0~2 分 | |
| 意识水平下降 | 轻度损伤 | 中度损伤 | 重度损伤 | 昏迷，无法评估 |
| 癫痫发作 | N/A | N/A | 癫痫发作，对苯二氮䓬类药物有反应 | 癫痫发作或非惊厥性癫痫持续状态 |
| 运动障碍 | N/A | N/A | N/A | 深部局灶性运动力减弱，如偏瘫或截瘫 |
| 颅内压升高 / 脑水肿 | N/A | N/A | 1~2 级视乳头水肿或脑脊液压力<272mmH$_2$O | 1~2 级视乳头水肿或脑脊液压力≥272mmH$_2$O 或脑水肿 |

表4-8　CAR-TOX-10评分量表

| 总分 | 每一分代表可以正确执行以下一个任务 |
|---|---|
| 5 | 对年、月、城市、医院、居住国领导人进行判断（每项1分） |
| 3 | 对3个物体命名（如钟表、笔、纽扣）（每项1分） |
| 1 | 写出一个标准句子的能力 |
| 1 | 反向计数能力，从100，90，80……数到10（以10为单位） |

（三）噬血细胞性淋巴组织细胞增多症/巨噬细胞活化综合征（hemophagocytic lymphohistiocytosis/macrophage activation syndrome，HLH/MAS）

噬血细胞性淋巴组织细胞增多症/巨噬细胞活化综合征（HLH/MAS）是一种由过度炎症反应综合征，以巨噬细胞和淋巴细胞的过度活化、促炎性细胞因子大量释放、淋巴组织细胞浸润和免疫介导多器官功能衰竭等免疫系统调节异常为特征。其发生率小于1%，但可能危及生命。

在CAR-T治疗过程中，HLH/MAS多继发于重度CRS，两者之间存在显著的相关性，临床表现类似，如高热、多器官功能障碍、高血清铁蛋白、高乳酸脱氢酶、可溶性CD25和细胞因子（IFN-γ和IL-6等）升高、凝血功能异常等。CRS发生期间，如铁蛋白峰值水平>10 000ng/ml且同时并发以下任何两项者需考虑CAR-T细胞相关HLH/MAS：①≥3级血清胆红素、谷草转氨酶或谷丙转氨酶升高；②≥3级少尿或血清肌酐水平升高；③≥3级肺水肿；④骨髓或组织中见到噬血现象。治疗中方面，应按高级别CRS治疗的同时，考虑引入噬血细胞综合征治疗方案，强烈持久地控制免疫细胞活化及炎症反应。

（四）毛细血管渗漏综合征

CAR-T细胞治疗可能发生CRS及内皮损伤，可观察到毛细血管渗漏综合征。由于血管通透性增加，导致富含蛋白质的液体从血管内转移至间质中，有效循环血量下降，临床上可表现为低血压、低中心静脉压、血液浓缩、低蛋白血症、休克及急性肾损伤；另一方面，间质中液体可引起胸腔、心包、腹腔积液，引起非心源性肺水肿、肠水肿、肌肉水肿、少尿及体重增加等。

（五）血液学毒性

CAR-T细胞疗法的血液学毒性则是CAR-T细胞慢性毒性中最常见的一种。CAR信号诱导的T细胞高度激活，通过T细胞介导导致健康血细胞减少。嗜中性粒细胞减少症、血小板减少症、贫血在CAR-T细胞输注后发生的概率分别为94%、80%和51%。一些经过CD19 CAR-T细胞治疗的患者可能会出现持续性血细胞减少，15%左右的患者可能会持续超过1年，患者感染及出血风险升高。一部分患者在血液学指标恢复正常后3～6个月可能再次出现全血细胞的减少，所以要进行密切监测。MM患者BCMA CAR-T细胞治疗较其他B细胞肿瘤有更严重的骨髓抑制，KarMMa研究显示，3～4级中性粒细胞、血小板减少和贫血的发生率分别为96%、63%、63%，应积极行对症和支持治疗。

（六）出凝血障碍

CAR-T治疗后凝血障碍的发病率接近50%，凝血指标异常包括D-二聚体升高、FDP升高、纤维蛋白原降低、APTT和PT延长。发生在CAR-T细胞输注后的第6d到第20d。引起凝血参数异常的主要因素为既往治疗线数多、基线血小板计数低以及合并细胞因子释放综合征（CRS）。大部分凝血障碍是可控的。严重细胞因子释放综合征可诱发弥漫性血管内凝血（disseminated intravascular coagulation，DIC），因积极监测及治疗。

（七）肿瘤溶解综合征

接受CAR-T治疗的患者存在肿瘤难治复发和肿瘤负荷高的特点，且CAR-T细对肿瘤细胞杀伤速度快，容易在治疗后早期合并

"肿瘤溶解综合征"。一般发生于CAR-T细胞治疗后8～22d，发生率在10%～15%。肿瘤溶解综合征可分为仅有实验室指标异常和具有临床症状两种，前者更为常见。在治疗前三天至治疗后七天，一例无症状患者在24h内出现两种及以上的电解质紊乱（高钾血症、高磷血症、低钙血症、高尿酸血症），则可判断为具有实验室指标异常的肿溶解合征。具有临床症状的肿瘤溶解综合征除了出现上述的电解质紊乱外，还伴有相应的临床症状，包括恶心、呕吐、嗜睡、水肿、肾功能衰竭、充血性心力衰竭等，并可能引发猝死。预防肿瘤溶解综合征的方法包括实验室监测、使用降尿酸药物和保证充足的水化。在治疗前2d以及治疗后2～3d，尿量应保持在100ml/h以上。一般建议对高风险患者每隔4～6h进行检测，对中度风险患者每8～12h进行检测，低风险患者每天进行检测。在治疗结束后对患者继续进行至少24h的监测，直到电解质恢复至正常。治疗前2-3d给予别嘌醇（持续10～14d）；非布司他预防肿瘤溶解综合征的效果优于别嘌醇；重组尿酸氧化酶拉布立海可催化水溶性差的尿酸氧化为水溶性好的无活性代谢物（尿囊素），可用于高肿瘤负荷患者防治肿瘤溶解综合征。如发生急性肺水肿，对利尿剂无反应、血钾≥6.5mmol/L、动脉血pH<7.2、血肌酐≥442unol/L，需要进行透析治疗。

（八）免疫缺陷及感染

**1. B细胞发育不全**　CAR-T细胞治疗后B细胞缺陷的持续时间从2个月到两年不等，其长短取决于CAR-T细胞在患者体内存活时间的长短。在 Tisagenlecleucel治疗成人和儿童复发/难治ALL的全球多中心Ⅱ期临床试验中，治疗后6个月时B细胞缺乏的发生率为83%。接受 41BBz为共刺激结构域CAR-T细胞治疗的患者B细胞缺乏的持续时间长于接受CD28z为共刺激结构域的CAR-T细胞治疗的患者。B细胞缺乏持续时间长短可作为衡量CAR-T细胞在体内持久性的另一指标。

**2. 免疫球蛋白缺陷**　免疫球蛋白缺陷是指血清中一种或多种免疫球蛋白水平低于正常值下限的情况，是CAR-T细胞治疗后常见的并发症。由于CD19并不在分化成熟的浆细胞上表达，靶向CD19的CAR-T细胞治疗后血清总免疫球蛋白水平显著降低，但并不会清除患者体内既往存在的针对病原体或疫苗的浆细胞。在成人淋巴瘤的治疗研究中，Tis-cel和Axi-cel这在上市前数据显示：需IgG替代治疗的患者分别占64%及31%。BCMA单靶点治疗时几乎所有有效的患者发生低免疫球蛋白血症和B细胞缺乏。BCMA/CD19双靶点治疗时，低免疫球蛋白血症和B细胞缺乏发生率为100%。儿童较成人更加容易出现免疫球蛋白缺陷。

由于血清中含量最高的免疫球蛋白为IgG，所以CAR-T细胞治疗所导致的免疫球蛋白缺陷以血清中IgG的降低最显著。IgM于3个月后开始恢复，而低IgA和IgG持续时间甚至超过1年，可能增加感染机会。

**3. 感染** 感染是CAR-T细胞治疗中的重要并发症，常与CRS同时发生，Park等人报道急性B淋巴细胞白血病患者接受CD19 CAR-T细胞输注后发生细菌感染的中位时间为18d，真菌感染中位发生时间为23d，病毒感染中位发生时间为48d。80%的感染发生在CAR-T细胞输注后10d内。大部分为轻中度且临床可控，致死性感染并不常见。致病源最多见的为细菌，其次是病毒，最后才是真菌。CAR-T细胞治疗后CD4/CD8比例倒置恢复较慢、长期B细胞缺乏及持久的低丙种球蛋白血症免疫功能恢复缓慢可能增加CAR-T细胞治疗后HBV再激活的风险。

（九）二次肿瘤

在一个163例应用CD19 CAR-T治疗的队列研究中，13名患者（15%）继发恶性肿瘤：6名（7%）非黑色素瘤皮肤癌［输注后中位时间为16个月（1～35月）］、4名（5%）骨髓增生异常综合征6［输注后中位时间6个月（4～17月）］、1名（1%）黑色素瘤［输注后8个月］、1例（1%）非侵袭性膀胱癌［输注后2个月］和1例多发性骨髓瘤［输注后6个月］。13患者中8名患者（62%）先前有自体或异体HCT。重要的是，在MDS的4名患者中，有2名患者在CAR-T

细胞治疗前有细胞遗传学异常。

（十）器官损伤

（1）由于正常组织表达CAR-T细胞靶向的特异性抗原而使CAR-T细胞对正常组织发动免疫攻击所引起，可累及全身多个器官和系统（脱靶效应）。如在一些非B细胞组织（如肺组织）中CD20也有低水平表达，CD20特异性CAR-T细胞会针对肺组织发动免疫攻击，导致呼吸困难甚至呼吸窘迫。除CD19、CD20外，血液系统中靶向CD33、CD123等髓系抗原的CAR-T细胞可针对正常髓系细胞造成粒细胞缺乏。在临床实践中还观察到不明原因的CAR-T细胞对正常组织发动免疫攻击的现象。

（2）CRS发生过程中常伴重要脏器功能受累和损伤，包括心脏、消化道、肝脏、肌肉、胰腺等，其中心脏受损和消化道出血风险最大。

（十一）免疫相关事件

CAR-T治疗3个月后可能出现免疫相关事件，发生比例低（＜10%），包括：淋巴细胞性肺泡炎，持续性皮疹，嗜酸性粒细胞肺炎；肉芽肿性疾病；结肠炎。未证实与CAR-T细胞增殖程度有相关性。

（十二）疾病复发

Novartis公司公布的ELIANA数据显示，75名儿童和青少年复发/难治B-ALL（R/R B-ALL）患者在输入 CD19 CAR-T的3个月后，完全缓解率（complete remission，CR）达82%，6个月的无事件生存率（event free survival，EFS）为73%，12个月时下降到50%。长期随访发现，三种FDA已获批的治疗R/R NHL的CAR-T产品 Axicabtagene ciloleucel（axi-cel）、Agentislecleucel（tisa-cel）和Lisocabtagene maraleucel（liso-cel），以及CIBMTR真实世界的研究数据显示：接受CD19 CAR-T治疗后，中位随访期10.4个月～4年，总反应率（overall response rate，ORR）为52%～82%，其中完全缓解率（complete remission，CR）为40%～54%。35%的患者在输注CAR-T

细胞后1年内复发或进展，而大多数疾病进展或复发发生在CAR-T治疗后3～6个月内。在接受CD22 CAR-T细胞治疗的患者中，大约有50%的患者在1年内复发。

目前针对BCMA CAR-T治疗R/R MM患者的研究中，CAR-T细胞治疗后的ORR范围在60%～100%，然而中位PFS范围在7～20个月。缓解时间短、早期复发是MM患者CAR-T细胞治疗后面临的主要问题之一。

影响CAR-T疗效及导致复发的可能因素有：①采集的T淋巴细胞数量及功能对CAR-T细胞的影响；②CAR-T细胞制备工艺的影响；③CAR结构设计的影响；④CAR-T细胞亚群及耗竭对功能的影响；⑤肿瘤的表面抗原发生改变；⑥肿瘤突变；⑦肿瘤相关免疫微环境的免疫抑制作用。此外，患者方面：高肿瘤负荷（高IPI评分，高LDH，高MTV），CAR-T治疗前ECOG≥2，前期≥3线治疗等因素对疗效有显著不良影响。

## 二、预防及治疗

（一）通过改进CAR的设计保护健康细胞免受或减少CAR-T细胞的攻击

（1）控制CAR-T细胞的激活程度：T细胞可以增加一个针对健康细胞抗原的抑制性CAR。因此，健康细胞即使它们表达激活的CAR抗原，由于它是表达抑制性CAR配体而不会过度激活。

（2）SynNotch方法：其原理是限定肿瘤细胞必须表达两种抗原（A和B）才能激活T细胞，提高选择性。

（3）ON/OFF开关：通过调节CAR蛋白本身的稳定性或构象来调节CAR的活性。比如，可以通过小分子药物来控制CAR。这样CAR的功能结构只有在抑制肽被实体瘤微环境中的蛋白酶裂解后才能被激活。

（4）装配自杀基因：如CAR-T细胞同时表达疱疹病毒胸苷激酶（HSV-TK），一旦发生毒性，给药患者更昔洛韦后可以将CAR-T有效清除。

（5）单抗药物：设计的 CAR 同时表达截短的表皮生长因子受体（truncated epidermal growth factor receptor，tEGFR），一旦出现毒性可注射抗 tEGFR 抗体，由此消除 CAR-T 细胞。

（二）CRS 的处理

CRS 分级管理治疗建议如表 4-9 所示。白介素 6 受体拮抗剂托珠单抗（Tocilizumab）以及糖皮质激素是最常用的治疗药物。托珠单抗的使用迅速缓解了临床症状，并且没有清除 CAR-T 细胞，也没有明显减弱治疗效果，其对缓解持续时间的影响还有待于进一步研究。早期有病例报道激素影响了 CAR-T 细胞的疗效，但后期的研究显示糖皮质激素包括短疗程的大剂量激素并未影响 CAR-T 细胞的扩增及治疗效果。此外，脏器功能的保护及对症支持措施如氧疗、呼吸支持、升压药维持正常血压、补充凝血因子及血小板，抗感染等在细胞因子释放综合征（cytokine release syndrome，CRS）期的治疗中也非常重要。严重时还可以采用血浆置换疗法。

**表 4-9　CRS 分级管理治疗建议**

| 分级 | 抗 IL-6 治疗 | 糖皮质激素 | 支持治疗 |
|---|---|---|---|
| 1 级 | 顽固性发热持续（＞3d），伴明显症状和 / 或并发症者，考虑同 2 级给予托珠单抗 | 无 | • 经验性广谱抗生素；若中性粒细胞减少，考虑 G-CSF 治疗<br>• 维持静脉补液<br>• 器官毒性症状管理 |
| 2 级 | 托珠单抗 8mg/kg 静脉输注＞1h（每次给药不超过 800mg）如无改善，8h 后重复；24h 内不超过 3 次、总共最多 4 次给药 | 对于抗 IL-6 治疗 1-2 次后仍持续性顽固性低血压者：地塞米松 10mg，静脉输注，每 12h 一次（或等效药物） | • 必要时快速灌注补液<br>• 经 2 次灌注补液及抗 IL-6 治疗后持续难治性低血压：开始血管加压药治疗，考虑转入 ICU、行超声心动图检查，启动其他血流动力学监测<br>• 抗 IL-6 治疗后 24h 无改善者遵照 3 级处理<br>• 器官毒性症状管理 |

| 分级 | 抗 IL-6 治疗 | 糖皮质激素 | 支持治疗 |
|---|---|---|---|
| 3 级 | 若 24h 内未达到最大剂量,可继续 2 级方案 | 地塞米松 10mg,静脉注射,每 6h 一次(或等效药物);若无效,参考 4 级处理 | • 转入 ICU,行超声心动图检查,进行血流动力学监测<br>• 吸氧支持<br>• 需要时静脉快速灌注补液和血管升压药治疗<br>• 器官毒性症状管理 |
| 4 级 | 若 24h 内未达到最大剂量,可继续 2 级方案 | 考虑甲基强的松龙 500mg,静脉注射,每 12h 一次,连续 3d;减量到 250mg,静脉注射,每 12h 一次,连续 2d;减量到 125mg,静脉注射,每 12h 一次,连续 2d;减量到 60mg,静脉注射,每 12h 一次,连续 2d;直到恢复到 G1。如无改善,甲基强的松龙 1000mg,静脉注射,每 12h 一次或加用替代治疗:西妥昔单抗、芦可替尼、环磷酰胺、ATG、IL-1 抑制剂(Anakinra) | • ICU 治疗及血流动力学监测<br>• 必要时机械通气<br>• 必要时静脉灌注补液和血管升压药治疗<br>• 器官毒性的症状管理 |

## (三) ICANS 的处理

ICANS 的治疗基于毒性等级,主要是支持性治疗。但无论患者等级如何,应尽可能对患者进行全面的神经系统评估,包括眼底镜检查以评估视乳头水肿程度,头颅平扫/增强 MRI,诊断性腰椎穿刺,测量脑脊液压力;如果患者有局灶性周围神经功能受损,则行相关椎体 MRI;若不适合行 MRI 检查可选择 CT;每日脑电图检查直至神经毒性症状改善;必要时请神经内科会诊。

既往有中枢神经系统疾病或并发症的患者发生神经系统不良事件的风险会增加,建议待疾病控制后再行 CAR-T 细胞输注,同时可口服左乙拉西坦(750mg,每 12h 一次)等药物预防癫痫发生。

　　当前国内外针对CAR-T细胞相关神经毒性的治疗尚无统一标准，2017年CRES管理建议可供参考（表4-10）。ICANS的主要治疗方法是支持性治疗和使用皮质类固醇激素。托珠单抗（Tocilizumab）不能解决ICANS的问题，甚至可能使ICANS进一步恶化。由于托珠单抗可能加重神经毒性，因此当CRS和ICANS两者同时发生时，ICANS的治疗可以优先于低级别CRS的治疗。

表4-10　CRES分级与处理建议

| ICANS 分级 | 无 CRS | 伴有 CRS | 转入 ICU |
|---|---|---|---|
| G1 | 1. 支持治疗：防止误吸；吸氧补液<br>2. 禁食、禁饮，评估吞咽功能，若吞咽能力受损，将所有口服药物和或营养物质转换为静脉注射<br>3. 避免使用抑制中枢神经系统的药物；<br>4. 对于烦躁不安的患者，可以使用低剂量的劳拉西洋（每 8h 静脉输注 0.25～0.5mg）或氟哌啶醇（每 6h 静脉输注 0.5mg），密切监测；<br>5. 脑电图上未检测到癫痫发作，左乙拉西坦 750mg 每 12h 口服；脑电图显示非惊厥性癫痫持续状态，按照表 4-12 癫痫管理方案治疗。 | 1. 托珠单抗 8mg/kg 静脉输注（大于 1h，不超过 800mg/ 剂量）；必要时每 8h 重复一次；24h 内限量最多三次剂量；总剂量最多四次剂量；[重复使用托珠单抗时要小心，首剂托珠单抗使用后可以考虑加用皮质类固醇激素治疗]<br>2. 或司妥昔单抗（11mg/kg 静脉输注） | |
| G2 | 1. 支持疗法和护理同 G1；<br>2. 每 6h 静脉输注地塞米松 10mg，或每 12h 静脉输注甲泼尼龙 1mg/kg；<br>3. 一旦症状改善至 G1 级，临床上逐渐减量类固醇激素 | 1. 托珠单抗 8mg/kg 或司妥昔单抗 11mg/kg 静脉输注<br>2. 若抗 IL-6 疗法无效，可每 6h 静脉输注地塞米松 10mg，或每 12h 静脉输注甲泼尼龙 1mg/kg；<br>3. 一旦症状改善至 G1 级，逐渐减量类固醇激素 | 考虑转入 ICU |
| G3 | 1. 支持疗法和护理同 G1；<br>2. 皮质类固醇（剂量方法同 2 级），直至 CRES 降至 1 级，然后逐渐减量<br>3. 对于无颅内压升高的 1 级或 2 级视乳头水肿，应根据颅内高压管理建议处理（表 4-11）<br>4. 每 2～3 天重复神经影像学检查 | 1. 之前未使用过抗 IL-6 治疗，则采用抗 IL-6 治疗（剂量方法同 2 级处理）<br>2. 抗 IL-6 治疗无效，皮质类固醇（剂量方法同 2 级），直至 CRES 降至 1 级，然后逐渐减量 | 转入 ICU |

续表

| ICANS<br>分级 | 无 CRS | 伴有 CRS | 转入<br>ICU |
|---|---|---|---|
| G4 | 1. 支持疗法和护理同 G1；<br>2. 皮质类固醇（剂量方法同 2 级），至 CRES 降至 1 级后逐渐减量<br>3. 对于 3 级及以上视乳头水肿伴颅内压升高，应根据颅内高压管理建议处理<br>4. 惊厥性癫痫持续状态，按照表 4-12 癫痫管理方案治疗 | ICU 重症监测，必要时可考虑机械通气以保护气道 | |

注：其他体征和症状，如头痛、震颤、肌阵挛、扑翼样震颤、帕金森综合征和幻觉等，虽然未包括在分级量表中，但都可能在 CAR-T 和其他免疫效应细胞治疗中发生。需要谨慎注意和有针对性的治疗。有报道，在类固醇激素快速减量过程中，有可能出现 ICANS 的突然复发，因此在类固醇减量期间需要密切监测防止 ICANS 复发的出现。

**表4-11 颅内压升高管理建议**

**1 级或 2 级视乳头水肿，脑脊液（CSF）压力小于 20mmHg（272mmH$_2$O），且无脑水肿的患者**

- 静脉输注乙酰唑胺 1000mg，后每 12h 静脉输注 250～1000mg（根据肾功能、酸碱平衡调整剂量，每日监测 1～2 次）；

**3 级，4 级或 5 级视乳头水肿，伴影像学上任何脑水肿征象，或 CSF 压力≥20mmHg（272mmH$_2$O）的患者**

- 使用大剂量皮质类固醇如甲泼尼龙 1g/d；
- 将患者床头端抬高至 30°；
- 维持过度通气使动脉二氧化碳分压（PaCO$_2$）目标值达到 28～30mmHg，但维持时间不超过 24h；
- 高渗治疗：使用甘露醇（20g/dl 溶液）或高渗盐水（3% 或 23.4%）进行高渗治疗：<br>① 甘露醇：初始剂量 0.5～1g/kg；维持剂量每 6h 注射 0.25～1g/kg，同时每 6h 监测代谢指标和血清渗透压，如果血清渗透压>320mOsm/kg，或者渗透压差≥40，则停用甘露醇<br>② 高渗盐水：初始剂量 3% 高渗盐水 250ml；维持剂量每小时 50～75ml，同时每 4h 监测电解质，如果血清钠离子水平达到≥155mEq/L，则停止输注<br>③ 对于即将发生脑疝的患者：初始给予 30ml、23.4% 高渗盐水；如有需要，15 分钟后重复给药
- 如果患者装有 ommaya 囊，引流脑脊液至脑脊液压力<20mmHg（272mmH$_2$O）
- 脑电图上显示暴发抑制活动时，请神经外科会诊
- 每 6h 监测代谢指标，每日行头部 CT，并根据临床情况调整上述药物的使用，以防止脑水肿复发、肾功能衰竭、电解质紊乱、血容量不足和低血压等

表4-12　癫痫持续状态的管理建议

**非惊厥癫痫持续状态**

- 评估气道，呼吸和循环系统；测血糖；
- 劳拉西泮 0.5mg 静脉注射，根据需要可每 5 分钟追加 0.5mg 静脉注射（最高剂量 2mg），以控制癫痫发作；
- 静脉推注左乙拉西坦 500mg，并以此作为维持剂量；
- 若癫痫持续发作，静脉注射苯巴比妥负荷剂量 60mg；
- 非惊厥性癫痫持续状态缓解后维持剂量如下：每 8h 静脉注射劳拉西泮 0.5mg，共 3 次；每 12h 静脉注射左乙拉西坦 1000mg；每 12h 静脉注射苯巴比妥 30mg

**惊厥癫痫持续状态**

- 评估气道，呼吸和循环系统；测血糖；
- 转入重症监护病房；
- 静脉注射劳拉西泮 2mg，根据需要可追加注射 2mg 至总量达 4mg，以控制癫痫发作；
- 静脉注射左乙拉西坦 500mg，并以此作为维持剂量；
- 若癫痫持续存在，以负荷剂量 15mg/kg 静脉注射苯巴比妥治疗；
- 惊厥性癫痫持续状态缓解后的维持剂量为：每 8h 静脉注射劳拉西泮 0.5mg，共 3 次；每 12h 静脉注射左乙拉西坦 1000mg；每 12h 静脉注射苯巴比妥 1~3mg/kg；
- 若为难治性癫痫，应持续脑电图监测

### （四）HLH/MAS 的治疗

治疗方案与 CRS 相同，包括应用糖皮质激素、IL-6 受体阻断剂。应用血浆置换、炎性因子吸附等治疗也取得一定效果。对于治疗 48-72h 无改善的患者，可考虑使用 HLH-94 方案：依托泊苷 50-100mg/m²，根据临床表现和血清学检查，4~7d 后可重复使用。但目前有效率尚无经验。芦可替尼是治疗 CRS 很有潜力的药物，并不影响 CAR-T 细胞的增殖活性，但可能加重血液学毒性。IL-1 受体拮抗剂、人源化的抗 IFN-γ 单抗等也有应用前景。并发 HLH 相关的神经毒性患者可考虑进行鞘内注射。

### （五）毛细血管渗漏综合征的治疗

毛细血管渗漏综合征（capillary leak syndrome，CLS）为 CAR-T 细胞治疗中严重的并发症，具有潜在的致命风险，暂无有效的治疗方法，早诊断、早治疗是改善预后的关键因素。控制CRS，同时支持性治疗配合液体管理可能是最重要的方法。治疗药物及措施包括皮质类固醇、茶碱、螺内酯、正性肌力药、免疫抑制剂、免疫球蛋白、托珠单抗、血浆置换等。

（六）感染的预防和治疗

CAR-T细胞治疗前需全面筛查（包括但不限于人类免疫缺陷病毒、丙型肝炎病毒、乙型肝炎病毒、巨细胞病毒、结核分枝杆菌等）并控制活动性感染。预处理开始时予阿昔洛韦或伐昔洛韦，用药时间根据免疫功能恢复情况确定。输注CAR-T细胞至粒细胞恢复前给予诺氟沙星、三唑类抗真菌药，从中性粒细胞恢复开始即预防性服用复方磺胺甲噁唑片直至CAR-T细胞输注后3个月可有效预防卡氏肺孢子菌肺炎。合并慢性HBV感染患者，预防性服用抗乙肝病毒药物。

（七）免疫球蛋白缺乏的治疗和监测

由于缺乏随机对照临床研究的数据，在CAR-T细胞治疗中应用IgG替代治疗的指征并不明确。血清IgG<4g/L者或血清IgG 4～6g/L且并发感染者，应用丙种球蛋白替代治疗；3个月后若血清IgG仍<4g/L或出现严重感染，则继续进行IgG替代治疗。血清IgG>6g/L且并发感染者，需评估各型免疫球蛋白水平（IgG、IgA及IgM）和B细胞数量。

推荐用法为先静脉注射IgG（400～800mg/kg，1次/3～4周），使血清IgG浓度迅速上升到400mg/dl，而后改为皮下注射IgG（100～200mg/kg，1次/1～2周），确保血清Ig浓度稳定。

（八）疫苗接种

目前关于CAR-T细胞治疗后如何进行免疫接种尚缺乏足够的研究证据。欧洲血液与骨髓移植协会（European Society for Blood and Marrow Transplantation，EBMT）和美国血液与骨髓移植协会（The

American Society for Blood and Marrow Transplantation，ASBMT）2018年发布的专家共识建议在患者接受CAR-T细胞治疗后至少6个月再行预防接种。优先考虑接种肺炎链球菌疫苗、甲肝和乙肝疫苗、破伤风疫苗、白喉疫苗和百日咳疫苗。对于有水痘或带状疱疹病史且年龄≥50岁的患者，还应考虑接种水痘带状疱疹疫苗。

（九）提高CAR-T细胞疗效的策略

CAR-T治疗前进一步降低肿瘤负荷，改善CAR构建，完善CAR-T标准化制备流程，加强CAR-T产品的检测和质控，制备多抗原靶点CAR-T细胞，打破肿瘤免疫微环境的障碍，以及应用异体或通用型CAR-T，或将CAR-T技术与其他新药联合应用等。

# 第五节　CAR-T治疗疗效评估

## 一、应用PET-CT，参照ZUMA-1临床试验的疗效评估时的IWG标准，标准如下

（一）CR（complete response）

（1）所有与淋巴瘤相关临床症状和体征消失。

（2）具有典型FDG代谢改变的淋巴瘤（如大B细胞淋巴瘤、MCL和FL），如果受试者在治疗前PET-CT扫描阳性或未接受PET-CT扫描，治疗后无论病灶多大，如果 PET-CT未见FDG代谢则认为达到CR。

（3）FDG代谢多变的淋巴瘤或FDG代谢不典型的淋巴瘤，如果受试者治疗前未经PET-CT扫描，或治疗前PET-CT扫描为阴性，则所有肿大的淋巴结或淋巴组织都必须恢复正常大小（如治疗前最大直径>1.5cm的病灶治疗后必须≤1.5cm），治疗前受累病灶长径为1.1～1.5cm且短径>1cm的，则治疗后短径必须≤1cm。

（4）对于脾脏和/或肝脏，治疗后CT扫描必须正常大小，且体格检查时不能触及，有淋巴瘤受累的结节病灶则该结节病灶必须消失。对于治疗前有骨髓受累、外周血计数或外周血涂片出现新的异

常提示有淋巴瘤累及骨髓的可能性，则需要通过骨髓穿刺或活检及免疫组化来证实患者是否获得CR，注意骨髓活检组织必须长20mm以上。

（二）PR（partial response）

（1）最多6个主要的、最大的淋巴结或病灶与肿瘤径线之乘积（sum of products of greatest diameters，SPD，定义为病灶的最长径与其最大垂直径的乘积）缩小≥50%，选择的淋巴结或病灶2个垂直径必须能准确测量，尽可能在身体不同部位；若纵隔或后腹膜受累，应包含这些病灶。

（2）其他未入选的淋巴结或病灶，没有增大，肝脾未见增大，没有其他新发病灶。

（3）如有多发肝脾结节，其SPD缩小必须≥50%，单个结节病灶SPD缩小必须>50%。

（4）骨髓活检结果与PR的定义无关，但患者有持续骨髓受累的证据，而其他标准达到CR则被视为PR。

（5）具有典型FDG代谢改变的淋巴瘤，如受试者没有接受治疗前PET-CT评估或治疗前PET-CT阳性，则治疗后PET-CT至少仍有一处受累病灶依然阳性。值得注意的是，FL或MCL的患者，PET-CT应用于一个或最多两个残留病灶经CT扫描证实缩小50%以上的受试者。

（三）SD（stable disease）

未能达到PR或疾病进展（progressive disease，PD）的标准。需要注意的是，具有典型FDG代谢改变的淋巴瘤，PET-CT应仍为阳性。

（四）PD（progression disease）

需至少符合以下一点：

（1）最少2个淋巴结SPD较最小的时候增大≥50%，或一个受累病灶直径增大最少50%。

（2）即使所有病灶缩小，但有一个新发病灶在任何直径上大于1.5cm。

（3）肝脾受累结节≥50%的增大。

（4）任何一个短径大于1cm的评估前病灶，在最大长径上增长大于等于50%

（5）在具有典型PET-CT改变的淋巴瘤，病灶必须PET-CT阳性，除非太小检测不到（CT上长径小于1.5cm）。

MCL及其他累及骨髓的淋巴瘤患者接受CAR-T细胞治疗，需应用骨髓细胞学检查、流式细胞术、荧光原位杂交技术（in situ hybridization，FISH）等技术。做微小残留病变（minimal residual disease，MRD）的检测对缓解深度及预后有重要价值。

（五）CMR（complete metabolic remission）

（1）靶病灶5分法的1分、2分或3分，有或者没有残留病灶；非靶病灶5分法的1分、2分或3分；

（2）没有观察到新发病灶。

## 二、中枢神经细胞淋巴瘤的疗效评估

有个别中心针对中枢受累的复发/难治B细胞淋巴瘤开展CAR-T细胞治疗，参照国际原发中枢神经系统淋巴瘤协作组（International PCNSL Collaborative Group，IPCG）的疗效标准2005年修订版（表4-13）。

表4-13　国际原发中枢神经系统淋巴瘤协作组（IPCG）的疗效标准

| 疗效 | 脑 MR 增强 | 激素使用情况 | 眼睛检查 | 脑脊液细胞学检查 |
|---|---|---|---|---|
| CR | 无增强病灶 | 无 | 正常 | 阴性 |
| CRu | 无增强病灶<br>微小异常 | 用或不用激素<br>不影响 | 正常 | 阴性 |
| | | 用或不用激素<br>不影响 | 微小视网膜上皮细胞异常 | |
| PR | 增强病灶缩小大于50% | 不适用 | 正常或微小视网膜上皮细胞异常 | 阴性 |

续表

| 疗效 | 脑 MR 增强 | 激素使用情况 | 眼睛检查 | 脑脊液细胞学检查 |
|------|-----------|-------------|---------|------------------|
| PR | 无增强病灶 | 不适用 | 正常玻璃体细胞或视网膜浸润减少 | 或持续或可疑异常 |
| PD | 增强病灶增大大于 25% 新发病灶 | 不适用 | 复发或新发病灶 | 复发或进展 |
| SD | 不符合上述任何情况 | | | |

## 第六节　CAR-T 治疗淋巴瘤、骨髓瘤关键性临床研究结果

在对复发、难治 ALL 患者的单中心研究中，CD19 CAR-T 能够表现出约 90% 的完全缓解率（complete response，CR），在多中心研究中，CR 率约 70%～80%。在复发、难治性非霍奇金淋巴瘤（R/R non-Hodgkin lymphoma，NHL）中，CR 率约 50%～70%（详见"大 B 细胞淋巴瘤"章节）。在复发、难治性 CLL 患者中，CR 率约 30%～50%，且缓解能持续 6 年以上。

目前 FDA 已经批准两款 BCMA CAR-T 细胞疗法用于 4 线或 4 线以上治疗后进展的复发/难治性多发性骨髓瘤患者，包括 Idecabtagene vicleucel（ide-cel）和 Ciltacabtagene autoleucel（cilta-cel）。其中 ide-cel 治疗既往中位 6 线的 ORR 为 73%，MRD 阴性率为 26%，中位 OS 为 24.8 个月；cilta-cel 治疗既往中位 5 线的 ORR 为 97%，MRD 阴性率为 93%，12 个月 OS 率 89%。国内 13 个中心评估全人源化的 BCMA 特异性的 CAR-T 细胞的 II 期研究中，中位随访时间为 147d，结果显示：①客观缓解率（ORR）可达 94.4%，其中完全缓解率（CR）以上的患者达 50.7%；部分缓解率（PR）为 16.9%；非常好的部分缓解率（VGPR）为 26.8%；平均起效时间为 15d。②在既往接受过 CAR-T 治疗的 13 例患者中，ORR 为 76.9%，≥CR 为 38.5%，VGPR 则为 15.4%，PR 为 23.1%。③在 69 例可评估骨髓缓解率的患者中，92.8% 为 MRD 阴性，MRD 转阴的中位时间为 17d，其中 75% 的患者能维持 MRD 阴性超过 6 个月。

## 第七节 CAR-T细胞治疗技术未来展望

CAR-T细胞疗法在临床上显示了巨大的应用潜能，其成功的关键不仅取决于CAR-T细胞对肿瘤细胞的彻底清除能力，还取决于如何避免细胞因子释放综合征、神经毒性等严重不良反应。因此，进一步提高CAR-T细胞的治疗安全性及抗肿瘤能力，可考虑以下策略：

（1）开发新型的理想抗原靶点；

（2）拓展免疫细胞来源，通用型，CAR-T细胞；CAR NK细胞，CAR-γδ T细胞等；

（3）可多靶点识别的CAR-T细胞（T细胞中同时表达识别不同的CAR分子）；

（4）优化CAR的结构设计；

（5）与新的功能分子联合表达的CAR-T细胞（Armed CAR T），如同时过表达IL-17与CCL19，同时促进CAR-T细胞的扩增能力及组织浸润水平，PD1整合的新型CAR-T细胞；

（6）安全开关控制的CAR-T细胞（可控制其活化，避免强烈的免疫反应）；

（7）应用单细胞测序技术研究CAR-T细胞激活后的不同细胞亚群对抗原特异性反应的影响，监测CAR-T产品质量及患者体内CAR-T反应；

（8）生物信息学（包括基因组学、转录组学、蛋白组学、代谢组学等）与CAR-T治疗紧密结合。

## 第八节 CAR-T细胞治疗后维持治疗

到目前为止，CAR-T细胞治疗后是否应维持治疗或如何维持无循证医学的证据。维持治疗是CAR-T细胞未来一段时间重点探索的方向之一，包括造血干细胞移植、免疫调节剂、纠正免疫微环境等。

## 第九节  CAR-T细胞治疗后随访

随访原发病持续缓解情况、远期不良反应及感染的防治。CAR-T细胞治疗后14d和28d,半年内每月评估一次,6～12个月每2个月评估一次,主要评估疾病的缓解状况和不良反应。第二年每3个月进行一次全面评估;第三年(及以后),每3～6个月或根据临床情况进行全面评估。淋巴瘤、多发性骨髓瘤需要定期进行影像学评估。MRI、CT均可作为评估手段,3个月后可考虑PET-CT评估。对于考虑疾病进展的患者应立即予以评估。此外,所有接受以病毒为载体制备CAR-T细胞治疗的患者,均需监测远期生物安全性。

## 第十节  CAR-T细胞治疗复发或进展后的挽救性治疗

目前CAR-T细胞治疗主要为复发难治恶性肿瘤的挽救性治疗手段,一旦CAR-T治疗后复发,没有明确的治疗策略及方法。对于这部分患者,治疗首选临床试验,其他治疗包括以下治疗。

### 一、其他三线挽救性治疗

例如新靶点单抗或ADC类药物,双抗类药物,新型小分子靶向药物,免疫检查点抑制剂等,这些药物单药或联合既往敏感的化疗药物构成新的挽救性治疗方案。

### 二、其他细胞免疫疗法

原靶点或更换新靶点进行再次CAR-T细胞治疗、多靶点CAR-T细胞治疗、CAR NK细胞治疗等。

## 三、异基因造血干细胞移植

对于部分适合异基因造血干细胞移植的患者，异基因造血干细胞移植仍是可考虑的治疗方式，但研究显示既往CAR-T疗效是影响移植后生存的重要因素。此外，较高的移植相关死亡率也是限制异基因造血干细胞移植的主要原因。

（胡　凯　杨　帆　刘双又）

# 第五章

## 造血干细胞移植

### 第一节 概　述

　　造血干细胞移植（haematopoietic stem cell transplant，HSCT）是一项成熟、常规的根治血液肿瘤的方法，其原理是通过预处理的大剂量化疗、放疗等清除肿瘤细胞，然后再输注造血干细胞（hematopoietic stem cell，HSC）重建造血及免疫系统来治疗疾病。此外，异基因HSCT（allogeneic hematopoietic stem cell transplan-tation，allo-HSCT）还有持续的免疫治疗作用，即移植物抗肿瘤效应。

　　国际骨髓移植研究中心（The Center for International Blood and Marrow Transplant Research，CIBMTR）2018年的统计数据显示，美国采用HSCT治疗数量最多的两类疾病分别为骨髓瘤及淋巴瘤，均以自体HSCT（autologous stem cell transplantation，ASCT）为主（图5-1）。近年来淋巴瘤的靶向治疗（BTK抑制剂、PI3K抑制剂、BCL2抑制剂等）与免疫治疗（抗体、CAR-T等）发展迅猛，对淋巴瘤HSCT的适应证及治疗时机产生了一定的影响，如图5-2所示，2018年美国弥漫大B细胞淋巴瘤（DLBCL）ASCT的数量较往年有所减少。但由于靶向药物及CAR-T等免疫治疗的可及性及高额费用的限制，上述新型治疗手段尚未能普及，因此HSCT目前仍是高危及复发/难治淋巴瘤的标准治疗之一。

### 第二节　适应证与时机

#### 一、ASCT作为第一次完全缓解期（CR1）巩固治疗的适应证

　　（1）＜65岁的套细胞淋巴瘤（MCL）；

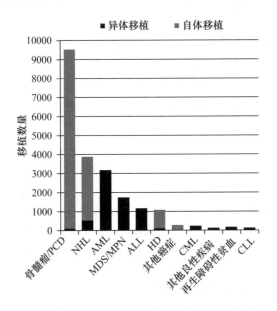

图5-1　成人HSCT的适应证

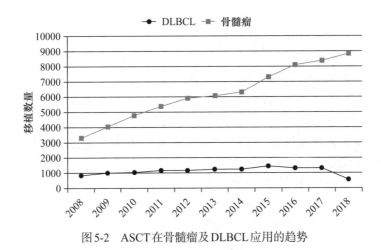

图5-2　ASCT在骨髓瘤及DLBCL应用的趋势

（2）绝大部分的侵袭性T细胞淋巴瘤；

（3）年轻的高危DLBCL；

（4）双打击或双表达高级别B细胞淋巴瘤；

（5）惰性淋巴瘤转化的高侵袭性淋巴瘤；

（6）原发中枢神经系统淋巴瘤（PCNSL）。

## 二、ASCT 作为难治/复发淋巴瘤挽救治疗的适应证

（1）挽救治疗敏感的复发或原发难治的DLBCL；

（2）挽救治疗敏感的第1或第2次复发的滤泡细胞淋巴瘤（FL）；

（3）挽救治疗敏感的复发或原发难治的霍奇金淋巴瘤（HL）；

（4）复发且挽救治疗敏感、不适合allo-HSCT的MCL；

（5）挽救治疗敏感、不适合allo-HSCT的外周T细胞淋巴瘤（PTCL）；

（6）多次复发的某些惰性淋巴瘤；

（7）一线治疗获得部分缓解或挽救治疗敏感的伯基特淋巴瘤（BL）。

## 三、allo-HSCT的适应证

（1）多次复发、原发耐药和ASCT后复发的淋巴瘤；

（2）17p缺失或TP53基因变异，氟达拉滨（FLU）或联合免疫化疗治疗失败的慢性淋巴细胞白血病（CLL）；

（3）某些高度侵袭性淋巴瘤，若治疗有效，应于CR1尽早做allo-HSCT，如：

①高危的淋巴母细胞淋巴瘤（LBL）；

②肝脾T细胞淋巴瘤（HSTCL）；

③肠病相关性T细胞淋巴瘤（EATL）Ⅱ型；

④侵袭性NK细胞白血病。

（4）化疗后不可逆的骨髓衰竭。

## 第三节　移植前患者的咨询与评估

### 一、咨询

移植前需要和患者及监护人沟通的内容包括HSCT的适应证，HSCT的类型，供者选择，HSCT方案，获益与风险，合并症及防治，其他治疗选择及疗效等。

### 二、评估

（一）病史

初发病的时间、症状和诊断（分型、分期、不良预后因素）；既往的治疗（化疗、放疗、免疫治疗、靶向治疗）及疗效；复发的时间、治疗及疗效；治疗相关的毒副作用、严重程度及转归。既往的疾病史、手术史、外伤史、药物过敏史及输血史。家族疾病史，尤其关注免疫系统疾病、血液病及肿瘤病史。

（二）疾病状态

移植前的疾病状态：需要做影像学（PET-CT、核磁、CT、B超）、脑脊液、骨髓及血常规检查，在移植前1-2周内完成。

（三）查体

患者移植前需要做体检，所需检测的项目见表5-1，以便判断患者能否耐受移植，是否存在移植的禁忌证，是否存在潜在的感染灶需要清除，在做血型不合的移植时，移植物是否需要处理等。

表5-1　患者移植前查体项目

| ASCT | allo-HSCT |
| --- | --- |
| 血、尿、便常规 | 血、尿、便常规 |
| 血型 | 血型、血型抗体滴度（血型主要不合者） |
| 凝血功能 | 凝血功能 |
| 生化 | 生化 |
| HBV 两对半、HCV 抗体、梅毒抗体、HIV 抗体、TOX 抗体、CMV 抗体、EBV 抗体 HBV DNA、HCV RNA | HBV 两对半、HCV 抗体、梅毒抗体、HIV 抗体、TOX 抗体、CMV 抗体、EBV 抗体 HBV DNA、HCV RNA |
| 心电图、超声心动图 肺 CT、肺功能 腹部 B 超 鼻窦 CT 头颅核磁 | 心电图、超声心动图 肺 CT、肺功能 腹部 B 超 鼻窦 CT 头颅核磁 |
| 眼科、耳鼻喉科、口腔科、肛肠科 | 眼科、耳鼻喉科、口腔科、肛肠科 |
| 妊娠试验（育龄女性） | 妊娠试验（育龄女性） |
| | HLA 配型、DSA（如果 HLA 与供者不全相合） |
| | 移植相关药物代谢基因* |
| | 血液与免疫系统疾病相关遗传易感基因* |

注：* 建议检查的项目。

## （四）患者针对供者人类白细胞抗原（HLA）的特异性抗体

当患者与供者HLA配型不完全相同时，应该检测患者是否存在针对供者HLA的特异性抗体（donor specific antibody，DSA），在亲缘半相合、配型不完全相合的非血缘或脐血移植前均需要检测DSA。高滴度DSA可能会增加allo-HSCT后植入失败、混合嵌合、移植物功能不良等风险。因此，如果有其他DSA阴性的供者，应尽量避免选择DSA阳性的供者；如果没有DSA阴性的供者可供选择，只能使用DSA阳性供者时，则需要在预处理前给患者做血浆置换及应用美罗华等措施，以降低DSA的不良影响。经过相应的处理，即使输注DSA中-强阳性的供者细胞，绝大多数是可以顺利、持久植入的。

## （五）肿瘤遗传易感基因

肿瘤的发生常常是多因素共同作用的结果，包括内因（肿瘤遗传易感基因）与外因（电离辐射、致癌的化学物质、病毒、不良的生活方式等）。已经有越来越多的证据表明患者与供者的肿瘤遗传易感基因变异对allo-HSCT均会造成不良影响，包括移植物抗宿主病（GVHD）、感染、复发、脏器毒性、移植相关血栓性微血管病（transplant-associated thrombotic microangiopathy，TA-TMA）的风险增加等。因此，建议HSCT前做血液与免疫系统疾病相关的遗传易感基因的家系分析，采用患者、父亲、母亲及潜在的亲缘供者（兄弟姐妹、子女等）的血液进行测序分析，有利于确定诊断、制定适宜的预处理方案、选择遗传背景较优的亲缘供者及有针对性地防治合并症，从而提高allo-HSCT的无病生存率（disease-free survival，DFS）。

## （六）风险评估

与移植预后不良的相关因素包括患者年龄大，一般状态差（Karnofsky评分<80分），未缓解的疾病，非同胞相合的其他供者（非血缘、半相合），病史长且重度治疗，有较多合并症等。

2005年Sorror M. L.等建立了HSCT合并症指数（The hematopoietic cell transplantation-specific comorbidity index，HCT-CI）的评分系统，以预测allo-HSCT后的非复发死亡率（non-relapse mortality，NRM）和总生存率（OS）。2014年Sorror M. L.等又将年龄因素加进评分系统，原本HCT-CI危险分层为：低危，0分；中危，1-2分；高危，≥3分。随后，其他学者又提出变通的HCT-CI（flexible HCT-CI）分层：低危，0-3分；中危，4-5分；高危，>5分，这种变通的HCT-CI分层在各种移植模式下均可更好地预测NRM和OS（表5-2）。例如在减低强度预处理（reduced intensity conditioning，RIC）的allo-HSCT，100d和2年的NRM在HCT-CI低危、中危、高危患者分别为4%、16%、29%及19%、33%、40%。

表5-2　HCT-CI

| 因素 | 分数 |
| --- | --- |
| 年龄≥40 岁 | 1 |
| 心律失常<br>房颤，心动过速，病窦综合征，室性心律失常 | 1 |
| 心脏病<br>冠心病（需要治疗），充血性心力衰竭，心肌梗死，EF≤50% | 1 |
| 炎症性肠病<br>需要治疗的克罗恩病或溃疡性结肠炎 | 1 |
| 糖尿病<br>需要用胰岛素或口服降糖药治疗 | 1 |
| 脑血管病<br>脑血管意外或短暂脑缺发作 | 1 |
| 精神异常<br>需要治疗的抑郁与焦虑 | 1 |
| 轻度肝病<br>慢性肝炎，胆红素升高>ULN-1.5 倍 ULN，AST/ALT>ULN-2.5 倍 ULN | 1 |
| 肥胖<br>BMI>35kg/m$^2$ | 1 |
| 先前的感染<br>需要持续抗感染治疗超过 Day 0 | 1 |
| 中度肺功能受损<br>DLCO 和 / 或 FEV1 66%～80% 或轻度活动后呼吸困难 | 2 |
| 风湿病<br>SLE，RA，多发性肌炎，风湿性多肌痛，混合结缔组织病 | 2 |
| 胃溃疡<br>内窥镜或影像学确诊的，需要治疗的 | 2 |
| 中 / 重度肾功能受损<br>肌酐>176.8umol/L（2mg/dL），透析，肾移植 | 2 |
| 先前肿瘤史<br>恶性肿瘤（非黑色素瘤的皮肤癌除外） | 3 |

续表

| 因素 | 分数 |
|---|---|
| 心瓣膜病<br>二尖瓣脱垂除外 | 3 |
| 重度肺功能受损<br>DLCO 和 / 或 FEV1 ≤65% 或静息状态下呼吸困难或需要吸氧 | 3 |
| 中 / 重度肝病<br>肝硬化，胆红素＞1.5 倍 ULN 或 AST/ALT＞2.5 倍 ULN | 3 |

注：EF 射血分数；ULN 正常值上限；BMI 体重指数；DLCO 弥散能力；FEV1 第一秒用力
呼气量占用力肺活量百分率（一秒率）；SLE 系统性红斑狼疮；RA 类风湿性关节炎。

（七）老年 HSCT

近年来，≥60 岁甚至≥70 岁的老年淋巴瘤患者的 ASCT 与 allo-HSCT 的数量均呈增加趋势（图5-3、图5-4），这与 RIC HSCT 的发展、高效低毒的新药问世及支持治疗的进步有关。目前的观点是≤80 岁的可以接受 ASCT，≤75 岁的可以接受 allo-HSCT，但年龄不

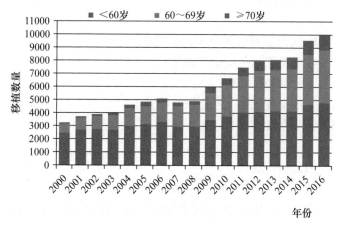

图 5-3　美国淋巴瘤和骨髓瘤 ASCT 患者年龄层的发展趋势

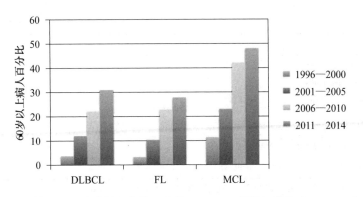

图5-4 美国≥60岁非霍奇金淋巴瘤的allo-HSCT呈增加趋势（CIBMTR）

是绝对的限制，脏器功能及体能状态更重要。ASCT与allo-HSCT
显著增加了高危及难治/复发的老年淋巴瘤患者的治愈率或延长了
CR期。

# 第四节  供 者 选 择

## 一、基本原则

（1）HLA配型符合要求（allo-HSCT）；
（2）造血功能与免疫功能正常；
（3）无恶性肿瘤病史；
（4）无传染性疾病（乙型肝炎除外）；
（5）能耐受HSC采集。

## 二、HLA配型

　　需要做患者及潜在亲缘供者的HLA高分辨配型，包括Ⅰ类
（HLA-A，HLA-B，HLA-Cw）和Ⅱ类（HLA-DR，HLA-DQ，HLA-
DP），其中HLA-DP的检测目前不是必需的。如果没有适合的亲缘供
者，也可以到骨髓库检索非血缘供者（unrelated donor，URD）。

同胞相合供者（matched related donor，MRD）、URD（9/10，10/10）、亲缘半相合供者从HLA配型角度均符合移植的要求。选择亲缘半相合供者时，除了父母与子女做供者外，如果选择兄弟姐妹或其他亲属做供者时，需要做潜在供者的父亲和/或母亲的HLA配型，以便证实为真正的HLA半相合供者才能采用。

## 三、供者查体

对于HLA符合移植要求的潜在供者需要进一步做移植前查体，了解造血功能与免疫功能是否正常，是否存在传染性疾病，能否安全地耐受HSC采集。亲缘供者的HSCT前检查项目如表5-3所示。

表5-3　亲缘供者移植前查体项目

| |
|---|
| HLA高分辨配型 |
| 血、尿、便常规 |
| 血型、血型抗体滴度（血型不合者） |
| 凝血功能 |
| 生化检查 |
| 　HBV两对半、HCV抗体、梅毒抗体、HIV抗体、TOX抗体、CMV抗体、EBV抗体HBV DNA、HCV RNA |
| 心电图 |
| 肺CT |
| 腹部B超 |
| 骨髓形态、染色体 |
| 淋巴细胞亚群、免疫球蛋白、NK细胞颗粒酶和穿孔素（流式） |
| 妊娠试验（育龄期女性） |
| 血液与免疫系统疾病相关遗传易感基因* |

注：* 建议检查。

## 四、综合选择

供者选择要根据多种参数综合判断，择优而定，包括HLA配型、造血及免疫功能、DSA、健康状况及家族病史、肿瘤遗传易感基因、年龄等。

通常建议的供者选择顺序依次为MRD、HLA 10/10相合的URD、HLA 9/10相合的URD或亲缘半相合供者或脐血，但在有经验的移植中心采用MRD、URD或半相合供者HSCT治疗血液肿瘤的结果无显著性差异。

## 第五节　外周血干细胞动员与采集

研究显示淋巴瘤的HSCT采用骨髓（bone marrow，BM）或外周血干细胞（peripheral blood stem cell，PBSC）的生存结果相似，后者造血重建更快。因此，淋巴瘤的HSCT采用PBSC已经成为常规。

通常HSC存在于BM，血液中只有非常少量的HSC，通过动员可以将BM中的HSC动员到血液中，然后通过血细胞分离机采集到富含HSC的移植物，称作PBSC。自体PBSC将冷冻保存于液氮中以备后续HSCT之用，来自健康供者新鲜的PBSC通常直接用于allo-HSCT。由于HSC的表面表达CD34，因此PBSC中CD34＋细胞的数量就代表HSC的数量。

## 一、动员

动员PBSC有两种方法：一种是采用G-CSF；另一种是采用化疗联合G-CSF。几项临床研究已经证实采用上述两种方法动员的ASCT后的复发率无明显差异。

（一）G-CSF动员

G-CSF的推荐剂量为每天10μg/kg，皮下注射，连续5～7d。通常在动员的第5天开始采集，如果第1次采集数量不够，可以继续应用G-CSF动员1～2d并采集，如果3次采集数量都未达标，再增加G-CSF动员天数也难以成功。G-CSF动员适用于患者CR不需要进一步化疗者以及allo-HSCT的健康供者。

（二）化疗联合G-CSF动员

如果患者需要进一步降低肿瘤负荷或需要采集较高数量的HSC则推荐化疗联合G-CSF的动员方式。化疗常用环磷酰胺（Cy）$2～4g/m^2$或采用针对淋巴瘤的方案，如：（R）CHOP/CHOPE、（R）DHAP、（R）ICE等。G-CSF的推荐剂量为每天5μg/kg，通常于化疗结束后1～5d开始应用。为了确定最佳采集PBSC的日期，需要每天监测血液中的CD34+细胞的数量。推荐的化疗方案、G-CSF开始应用的时间及CD34+细胞监测开始时间见表5-4。

表5-4 最常用于动员的化疗方案、G-CSF开始应用的时间及CD34+细胞监测开始时间

| 化疗方案 | G-CSF 开始应用的时间 | CD34+ 细胞开始监测的时间 |
| --- | --- | --- |
| Cy | 第 5 天 * | 第 10 天 |
| （R）CHOP/CHOPE | 第 6 天 | 第 11 天 |
| （R）DHAP | 第 9 天 | 第 14 天 |
| （R）ICE | 第 6 天 | 第 12 天 |

注：* 第 5 天：指化疗开始的第 5 天。

血液中CD34＋细胞的监测在G-CSF动员方案时不是必需的，但在化疗联合G-CSF动员方案时是必需的。化疗后要每日做血常规，观察白细胞及血小板的动态变化，当骨髓抑制期过后最晚从白细胞＞$1.0×10^9$/L起开始监测CD34＋细胞，血液中CD34＋细胞≥20个/ul时开始采集PBSC。

通常 HSCT 可接受的最低 CD34＋细胞数量为 $2×10^6$/kg，许多中心将目标 CD34＋细胞采集量定为（4～5）$×10^6$/kg，这样有利于中性粒细胞及血小板的更快恢复、缩短住院时间、减少输血及抗生素的使用。对于少数 HL 患者需要两次 ASCT，要一次采集够两次 ASCT 所需的 CD34＋细胞。建议在首次高剂量化疗前进行自体 HSC 的动员，以降低动员失败率。

（三）动员失败的补救

动员失败的危险因素包括：年龄＞60 岁，进展的疾病，多线治疗，应用过 FLU、马法兰（Mmelphalan，MEL）和来那度胺（有争议），采集前血液中 CD34＋细胞计数低，在动员前血小板低（有争议）等。

如果血液中 CD34＋细胞＜10 个/ul，推荐用普乐沙福 0.24mg/（kg·d），以免动员失败；CD34＋细胞为 10-20 个/ul，是否用普乐沙福要根据患者的疾病特征、治疗史、目标的 CD34＋细胞数量及是否存在其他动员失败的危险因素决定。

## 二、采集

PBSC 的采集通常为 1～3 次，每次的循环血量为血容量的 3～4 倍，每次的采集时间约 3～5h。

# 第六节　移植类型与预处理方案

## 一、移植类型

包括 ASCT 和 allo-HSCT。大多数淋巴瘤选择 ASCT，因为常见类型的淋巴瘤包括 DLBCL、BL、间变大细胞淋巴瘤（ALCL）等，ASCT 与 allo-HSCT 后的 DFS 相似，只有 LBL 的 allo-HSCT 结果显著优于 ASCT。而 CLL、ASCT 后复发、HSTCL、部分 EBV＋淋巴瘤、化疗后骨髓衰竭等应选择allo-HSCT。

对于化疗敏感复发的非霍奇金淋巴瘤（NHL）及HL，采用大剂量化疗（high dose chemotherapy，HDC）联合ASCT与挽救性传统化疗相比，显著提高了无进展生存（progression-free survival，PFS），部分患者可以达到治愈。而allo-HSCT治疗淋巴瘤的原理是通过预处理最大程度地清除淋巴瘤细胞及移植物抗淋巴瘤作用（graft-versus-lymphoma effect，GVL）。已有研究证实急性GVHD（aGVHD）和慢性GVHD（cGVHD）均可以降低淋巴瘤allo-HSCT后的复发率（RI）。

## 二、预处理方案

预处理是HSCT的重要部分，以保障植入及有效地抗淋巴瘤作用。白消安（BU）和马法兰（MEL）以清髓为主，FLU和Cy以清淋巴细胞为主，含全身照射（TBI）的预处理可提高LBL allo-HSCT后的DFS，但在<4岁的儿童应避免使用TBI，以减少对生长发育的远期影响。预处理根据强度分为清髓预处理（myeloablative conditioning，MAC）、减毒预处理（reduced-intensity conditioning regimen，RIC）及非清髓预处理（nonmyeloablative，NMA），RIC及NMA的发展使年长或脏器功能受损者可以耐受并获益于HSCT。

淋巴瘤的预处理方案主要根据移植类型（ASCT、allo-HSCT）、供者来源（MRD、URD或半相合）、疾病亚型、移植前的疾病状态、年龄、脏器功能等制定。ASCT通常选用具有抗淋巴瘤作用的药物，如卡莫司汀（BCNU）、Cy、足叶乙苷（VP-16）、MEL等；allo-HSCT则主要保证植入及发挥GVL。在非血缘或半相合移植预处理中加入ATG可减少GVHD和NRM，而不影响GVL及增加RI；一些中心则采用HSCT后Cy方案（PT-Cy）代替ATG。通常ASCT年龄≥60岁、allo-HSCT年龄≥55岁应采用RIC或NMA，以降低NRM。

### （一）ASCT

最常用的预处理方案为BEAM（BCNU、VP-16、阿糖胞苷、

MEL）或BEAC（用Cy代替MEL）。有些中心对有肺部疾病者采用塞替派（TT）代替BCNU，称 TECAM方案，以规避BCNU导致的肺毒性。有些中心尝试用苯达莫司汀代替BCNU，称BeEAM方案。其他较常用的方案包括CBV（Cy、BCNU、VP-16）、BUCy、TBICy。对于PCNSL采用含TT的预处理方案疗效更佳，如TBC（TT、BU、Cy）方案。部分病例需要联合累及术野的放疗。EBMT一项21 722例NHL ASCT的结果显示，BEAC与BEAM方案取得相似的结果（NRM、RI、PFS、OS），BEAC在心脏毒性与多脏器衰竭方面与BEAM相似。淋巴瘤ASCT常用的预处理方案见表5-5。一项大型回顾性研究显示HL的ASCT采用BEAM方案结果最佳，而FL的ASCT采用CBV方案结果最佳。

（二）allo-HSCT

常用的预处理方案为BU/FLU、BU/Cy、TBI/FLU、TBI/Cy，对有淋巴瘤残存的病例，预处理可加入VP-16、TT或其他有抗淋巴瘤作用的药物。一项法国细胞治疗协会的大型回顾性研究显示，NHL采用FB2（FLU联合2d的BU）或FB3/FB4（FLU联合3或4d的BU）进行allo-HSCT取得相似的结果（NRM、RI、DFS、OS、aGVHD、cGVHD），因此推荐FB2作为NHL allo-HSCT标准的预处理方案。淋巴瘤allo-HSCT常用的预处理方案见表5-5。

表5-5　淋巴瘤ASCT与allo-HSCT常用的预处理方案

| ASCT | | | |
|---|---|---|---|
| 方案 | 药物剂量 | 给药频率 | 以移植回输干细胞当天作为0 |
| BEAM | BCNU：300mg/m$^2$ | | −6 |
| | VP-16：200mg/m$^2$ | | −5，−4，−3，−2 |
| | Ara-C：200mg/m$^2$ | q12h | −5，−4，−3，−2 |
| | MEL：140mg/m$^2$ | | −1 |
| BEAC | BCNU：300mg/m$^2$ | | −6 |
| | VP-16：200mg/m$^2$ | | −5，−4，−3，−2 |
| | Ara-C：200mg/m$^2$ | q12h | −5，−4，−3，−2 |
| | Cy：1.5g/m$^2$ | | −5，−4，−3，−2 |

续表

| ASCT | | | |
|---|---|---|---|
| 方案 | 药物剂量 | 给药频率 | 以移植回输干细胞当天作为 0 |
| TECAM | TT：40mg/m$^2$ | | $-7$，$-6$，$-5$，$-4$ |
| | VP-16：200mg/m$^2$ | | $-7$，$-6$，$-5$，$-4$ |
| | Cy：60mg/kg | | $-3$ |
| | Ara-C：100mg/m$^2$ | q12h | $-7$，$-6$，$-5$，$-4$ |
| | MEL：60mg/m$^2$ | | $-2$，$-1$ |
| BeEAM | Bedamustin：200mg/m$^2$ | | $-7$，$-6$ |
| | VP-16：200mg/m$^2$ | | $-5$，$-4$，$-3$，$-2$ |
| | Ara-C：200mg/m$^2$ | q12h | $-5$，$-4$，$-3$，$-2$ |
| | MEL：140mg/m$^2$ | | $-1$ |
| CBV | Cy：1.5g/m$^2$ | | $-5$，$-4$，$-3$，$-2$ |
| | BCNU：300mg/m$^2$ | | $-6$ |
| | VP-16：125~150mg/m$^2$ | q12h | $-6$，$-5$，$-4$ |
| BUCy | BU：0.8mg/kg | q6h×3~4d | （$-7$），$-6$，$-5$，$-4$ |
| | Cy：60mg/kg | | $-3$，$-2$ |
| TBICy | TBI 6~12 Gy | 分次 | 2~3d |
| | Cy 60mg/kg | | $-3$，$-2$ |
| TBC | TT：250mg/m$^2$ | | $-9$，$-8$，$-7$ |
| | BU：0.8mg/kg | q6h | $-6$，$-5$，$-4$ |
| | Cy：60mg/kg | | $-3$，$-2$ |
| TTBCNU | TT：5mg/kg | | $-5$，$-4$ |
| | BCNU：400mg/m$^2$ | | $-6$ |
| TTBu | TT：300mg/m$^2$ | | $-6$，$-5$ |
| | BU：0.8mg/kg | q6h | $-4$，$-3$，$-2$ |
| allo-HSCT | | | |
| BUFLU | BU：0.8mg/kg | q6h×2~4d | （$-10$，$-9$），$-8$，$-7$ |
| | FLU：30mg/m$^2$ | | $-6$，$-5$，$-4$，$-3$，$-2$ |
| TBIFLU | TBI：6~12 Gy，分次2~3d | | $-6$，$-5$，$-4$，$-3$，$-2$ |
| | FLU：30mg/m$^2$ | | |

备注：括号内的天数，根据实际情况加减用药天数。

## 第七节 移植结果与展望

CIBMTR 2018年统计美国的HSCT结果显示，ASCT 100d内的死亡率仅2%，因此ASCT是一种安全的治疗方式。allo-HSCT 100d内的死亡率在MRD HSCT为6%，脐血HSCT为11%，无论ASCT还是allo-HSCT后早期与晚期的最主要死亡原因都是疾病复发。常见淋巴瘤的HSCT结果见表5-6。

**表5-6 常见淋巴瘤HSCT后的3年生存率**

| 疾病 | ASCT/% | | allo-HSCT/% | | | |
|---|---|---|---|---|---|---|
| | 化疗敏感 | 化疗耐药 | 化疗敏感 MRD | 化疗敏感 URD | 化疗耐药 MRD | 化疗耐药 URD |
| HL | 86 | 74 | 66 | 62 | 47 | 53 |
| FL | 81 | 67 | 76 | 68 | 55 | 53 |
| DLBCL | 67 | 48 | 55 | 50 | 30 | 26 |

对于化疗耐药或ASCT后复发的NHL和HL，allo-HSCT是一种有价值的、有潜在治愈希望的方法。URD已经取得与MRD相似的HSCT结果，EBMT淋巴瘤工作组汇总了半相合HSCT在淋巴瘤治疗的临床研究，结果显示半相合HSCT的数量逐年增加，对于难治/复发的HL，半相合HSCT 2~3年的PFS和OS分别为43%~66%、56%~75%；对于难治/复发的NHL，半相合HSCT 2-3年的PFS和OS分别为47%~65%、56%~77%。基于上述结果，半相合HSCT是治疗难治/复发淋巴瘤安全、有效的手段，可作为没有MRD及URD或疾病不允许等待寻找URD时的有效替代方式。

随着越来越多靶向药物的问世，将这些具有抗淋巴瘤活性的药物加入HSCT预处理中及作为HSCT的维持治疗，有望进一步提高HSCT的疗效。由于CAR-T在B细胞淋巴瘤治疗中的出色表现，必将部分取代ASCT。HSCT与CAR-T的结合，将为难治/复发的淋巴瘤患者带来更多治愈的希望，例如：对于化疗耐药的淋巴瘤先采用

ASCT减瘤，然后输注CAR-T，使CAR-T更好地清除残存的淋巴瘤细胞，并有望实现治愈；对于ASCT后复发、自体CAR-T失败的淋巴瘤患者，采用供者CAR-T清除淋巴瘤细胞后，再通过allo-HSCT重建造血及免疫系统，并进一步通过GVL提高治愈率。

（吴　彤）

下 篇

分 论

# 第六章

# 霍奇金淋巴瘤

霍奇金淋巴瘤（Hodgkin lymphoma，HL）是起源于B细胞的淋巴组织的恶性肿瘤，其独特的细胞微环境在诊断和病理生理学方面起着重要作用。通常发生于淋巴结，特别好发于颈部淋巴结。HL发病率占淋巴瘤的5%～10%，男性多于女性。欧美发达国家HL的发病年龄呈典型的双峰分布，分别为20～30岁和50～70岁；我国HL发病年龄较早，中位发病年龄为30岁左右。HL病因不详，部分与EBV感染有关。

2016年淋巴瘤WHO分类中霍奇金淋巴瘤分为两个基本类型：结节性淋巴细胞为主型（nodular lymphocyte predominant Hodgkin lymphoma，NLPHL）和经典型（classical Hodgkin lymphoma，CHL）；其中经典型包括结节硬化型（nodular sclerosis classical Hodgkin lymphoma，CHL-NS）、混合细胞型（mixed cellularity classical Hodgkin lymphoma，CHL-MC）、富于淋巴细胞型（lymphocyte-rich classical Hodgkin lymphoma，CHL-LR）和淋巴细胞消减型（lymphocyte-depleted classical Hodgkin lymphoma，CHL-LD）四个亚型。其中CHL占95%。在过去的几十年间HL的治疗取得了很大的进步，新的治疗方法的发展使90%以上的患者有治愈可能。

## 第一节　诊断要点

### 一、病理与免疫表型

HL病理主要表现为淋巴结正常结构全部或部分破坏；病变由肿瘤细胞和非肿瘤性的反应性细胞组成，HRS细胞散在分布，不成巢；可见诊断性的Reed-Sternberg（R-S）细胞为代表的系列HRS细胞。

NLPHL在小淋巴细胞背景中可见模糊的较大结节状结构，结节内可见散在肿瘤性大细胞，胞浆丰富，核大、呈爆米花样，核仁多个、嗜碱性，称为"Popcorn（爆米花）"细胞，另见体积较大的单核细胞，似转化淋巴细胞或组织细胞样细胞，称为L&H细胞。瘤细胞免疫表型包括CD20+、CD45（LCA）+、CD79a+、BCL6+、PAX-5+，以及CD3-、CD15-、CD30-。

CHL病理显示混合性细胞增生为背景，可见较明显的嗜酸性粒细胞。肿瘤细胞体积大，胞浆丰富，核大、核膜厚、核仁明显，有单个核的HRS细胞和双核或多核的诊断性R-S细胞。瘤细胞免疫表型包括CD15+、CD30+、PAX-5弱阳性，以及CD3-、CD20-/弱阳（主要）、CD45（LCA）-、CD79a-；部分病例EBV阳性；98%以上的病例有IG基因克隆性重排。

## 二、临床表现

无痛性、进行性淋巴结肿大是HL的典型表现，最常见于颈部、腋下和纵隔，也可以见于腹股沟、腹膜后和盆腔淋巴结，多沿相邻淋巴结区发展，较少发生跳跃式发展。

HL较少原发于淋巴结外组织器官，但是晚期原发于淋巴结内的HL可以侵犯结外器官，并出现受累部位的相应症状。HL可出现发热、盗汗、体重下降等B组症状，也可有皮肤瘙痒、贫血、乏力等其他症状。其中发热较为常见，约占20%～40%。骨髓和中枢神经系统受累少见。贫血常见于晚期患者。

# 第二节 分　期

成人HL诊断分期采用Ann Arbor分期系统，Ⅰ～Ⅱ期称为早期（局限期）HL，Ⅲ～Ⅳ期称为进展期（晚期）HL。

# 第三节 危 险 分 层

## 一、早期霍奇金淋巴瘤不同治疗研究组的临床不良预后因素（表6-1）

表6-1 早期霍奇金淋巴瘤不同治疗研究组的临床不良预后因素

| 危险因素 | EORTC | GHSG | NCCN | NCIC |
|---|---|---|---|---|
| 年龄 | ≥50 岁 | | | ≥40 岁 |
| 组织学 | | | | 混合细胞型或淋巴细胞消减型 |
| 血沉和B症状 | 如果为没有B症状，则＞50mm/h；如果为B症状，则＞30mm/h | 如果为没有B症状，则＞50mm/h；如果为B症状，则＞30mm/h | ≥50mm/h 或任何B症状 | ≥50mm/h 或任何B症状 |
| 纵隔肿块 | MMR＞0.33 | MTR＞0.35 | MMR＞0.33 | MMR＞0.33 |
| 淋巴结位点数 | ＞2 | ＞3 | ＞3 | ＞3 |
| 结外病变 | | 任何 | 任何 | 任何 |
| 巨大型 | | 任何 | ＞10cm | ＞10cm |

注：GHSG＝德国霍奇金淋巴瘤研究组；EORTC＝欧洲癌症研究与治疗组织；NCCN＝美国国立综合癌症网络；NCIC＝加拿大国家癌症研究所；MMR ＝ 纵隔肿块比率，即肿块最大径/胸腔最大径；MTR＝纵隔胸廓比率，即纵隔肿块最大径/T5-6 水平横径（GHSG 和 EORTC 定义的节点区域与 Ann Arbor 不同，它们将纵隔和脐的两侧作为一个区域）。

## 二、进展期霍奇金淋巴瘤的临床不良预后因素

NCCN评价进展期霍奇金淋巴瘤的预后因素（国际预后评分，IPS）包括：

（1）白蛋白＜40g/L；

（2）血红蛋白＜105g/L；

（3）男性；

（4）年龄≥45岁；

（5）Ⅳ期病变；

（6）白细胞增多，白细胞计数≥$15\times10^9$/L；

（7）淋巴细胞减少，占白细胞比例<8%和/或淋巴细胞计数<$0.6\times10^9$/L。

每增加1个不良因素，复发风险增加7%～8%。此外，3个月内复发、对挽救治疗应答不佳也具有不良预后。

## 三、以PET/CT为基础的预后分层

1. 2周期化疗后，PET/CT检查为阴性的患者预后明显优于PET/CT阳性的患者。

2. 利用PET/CT测量的基线肿瘤代谢总体积（total metabolic tumour volume，TMTV）是早期HL的独立预后因素。通过cut-off值（350ml）将基线TMTV分为高低两组，2年PFS分别为93%和81%。结合第二周期后评估PET/CT（PET2）和基线TMTV得到三个风险组，即低风险、中风险和高风险组，2年PFS分别为93.8%、87.9%和60.7%。基线TMTV和PET2状态可以帮助临床医生为HL患者制定更加准确的治疗策略。

## 四、肿瘤细胞及周围微环境相关预后因素

由于HL瘤细胞散在分布在大量的炎症细胞中，其特殊的生物学特征使大规模基因测序有一定挑战。CALVENTE等人一项研究对包含HL肿瘤微环境18项基因检测的RHL30模型进行了探索，研究结果显示该模型下高评分患者FFS率仅为41%，低评分患者FFS率可达92%，但是两组患者的OS无明显差异。考虑到目前基因检测仍未广泛开展，以及HL肿瘤生物学的特殊性，该模型的临床应用仍面临一些困难，临床上需要探索更加简化的HL预后模型。

EBV感染与部分HL的发生发展相关，有研究显示EBV阳性患

者的OS明显差于EBV阴性患者，但Meta分析结果未显示EBV感染对OS的影响。有研究显示肿瘤细胞CAIX和COX-2表达、血清sCD30及sGal-1水平升高、血清β2微球蛋白升高是不良预后因素。

肿瘤相关巨噬细胞（TAM）与预后具有相关性，研究显示PD-L1＋CD68＋TAM和吲哚胺2，3双氧酶1（indoleamine 2，3-dioxygenase 1，IDO-1）＋CD68＋TAM数目是预后独立影响因素，高水平的CC趋化因子配体5［Chemokine（C-Cmotif）ligand 5，CCL5］是PFS的不良预后因素。肿瘤微环境中巨噬细胞集落刺激因子1受体（colony stimulating factor 1 receptor，CSF-1R）和CD163共同表达的患者、微环境中PD-1阳性细胞数量增多的患者预后更差；微环境中FOXP3和CD68增高提示预后更好。此外还有一些研究发现CD20和IgM阳性的背景细胞增多是预后良好的标志，但未能证实CD20阳性的细胞数量是独立预后因素。

近年来外周血监测ctDNA以明确CHL克隆进化与预后相关性的研究也在逐步开展。

# 第四节　分子发病机制特点

## 一、CHL的肿瘤细胞调节网络（表6-2）

### （一）EB病毒感染

40% HL中的HRS细胞有EBV的潜伏感染，对CHL的发生具有重要影响。

### （二）NF-κB通路异常激活

通过激活各种细胞表面受体或EBV蛋白LMP1，典型和非典型NF-κB途径被激活，导致核移位和包括p50/p65、p52、RELB或BCL3在内的各种NF-κB成员的转录活性。肿瘤抑制基因*NFKBIA*、*TNFAIP3*突变表达下调，进而诱导NF-κB持续活化，从而引起RS细胞异常增殖。

（三）JAK/STAT信号途径

JAK/STAT信号通路在HRS细胞中持续激活，是细胞因子信号传导的主要通路，除了*JAK2*基因扩增外，两种主要JAK/STAT负调节因子SOCS1和PTPN1的失活突变在HRS细胞中也很常见；在约1/3的CHL病例中检测到*STAT6*基因的扩增或激活突变，而*STAT5*和*STAT3*的突变频率较低；编码CSF、IL3和IL5受体共同链的*CSF2RB*基因突变可能支持JAK/STAT信号。

（四）转录因子网络下调和B细胞表型丢失

CHL的RS细胞极少或不表达B细胞典型表型，一些调节B细胞特异基因的关键转录因子在RS中不表达或显著下降。

HRS细胞常见基因异常见表6-2。

表6-2　HRS细胞常见基因异常

| 发病机制 | 基因异常 | 变异种类 |
| --- | --- | --- |
| NF-κB 通路 | *NFKBIA*、*NFKBIE*、*TNFAIP3* | SNVs，indels |
| | *REL*、*MAP3K14*、*BCL3* | Gains，translocations |
| JAK/STAT 通路 | *JAK2* | Gains/amplification |
| | *SOCS1*、*STAT6*、*PTPN1*、*CSF2RB* | SNVs，indels |
| PI3K/AKT 通路 | *ITPKB*、*GNA13* | SNVs |
| 免疫逃逸 | *B2M* | SNVs，indels |
| | *MHC2TA* | Translocations，SNVs |
| | *PD-L1*、*PD-L2* | Gains/amplifications |
| 核 RNA 和蛋白质输出 | *XPO1* | SNVs（codon 571），gains |
| 染色体重塑 | *ARID1A* | SNVs，indels |
| 表观遗传调节因子 | *JMJD2C* | Gains/amplifications |

## 二、CHL肿瘤微环境

RS细胞以及围绕在其周围的一个由淋巴细胞、粒细胞、巨噬细胞和浆细胞所组成的复杂网络，使得有效的抗肿瘤免疫应答难以形成。RS细胞支持这种异常的免疫环境，并通过以下几种机制逃避免疫检测：

（1）RS细胞分泌多种细胞因子和趋化因子，从而改变周围微环境中细胞的组成和功能（如使效应 T 细胞的功能活性减弱，并使淋巴细胞向 Treg 细胞分化）。

（2）对大多数HL患者而言，其RS细胞上的主要组织相容性MHC-Ⅰ和MHC-Ⅱ受体的表达降低或缺失。一线治疗后，MHC-Ⅰ的表达降低可能会阻止 CD8＋T 细胞的识别，与较差的 PFS 相关联。

（3）几乎所有HL患者在染色体9p24.1上都有遗传变异，导致RS细胞上PD-1配体的大量表达，与浸润的 T 细胞表面的PD-1受体结合，导致T细胞失活和免疫逃逸，9p24.1 改变也就预示着更差的结果。FISH确定的9p24.1扩增（携带 CD274、PDCD1LG2 和 JAK2）可作为PD-1抑制剂治疗有效的复发/难治性CHL患者的有利预测生物标志物。

## 第五节　CHL的治疗

### 一、总体治疗策略

HL患者绝大多数可以治愈，新诊断的早期（局限期）CHL 3年PFS 94.6%，进展期（晚期）CHL 5年PFS 86.4%，但难治复发性疾病第二肿瘤等影响其整体的生存。预后好的CHL患者治疗目标除争取治愈肿瘤外还要考虑降低治疗相关毒性。对标准治疗后早期复发、仅达到部分缓解或者Ⅲ、Ⅳ期高危的霍奇金淋巴瘤患者，其临床预后较差，采用放化疗为基础，联合靶向治疗、免疫治疗、造血干细胞移植等综合治疗。不同研究机构对于早期和晚期CHL进行定义，根据不同组别制定相应的治疗策略。所有患者治疗2周期后均建议进行PET/CT再评估，Deauville 评分1-3分者继续治疗，评分4～5分者需要调整治疗方案或再次进行穿刺活检。这样通过PET/CT指导下的治疗策略调整可降低预后良好型患者的化疗强度，并且可以提早发现预后不佳的患者，通过更改治疗方案改善其不良预后。

（一）一线治疗

**1. 早期CHL治疗（图6-1）** 几十年来，单纯放疗是早期CHL患者的标准治疗选择。然而，高剂量的放疗存在潜在长期毒性和继发性癌症的风险。随着晚期疾病的常规化疗方案——ABVD方案（多柔比星＋博来霉素＋长春花碱＋达卡巴嗪）纳入早期患者的管理，化疗和放疗的联合治疗已取代单独放疗成为早期患者的治疗选择。Bonadonna 及其同事最初确定了ABVD（4个周期）继以36 Gy的IFRT（involved field radiotherapy，受累野放疗）作为早期患者标准治疗的安全性和有效性。随着影像诊断和适形放疗技术的发展，IFRT逐渐被更精准的累及淋巴结（involved-node radiotherapy，INRT）或累及部位照射（involved-site radiotherapy，ISRT）所替代，同时照射剂量也逐渐降低。

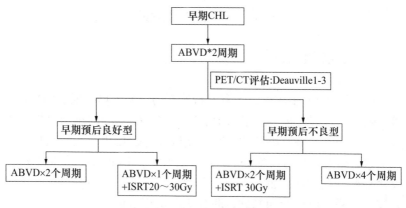

图6-1　早期CHL治疗（2022年NCCN指南）

**2. 晚期CHL治疗（图6-2）** 对于年轻的晚期CHL患者，NCCN指南一线推荐为联合化疗方案，包括ABVD或增强剂量BEACOPP。2周期治疗后进行PET/CT评估，对PET-2阴性患者，建议继续巩固治疗，对PET-2阳性患者，建议上调化疗方案或换用二线治疗方案，必要时需进行穿刺活检术。

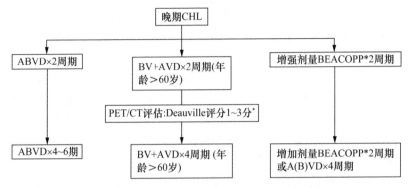

图6-2 晚期CHL治疗（2022年NCCN指南）

注：*PET/CT Deauville评分为4、5分者参见复发和难治CHL的治疗。

**3. 老年（>60岁）CHL患者** 具有B症状、体能状态差、EB病毒阳性比例高、合并症多等特点，其预后相对更差。标准化疗方案其治疗毒性和移植相关死亡率（TRM）导致使用过程中剂量减少，与其预后不良亦有相关性。标准与替代一线方案的选择应基于临床判断和患者的表现状态，目标是最大限度地减少毒性，同时最大限度地提高疗效。ABVD、CHOP 和 VEPEMB 被列为Ⅰ～Ⅱ期预后良好的老年患者的主要治疗选择。ABVD、BV（维布妥昔单抗，Brentuximab vedotin）诱导治疗，随后进行 AVD 和 BV 维持治疗，BV联合 DTIC、CHOP、PVAG 和 VEPEMB 联合或不联合 ISRT 均被列为Ⅰ～Ⅱ期预后不良或Ⅲ～Ⅳ期老年患者的主要治疗选择。

（二）复发性和难治性CHL

难治性CHL是指标准方案化疗4周期，肿瘤缩小不足50%或病情进展；初治病例，标准方案治疗2周期后病情进展；标准方案化疗后达CR，半年内复发；治疗达到CR后，2次或2次以上复发；治疗后病理类型转化的患者；造血干细胞移植后复发。

对于复发或难治性CHL患者，应根据复发肿瘤情况和患者身体状况以及一线治疗方案选择二线化疗方案。符合移植条件的患者采用传统的二线治疗方案，效果相对较佳即可进入自体干细胞移植的巩固阶段，对于不符合移植的患者，做二线解救方案，如：DHAP方案（地塞米松＋顺铂＋阿糖胞苷）、ESHAP方案（依托泊苷＋甲基强的松龙＋高剂量阿糖胞苷＋顺铂）、GDP方案（吉西他滨＋顺铂＋地塞米松）、GVD方案（吉西他滨＋长春瑞滨＋脂质体阿霉素）、ICE方案（异环磷酰胺＋卡铂＋依托泊苷）、IGEV方案（异环磷酰胺＋吉西他滨＋依托泊苷＋泼尼松）、BeGEV方案（苯达莫司汀＋吉西他滨＋长春瑞滨）和MINE方案（依托泊苷＋异环磷酰胺＋美司钠＋米托蒽醌）等。

由于传统的化疗方案仍未满足治疗的需求，靶向药物特别是CD30单抗，还有PD-1单抗如也都列入各大指南二线推荐，包括：BV单药、BV联合化疗、PD-1、BV联合PD-1、PD-1联合地西他滨均获得了良好的效果，成为二线治疗的首选。

## 二、小分子靶向药物治疗

### （一）HDAC抑制剂

Panobinostat治疗129名复发难治性HL，74%的患者肿瘤缩小，总反应率27%，PR 23%，CR 4%。此外，Vorinostat、Mocetinostat、Entinostat等HDACI均已进入复发难治HL的n期临床研究，ORR为4%～27%不等，其疗效尚需进一步证实。

推荐剂量：Panobinostat 40mg/次，每周3次，口服。

注意事项：常见不良反应包括出血，可能出现重度的或致命的胃肠道及肺出血；肝毒性等。主要应对方式是监测血小板计数及输注血小板，及时调整剂量。

### （二）PI3K/Akt/mTOR通路抑制剂

艾达拉西布（Idelalisib）的试验，但在25例治疗的患者中，

ORR仅为20%。

mTOR抑制剂依维莫司（Everolimus）口服给药10mg/d，治疗15名复发HL，结果显示PR 47%。体外试验示mTOR抑制剂与化疗可能作用相加，现正进行治疗NHL、HL的I期临床。

来那度胺，在一项38位患者的2期试验中，单药25mg/d，口服21d，每28天为一疗程，其ORR为19%、中位PFS4个月。来那度胺显示出的活性也比较有限。

（三）JAK2抑制剂

Ruxolitinib和SB151833进行了试验，两项试验均显示，HL患者的ORR为20%，这可能反映这两种抑制剂对JAK2亚型的特异性不佳。

（四）BTK抑制剂

鉴于前期BTK抑制剂体外试验显示有效，目前有临床试验正在进行中，包括Ibrutinib单药口服（NCT02824029）、Ibrutinib联合PD-1（NCT02940301）、Ibrutinib联合BV（NCT02744612）等方案用于难治复发CHL的治疗。

推荐剂量：伊布替尼560mg/日，口服，第1～21天；

注意事项：常见不良反应包括出血、感染、血细胞减少、间质性肺疾病、房颤、白细胞淤滞、高血压、继发恶性肿瘤等。

（五）蛋白酶体抑制剂

硼替佐米单药治疗难治复发CHL未显示出有效性；硼替佐米联合ICE方案临床试验显示ORR70%、CR 33%。

推荐剂量：每次1mg/m$^2$，皮下注射，第1、4、8天，每21天为一周期。

注意事项：常见的不良事件有虚弱、恶心、腹泻、食欲下降、便秘、周围神经病、发热（36%）、呕吐和骨髓抑制等。

（六）烷基化脱乙酰基酶抑制剂

Tinostamustine能够更好地触及癌细胞内DNA链，从而诱导DNA损伤、阻止癌细胞修复。Ⅰ期研究队列扩展阶段结果显示治疗R/R CHL耐受性良好，在既往接受过5次治疗且无替代治疗方法的重度预处理患者中ORR为36%。

## 三、非细胞免疫治疗

（一）单克隆抗体

全人源性抗KIR（杀伤细胞免疫球蛋白样受体（killer cell immunoglobulin-like receptor）单抗 Lirilumab 在 11 名淋巴瘤患者的Ⅰ期研究中耐受性良好，在剂量超过10mg/kg时没有剂量限制毒性，联合使用PD-1 和KIR阻断剂（Nivo/Liri）在晚期难治复发CHL 患者中是可行的。

（二）双特异性抗体

AFM13是一款首创的靶向CD30和CD16的双特异性四价抗体，能够特异性地结合肿瘤细胞上的CD30和天然免疫细胞（如NK 细胞和巨噬细胞）上的CD16A。AFM13通过结合并激活自然杀伤（NK）细胞和巨噬细胞，诱导对CD30阳性肿瘤细胞的特异性和选择性杀伤，从而利用先天免疫系统的能力对抗肿瘤，目前正被开发用于治疗CD30阳性淋巴瘤。临床研究共入组了30例R/R HL患者，这些患者没有接受过抗PD-1单抗治疗，结果显示AFM13＋PD-1单抗治疗ORR为88%、CR为42%，在对BV原发性难治性患者亚组中ORR为85%、CR为46%。研究提出免疫检查点抑制剂可释放适应性免疫反应的刹车，AFM13可对PD-1检查点抑制剂形成补充，通过联合用药，可同时触发免疫系统的2个分支（先天免疫系统和适应性免疫系统）来对抗肿瘤。

（三）ADC抗体偶联药物

**1. 靶向CD30抗体偶联药物** 维布妥昔单抗（Brentuximab vedotin，BV/SGN35）是CD30单抗与抗微管蛋白（monomethyl auristatin E，MMAE）由二肽链接物结合起来的抗体药物偶联物（antibody-drug conjugate，ADC）。经典型霍奇金淋巴瘤RS细胞表达肿瘤坏死因子（tumor necrosis factor，TNF）受体家族成员CD30分子，因此可作为BV单抗治疗靶点。

1）BV作为一线治疗

自2010年BV开始临床研究至今，基于ECHELON-1研究结果美国FDA于2018年3月21日批准BV＋AVD方案用于CD30阳性Ⅳ期HL成人患者的一线治疗，并纳入NCCN指南晚期CHL一线治疗2A/2B类推荐（BV＋AVD方案6周期）。

此外，BV联合其他化疗方案的相关研究也在进行中，德国一项Ⅱ期随机临床试验基于增强BEACOPP方案衍生出两种不同方案：BV联合依托泊苷＋环磷酰胺＋阿霉素＋甲基苄肼＋泼尼松（BrECAPP）和BV联合依托泊苷＋环磷酰胺＋阿霉素＋达卡巴嗪＋地塞米松（BrECADD）。BrECAPP方案化疗和结束治疗后的CR率分别为86%和94%，BrECADD方案均为88%，由于BrECADD方案毒性相对较低，因此被选为Ⅲ期HD21研究（NCT02661503）试验方案来与增强BEACOPP方案进行对比。

在晚期CHL取得良好的效果后Abramson等设计了BV单药序贯4~6个周期 BV＋AVD的研究方案（NCT01534078）应用于早期CHL治疗，证明该方案在没有博来霉素和巩固放疗的情况下对于非巨块型Ⅰ/Ⅱ期CHL仍十分有效。

2）BV作为二线治疗

FDA于2011年8月17日批准BV用于治疗ASCT治疗失败的HL或至少应用2种以上化疗方案且不适合ASCT的HL患者。国家药品监督管理局于2020年5月14日批准BV用于治疗复发或难治性CD30阳性的HL。

　　一线治疗后发生进展或难治患者行ASCT的桥接前挽救治疗，为避免常规二线化疗方案导致的严重骨髓抑制、神经毒性等3～4级不良事件，目前有临床试验采用BV单药、BV联合依托泊苷＋甲泼尼龙＋阿糖胞苷＋顺铂（BRESHAP）、BV联合地塞米松＋阿糖胞苷＋顺铂（DHAP）、BV联合苯达莫司汀（BV＋B）、BV联合BTK抑制剂作为挽救治疗方案后完成ASCT，初步获得了良好的效果，但仍需要进一步探究其他联合化疗的疗效及安全性。

　　3）移植后的巩固治疗

　　AETHERA研究显示BV作为ASCT后的维持治疗显著改善移植后PFS，降低复发风险，早期行BV巩固治疗可以长期获益。

　　推荐剂量：维布妥昔单抗（BV）1.8mg/kg，静脉注射，每三周一次。

　　注意事项：BV最常见的治疗相关毒性主要是外周神经病、感染和中性粒细胞减少，少见但严重的毒性如肺毒性、肝脏毒性和心脏毒性，主要应对方式是剂量调整和停药。

　　**2. 靶向CD25抗体偶联药物**　　Camidanlumab tesirine（Cami）是一种与吡咯并苯二氮䓬二聚体（PBD）偶联生成的抗体药物偶联物。每个21天治疗周期的第1天接受Cami 45μg/kg，静脉注射，持续2周期，随后每周期接受Cami30μg/kg。在难治复发CHL的相关Ⅰ期研究中，Cami展现出令人鼓舞的抗肿瘤活性和可控的安全性；Ⅱ期研究显示ORR达到83%，其中38%的患者达到CR。

　　推荐剂量：Cami每次30～45μg/kg，静脉注射，每三周一次。

　　注意事项：最常见的不良反应包括肝酶升高、皮疹、疲劳、水肿或渗出以及恶心。

　　（四）免疫检查点抑制剂

　　**1. 抗PD-1/PD-L1单抗**　　通过阻断PD-1信号通路，激活和调节T淋巴细胞免疫功能，达到治疗肿瘤作用，已被NCCN指南纳入作为复发难治HL的治疗推荐。

　　1）纳武利尤单抗（Nivolumab）

　　首个在欧盟批准治疗BV或ASCT后的复发难治性成人CHL，单药（3mg/kg）ORR 为 66%。

推荐剂量：每次 3mg/kg 或 240mg/次（固定剂量），静脉注射，每两周一次。

注意事项：最常见的不良反应是疲劳、上呼吸道感染、发热和腹泻，其他常见不良反应包括皮疹、瘙痒、肌肉关节疼痛等等，少数患者可发生免疫介导的副作用如何肺炎、肝炎、甲状腺功能异常和结肠炎。

2）帕博利珠单抗（Pembrolizumab）

用于既往接受 ≥3 线治疗后复发难治性 CHL 成年和儿科患者，ORR 为 71%。帕博利珠单抗序贯 AVD（P-AVD）方案一线治疗 30 例早期预后不良及晚期 CHL 患者的疗效和安全性研究显示，CR 率达 100%。

推荐剂量：200mg/次，静脉注射，每三周一次。

3）卡瑞利珠单抗（Camrelizumab）

卡瑞利珠单抗联合表观遗传学药物低剂量地西他滨治疗 R/R CHL 患者的疗效和安全性，结果显示 ≥3 线治疗的患者可耐受且具有显著的抗肿瘤活性。

推荐剂量：200mg/次，静脉注射，每两周一次。

抗 PD-1/PD-L1 单抗联合治疗在 CHL 二线治疗中也开展了探索性研究。纳武利尤单抗＋多柔比星＋长春花碱＋达卡巴嗪（N-AVD）序贯联合方案的 ORR 可达 84%。BV 联合抗 PD-1 单抗、BV＋纳武利尤单抗＋AD（阿霉素＋达卡巴嗪）治疗新诊断的进展期 HL 以及 R/R CHL 患者的研究均在进行中。

4）CTLA-4 单抗（Ipilimumab）

它是一种单克隆抗体，能有效阻滞细胞毒性 T 细胞抗原-4（CTLA-4）的分子。Ⅰ期临床试验报道入组 31 例难治复发 CHL 患者，Nivolumab 联合 Ipilimumab 治疗 ORR 达 74%。随后 Diefenbach 等人还报道了将另一项Ⅰ期临床试验结果，显示 Ipilimumab 联合 BV 组、Nivolumab 联合 BV 组，以及 Ipilimumab、Nivolumab、BV 三药联合组，结果显示三药联合组和 Nivolumab 联合 BV 组 ORR 最高

（80%、94%、95%）。

推荐剂量：联合治疗时每次1mg/kg，静脉注射。

注意事项：常见有皮疹、腹泻、疲劳、瘙痒、头痛、体重下降和恶心等副作用，还能在消化系统、肝脏、皮肤、神经系统及产生激素的腺体内引起自体免疫性疾病。

## 四、细胞免疫治疗

### （一）靶向CD30的CAR T细胞治疗

鉴于在弥漫性大B细胞淋巴瘤中使用嵌合抗原受体CAR-T细胞疗法取得了成功，这种方法在HL中也正在进行试验。CD30在霍奇金淋巴瘤的恶性RS细胞中表达，靶向CD30的CAR-T细胞用于复发难治的霍奇金淋巴瘤的治疗。Carlos A. Ramos等人临床试验报道了41例R/R CHL患者（既往接受治疗2～3线）接受CD30 CAR-T治疗，预处理方案采用苯达莫司汀＋氟达拉滨或环磷酰胺＋氟达拉滨，平均随访533d，在32名可评估患者中，ORR为72%，其中CR为59%（19位），达CR的患者中61%在一年后仍保持持续缓解。整体1年OS 94%，1年PFS为36%，安全性也是可控的。

### （二）靶向CD123的CAR T细胞治疗

CD123是一种树突状细胞标志物，也是IL-3受体的一部分，在高达60%的病例中，它在HRS细胞上表达，在肿瘤微环境和髓源性抑制细胞上也表达。Ruella等研发了靶向CD123的CAR T细胞，并证明这些细胞不仅能够靶向HRS细胞，而且还能够靶向促进肿瘤生长、表达CD123的巨噬细胞，为修饰免疫抑制的肿瘤微环境提供了机会。

### （三）针对LMP-1和LMP-2的EBV特异性细胞毒性T细胞（CTL）

鉴于部分CHL发生发展与EBV感染相关，有研究分别在EBV相关性HL患者中，使用腺病毒载体转导的树突状细胞和EBV转化的B淋巴母细胞样细胞系，对LMP-1/2活性增强的CTL进行了测试。21例活动性疾病患者中有13例对治疗有反应，其中11例达到CR。其他细胞疗法，包括针对多种肿瘤相关抗原的自体T细胞如WT1、PRAME和SURVIVIN，目前正在复发性HL中进行研究。

## 五、造血干细胞移植

### （一）高剂量化疗随后进行自体造血干细胞移植（HDT/ASCT）

对于年轻、一般状态良好的治疗失败或一线治疗成功后复发的HL患者来说，HDT/ASCT是标准的挽救治疗策略，选择没有交叉耐药的挽救化疗或靶向治疗，使疾病得到控制并进一步动员外周血造血干细胞。初始治疗中PET2持续阳性的患者可能有更差的预后，对于这部分患者HDT/ASCT可以作为挽救治疗方案。

挽救化疗后行HDT/ASCT后有50%患者可以获得治愈机会，但1年内发生进展的患者预后差。基于AETHERA研究结果BV作为ASCT后的维持治疗显著改善移植后PFS，降低复发风险，ASCT后BV维持治疗已纳入NCCN指南中。

此外，也有2期试验在探索基于PD-1的维持策略，包括Pembrolizumab、Nivolumab单药维持（NCT03436862）和Nivolumab联合BV的维持模式（NCT03057795）等，最终还是需要进行随机试验来确定其作用。

### （二）异基因造血干细胞移植（allo-HSCT）

在免疫检查点阻断及靶向新药、细胞治疗等多种疗法日益更新的时代，异基因干细胞移植对于ASCT后复发患者的作用和应用时机还尚未明确。allo-HSCT可以使许多患者实现长期缓解，但与非复发死亡率相对高。

allo-HSCT的适应证，包括：①患者因各种原因导致缺乏足够的干细胞进行ASCT；②患者具有病变较小，病情稳定但骨髓持续侵犯；③ASCT后复发。

有研究显示异基因造血干细胞移植前加入BV治疗，可有效桥接后续allo-HSCT，具有较好的PFS和低累积复发率，同时可显著降低慢性移植物抗宿主病（cGVHD）的发生率；此外，预防性PTCy（移植后环磷酰胺）可有效缓解T细胞的激活状态，从而降低aGVHD发生的风险。

预处理方案：多采用非清髓的预处理方案，如FluBe（氟达拉滨30mg/m²、苯达莫司汀130mg/m²，共3d）等。

虽然allo-HSCT能为cHL患者带来长期疾病控制，但移植后复发在R/R cHL患者中仍较为常见，复发后的免疫治疗，包括DLI、BV、PD-1、PD-1抑制剂以及BTK抑制剂等多种方法也在研究中。

# 第六节　NLPHL的治疗

NLPHL与CHL瘤细胞不同，NLPHL瘤细胞主要CD20始终呈阳性，但不表达CD30，具有惰性倾向，有晚期疾病进展和组织学转化为大B细胞淋巴瘤的风险。最佳治疗方案还没有确定。应当避免过度治疗，尽可能避免晚期并发症。

## 一、IA局限的病变

可以采用单纯受累野照射（30~36Gy），10年OS可达90%以上，扩大野照射和增加化疗未能提高疗效。对于淋巴结切除后完全缓解的早期NLPHL患者，观察等待也是一种合适的治疗选择.

## 二、早期病变

可采用2周期利妥昔单抗（R）联合ABVD联合受累野RT。其他如BR联合RT、R-CVP联合RT、R±RT、单纯放疗等方案也有报道。

## 三、早期伴危险因素和进展期的患者

4～6周期增强BEACOPP方案联合RT（PET-2指导下）或6周期R-CHOP方案±RT。

## 四、难治性病变或疑似复发患者

首先应当再次取活检，以排除转化为侵袭性大B细胞淋巴瘤的可能。早期复发患者建议采用二线挽救方案后联合HDT/ASCT，所有二线化疗方案均应考虑使用R。晚期复发患者可采用R单独或联合化疗，或局部放疗，然后用 PET 重新评估。对于单独接受R治疗的患者，可考虑R维持治疗2年。

（田　磊　克晓燕）

# 第七章

# 前体B、T细胞淋巴瘤

淋巴母细胞淋巴瘤（lymphoblastic lymphoma，LBL）是一种少见的、来源于前体淋巴细胞（淋巴母细胞）的高度侵袭性淋巴系统恶性肿瘤。目前认为它与急性前体B或T淋巴细胞白血病（ALL）在细胞生物学特征（如形态学、免疫表型、细胞和分子遗传学等）及治疗策略和转归上具有高度的一致性，为同一种疾病的两种表现模式。在WHO淋巴造血系统肿瘤分型中，此类疾病主要包括：B-ALL/LBL非特指型；伴重现性遗传学异常的B-ALL/LBL；T-ALL/LBL。

当患者主要表现为淋巴结和/或结外实体肿物，而骨髓和外周血侵犯较少（≤25%）（WHO标准建议＜20%，但需注意少数B-ALL患者因发热、使用糖皮质激素可导致原始细胞比例不足20%，需要结合病史和其他检查鉴别诊断）或无侵犯时，诊断为LBL；当表现为广泛骨髓和外周血侵犯时，诊断为ALL。

LBL为儿童NHL的主要类型，约占儿童NHL病例的1/3；而成人LBL发生率占成人NHL的比例小于2%。成人病例的中位年龄为22～37岁；发病年龄呈双峰分布，分别为低于20岁和超过50岁。大多数系列报道LBL男性发病高于女性。B-LBL约占LBL的10%，其余约90%为T-LBL。

## 第一节　B淋巴母细胞淋巴瘤

前体B细胞淋巴母细胞淋巴瘤（B-LBL）是一种较少见的淋巴瘤，占淋巴母细胞淋巴瘤的10%。与前体T-LBL不同，前体B-LBL中极少发生纵隔肿块，但淋巴结和结外部位（如骨和皮肤）受累更为常见。

## 一、分类

根据是否具有细胞遗传学异常，WHO分类中将B-ALL/LBL分为2大类，即非特指型B-ALL/LBL和伴重现性遗传学异常的B-ALL/LBL，后者在2022第5版修订WHO分类中有13种遗传学定义的B-ALL/LBL，分别为：

（1）B淋巴母细胞白血病/淋巴瘤，非特指型；

（2）伴超二倍体的B淋巴母细胞白血病/淋巴瘤；

（3）伴亚二倍体的B淋巴母细胞白血病/淋巴瘤；

（4）伴iAMP21的B淋巴母细胞白血病/淋巴瘤；

（5）伴*BCR-ABL1*融合基因的B淋巴母细胞白血病/淋巴瘤；

（6）伴*BCR-ABL1*融合基因样特征的B淋巴母细胞白血病/淋巴瘤；

（7）伴*KMT2A*重排的B淋巴母细胞白血病/淋巴瘤；

（8）伴*ETV6-RUNX1*融合基因的B淋巴母细胞白血病/淋巴瘤；

（9）伴*ETV6-RUNX1*融合基因样特征的B淋巴母细胞白血病/淋巴瘤；

（10）伴*TCF3-PBX1*融合基因的B淋巴母细胞白血病/淋巴瘤；

（11）伴*IGH-IL3*融合基因的B淋巴母细胞白血病/淋巴瘤；

（12）伴*TCF3-HLF*融合基因的B淋巴母细胞白血病/淋巴瘤；

（13）伴其他确定的基因异常的B淋巴母细胞白血病/淋巴瘤。

## 二、诊断要点

（一）病理组织学

瘤细胞呈弥漫浸润生长，较小至中等大小，胞质较少，核呈圆形、卵圆形或扭曲状，染色质较细，核仁模糊不清或较小，核分裂象多见。

（二）免疫表型

典型免疫表型为：膜表面免疫球蛋白（sIg）－，TdT＋，CD10＋/－，CD19＋，CD79a＋，CD20＋/－CD24＋，PAX5＋；其中TdT对B-ALL/LBL的诊断具有特异性。极少数由前体B向成熟B细胞转化的肿瘤细胞同时表达TdT和sIg，或表达sIg而不表达TdT。

根据不同的免疫表型可以定义不同细胞分化阶段：pro-B期（CD19＋，胞浆CD79a＋，胞浆CD22＋，胞核TdT＋）；"common B"期（CD10＋），pre-B期（CD20＋，胞浆μ重链＋）。CD34、CD13、CD33往往与CD19、CD10的共同表达，此类病例多涉及TEL（ETV6）基因的重排，形成t（12；21）（p13；q21）ETV6-RUNX1融合基因。CD19＋ CD10－ CD24－CD15＋的病例，往往出现MLL基因异位，特别是t（4；11）异位。B-LBL/ALL伴有t（9；22）（q34；q11.2）的典型免疫表型为CD10＋，CD19＋，TdT＋，并常表达髓系相关抗原比如CD13及CD33；在成人病例中，此类患者与CD25阳性高度相关。

（三）临床表现

B-LBL最常见的受累部位是皮肤、软组织、骨骼和淋巴结，纵隔肿块不常见。

**1. 皮肤病变**　头颈部受累最常见，表现为皮肤多发性红色结节，质硬。

**2. 骨、软组织等**　被侵犯时表现为骨内孤立性肿块，也有少数患者表现为实体瘤性溶骨病变，常见于股骨和胫骨。

**3. 外周血和骨髓**　被侵犯时可表现出ALL症状。

（四）实验室检查

**1. 血常规**　可有贫血，多为正细胞正色素性贫血；血小板常低于正常。骨髓受累时，外周血中可见到幼稚淋巴细胞，外周血白细胞数多＜$10 \times 10^9$/L。

**2. 骨髓检查** 骨髓受累时，骨髓中幼稚淋巴细胞一般 < 25%。流式可以发现隐性的骨髓累及。

**3. 分子生物学和细胞遗传学检查** 分子生物学上，绝大多数 B-LBL 有 IgH 基因重排，也可有 IgL 基因重排，少数可出现 TCR 基因重排。细胞遗传学上，LBL 最常报道的为 21 号染色体遗传物质增加，这在 ALL 中很少见，以 21 染色体三体、四体或 add（21）（q22）的形式出现。由于病例数少，B-LBL 的细胞遗传学尚缺乏系统资料，在法国一项关于 B-LBL 的研究中，26 例可评估的病例，有 16 例核型正常，5 例有超二倍体，5 例有其他结构异常，包括 t（12；17），t（4；11），t（9；12）或 del 2p，但未报道 21 号染色体异常病例。参考 B-ALL 特征性的染色体异常，包括 t（9；22）/BCR-ABL、t（1；19）TCF3-PBX1、t（12；21）/ETV6-RUNX1 等，其中预后较好的有 t（12；21）和超二倍体（染色体数 > 50）；t（9；22）、t（4；11）、t（1；19）以及亚二倍体（染色体数 < 45）则提示临床治疗效果不佳，疗效较差。

1）染色体数量异常

（1）超二倍体细胞（51～65 条染色体）：见于 50% 儿童前体 B-ALL 病例，预后好，特别是在 4、10、17 和 18 号染色体三体的患者。

（2）亚二倍体（染色体 < 45）：不常见，占儿童和青少年 B-ALL 的 1% 左右，其无事件生存和总体结局均较差。

2）染色体结构异常

可表现为染色体易位、重排和缺失等，常见的染色体易位有：t（12；21）、t（1；19）、t（9；22）、t（4；11）等，t（5；14）、t（11；19）、t（9；11）、t（7；19）等在 B-ALL/LBL 中均可见到，但发生率较低。分别叙述见下：

（1）t（12；21）：多见于儿童，约 25% 有此易位。t（12；21）的易位使得 12p13 的 ETV6（TEL）基因与 21q22 RUNX1（AML1）基因融合，存在 ETV6-RUNX1 融合基因的患者大多表现为前体 B-ALL。预后较好，除非年龄大于 10 岁或伴有高白细胞计数的患者。

（2）t（1；19）：多见于儿童，发生率 5%～6%，1q23 的 PBX1 为

前B细胞的转化基因，19p13的TCF3（E2A）为B细胞增殖的重要基因，该易位使得1q23的*PBX1*基因和19p13的*TCF3*（*E2A*）基因融合，表达TCF3-PBX1蛋白，发生易位的病例中很少有超二倍体的表达。早期研究显示伴有TCF3-PBX1患者预后差，但是现在的强化治疗已经可以改善其预后。

（3）t（9；22）：即Ph染色体，成人发生率较儿童高，发生率为成人25%，儿童3%～5%。B-ALL/LBL产生185～190kD的融合蛋白（p185～190）。有该易位的ALL儿童患者被视为"高危"患者，常表现为高白细胞计数和CNS受累，复发率较高。有该易位的成人B-ALL患者易出现器官侵犯，预后也较差。而随着TKI联合化疗的应用，Ph+ALL患者的预后显著改善，5年OS率升至40%～70%。

（4）t（v；11q23）KMT2A（MLL）重排：在小于1岁的婴儿患者中的发生率较高约为85%，成人约为2%。患者多表现为高白细胞计数、中枢神经系统（CNS）受累和其他器官侵犯。至今已发现40余种与11q23发生易位的断裂位点，其中t（4；11）最常见，11q23的MLL与4q21的AF4融合形成*KMT2A*（*MLL*）-*AF4*融合基因，伴有CD15的表达，预后较差。

（5）t（5；14）：发生率较低<1%，儿童成人无差异。5号染色体的*IL3*基因与14号染色体的*IGH*基因融合形成*IL3-IGH*融合基因。预后与其他ALL患者大致相同。由于其发病率低，目前对其预后无大宗研究报道。

（6）Ph（BCR-ABL）样ALL：是近年来被确认新亚型，见于10%的儿童和30%的成人患者。基因表达谱与BCR-ABL1 ALL相似，但无融合蛋白t（9；22）（q34；q11.2）表达。绝大多数患者有关键转录因子缺失和激酶活化异常，部分有基因重排和突变，预后差。CRLF2重排的病例约占总病例的一半，通常表现为Xp22和Yp11.3上*PAR1*基因家族的中间缺失。据报道，酪氨酸激酶型易位可涉及ABL1与BCR以外的伙伴，以及其他激酶，包括ABL2、PDGFRB、NTRK3、TYK2、CSF1R和JAK2。目前已经超过30个伙伴基因被报道，其中一些易位可以通过染色体核型分析描述，但许多较隐秘，尤其是涉及 CRLF2 染色体中间缺失的核型分析。许多 BCR-ABL1-like ALL 病例也显示了已知对白血病发生有重要作用的其他基因的缺失或突变，包括 *IKZF1* 和 *CDKN2A/B*。

（7）iAMP21：即 21 号染色体内部过度扩增，也是近年来被确认新亚型。儿童发生率可达 2%，成人少见，预后差。

（五）影像学检查

（1）B 超：示颈部、锁骨上、腋下等淋巴结肿大，也可出现肝、脾肿大。

（2）CT 和 PET-CT 可以发现疾病累及的部位，MRI 对可疑累及脊髓、颅脑或心脏的病变有帮助。

## 三、分期

目前 LBL 分期体系主要包括美国 St. Judes 分期体系和 Ann Arbor 分期体系两大系统，其中 Ann Arbor 分期体系多用于成人 LBL。

## 四、危险分层

相比于 T-LBL，B-LBL 预后相对较好，目前 B-LBL 尚无成熟预后模型，预后不良的因素包括病程短、巨大瘤块、中枢侵犯、诱导化疗后 MRD＋，LBL Ⅳ 期合并骨髓及中枢神经系统受累，LDH 大于正常值上限 1.5 倍等。

LBL 危险度分层尚无统一标准，原则上是综合临床分期、肿瘤细胞遗传学特征以及治疗反应等加以确定。成人 B-ALL 还没有遗传学的特殊改变，预后良好能够长期缓解或生存的因素包括：年龄 4-10 岁、高二倍体、t（12；21）（p13；q22）及在诊断时低或正常白细胞计数。预后不良的因素包括：年龄＜1 岁、t（9；22）（q30；q1.2）及 t（4；11）（q21；q23）细胞遗传学异常。

（一）儿童的危险度分层

在治疗早期，需根据危险因素，确定危险度分组为低危组、中危组、高危组。

**1. 低危组** 按照修订的国际儿童 NHL 分期系统，不具有高危因素的Ⅰ、Ⅱ期患者（存在早期肿瘤自发溶解或巨大瘤块的Ⅱ期患者除外）。

**2. 中危组** 不具有高危因素的Ⅲ、Ⅳ期患者。

**3. 高危组** 需通过瘤灶、骨髓、外周血评估了解治疗反应。

（1）强的松预治疗d8，外周血幼稚细胞大于1000/mm$^3$。

（2）诱导治疗d15骨髓幼稚细胞＞25%。

（3）诱导治疗d33肿瘤残存＞25%或骨髓幼稚细胞＞5%；骨髓 MRD≥10$^{-2}$；脑脊液中持续存在幼稚细胞（指三次鞘注后脑脊液中仍有肿瘤细胞）。其中任一项。

（4）巩固治疗前（CAM2化疗后）评估仍有残留病灶者尽量行活检，仍为肿瘤组织（如果没有条件做二次活检可视条件行 PET / CT 协助鉴别）；骨髓 MRD≥10$^{-3}$。其中任一项。

（5）具有不良遗传学特征：t（9；22）或 BCR/ABL，t（4；11）或 MLL/AF4 及其他 MLL 基因重排、Ph样 ALL 相关基因如 IKZF1、CRLF2、JAK2 等；25%病例有 t（9；22）（34q11.2）异常，与预后不良有关；11q23异位较儿童更常见；高二倍体伴51~65染色体和 t（12；21）不常见。

## 五、治疗

（一）总体治疗策略（图7-1）

治疗原则：①根据不同预后选择相应的治疗方案，结合分子生物学特点联合相应的靶向治疗，如涉及 ABL 系列的融合基因可以联合 TKI 治疗；②多药联合化疗应用于诱导治疗，尽快达到完全缓解；③缓解后加强巩固、维持治疗，减少肿瘤负荷，降低复发率；④早期进行有效的中枢神经系统白血病的预防；⑤加强支持疗法，尽量减少化疗不良反应及并发症。⑥对于耐药和或复发的高危患者可考虑做自体和异基因造血干细胞移植。

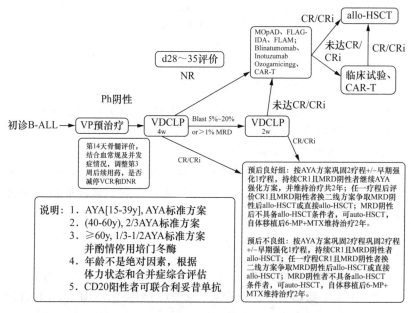

图 7-1　B-LBL 治疗流程（参考 B-ALL）

注：VP 预治疗：长春地辛 4mg，d1，泼尼松 1mg/（kg·d）或等量地塞米松 d1～7，预治疗期间等待 Ph 染色体及 *BCR-ABL1* 融合基因结果。

## 1. 一线治疗

### 1）成人 B-LBL 和儿童 ALL

目前成人 B-LBL 尚无标准疗法，多采用儿童 ALL 治疗方案，如 BFM-90、CALGB-ALL（VDLP）、CALLG 样方案及 Hyper-CAVD/HD-MTX＋Ara-C 方案等。根据 MDACC 的经验，CD20 表达≥20%，可以考虑联合利妥昔单抗或奥法木单抗（CD20≥1%）。

### 2）ph 阳性 B-ALL/LBL

VP 预化疗，一旦获知 ph 阳性，尽早加用 TKI，推荐药物及剂量：达沙替尼 100～140mg/d、伊马替尼 400～800mg/d 等；优先推荐

TKI 持续应用的用药方式。对粒细胞缺乏（尤其是中性粒细胞绝对值 $<0.2\times10^9/L$）持续时间较长（超过1周）、出现感染发热等并发症时，可以临时停用 TKI，以减少患者感染风险。诱导治疗减低强度为 VP 方案，巩固强化方案在 TKI 基础上同 ph 阴性 B-ALL/LBL，不用 L-ASP 或 Peg。均按预后不良组进入移植程序。

3）ph 样 B-ALL/LBL

根据不同的分子学特点联合相应的靶向药联合化疗，如涉及 ABL 系列融合基因的患者可以联合达沙替尼等酪氨酸激酶抑制剂（TKI）治疗；涉及 JAK2 家族或 JAK-STAT 通路异常的患者可以联合 JAK2 抑制剂芦可替尼治疗。其他治疗推荐同 ph 阴性 B-ALL/LBL，均按预后不良组进入移植程序。

**2. 复发和难治性疾病的治疗**　难治复发 B-LBL 治疗无统一方案，首先推荐临床试验，且积极尝试新药，年轻患者在挽救治疗的同时积极寻找供者，取得 CR 后尽快考虑异基因移植。

（二）小分子靶向药物治疗

**1. 酪氨酸激酶抑制剂**　针对 ph 阳性 B-ALL/LBL（见前述）。

**2. JAK2 抑制剂**　针对 JAK2 家族或 JAK-STAT 通路异常的患者（见前述）。

（三）非细胞免疫治疗

**1. 单克隆抗体**

1）鼠源抗 CD20 单克隆抗体

CD20 单克隆抗体（利妥昔单抗）：回顾性及前瞻性的研究均显示一线联合利妥昔单抗治疗 CD20 阳性 B-ALL 可提高疗效，特别是对于年轻成人患者。化疗联合利妥昔单抗显示延长 CR 持续时间，降低复发率进而提高 EFS。

利妥昔单抗：推荐剂量：$375mg/m^2$，静脉输注，一周期一次。

2）人源化抗 CD20 单克隆抗体

Ofatumumab（奥法木单抗）和 Obinutuzumab（奥妥珠单抗）在

早期临床试验中也显示良好的效果。

奥妥珠单抗：1000mg，静脉输注，第一周期 d1、8、15 使用，以后每周期 d1 使用。

奥法木单抗：起始剂量为 300mg（第 1 剂），1 周之后，每周给予 2000mg，连续给予 7 剂（第 2 至 8 剂），4～5 周之后，每 4 周给予 2000mg，连续给予 4 剂（第 9 至 12 剂），静脉输注。

**2. 双特异性抗体**　Blinatumomab（贝林妥欧单抗）是一种 BiTE（双特异性 T 细胞衔接器）抗体药物，分别通过抗原结合可变结构域特异性地结合 CD19 和 CD3。该重组蛋白通过它的抗 CD3 臂连接 T 细胞，同时通过它的抗 CD19 臂连接表达 CD19 的细胞，从而形成了一个结构上正常的免疫突触。该免疫突触可以引起不依赖于 IL-2 的 T 细胞激活和靶细胞的凋亡。Blinatumomab 和 T 细胞结合同时导致细胞毒性 T 细胞释放出穿孔素和颗粒酶，进而溶解靶细胞。研究显示 Blinatumomab 治疗复发/难治的 ALL 患者治疗反应率为 30%～40%。常见的毒不良反应包括可逆性神经毒性，血细胞减少、中性粒细胞减少性伴发热，而细胞因子释放综合征（CRS）少见。

推荐剂量及用法：28d 持续静脉泵入，与下一疗程间隔 14d。剂量：45kg 以下：每日 15mg/m$^2$；45kg 以上：每日 28mg/m$^2$，静脉给药，d1～28，诱导 1 疗程，巩固 3 疗程。

**3. ADC 抗体偶联药物**　Inotuzumab ozogamicin（伊珠单抗奥佐米星），一种抗 CD22 抗体－药物偶联（偶联卡奇霉素）；CD22 是 B 细胞分化抗原之一，50%～100% 的成人和约 90% 的儿童 B 细胞 ALL/LBL 表达 CD22 抗原。伊珠单抗被 FDA 批准作为治疗复发/难治 B-ALL 的突破性药物。近期的 Ⅲ 期随机对照研究对比伊珠单抗单药或标准的强烈化疗，伊珠单抗治疗组 CR 率显著增高（80.7% vs 29.4%，$P<0.001$），更多的患者获得 MRD 阴性的缓解（78.4% vs 28.1%，$P<0.001$）；生存分析伊珠单抗治疗组的中位无进展生存（PFS）（5.0 个月 vs 1.8 个月；$P<0.001$）和 OS（7.7 个月 vs 6.7 个月，$P=0.04$）均优于强烈化疗组。

推荐剂量：诱导期总剂量为 1.8mg/m$^2$ 疗程，d1，给予 0.8mg/m$^2$，

d8给予0.5mg/m$^2$，d15，给予0.5mg/m$^2$。疗程1是3周时间，可能延长至4周，静脉输注。

（四）细胞免疫治疗

嵌合抗原受体T细胞免疫疗法（CAR-T）：CD19是针对B细胞ALL/LBL免疫治疗的理想靶点，几乎所有的B淋巴母细胞均表达该抗原。目前来说，靶向CD19的CAR-T细胞在临床上研究最多，临床治疗进展最为突出，在CAR-T靶点开发领域具有里程碑式的意义。过去的几年中，多个研究报道针对CD19 CAR-T细胞治疗复发/难治B-ALL患者的疗效。尽管这些临床试验的方法学和患者入选/排除标准各不相同，但结果和毒性是相似的。CR范围为67%～90%，大多数研究组的CR接近90%。绝大多数患者的缓解可达到MRD阴性（60%～90%）。此外，目前应用基因编辑技术，靶向CD19/CD22的双靶点通用成品CAR-T细胞产品（CTA101）亦在研发中，在I期临床试验中，28天CR率达83.3%，多用于桥接治疗。

（五）造血干细胞移植

在目前尚缺乏精确的LBL预后模型的情况下，造血干细胞移植多用于高危患者（如中枢神经系统受累、化疗药物耐药、持续MRD阳性）的一线巩固治疗及复发患者的挽救治疗。目前尚缺乏头对头比较自体及异基因造血干细胞移植的研究，大多数移植中心考虑到GVL效应，会更多考虑异基因造血干细胞移植，但存在更高的移植相关死亡率。

# 第二节　T淋巴母细胞淋巴瘤

T-LBL和T-ALL是同一疾病的不同阶段，2001年WHO分类将T细胞起源的淋巴母细胞淋巴瘤统一命名为T-ALL/LBL，T-ALL/LBL呈高度侵袭性。T-LBL约占所有淋巴母细胞性淋巴瘤的85%～90%，最常见于青少年男性。该病病变广泛，进展迅速，常伴随纵隔肿块、

8

中枢神经系统（CNS）浸润及骨髓累及，多表现为多发淋巴结肿大，或纵隔包块而引起局部压迫症状（与肿瘤细胞起源于胸腺有关），侵犯胸膜、心包并引起多浆膜腔积液。

## 一、诊断要点

本病进展较快，可根据组织病理学、免疫表型、细胞遗传学、临床症状等检查明确诊断。

### （一）病理组织学

T-LBL 的瘤细胞体积中等大小，胞质少，核浆比高，细胞核为圆形、椭圆形或不规则形，核膜清楚而薄，染色质细而分散，核仁常不明显（大的母细胞核仁相对明显），核分裂象多见。淋巴结受累时，淋巴结结构通常完全破坏，伴有被膜的累及，可见到"星空"现象。

### （二）免疫表型

原始细胞表达 TdT，表达 CD1a、CD2、CD3、CD4、CD5 和 CD8，其中 CD7 和胞浆 CD3（cCD3）表达阳性率最高，但只有 cCD3 是系别特异性的。CD4 和 CD8 可以双阳性，CD10 也可能阳性。部分病例不表达 TdT 和 CD99，可以增加 CD34 协助诊断。

WHO 根据 T 细胞在胸腺内分化阶段将 T-ALL/LBL 分为 Pro-T-ALL、Pre-T-ALL、皮质 -T-ALL 和髓质 T-ALL 四个亚型，不同亚型 CD34、CD1a、CD2 和包膜 CD3 表达有差异。2016 年发现一类新的免疫学亚型早前 T 原始淋巴细胞白血病（early T-cell precursor ALL，命名 ETP-ALL），诊断依赖于流式免疫分型：①原始细胞表达 cCD3、CD34、CD7 和 HLA-DR；②CD5 弱阳性表达或阴性表达；③不表达 CD1a、CD4、CD8；④表达髓系标志：CD117、CD33 和 CD13，ETP-ALL 预后较差。

（三）分子及遗传学异常

50%～70%患者可检测到基因突变、重排和/或染色体异常。

**1. 分子异常**

1）TCR重排

95%可检测到TCRa/δ（14q11）、TCRβ（7q34～35）、TCRγ（7p15）等。

2）Ig重排

IgH重排发生率为10%～25%，IgL重排罕见；故IgL可作为T-ALL/LBL的一个排除性诊断指标。

3）其他

① TAT5在*ZNF198*基因和8p11上成纤维细胞生长因子受体1基因（FGFR-1）融合中有至关重要的作用。13q14上的*RB1*基因的缺失或失活在T-ALL中的发生率约为6%。

② *P16*基因是抑癌基因，发生率较高，突变后细胞过度增殖，在肿瘤发病中有重要作用。

③ *NUP214-ABL1*融合基因，4%～6% T-ALL存在，是酪氨酸酶抑制剂的靶标。

*NUP215-ABL1*融合发生在3.9%～5.8%的T-ALL病例中。核孔复合体成员NUP214和激酶ABL1构成活性融合蛋白，值得注意的是，*NUP214-ABL1*在染色体核型分析中往往隐蔽，需要通过FISH或分子生物学检测进行鉴定。

**2. 遗传学异常** 常累及14号染色体上*TCR*基因，如t（11；14）、t（10；14）、t（1；14）、t（8；14）和t（9；14），14q11～13染色体畸变发生率最高，在T-LBL中约36%。

1）t（10；14）

见于7%的儿童和30%的成人T-ALL，10号染色体HOX11（TLX1）高表达，引起T细胞生长失控，是T-ALL中预后良好亚型。

2）t（5；14）

见于20%的儿童和10%～15%的成人T-ALL，5号染色体的*HOX11L2*（*TLX3*）基因被活化，为预后不良因素。

3）t（1；14）(p32；q11）

儿童T-ALL中发生率为意义3%～7%，该染色体异常常伴有外周血细胞增高、纵隔肿块、大龄（年龄＞15岁）等临床不利因素。

4）染色体9、10和11的缺失和易位

47%的T-LBL存在，其中有t（9；17）(q34；q23）易位的患者病情进展迅速，预后较差。

5）t（8；13）(p11；q11）

极少数有此异常者可见嗜酸性粒细胞增高和髓系增生，部分常发展为髓系肿瘤如 AML、MDS等。

6）与7号染色体相关的易位

t（7；9）可使TAN1基因缩短，导致其在淋巴样组织中过度表达；t（7；19）易位可使19号染色体上的 *LYL1* 基因缩短，DNA结合能力发生改变；t（1；7）(p34；q34）使得TCR恒定区增强子上游与LCK基因连接，LCK过度表达，导致胸腺瘤的发生，有时还合并其他外周淋巴组织恶性肿瘤。

7）6q染色体杂合性缺失（LOH6q）

## 二、分期

T-LBL侵袭性高，90%以上就诊时已为Ⅳ期，儿童一般采用Mumphy提出的St. Judes分期而成人多采用Ann Arbor分期。

## 三、危险分层

T-ALL/LBL预后不良因素见表7-1。

表7-1　T-ALL/LBL预后不良因素

| 临床预后不良因素 | 遗传/分子生物学预后不良因素 |
| --- | --- |
| 诱导治疗后MRD阳性；睾丸受累；早期复发；Ⅲ/Ⅳ期；年龄＞30岁；IPI≥2；CNS受累；骨髓受累；WBC＞100×10⁹/L；SCT后仍有CNS受累；MRD监测具有微小残留病灶；T-ALL中的ETP-ALL表型。 | 具有复杂核型、K-RAS、N-RAS、PTEN的表达或缺失，TP53突变、IDH1、IDH2、DNMT3A突变，HOX Ⅱ L2表达 CD13表达，17号染色体短臂杂合缺失，LOH6q、SIL-TAL |

而*Notch1*、*FBXW7*、*CDKN2A/CDKN2B*突变及Bcl-11B缺失是预后良好的相关因素。GRAALL/Lysa研究显示有*NOTCH1/FBXW7*突变和/或无*RAS/PTEN*突变/缺失，对EFS、DFS和OS具有独立的预后良好提示价值

## 四、分子发病机制特点

生物信息学分析提示某些通路的基因突变，包括NOTCH1、JAK-STAT、PI3K-AKT、Ras和P53信号通路，以及细胞周期调节因子、表观遗传修饰因子、核糖体功能、泛素化和RNA处理均参与t细胞发育，可能为驱动T-LBL发病的关键因素。

### （一）*NOTCH1*基因通路及PI3K-Akt-mTOR信号通路

*NOTCH1*基因突变被认为是T-LBL的重要驱动基因。NOTCH信号通路的持续激活以及染色体9p区域CDKN2A（75%）和CDKN2B（61%）位点的缺失，是T-LBL的主要致癌病变。NOTCH/PI3K-AKT信号转导轴的激活和细胞周期调控因子的改变构成了T-LBL的核心起病机制。NOTCH1和PI3K-AKT信号通路在T-ALL/LBL起病过程中存在交联，PTEN功能丧失突变导致T-ALL和T-LBL中PI3K-AKT通路的持续激活。

### （二）JAK-STAT通路

*STAT5B*在T-LBL中经常被报道与化疗低反应率相关，目前研究中发现的*STAT5B*、*JAK3*和*IL7R*突变在T-ALL/LBL病例中出现，通过JAK-STAT通路或IL7R信号通路激活产生致病作用。

### （三）细胞周期调节因子

在复发T-LBL病例中，频繁发现9p染色体缺失，包括编码肿瘤抑制因子如p16/INK4A和p14/ARF的CDKN2A/2B位点，考虑细胞周期调节因子在T-LBL发病中起到重要作用。

## 五、治疗

（一）总体治疗策略

T-ALL/LBL总的治疗原则同B-ALL/LBL，成人常用方案为急淋白血病方案（DVLP）、Hyper-CVAD方案等；也可参见儿童LBL方案，如BFM-90、LSA2L2方案等。

**1. 一线治疗**

1）诱导化疗

采用儿童ALL样化疗方案，以VDLP/D四药联合为基本方案，CTX、L-ASP加入诱导方案中，也能产生良好效果，其中L-ASP给药必须持续足量且达到PK/PD要求。MTX在T-ALL应用时需更大剂量（$>3\sim4g/㎡$）方能显效。

2）巩固强化治疗

无论BFM-90还是Hyper-CVAD方案，通常采用HD-MTX或HD Ara-C＋HD MTX，显示了较好的效果，但高剂量巩固方案对外周血干细胞有持续毒性，因此如考虑自体移植巩固应注意外周血干细胞动员和采集时机。

3）CNS-L预防

在开始治疗时须进行脑脊液细胞学的评估和CNS的预防性治疗，如巩固治疗未用含HD-MTX、HD-Ara-C高剂量化疗方案，多采用单纯鞘内注射。已有中枢神经系统犯者，可应用大剂量MTX、Ara-C为主的化疗方案，在成人患者中，当鞘内注射预防与全身大剂量甲氨蝶呤和阿糖胞苷结合时，可以考虑摒弃全颅脑放疗。CNS预防应在T-LBL治疗中应常规应用。

4）纵隔处理

纵隔复发是T-LBL治疗的一大障碍，纵隔放疗可降低纵隔复发率，但导致许多不良事件和远期反应，特别是在儿童。目前认为在儿童T-LBL中除紧急情况外不推荐加用纵隔放疗。而在成人的治疗方案中，纵隔放疗也存在较大争议。研究结果表明，纵隔照射降低了成人T-LBL患者纵隔复发的风险，但并没有影响整体总生存（OS）。此外，在一些未行纵隔放疗的研究中，包括与儿童ALL治疗方案相似的高剂量化疗方案，纵隔复发率也同样很低。总而言之，虽然一些研究结果提示纵隔放疗对纵隔复发有一定预防作用，但接受纵隔放疗患者OS未见明显改善，在如今的LBL方案中常规采用纵隔放疗似乎并不是必要的。目前对于成人LBL患者，纵隔放疗多用于诱导后CT/PET-CT明确提示存在残留肿块或者对强化诱导和巩固化疗存在禁忌证的老年患者（30~36Gy）。

**2. 复发和难治性疾病的治疗** 成人LBL即使接受规范治疗，相当一部分患者最终成为难治复发状态。治疗无统一方案，首先推荐进入临床试验，对于年轻患者，在挽救治疗后应考虑进行异基因造血干细胞移植。

（二）小分子靶向药物治疗

**1. 酪氨酸激酶抑制剂** 针对BCR-ABL1融合蛋白的酪氨酸激酶抑制剂伊马替尼、达沙替尼和尼洛替尼也被研究用于NUP215-ABL1阳性T-ALL。这三种药物都能诱导NUP214-ABL1阳性T-ALL细胞系凋亡，达沙替尼在异种移植小鼠模型中也有活性。在一个病例报告中，达沙替尼（70mg，每日两次，3周）诱导了1例复发的合并NUP215-ABL1融合T-ALL年轻成人病例，达到完全缓解。

**2. Bcl-2抑制剂** 多项临床前研究表明，部分T-ALL细胞对维奈克拉敏感，尤其是那些具备原始细胞特点的或ETP表型的细胞亚群。一项IB/II ECOG-ACRIN研究（NCT03504644）正在评估维奈克拉联合脂质体长春新碱治疗复发或难治性成人ALL（T和B细胞）的疗效。一项维奈克拉联合navi-toclax（一种Bcl-2抑制剂，也可抑制Bcl-XL和Bcl-w）及化疗的早期剂量递增研究（NCT03181126）也正在进行中，用于复发或难治性儿童（≥4岁）和成人ALL。此外，维奈克拉联合糖皮质激素、柔红霉素和L-ASP适用于具有Bcl-2高表达的T-ALL。

**3. 嘌呤类似物** 奈拉滨，对T-ALL具高度选择性，有望作为巩固阶段的一线治疗最早应用于复发/难治患者，单药治疗的 CR 31%，ORR 41%，1 年生存率 28%。目前有奈拉滨联合 Hyper-CVAD 作为初始治疗研究，结果显示 T-ALL 患者中 CR 89%，T-LBL 中 CR 可达 94%，3 年生存率 63%。

推荐剂量：$1.5g/m^2$，静脉输注，d1、3、5 使用，22d 为一个周期。

**4. 细胞周期蛋白依赖性激酶抑制剂**　Palbociclib 是细胞周期蛋白依赖性激酶 CDK4 和 CDK6 的抑制剂。在 T-ALL 细胞系和患者肿瘤样本中已证实 Palbociclib 有抑制肿瘤细胞周期进展的作用，并在 notch1 介导的 T-ALL 小鼠模型中抑制疾病进展。一项 I 期临床试验（NCT03515200）正在评估 Palbociclib（口服 d1~5，d11~15）联合化疗治疗复发和/或难治性 T 或 B 细胞 ALL。另一项 I 期研究（NCT03132454）正在研究 Palbociclib 联合地塞米松、索拉非尼或地西他滨治疗成人和青少年（≥15 岁）ALL。

**5. γ-secretase 抑制剂**　Notch1 基因突变时通过蛋白酶复合体 γ-secretase 切割 Notch 蛋白使其进入细胞核活化下游基因，针对 γ-secretase 抑制剂 BMS-906024 正在进行难治复发 T-ALL 的临床试验，25 例患者中 8 例骨髓中淋巴母细胞下降超过 50%（4mg 及 6mg 剂量组，每周静脉给药一次)，1 例获得部分缓解，1 例获得完全缓解。

**6. PI3K 抑制剂、mTOR 抑制剂或 PI3K-mTOR 双重抑制剂**　PI3K 抑制剂合糖皮质激素用于高危 PTEN 缺失的 T-ALL 治疗。

临床试验正在评估 mTOR 抑制剂依维莫司（NCT01523977，依维莫司口服 d1-32，不同剂量组）和替西罗莫司（NCT01614197，静脉输注，d1、d8）联合化疗治疗复发性儿童 ALL 的疗效。

（三）非细胞免疫治疗

**1. 单克隆抗体**　抗 CD38 单克隆抗体。

达雷妥尤单抗：研究发现来自 T-ALL 患者的淋巴母细胞表面 CD38 强表达，并且 CD38 在接受多种化疗后表达仍保持稳定。临床前研究中，15 例人源性组织异种移植（PDx）小鼠模型（7ETP，8 非 ETP），14 例有效。

**2. ADC 抗体偶联药物** 靶向CD30抗体偶联药物。

维布妥昔单抗在一项对34例T-ALL患者的研究中，CD30阳性率为38%。流式细胞术免疫表型分析显示T-ALL患者具有表达CD30的淋巴母细胞。采用大剂量化疗治疗后，患者T淋巴母细胞的CD30表达似乎也上调了，因此，维布妥昔单抗可能是未来难治复发性T-LBL患者进行免疫治疗重要的选择。

**3. 趋化因子受体抑制剂** 体外实验中，抑制趋化因子受体CXCR4会导致T-ALL细胞的存活和增殖下降，并在小鼠模型中发现可抑制T-ALL细胞归巢至骨髓微环境。临床前研究也提示CXCR4的抑制可能会损害T-ALL细胞与骨髓微环境的相互作用。基于此，CXCR4的一种短肽拮抗剂，BL-8040，与奈拉宾联合应用，在R/R T-ALL患者中正在进行相应临床试验。

（四）细胞免疫治疗

目前针对CD5、CD7及TCR结构组分（如TRBC-1）的CAR-T细胞治疗研究正在进行，应用CRISPR/Cas9基因编辑技术内质网限制技术及体外自然选择生产的抗CD7 CAR-T产品具有防止CAR-T细胞互相杀伤的能力，且不产生异体/移植物抗宿主效应。5例R/R T-ALL患者在接受靶向CD-7的CAR-T产品（TruUCAR GC027）诱导治疗后所有患者达到完全缓解，其中4例达到MRD阴性。采用改良的CD5 CAR-T（同时分泌IL-15）产品，使中枢浸润的难治T-LBL病例达到缓解。

（五）造血干细胞移植

LBL属于高侵袭性淋巴瘤，一线治疗后推荐进行造血干细胞移植，但移植方式的选择目前尚无定论。多数移植中心考虑到异基因移植物抗宿主病（GVL）效应及自体移植MRD对移植物可能存在的污染，更多选择异基因移植，但allo-HSCT移植相关死亡率更高。

**1. 指南推荐** 2020版ASTCT（American Society for Transplantation and Cellular Therapy）指南推荐，LBL的治疗参考ALL，推荐

行allo-HSCT。2021版中国淋巴瘤治疗指南推荐，对无骨髓受侵的LBL患者，可以考虑在一线巩固化疗后尽快行ASCT。

综合目前的相关研究及指南，对于有骨髓侵犯的LBL患者，推荐allo-HSCT，对于无骨髓侵犯的患者，可考虑异基因移植、ASCT及双次ASCT。

**2. 自体干细胞移植（auto-HSCT，ASCT）** 目前认为自体造血干细胞移植在无骨髓受累的患者中可能获益，但仍有待于进一步研究。此外，一项入组160例初诊LBL患者的中国西南地区多中心的研究将患者分为化疗组68例、单次ASCT组46例和双次ASCT组46例，结果显示：双次ASCT组3年进展/复发率明显低于单次ASCT组和化疗组（19.6% vs 45.7% vs 70.6%，$P<0.05$）。双次ASCT组的3年PFS率和OS率分别为68.3%和72.5%，显著高于单次ASCT组（41.5%和55.4%）和化疗组（23.3%和43.3%）（$P<0.05$）。

**3. 异基因干细胞移植（allo-HSCT）** 高危患者建议选择异基因造血干细胞移植作为一线巩固治疗（如中枢神经系统受累、诱导化疗耐药、MRD持续阳性、ETP表型、具有遗传学及分子生物学不良预后因素等），完全缓解后复发患者、有条件亦考虑allo-HSCT。目前认为清髓的高强度预处理方案远期预后优于非清髓移植，但对于年龄较大患者减低预处理强度的异基因造血干细胞移植优于清髓移植。

**4. 一线巩固ASCT vs allo-HSCT相关临床试验** 在一项对1989-1998年在国际骨髓移植登记处（IBMTR）和自体血液和骨髓移植登记处（ABMTR）登记的LBL患者进行的回顾性分析中：接受ASCT患者128例，接受allo-HSCT患者76例，ASCT组在6个月时有更高的OS率（75% vs 59%），但两组1年和5年OS率及无淋巴瘤生存率没有显著差异。6个月治疗相关死亡率分别为allo-HSCT 18%、ASCT 3%。allo-HSCT组和ASCT组早期复发率相似，但allo-HSCT组患者的1年和5年复发率显著降低（32% vs 46%；34% vs 56%），该研究显示，无论是ASCT还是allo-HSCT，CR1患者在移植中获益最大。

一项由苏州大学第一附属医院和北京大学肿瘤医院共同完成的

回顾性分析显示，41例接受ASCT的LBL患者移植后中位随访29个月，3年OS率、PFS率分别为64.3%和66.0%：3年累积复发率（CIR）为30.7%，3年非复发死亡率（NRM）为4.76%。42例接受allo-HSCT的患者移植后中位随访22.5个月，患者3年OS率、PFS率分别为58.1%和60.9%；3年CIR为20.3%，3年NRM为23.5%。该研究亦显示移植若能在CR1状态下进行，可以使T-LBL患者更大受益。

（高锦洁　胡　凯）

# 第八章

# 慢性淋巴细胞白血病

慢性淋巴细胞白血病/小淋巴细胞白血病（CLL/SLL）是一种在血液、骨髓和其他淋巴组织中共表达CD5和CD23的成熟克隆性小B淋巴细胞的恶性肿瘤。在西方国家成人中最常见，诊断中位年龄约为70岁，男女比例为（1.5～2）∶1。CLL具有遗传易感性，CLL患者的一级亲属患该疾病的风险增加2.4～8.5倍。CLL和SLL是相同的疾病，但SLL一词用于循环CLL细胞计数<$5×10^9$/L且有淋巴结、脾脏或髓外受累的病例。

CLL的临床表现多样，初期通常无症状，可出现疲劳、发热、出血、盗汗、腹胀、无痛性淋巴结大、肝肿大、脾肿大、骨髓衰竭、结外病变、反复感染和体重减轻等。体征以贫血、淋巴结肿大、肝脾大等为多见。有高达25%的患者出现自身免疫性疾病，包括自身免疫性溶血性贫血（autoimmune hemolytic anemia，AIHA）、免疫性血小板减少（immune thrombocytopenia，ITP）和纯红细胞再生障碍性贫血（pure red cell aplasia，PRCA）。

CLL患者的中位生存期约为10年，但不同患者的预后呈高度异质性。根据分期及预后危险分层，早期或低风险患者5年总体结果非常好，适合观察；高风险人群应开始治疗；极高风险首选新药或临床试验。

在过去的5年中，许多高活性的新型药物，包括靶向BTK或PI3Kδ的激酶抑制剂、抗凋亡蛋白BCL 2抑制剂和人源化抗CD20单克隆抗体及CAR-T细胞等免疫治疗在CLL的治疗中均获得疗效。

## 第一节　诊　断　要　点

达到以下3项标准可以诊断：

（1）外周血单克隆B淋巴细胞计数≥5×10⁹/L。

（2）外周血涂片特征性的表现为形态成熟且小的淋巴细胞增多，其细胞质少、核致密、核仁不明、染色质部分聚集，并易见涂抹细胞；骨髓形态有核细胞增生活跃，淋巴细胞>30%，以成熟淋巴细胞为主。红系、粒系及巨核系细胞增生受抑。至晚期可明显减少，伴有溶血时，幼红细胞可代偿性增生。

（3）典型的流式细胞术免疫表型：CD19＋、CD5＋、CD23＋、CD200＋、CD10 - 、FMC7 - 、CD43＋；表面免疫球蛋白（sIg）、CD20及CD79b弱表达（dim）。流式细胞术确认B细胞的克隆性，即B细胞表面限制性表达κ或λ轻链（κ：λ>3：1或<0.3：1）或>25%的B细胞 sIg 不表达。

# 第二节 分 期

Rai分期（表8-1）和Binet分期（表8-2）强调了骨髓功能的重要性，但同一分期的患者疾病发展过程仍存在异质性，并不能预测早期患者疾病是否进展以及进展的速度。

表8-1 Rai分期

| 分期 | 标准 | 危险度分级 | 中位存活率 |
|---|---|---|---|
| 0 期 | 血和骨髓淋巴细胞增多 | 低危 | >150 个月 |
| Ⅰ期 | 0 期＋淋巴结肿大 | 中危 | 101 个月 |
| Ⅱ期 | 0～Ⅰ期＋脾大、肝大或肝脾均大 | 中危 | >71 个月 |
| Ⅲ期 | 0～Ⅱ期＋贫血(Hb<110g/L 或血细胞比容<33%) | 高危 | 19 个月 |
| Ⅳ期 | 0～Ⅲ期＋血小板<100×10⁹/L | 高危 | 19 个月 |

表8-2 Binet分期

| 分期 | 标准 | 中位存活率 |
|---|---|---|
| A 期 | Hb≥100g/L，血小板≥100×10⁹/L，肝、脾、颈、腋下、腹股沟共 5 个区域中<3 个淋巴结区域肿大 | >10 年 |
| B 期 | Hb≥100g/L，血小板≥100×10⁹/L，肝、脾、颈、腋下、腹股沟共 5 个区域中≥3 个淋巴结区域肿大 | 7 年 |

续表

| 分期 | 标准 | 中位存活率 |
|------|------|-----------|
| C 期 | 贫血（男性 Hb<110g/L，女性 Hb<100g/L）或血小板减少（<100×10⁹/L），受累区域无限制 | 2 年 |

# 第三节　危险分层

为评价CLL患者预后，根据DNA测序 *TP53*、免疫球蛋白重链可变区（IgHV）基因突变、流式细胞术检测及细胞遗传学指标，将CLL分为预后良好、预后中等、预后不良三个亚组（表8-3）。

**表8-3　CLL危险分层**

| 预后 | DNA 测序 | | 流式细胞术检测[2] | | | 细胞遗传学 | |
|------|---------|--------|------|-------|-------|--------|--------|
| | *TP53* | IgHV[1] | CD38 | Zap70 | CD49d | FISH[3] | G 显带[4] |
| 良好 | 野生型 | >2% 突变 | <30% | <20% | <30% | del（13q）<br>无其他细胞遗传异常 | |
| 中等 | | | | | | 正常<br>+12 | |
| 不良 | 突变型 | ≤2% 突变 | ≥30% | ≥20% | ≥30% | del（11q）<br>del（17p） | 超过一个细胞在核型上有≥3个无关染色体异常 |

注：1. IgHV 重排涉及 *VH3-21* 基因，无论是否突变，预后均不佳；

2. IgHV 突变状态优于流式细胞术；

3. FISH：异常细胞<10% 似乎不具有临床意义。

国际CLL-IPI工作组（The International CLL-IPI Working Group）2016年发布了CLL-IPI预后风险评分规则（表8-4），与总生存有明显相关性；确定了五个独立的预后因素：①del（17p）或*TP53*突变为

4分；②IgHV未突变状态为2分；③血清$\beta_2$-微球蛋白浓度＞3.5mg/L为2分；④临床分期（Binet分期B-C或Rai分期Ⅰ～Ⅳ）为1分；⑤年龄＞65岁为1分。总评分按照表8-4计算风险度分级：

表8-4　CLL-IPI

| 危险程度 | CLL-IPI风险评分 | 5年总生存率 |
| --- | --- | --- |
| 低危 | 0～1 | 93.2%［95% CI 90.5～96.0］ |
| 中危 | 2～3 | 79.3%［95% CI 75.5～83.2］ |
| 高危 | 4～6 | 63.3%［95% CI 57.9～68.8］ |
| 极高危 | 7～10 | 23.3%［95% CI 12.5～34.1］ |

# 第四节　分子发病机制特点

## 一、IgHV突变状态

根据CLL细胞Ig重链可变区突变状态，可以将CLL分为Ig重链可变区超突变（immunoglobulin heavy chain variable region-mutated，IgHV-M）和未突变（immunoglobulin heavy chain variable region-unmutated，IgHV-UM）CLL。超突变CLL亚组较惰性，存在体细胞Ig重链可变区超突变，预后好，中位TTFT（time to first treatment）11年。未突变CLL亚组的驱动基因如*SF3B1*、*NOTCH1*等突变较多，对标准治疗药物反应较差，侵袭性强，与不良预后相关，中位TTFT仅1.6年。

## 二、基因学异常

CLL患者体细胞点突变平均约20个，其中9个基因的突变率显著高于背景突变率，涉及DNA损伤修复、细胞周期调控、B细胞受体和Toll样受体信号、RNA剪接和加工等（表8-5）。

**表8-5　CLL常见基因异常类型及意义**

| 发病机制 | 基因突变在 CLL 中的意义 |
|---|---|
| DNA 损伤修复 | *TP53* 和 *ATM* 突变在 CLL 的化疗耐药性中发挥作用<br>*ATM* 与化疗的不良反应有关<br>*TP53* 突变的患者会出现原发耐药或缓解后早期复发的风险较高<br>*NOTCH1* 突变是总体生存差的独立预测因素，存在 *NOTCH1* 突变，无法从利妥昔单抗的治疗中获益 |
| NF-κB 信号 | CLL 中可存在 *BIRC3*、*NFKB2*、*NFKBIE*、*TRAF2* 和 *TRAF3* 等基因突变<br>BIRC3 基因的失活主要发生在氟达拉滨耐药的 CLL 中（FR-CLL） |
| B 细胞受体和 Toll 样受体信号 | CLL 中可存在 *EGR2*、*BCOR*、*MYD88*、*TLR2*、*IKZF3* 和 *KRAS* 或 *NRAS* 等基因突变<br>*EGR2* 突变与不良预后因素相关<br>*MYD88* 和 *TLR2* 突变几乎只见于 IGHV-M 的 CLL<br>*RAS/BRAF/MAPK/ERK* 突变具有不良临床特征，对 BRAF 抑制剂反应差，可能对泛 ERK 抑制剂有反应 |
| 表观遗传调控 | CLL 基因组和增强子位点中广泛的 DNA 低甲基化伴有局部高甲基化<br>CLL 分为三种表观遗传亚型：幼稚型、中间型和记忆型<br>① 幼稚型 CLL 具有未突变的 *IgHV* 基因、*NOTCH1* 突变、11q 染色体缺失、2p16 染色体增加<br>② 中间型 CLL 携带中度 *IgHV* 突变水平，*SF3B1* 和 *MYD88* 的突变频率更高<br>③ 记忆型携带突变的 *IgHV* 基因<br>这三种表观遗传亚型表现出不同的遗传、临床、免疫学和生物学亚群，在首次治疗的时间和总生存率方面也不同 |
| RNA 剪接和代谢 | CLL 中可存在 *SF3B1*、*U1*、*XPO1*、*DDX3X* 和 *RPS15* 等基因突变<br>*SF3B1* 突变主要存在于 IGHV-UM 亚组，与预后差相关 |
| 染色质修饰 | CLL 中可存在 *CHD2*、*SETD2*、*KMT2D*、*ASXL1* 等基因突变 |
| 转录因子 | CLL 中有两种可能具有功能的复发性错义突变 IRF4-S114R 和 IRF4-L116R |

## 三、非抗原依赖的B细胞受体信号传导

CLL细胞具有非抗原依赖性的BCR信号转导，引起SYK、LYN、BTK和PI3K激酶的表达升高。BTK缺失及BTK突变均会造成BCR信号通路异常。具有不良预后特征（如*TP53*缺失和*IgHV*未突变型）

的患者初始对靶向BCR信号传导通路的药物（如BTK抑制剂、PI3K抑制剂）反应良好，但易耐药，其机制包括存在破坏BTK抑制剂与BTK共价结合的点突变（如C481S）或磷脂酶Cy2（PLCg2），还可能与del（8p）、*CARD11*突变和*ITPKB*突变有关。SF3B1突变降低了BCR信号，可使CLL细胞对BTK抑制剂更敏感。针对BTK原发和继发耐药，抗耐药可逆性BTK抑制剂Pirtobrutinib（LOXO-305）正在被开发用于治疗CLL，其中包括对一代BTK抑制剂耐药的患者，目前处于Ⅲ期临床阶段；MK-1026（ARQ 531）既能抑制野生型也能抑制C481S突变型BTK。

## 四、BCL-2 抗凋亡途径

CLL细胞高表达BCL-2蛋白，绝大多数具有BCL-2依赖性，其也参与SYK、BTK和P3K介导的CLL细胞的增殖与存活。淋巴结的CLL细胞比来自外周血或骨髓的CLL细胞的BCL-2表达水平更高。在对BCL-2抑制剂维奈克拉产生耐药性的病例中，发现了BCL-2的获得性突变。

## 五、PI3K-Akt-mTOR信号通路

PI3K信号通路在CLL中也起到一些作用，其通过激活Akt及下游分子通路如mTORC1、GSK3以及BCL-2等发挥作用。Ⅰ类PI3K的催化亚基p110δ在白细胞中高表达，从而使其成为治疗CLL的理想靶点。

## 六、免疫检查点

CLL可通过以下途径抑制自身T细胞的功能：①CLL细胞表达CD200、CD270、CD274（PD-L1）、CD276，诱导T细胞不能形成有效的免疫突触和细胞迁移，从而不能识别肿瘤细胞。②CLL患者体

内 Treg 细胞比例升高，抑制细胞毒性 T 细胞的抑制性受体如 CTLA-4（CD152）从而抑制细胞毒性 T 细胞的功能。

# 第五节　治　　疗

## 一、治疗时机

（一）早期疾病不需要治疗

早期指无活动性疾病的 Binet A 期和 B 期；无活动性疾病的 Rai 0、Ⅰ和Ⅱ。在临床试验外不推荐仅根据基因组异常（如 17p 缺失）和其他新发现的预后标志物（*TP53*、*SF3B1* 及其他的基因突变）来治疗早期无症状患者。

（二）进展期

进展证据下述至少 1 项：进行性骨髓衰竭（贫血或血小板减少进行性加重），AIHA、ITP 对继续治疗无效，巨大淋巴结（最大直径≥10cm）、进行性淋巴结增多（2 个月内增多≥50%）、症状性脾肿大（超过肋下缘 6cm），结外受累（如皮肤、肾脏、肺、脊柱）；或出现以下任何一项定义的疾病相关症状：①6 个月内体重减轻≥10%；②发热≥38.0℃ 2 周以上无感染迹象；③夜间盗汗≥1 个月无感染迹象；④严重疲劳无法工作或无法进行正常活动。

## 二、总体治疗策略

（一）一线治疗

根据有无 *TP53* 突变或 del（17p）、*IgHV* 突变状态、年龄、合并症和合并用药决定一线治疗类型。适合化疗的患者指年龄＜65 岁且无明显合并症；不适合化疗的患者指：①年龄≥65 岁；②年龄＜65 岁并有明显的合并症（血肌酐清除率＜70ml/min）。

**1. 无 *TP53* 突变或 del（17p）**

（1）适合化疗的患者

首选方案：可考虑 FCR 方案（氟达拉滨、环磷酰胺、利妥昔单抗）。

其他推荐方案：高剂量甲泼尼龙（high-dose methylprednisolone，HDMP）联合美罗华或奥比妥珠单抗。

（2）不适合化疗的患者

首选方案：阿卡替尼联合奥比妥珠单抗，或维奈克拉联合奥比妥珠单抗，或泽布替尼（无先后顺序）。

其他推荐方案：伊布替尼，或苯达莫司丁联合抗 CD20 单抗，或苯丁酸氮芥联合奥比妥珠单抗，或奥比妥珠单抗，或伊布替尼联合奥比妥珠单抗，或伊布替尼联合美罗华，或伊布替尼联合维奈克拉。

**2. 有 *TP53* 突变或 del（17p）**

（1）首选方案：阿卡替尼联合（或不联合）奥比妥珠单抗，或维奈克拉联合奥比妥珠单抗，或泽布替尼（无先后顺序）。

（2）其他推荐方案：阿仑单抗联合（或不联合）美罗华，或高剂量甲泼尼龙联合美罗华，或伊布替尼，或奥比妥珠单抗，或伊布替尼联合维奈克拉。

（二）二线或三线治疗（后续治疗）

**1. 无 *TP53* 突变或 del（17p）**

（1）首选方案：BTK 抑制剂（阿卡替尼或泽布替尼）或 BCL2 抑制剂：维奈克拉联合美罗华。

（2）其他推荐方案：伊布替尼或维奈克拉。

**2. 有 *TP53* 突变或 del（17p）**

（1）首选方案：阿卡替尼，或维奈克拉联合美罗华，或维奈克拉，或泽布替尼。

（2）其他推荐方案：伊布替尼，或阿仑单抗联合（或不联合）美罗华，Duvelisib，或高剂量甲泼尼龙（HDMP）联合美罗华，Idelalisib 联合（或不联合）美罗华，来那度胺联合（或不联合）美罗华。

（三）复发和难治性疾病的治疗

先前一线治疗的类型、缓解时间和是否有获得性耐药性是选择复发/难治性CLL/SLL治疗的重要因素。

1. 一线应用维奈克拉联合奥比妥珠单抗缓解一段时间后复发的患者，可重新选择维奈克拉联合奥比妥珠单抗再治疗。

2. 既往应用以BTKi和维奈克拉为基础的方案后复发或难治的患者。

（1）PI3K抑制剂：Duvelisib，Idelalisib联合（或不联合）美罗华。

（2）肿瘤免疫治疗（cancer immunotherapy，CIT）或免疫治疗。

① 不适合的患者：苯达莫司丁联合美罗华；

② 适合的患者：FCR（氟达拉滨、环磷酰胺、利妥昔单抗），或来那度胺联合或不联合美罗华，或奥比妥珠单抗，或高剂量甲泼尼龙（HDMP）联合美罗华或奥比妥珠单抗；

（3）对于任何适合患者可考虑进入临床试验或选择异基因造血干细胞移植（allo-HSCT）。

## 三、小分子靶向药物治疗

（一）BTK抑制剂

**1. 伊布替尼** 绝大多数CLL患者（94%）对伊布替尼有响应，在初治CLL患者5年PFS率70%，总生存率OS，83%显著改善。单药治疗17p染色体缺失或*TP53*突变及65岁以上患者5年长期随访数据表明对大部分CLL能够达到持久的疾病控制。伊布替尼＋利妥昔单抗（IR方案）的PFS和优于FCR组。在IGHV未突变患者中，IR方案比FCR方案能够带来更好的生存获益。

推荐剂量：420mg，口服，每日一次，持续给药。

注意事项：①开始用药后大多数患者有绝对淋巴细胞计数短暂升高，治疗时可能持续数周，这并不意味疾病进展。②伊布替尼治疗并怀疑有进展的患者，需要进行BTK和PLCG2突变检测；单独的BTK和PLCG2突变状态不是改变治疗的指征。

**2. 泽布替尼** 针对复发难治CLL/SLL的总缓解率达到62.6%，完全缓解率达3.3%，部分缓解率达59.3%，另有22.0%患者获得伴有淋巴细胞增多的部分缓解。

推荐剂量：160mg，口服，每日两次。

**3. 奥布替尼** 80例难治或复发CLL/SLL中国患者经过12个周期治疗后，ORR达91.3%，10%达到CR，12个月DOR达77.1%，12个月无进展生存率达81.1%，总生存率达86.3%。

推荐剂量：150mg，口服，每日一次。

**4. 阿卡替尼（Acalabrutinib）** 一项既往接受过治疗的高风险特征［存在17p缺失和/或11q缺失］CLL患者随机、多中心、开放标签Ⅲ期研究中，阿卡替尼与伊布替尼组相比心血管不良事件减少，OS有获益趋势，PFS非劣效。阿卡替尼与IdR（利妥昔单抗＋idelalisib）或BR（利妥昔单抗＋苯达莫司汀）的方案相比显著延长R/R CLL的PFS；与奥比妥珠单抗联合治疗组与苯丁酸氮芥联合奥比妥珠单抗联合治疗相比，疾病进展或死亡风险显著降低90%，PFS显著改善。

推荐剂量：100mg，口服，每日两次，持续给药。

注意事项：①治疗早期会发生淋巴细胞增多症，这是药物的靶向作用，并不意味着进展。②服用阿卡替尼后暂停用药的患者可能会有小淋巴结或淋巴细胞增多症发生。这种情况下，重新开始治疗通常有效。③对BTK C481S突变的患者无效。

（二）PI3K抑制剂

**1. Idelalisib** 是磷脂酰肌醇3-激酶δ抑制剂，一项关于Idelalisib加利妥昔单抗与安慰剂加利妥昔单抗在复发性CLL患者中的随机、双盲Ⅲ期研究，试验组利妥昔单抗联合Idelalisib 150mg，每日两次（$n=110$）中位随访时间为18个月（范围为0.3～67.6个月）后，ORR为85.5%（110例患者中有94例；$n=1$例完全缓解）。

Idelalisib/R组和安慰剂加利妥昔单抗组的患者的中位OS分别为40.6个月和34.6个月。

一项Ⅲ期随机试验（ASCEND）显示，阿卡替尼单药治疗的PFS明显长于Idelalisib/R方案。Idelalisib在47%的病例中因不良反应导致停药，中位治疗持续时间为11.5个月。

推荐剂量：150mg，口服，每日两次。

注意事项：开始用药后大多数患者有绝对淋巴细胞计数短暂升高，治疗时可能持续数周，这并不意味疾病进展。长期随访Idelalisib的严重不良事件，包括但不限于自身免疫性并发症（结肠炎、肺炎）和感染（如巨细胞病毒再激活和耶氏肺孢子虫肺炎）的高风险。

**2. Duvelisib**　它是磷脂酰肌醇3-激酶δ和γ（PI3K-δ，γ）的双重抑制剂，临床前证据表明，PI3Kδ抑制直接影响CLL细胞，而PI3Kγ抑制靶向肿瘤保护性支持细胞，如$CD4^+$T细胞和M2肿瘤相关巨噬细胞。此外，Duvelisib在体外研究中能够克服诱导的BTK C481S突变的伊布替尼耐药性。一项全球Ⅲ期随机研究，1∶1的比例随机分配，评估杜维利昔与奥法木单抗（Ofatumumab）单药治疗复发或难治性（RR）CLL患者。在中位随访22.4个月后，与奥法木单抗相比，Duvelisib显著改善了无进展生存期［中位数，13.3个月 vs 9.9个月，风险比（HR）=0.52；$P<0.0001$），包括那些具有高危染色体17p13.1缺失［del（17p）］和/或 *TP53* 突变（HR=0.40；$P=0.0002$）的患者。Duvelisib的总体反应率更高（74%对45%；$P<0.0001$）。

推荐剂量：25mg，口服，每日两次。

注意事项：开始给药后，大多数患者会有淋巴细胞绝对值短暂升高，治疗期间可能持续数周，并不意味着进展。

还有一些选择性抑制PI3K亚型的抑制剂，旨在提高疗效，降低不良反应。

**3. 联合用药**　PI3K抑制剂与抗CD20抗体的组合：与单一药物相比，使用利妥昔单抗联合PI3K抑制剂可以提供更快速、更深的缓解（即无法检测到MRD）。此外，PI3Kis对肿瘤微环境的影响可能会增强抗体类药物对CLL细胞的功效。Idelalisib和利妥昔单抗联合用药，24周时PFS率为93%，而7中位PFS为20.3个月，中位OS为40.6个月。8在另一项3期试验中，IR方案的PFS中位为15.8个月。

PI3K抑制剂与BTK抑制剂和BCL-2抑制剂的组合：CLL细胞通常对BCL-2有显著的生存依赖性。在体外，PI3Kδ抑制可以逆转CLL细胞基质的保护使其对BCL-2抑制剂敏感。Duvelisib和维奈克拉（Venetoclax）联合治疗在模拟肿瘤微环境的条件下培养的CLL细胞中可导致细胞的凋亡增强。B细胞受体（BCR）途径中多个靶标的抑制可改善反应的深度和持久性。一项Ⅰ-Ⅰb期多中心试验中研究了R/R CLL中观察到PI3K抑制剂与BTK抑制剂的双BCR信号阻断。基于这些研究，评估这种药物组合的Ⅰ/Ⅱ期研究正在进行中。

（三）BCL2抑制剂

维奈克拉（Venetoclax）400mg/d单药治疗复发或难治CLL有效率为71%～79%［包括氟达拉滨耐药、del（17p）和IgHV未突变的患者］，CR率20%。CR/CRi的患者3年预估PFS率为83%。维奈克拉联合抗CD20抗体治疗复发难治CLL的ORR为86%，其中CR率为51%，2年PFS率为82%，获得CR或uMRD的患者停治疗后仍可持续缓解。维奈克拉联合BTK抑制剂治疗复发难治CLL达到外周血和骨髓MRD阴性的患者分别为53%和36%，ORR为89%，CR率为51%。维奈克拉联合奥妥珠单抗治疗初诊CLL 24个月PFS率显著高于苯丁酸氮介联合奥妥珠单抗组患者（88.2% vs 64.1%）；在del（17p）和/或TP53突变，以及IgHV未突变的患者中也观察到了类似结果。

推荐剂量：20mg，口服，第1周；50mg，第2周；100mg，第3周；200mg，第4周；400mg，第5周及以后，直至疾病进展或出现不可接受的毒性。

注意事项：

（1）剂量递增期间治疗中断＞1周的患者，考虑以较低剂量重新开始，然后继续剂量递增。

（2）对于肿瘤负荷高以及担心 BTK 抑制剂治疗期间或治疗之后可能发生疾病迅速进展的患者，可在住院密切监测肿瘤溶解的情况下，开始维奈克拉治疗（20～400mg，持续3周）并加速剂量递增，过程如下：第1周所有患者住院，d1，20mg/d；d2～3，50mg；d4～7，100mg，然后如无肿瘤溶解顾虑，患者可出院；第2周d1～7，200mg；第3周d1～持续400mg/d 。此外，可以考虑持续使用BTK抑制剂，同时逐步增加维奈克拉剂量，维奈克拉每日剂量达到400mg时停用 BTK 抑制剂。

（四）其他

来那度胺单药治疗复发/难治CLL 患者的有效率为30%～70%，而与利妥昔单抗等联合应用后有效率明显提高至60%～90%。

## 四、非细胞免疫治疗

（一）单克隆抗体

### 1. 抗CD20单抗
（1）抗CD20鼠源化单克隆抗体

利妥昔单抗抗CD20单克隆抗体已成为CLL的主要治疗方法之一。最常与化疗或靶向药物一起使用，既可以作为初始治疗的一部分，也可以作为二线治疗的一部分，也可以单独用于无法化疗的患者。

推荐剂量：$375mg/m^2$（体表面积），静脉输注，一周期一次。

（2）抗CD20人源化单克隆抗体

奥妥珠单抗（Obinutuzumab）：与接受标准方案苯丁酸氮芥＋奥妥珠单抗治疗的患者相比，接受维奈克拉＋奥妥珠单抗方案治疗一年的患者PFS显著延长，达到MRD阴性的患者比例更高。

推荐剂量：每次剂量为1000mg，静脉输注，一周期一次。

奥法木单抗（Ofatumumab）：可与伊布替尼一起用作CLL初始

治疗的一部分，也可以单独用于治疗后恢复或对其他治疗无反应的 CLL。

推荐剂量：初治CLL：第1天300mg，之后第8天1000mg（周期1），在随后28天周期的第1天1000mg，至少3个循环，直到达到最佳疗效或最多12个循环。难治CLL：300mg/次起始剂量，1周后2000mg/次，每周给药1次，共7次（第2~8个剂量），4周后，每4周给药2000mg（第9~12个剂量）。

**2. 抗CD52单抗**  阿仑单抗（Alemtuzumab）是靶向CD52抗原的单克隆抗体，该抗原存在于CLL细胞和许多T淋巴细胞的表面。阿仑单抗主要用于CLL对标准治疗不再有反应的情况。

推荐剂量：起始剂量3mg/d，静脉持续2h，如可耐受，可增加至10mg/d，如仍可耐受，可增加至30mg/d，每周3次，持续12周（每次剂量不超过30mg，每周剂量不超过90mg）。

（二）双特异性抗体

博纳吐单抗（Blinatumomab，CD19/CD3的双特异性抗体）可诱导杀伤90%以上的CLL细胞（初治患者）。CD19/CD3-scFv-Fc还具有抑制携带BTK和/或PLCG2突变的获得性伊布替尼耐药的CLL细胞的活性，其可作为伊布替尼耐药的补救疗法。

（三）ADC抗体偶联药物

Polivy（Polatuzumab vedotin）是靶向CD79b的首创抗体偶联药物（ADC），对CLL治疗无效。

（四）免疫检查点抑制剂

CLL细胞表达CD200、CD270、CD274（PD-L1）、CD276，这些细胞骨架蛋白的表达诱导T细胞不能形成有效的免疫突触和细胞迁移，从而不能识别肿瘤细胞。抗PD-1抗体在CLL中有应用前景。

## 五、细胞免疫治疗

多个基于CD19 CAR T细胞在慢性淋巴细胞白血病患者中使用的临床试验正在进行中。靶向CD19的CAR T细胞包括axi-cel、tisa-cel、Liso Cel等的研究数据显示，对复发/难治性CLL患者的ORR为38%～82%，CR率约为21%～45%。54%以上的患者发生CRS反应，其中9%～42%的患者出现3～4级CRS，神经毒性发生率占30%～39%；神经毒性与更高肿瘤负荷和IL-6或肿瘤坏死因子水平升高有关。伊布替尼在体外和体内均增强了的liso细胞活性。CTL119（人源化CTL019）与伊布替尼联合治疗19例CLL患者，ORR为71%～88%，CR率43%；CRS是常见的（76%～95%），但只有0%～16%的患者为3～4级。

一些基于CAR T细胞的治疗的新方法，如第三代CD19 CAR T细胞（两个不同的共刺激域CD28及41BB）、靶向免疫球蛋白κ轻链的CAR-T细胞、靶向受体酪氨酸激酶样孤儿受体（ROR1）的CAR-T细胞、双特异性CD19/CD20 CAR-T细胞、靶向CD19和CD37 CAR-T细胞等，在CLL中的临床试验均在进行中。通用型CD19 CAR-T细胞产物（UCART19）、CD19定向的CAR NK细胞在未来可能促进更快速和更广泛的治疗。

## 六、造血干细胞移植

（一）自体干细胞移植（auto-HSCT）

在CLL中无效。

（二）异基因干细胞移植（allo-HSCT）

可克服传统的不良细胞遗传学和分子特征，适应证：

（1）移植的风险较低，TP53突变或del（17p），对CIT无效，对新型抑制剂治疗有效；

（2）移植的非复发性死亡率高（HCT-CI≥3），但CIT和新型抑制剂无效；

（3）Richer转化的缓解期。

allo-HSCT推荐使用不含TBI的RIC预处理方案。有研究显示，5年无进展生存率（PFS）为40%（95% CI，28%～56%），总生存率为（OS）为58%（95% CI，48%～74%）。1年无移植物抗宿主病/无复发生存率（GRFS）为38%（95% CI，25%～50%）。在HSCT前应用新型靶向药物可能对移植后有生存获益。*IgHV*基因未突变患者可能通过造血干细胞移植获得更好结局。HSCT共病指数评分对55岁以下患者的OS结局有影响。移植前缓解状态是接受RIC-HSCT的最重要的预后因素。HSCT后复发仍然是Richer患者死亡的主要原因。HSCT复发后，应用供体来源的CAR-T细胞治疗的研究正在进行中。

（杨　帆）

# 第九章

# Richter综合征

Richter综合征（Richter syndrome，RS）是指CLL/SLL在组织学上转化为高度恶性或侵袭性淋巴瘤，包括高度恶性NHL、霍奇金淋巴瘤等，最常见的转化类型是弥漫大B细胞淋巴瘤（DLBCL）。在CLL疾病诊断和治疗过程中约有2%~10%的患者发生RS，发生RS的中位时间为1.8~5年。转化后的患者的预后极差，对治疗反应率较低，中位生存期为5~8个月。

## 第一节　产生RS的危险因素

（1）既往CLL的治疗：嘌呤核苷类似物和烷化剂的联合应用。

（2）临床表现：CLL Rai分期为Ⅲ或Ⅳ期、肿大淋巴结>3cm、高乳酸脱氢酶。

（3）CLL的生物学特征：IgHV未突变，stereotype B细胞表面受体，表面抗原CD38、CD49d和ZAP-70表达阳性、端粒长度小于5000碱基对。

（4）肿瘤细胞遗传学的改变：①*CDKN2A*失活、*TP53*突变、*C-Myc*活化占50%；②12号染色体三倍体、*NOTCH1*突变占30%；③多种基因改变占20%。

（5）胚系基因改变：*BCL-2*、*CD38*、*LRP4*的遗传多态性。

## 第二节　按危险因素分层

### 一、Tsimberidou 评分（表 9-1）

表 9-1　Tsimberidou 评分

| 分数 | | |
|---|---|---|
| **ECOG 评分** | | |
| | 0~1 | 0 分 |
| | 2~4 | 1 分 |
| **LDH** | | |
| | <1.5 正常值上限 | 0 分 |
| | ≥1.5 正常值上限 | 1 分 |
| **血小板** | | |
| | ≥100×10⁹/L | 0 分 |
| | <100×10⁹/L | 1 分 |
| **肿瘤最大直径** | | |
| | <5cm | 0 分 |
| | ≥5cm | 1 分 |
| **既往治疗** | | |
| | 0~1 | 0 分 |
| | ≥2 | 1 分 |

| 分组 | | OS |
|---|---|---|
| 低危组 | 0~1 分 | 62.5m |
| 中危组 | 2~3 分 | 11m |
| 高危组 | 4~5 分 | 3.8m |

## 二、Rossi 评分（图9-1、表9-2）

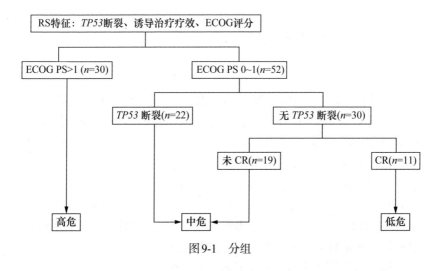

图9-1　分组

表9-2　Rossi评分

| 分组 | OS | 分组 | OS |
|------|------|------|------|
| 低危组 | NR | 高危组 | 7.8m |
| 中危组 | 24.6m | | |

# 第三节　诊断要点

　　Richter综合征诊断通常靠淋巴结针吸细胞检查或淋巴结活检，同时需要结合临床表现，该疾病不仅组织学发生改变，同时也是疾病临床进展。

## 一、临床表现

　　RS的发生以B症状的出现、淋巴结进行性肿大、结外疾病、

LDH显著升高为特征。此外，Richter综合征还可有脾肿大引起的腹部症状或中枢神经系统累及后的神经症状，常有腹膜后淋巴结肿大和巨脾。

## 二、病理组织学特别

Richter综合征转化有两种病理类型，结果如下：

**1. 弥漫大B细胞淋巴瘤（DLBCL）** 融合的大B细胞不处于细胞增殖中心，与CLL/SLL细胞是分开的，足以诊断Richter转化为DLBCL，其大细胞相对不规则或为圆形，比淋巴细胞大数倍，细胞质丰富，嗜碱性；泡状核，有一些有突起核仁。

**2. 霍奇金淋巴瘤** 病理类型相对少见，大R-S细胞共表达CD30、CD15、PAX5，但是缺乏CD20、CD45的强表达，同时缺乏OCT-2、BOB.1的表达，背景淋巴细胞为CD3+T细胞，含有不同程度的混合嗜酸性粒细胞、组织细胞和浆细胞。

某些情况下还需要做分子检测。

## 三、遗传学异常FISH

+12；del（11q）；del（13q）；del（17p），有些表现为复杂核型异常。RS样本靶向测序显示20多个高频突变基因，涉及DNA修复、细胞内信号或剪接调节。常见的突变基因如*TP53*、*NOTCH1*、*SF3B1*、*MYC*、*CDKN2a/b*，与RS发生的风险增加相关联，特别是*NOTCH1*和*TP53*是转化风险最高的突变，在RS患者中突变频率分别为50%和45%。该小组还证实了RS转化缺乏许多DLBCL de novo的基因缺陷，缺乏影响NF-κB调节的基因突变，如*TNFAIP*、*CD79a*和*CD79b*，*BCL-6*的突变罕见，并且缺乏*BCL-2*、*PRDM1*和*EZH2*的易位或突变。

RS患者中最常见的染色体改变是17p缺失，在40%的病例中可检测到，其次是含有CDKN2a/b位点的9p21缺失，这种基因缺失

经常与 *TP53* 失活和 *MYC* 激活有关，并且与 12 三体相互排斥，发生率 30%。RS 中 del11q 和 del13q 的发生频率相对较低，分别为 7% 和 26%。

## 四、分子异常

CLL 和 DLBCL 细胞克隆相关性：由 CLL 转化的 DLBCL 分为 CLL 克隆无关（21%）和 CLL 克隆相关（79%）的 DLBCL；克隆无关的 DLBCL 生存期比克隆有关的 DLBCL 更长，其总生存期分别为 62 个月、14 个月；克隆无关 DLBCL 的特征是 TP53 突变/缺失的发生率显著低于克隆相关 DLBCL；大多数 CLL 转化为克隆相关 DLBCL 的患者携带未突变的 IGHV。

## 第四节　分子发病机制特点

CLL 的分子图谱对识别高危 CLL 和有转化风险的 CLL 越来越重要。未突变的 IgHV、FISH 鉴定的高危细胞遗传学、Zap-70、CD49d 或 CD38 的表达、端粒长度、Stereotyped BCR 以及 CD38 和 LRP4 遗传多态性被认为是发生 RS 的独立风险因素。

关于 HVRS（Richter 转化的霍奇金淋巴瘤）的分子机制，由于 Reed-Sternberg 细胞数量少且难以分离，这种罕见的转化亚型缺乏深入的分子分析。

## 第五节　治　　疗

### 一、治疗策略

Ritcher 综合征目前无标准的一线治疗。与 CLL 克隆无关的 DLBCL，治疗参考初治 DLBCL 或参加相关临床试验。与 CLL 克隆相关或克隆来源不确定的 DLBCL，可选择一些传统的化疗方案或者参加相关临床试验，如化疗敏感可考虑自体移植或异基因移植作为巩固治疗，化疗抵抗或携带del（17p）/*TP53*突变可参考弥漫大B细胞淋巴瘤的治疗方法或者参与相关临床试验，抑或选择新的靶向药物治疗，详见图9-2。

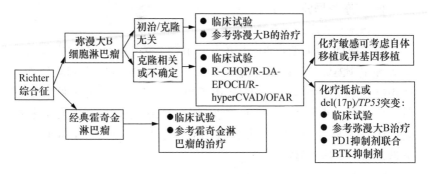

图9-2　Ritcher综合征整体治疗策略

## 二、小分子靶向药物治疗

靶向药联合化疗、靶向单药、靶向药联合应用均在探讨中，尚无标准方案。

### （一）BTK抑制剂

绝大部分Richter患者在CLL阶段接受过BTK抑制剂的治疗，会产生BTK抑制剂耐药性，因此BTK抑制剂联合化疗或者其他靶向药物成为新的治疗选择。

**1. 伊布替尼单药治疗**　适应证为未接受过BTK抑制剂治疗的Richter患者，已报道的结果提示部分患者临床治疗反应较好。

推荐剂量：伊布替尼 420mg，口服，每日一次，持续给药，或至疾病进展或桥接其他治疗。

**2. 伊布替尼联合奥法木单抗**　3位患者入组该临床试验，2人呈现SD状态，1人PR且维持了4.6个月。

推荐剂量：伊布替尼 420mg，口服，每日一次，持续给药；奥法木单抗第5周开始给药，300mg，d1，静脉输注，第6周至第12周每周给药一次，2000mg 静脉输注；之后每4周给药一次，2000mg，第17、21、25、29周静脉输注，共给药12次。

**3. 伊布替尼联合纳武利尤单抗**　一项临床Ⅱ期试验报道，总反应率为43%，中位OS为13.8个月。

推荐剂量：伊布替尼 420mg，口服，每日一次；纳武利尤单抗3mg/kg静脉输注，每2周给药一次，自第一周期的第一天开始给药；每4周为一周期，共24周期，或至疾病进展、不能接受的药物毒性。

**4. 泽布替尼联合替雷利珠单抗（Tislelizumab，PD-1抑制剂）**　6位患者入组该临床试验ORR为50%，CR率为16.7%。

推荐剂量：泽布替尼160mg，口服，每日两次；替雷利珠单抗200mg，静脉输注，每3周给药一次；至疾病进展、不能接受的药物毒性或桥接其他治疗。

**5. 奥布替尼**　未见明确报道，联合应用的方法可参考伊布替尼和泽布替尼。

推荐剂量：150mg，口服，每日一次。

**6. 阿卡替尼（Acalabrutinib）**　单药治疗Richter（既往可接受伊布替尼治疗）ORR率为38%，其中CR率为14%，PR率为24%，中位DOR（duration of overall response）为5.7个月。

推荐剂量：200mg，口服，每日两次，持续给药。联合应用目前未见报道。

**7. 其他**　新的BTK抑制剂（DTRM-12，一种不可逆转的BTK激酶抑制剂）联合依维莫司（Everolimus，mTOR通路抑制剂）、IMiD（免疫调节剂，泊马度胺），治疗未经过治疗或者BTK耐药的Richter患者，总反应率为45%，中位DOR为15个月。

推荐剂量：DTRM-12 200mg，依维莫司 5mg，泊马度胺 2mg，口服，每日一次，持续21d；28d为一个周期，直至疾病进展或不可接受的药物毒性。

（二）PI3K 抑制剂

艾德拉尼（Idelalisib）：少数回顾性分析报道，艾德拉尼对 BTK 抑制剂抵抗的患者仍可能有效。推荐剂量：150mg，口服，每日两次。

（三）BCL2 抑制剂

（1）维奈克拉单药可用于未接受过维奈克拉治疗或 BTK 抑制剂耐药的 RS 患者，7 位患者接受该治疗，3 位患者达到 PR 且总生存超过 12 个月。

推荐剂量：剂量爬坡，200mg，口服，每日一次，最大剂量至 1200mg，直至疾病进展或出现不可接受的毒性。

（2）维奈克拉联合 R-EPOCH：可用于未接受过维奈克拉治疗或单药维奈克拉治疗有反应的 RS 患者。一项临床Ⅱ期研究证实总反应率为 59%，CR 率为 48%，中位 PFS 和 OS 均为 16.3 个月。

推荐剂量：400mg，口服，每日一次，每周期的前 10d 给药，21d 为一个周期，至少 5 个周期，治疗反应较好的患者可桥接异基因移植或单药维奈克拉 400mg，口服，每日一次，直至疾病进展。

（四）XPO1 抑制剂

一项塞利尼索（Selinexor）治疗难治/复发 NHL 的Ⅰ期实验中，入组 8 例 RS 患者，5 例疗效可评估，2 例获得 PR，2 例 SD，提示 Selinexor 可作为 RS 患者的挽救治疗药物。

推荐剂量：60mg，口服，每周 2 次（d1、3），连续服药 3 周，休息 1 周，4 周为一个周期。注意事项：最常见的非血液学不良事件是恶心、疲劳、厌食、呕吐和腹泻，用药之前需要给止吐治疗及其他支持治疗。

（五）免疫调节剂

来那度胺：目前对来那度胺治疗 Richter 综合征的有效性，尚无文献报道，与其他药物联合应用正在临床试验中。

## 三、非细胞免疫治疗

### （一）单克隆抗体

**1. 抗CD20鼠源化单克隆抗体**　利妥昔单抗（Rituximab）：鼠源抗CD20单克隆抗体，最常与化疗药一起使用，作为一线治疗药。

推荐剂量为：375mg/m$^2$，一个周期一次，静脉输注。具体疗效见表9-3。

**表9-3　鼠源CD20单抗联合化疗的疗效**

| 化疗方案 | ORR/% | CR/% | 中位 PFS/ 月 | 中位 OS/ 月 |
| --- | --- | --- | --- | --- |
| R-CHOP | 67 | 7 | 10 | 21 |
| R-EPOCH | 39 | 20 | 4 | 6 |
| R-HyperCVAD | 43 | 27 | | |
| OFAR | 50 | 20 | NR | 6 |

**2. 人源化抗CD20单克隆抗体**

（1）奥法木单抗（Ofatumumab）：人源抗CD20单克隆抗体，常与CHOP方案一起使用，作为Richter的一线或者二线治疗。整体反应率为46%，完全缓解率为27%，部分缓解率为19%；中位PFS为6.2个月，中位OS为11.4个月。

推荐剂量：奥法木单抗第一周期：d1，300mg；d8，1000mg；d15，1000mg；第2~6周期，d1，1000mg；共6个周期；后续奥法木单抗单药维持治疗，推荐剂量：1000mg，每8周给药一次，共6个周期。

（2）奥比妥珠单抗：人源抗CD20单克隆抗体，常与化疗或者靶向药联合使用。

与伊布替尼、CHOP方案联合治疗，3例患者参加此临床试验，2例患者反应较好，1例患者进展。

推荐剂量：伊布替尼 560mg 每日一次，从第一周期第一天开始直至疾病进展或开始新的抗肿瘤治疗；奥比妥珠单抗：第一周期d1，100mg；d2，900mg；d8，1000mg；第2~6周期，d1，1000mg。

与维奈克拉、阿特朱单抗（Atezolizumab）联合治疗，7例入组临床试验，疗效相对较好，100%的患者对疗效有反应，可使患者获得桥接异基因的机会。

推荐剂量：奥比妥珠单抗第一周期d1，100mg；d2，900mg；d8，1000mg；第2~6周期，d1，1000mg；维奈克拉：第二周期开始剂量爬坡式给药，20mg，每日一次，最大剂量800mg，每日一次，持续至第26周期；阿特朱单抗：1680mg 持续48h，第一周期的d3、d4给药，第2~9周期的d1、d2给药。

（3）抗CD52单克隆抗体：阿仑单抗（Alemtuzumab）在Richter综合征的治疗中无论是单药治疗还是联合其他药物治疗，疗效均较差。

（二）双特异性抗体

**1. CD19/CD3的双特异性抗体** 博纳吐单抗（Blinatumomab）可用于常规化疗治疗失败患者的选择。一项18例患者参加的多中心Ⅱ期临床试验报道，ORR率为44.4%，CR率为22.2%。

推荐剂量：第一周9μg/d，持续24h输注；第二周期：28μg/d，持续24h输注；第3~8周期：112μg/d，持续24h输注；总治疗周期共8周期，有条件者可桥接异基因移植，可继续接受4周期巩固治疗。

**2. CD20/CD3的双特异性抗体** Glofitamab一项多中心Ⅰ期临床试验报道，入组171例复发难治非霍奇金淋巴瘤，其中包括10例Richter患者，整体ORR率为53.8%，CR率为36.8%，但是关于亚组RS的疗效未见详细报道。

推荐剂量：患者须在Glofitamab给药的前7天接受一次Obinutuzumab 1000mg，以减少严重CRS的发生率；Glofitamab：第一周期第1天给药2.5mg，第一周期第8天给药10mg，至第二周期开始，每周期第1天给药16mg或者30mg，14d或者21d为一个周期。

## （三）ADC抗体偶联药物

靠向CD79b抗体偶联药物：POLA（Polatuzumab vedotin，靠向CD79b的抗体细胞毒素偶联药物），偶联MMAE在CLL中治疗无效，但是RS患者CD79b表达较CLL患者好，目前POLA联合类R-EPOCH方案正在临床试验中，暂无数据。

## （四）免疫检查点抑制剂

**1. 帕博利珠单抗**（Pembrolizumab，PD-1单克隆抗体）　一项临床II期临床试验报道，9例Richter患者接受治疗，总缓解率为44%，中位OS约10.7个月。推荐剂量：帕博利珠单抗 200mg，静脉输入，每三周给药一次，至两年或疾病进展或不可耐受药物毒性。

**2. 纳武利尤单抗**（Nivolumab，PD-1单克隆抗体）　与伊布替尼联合治疗，具体见上文。

**3. 阿特朱单抗**（Atezolizumab，PDL-1单抗）　与Obinutuzumab、维奈克拉联合治疗，具体见上文。

## 四、细胞免疫治疗

美国俄亥俄州立大学癌症中心报道了真实世界Axicabtagen-ciloleucel CD19-CAR-T对RS治疗的情况，共包含了9例RS患者，其中8例患者均携带高危因素如17p-、MYC断裂、11q-、13q-及复杂核型，8例患者可评估，5例患者获得CR，3例患者获得PR，截至目前，8例患者中仅有1例患者复发，疗效较其他治疗显著提高。其中1人死于CRS 4级伴严重感染，其余8人CRS≤2级，3人发生3级ICANS，积极治疗后好转；体外、体内试验证实伊布替尼增强CAR-T细胞活性，因此该队列中有5例患者回输CAR-T后仍持续给予伊布替尼治疗，其中3例获得CR，1例PR，1例PR后进展，因病例数较少，不能证明伊布替尼与CAR-T疗效的相关性。在axi-cel的早期研究中，仅1例RS入组，获得PR后短期内进展。在liso-cel治疗难治/复发CLL的试验中，入组了5例RS患者，其中2例CR，1例PR，2例进展。以色列一项CD19-CAR-T（共刺激分子为CD28）临床试验入组6例RS患者，其中4例获得完全缓解，2例PD；1例发生4级CRS合并3级ICANS，积极治疗后好转，无治疗相关死亡率。以上试验提示CAR-T治疗为提高RS患者的疗效及改善生存提供新的选择。

## 五、造血干细胞移植

对于化疗或靶向治疗敏感的RS患者，可行造血干细胞移植获得更好结局。

在一项回顾性分析中，对59例RS患者进行自体干细胞移植（ASCT）和异基因干细胞移植（allo-HSCT）的结果进行评估，其中allo-HSCT的3年OS、无复发生存率、复发和无复发死亡率的累积发生率分别为36%、27%、47%和26%，ASCT发生率分别为59%、45%、43%和12%。该研究提示自体移植疗效似乎比异基因移植疗效好，但是两组患者基线不同，自体移植的患者状态相对较好。另一些小队列研究提示allo-HSCT在RS患者中疗效较ASCT好。因此目前不能明确ASCT和allo-HSCT在RS患者中疗效的差别。在一项多变量分析中发现化疗敏感性高和减低强度预处理与allo-HSCT后更高的无复发生存率相关。而ASCT可能更适用于对初始治疗有反应但由于年龄、合并症或缺乏合适的供体而不能做allo-HSCT的RS患者。

（石　慧）

# 第十章

## 边缘区淋巴瘤

边缘区淋巴瘤（marginal zone lymphoma，MZL）是一组惰性B细胞淋巴瘤，中老年多见，占NHL约8%。生存期长，5年总生存率约85%，10年总生存率约75%。瘤细胞起源于记忆性B淋巴细胞，位于次级淋巴滤泡的套区外侧边缘区。病因与外源性感染或者自身免疫疾病引起的慢性抗原刺激有关。按照原发部位可以分为三种亚型，即结外边缘区淋巴瘤（EMZL），主要是黏膜相关淋巴瘤（MALT），脾边缘区淋巴瘤（SMZL）和结内边缘区淋巴瘤（NMZL），分别约占70%，20%和10%。

## 第一节　结外边缘区淋巴瘤

结外边缘区淋巴瘤主要是MALT淋巴瘤，是最常见的结外B细胞淋巴瘤，为惰性生物学行为，占所有B细胞淋巴瘤的7%～8%。中位年龄为61岁，女性较多见。根据原发部位分为胃型和非胃型。胃型MALT是胃最常见的淋巴瘤类型，约占胃所有淋巴瘤的50%。非胃型MALT的发生部位有涎腺、肺、头颈部、眼附属器、皮肤、甲状腺和乳腺等。

### 一、诊断要点

主要根据临床表现和病理特征进行诊断。但是病理形态和免疫组化缺乏特征性，需要排除其他小B细胞淋巴瘤方可诊断。Isaacson等提出一个诊断标准可以参考：

1. 浸润的淋巴细胞为中心细胞样细胞（边缘区细胞），宽广淡然的胞质，不规则的核。

264

淋巴瘤靶向及免疫治疗手册

2. 伴或不伴有Dutcher小体的浆细胞分化。

3. 中心细胞样细胞浸润生发中心或生发中心萎缩形成滤泡克隆化。

4. 瘤细胞浸润上皮或腺体内，形成淋巴上皮病变。

5. 临床惰性进程，极少发生系统性播散。

6. 有再发于其他黏膜相关淋巴组织淋巴瘤的趋势。

7. 许多患者有自身免疫疾病或感染性疾病病史。

8. 肿瘤细胞常表达细胞表面单克隆免疫球蛋白（通常是IgM型），CD20，CD21等抗原，而不表达CD5，CD10和CD23等抗原。

9. 常见的细胞遗传学异常是3号染色体三体，t（11；18）和 t（1；14）。其形态学特点可以总结为：中心细胞样细胞（边缘区细胞）是必不可少的标准，其他两点可有可无。

## 二、分期

非胃肠MALT型淋巴瘤分期采用Ann Arbor分期系统。胃肠 MALT通常采用Ann Arbor分期的Lugano分期及其改良版，或胃肠淋巴瘤的TNM分期（表10-1）及Musshoff胃肠道淋巴瘤分期（表10-2）。

表10-1　Ann Arbor分期的Lugano分期及改良版和胃肠淋巴瘤的TNM分期

| 胃肠道淋巴瘤Lugano分期 | Ann Arbor分期系统 | Lugano改良版 | TNM分期 | 肿瘤浸润 |
|---|---|---|---|---|
| Ⅰ期 | 局限于胃肠道（非连续性单个或多个病灶） | | | |
| | Ⅰ$_1$期　ⅠE期 | 黏膜、黏膜下 | $T_1N_0M_0$ | 黏膜、黏膜下 |
| | Ⅰ$_2$期　ⅠE期 | 固有肌层、浆膜 | $T_2N_0M_0$ | 固有肌层 |
| | ⅠE期 | | $T_3N_0M_0$ | 浆膜 |
| Ⅱ期 | 扩展到腹部 | | | |
| | Ⅱ$_1$期　ⅡE期 | 区域淋巴结累及 | $T_{1\sim3}N_1M_0$ | 胃周淋巴结 |
| | Ⅱ$_2$期　ⅡE期 | 远处淋巴结累及 | $T_{1\sim3}N_2M_0$ | 远处区域淋巴结 |
| ⅡE期 | ⅡE期　ⅡE期 | 穿透浆膜累及邻近器官和组织 | $T_4N_0M_0$ | 侵犯邻近结构 |
| Ⅳ期 | Ⅳ期　Ⅳ期 | 广泛结外累及或合并膈上淋巴结累及 | $T_{1\sim4}N_3M_0$ $T_{1\sim4}N_{0\sim3}M_1$ | 侵及膈肌上下淋巴结或远处转移（例如骨髓或其他结外区域） |

### 表10-2 Musshoff胃肠道淋巴瘤的分期标准

- I 期肿瘤局限于胃肠道，在横膈一侧，无淋巴结转移

  I 1 病变局限于黏膜层和黏膜下层

  I 2 病变累及肌层、浆膜及浆膜下

- II 期肿瘤从病变位置侵及腹腔。淋巴结受累

  II 1 引流区淋巴结转移（胃旁淋巴结）

  II 2 远处淋巴结转移（肠系膜、腹主动脉旁、腔静脉旁或腹股沟等膈下淋巴结）

  II E 病变穿透浆膜累及邻近器官或组织

- III 期肿瘤局限于胃肠道有（或）横膈两侧淋巴结转移

- IV 期肿瘤巨大，伴有或不伴有淋巴结转移和弥漫性非胃肠道器官或组织累及

## 三、危险分层

常用MALT-IPI指数评估预后。不良预后因素：年龄≥70岁，Ann Arbor分期III～IV期，LDH大于正常值上限是MALT淋巴瘤的3个独立预后因素，按照表10-3进行风险度分级。

### 表10-3 MALT淋巴瘤风险度分级（MALT-IPI）

| 危险程度 | MALT-IPI 风险项 | 5 年 EFS/% | 危险程度 | MALT-IPI 风险项 | 5 年 EFS/% |
| --- | --- | --- | --- | --- | --- |
| 低危 | 0 项 | 70 | 高危 | ≥2 项 | 29 |
| 中危 | 1 项 | 56 | | | |

## 四、分子发病机制特点

慢性感染或自身免疫过程引起持续性抗原刺激，导致多克隆性B细胞增殖和炎症反应，吸引中性粒细胞分泌活性氧（ROS），导致一系列DNA损伤和基因异常。通过NF-κB信号通路异常，导致肿瘤样转化。

以下微生物与MALT淋巴瘤发生有关：幽门螺旋杆菌（*H.pylori*）、海尔曼螺旋杆菌（*Helicobacter heilmannii*）、丙型肝炎病毒（HCV）、

空肠弯曲杆菌（*Campylobacter jejuni*）、伯氏疏螺旋体（*Borrelia burgdorferi*）和鹦鹉热衣原体（*Chlamydia psittaci*），分别与胃 MALT 淋巴瘤、免疫增殖性小肠病（IPSID）、皮下 MALT 淋巴瘤及眼眶 MALT 淋巴瘤发生有关。

（一）Ig 突变状态

MALT 淋巴瘤是一种结外淋巴瘤，起源于解剖上有清楚界限的 MALT 组织，如腹腔脏器、鼻咽、肺脏等。也可起源于正常情况下缺乏淋巴组织，而富含 B 细胞以对抗慢性感染或自身免疫过程的部位，如唾液腺、眼附件、皮肤、甲状腺、泌尿生殖器官和乳房等。

MALT 淋巴瘤细胞几乎都表达表面 IgM，有高度改变的多种 IGHV 和 IGLV，这些基因与生发中心（GC）或后 GC 起源一致。不同部位的 MALT 淋巴瘤 Ig 基因有差异，可能是不同病因导致克隆选择的结果。如在唾液腺 MZL 倾向 IGHV1-69/J4 重排（55%），可伴有类风湿因子活性。在眼附属器 MALT 淋巴瘤 IGHV4-34（18%）最常见。胃 MALT 淋巴瘤倾向 IGHV4-34、IGHV3-7 及 IGHV1-69 基因重排，以及抗 Hp 治疗有效的无 t（11；18）（q21；q21）的 IGHV3-30 或 IGHV3-23。在 MALT 淋巴瘤中，IGHV4-34 和 IGHV1-69 与倾向性的 IGLV（IGKV3-20）有关，提示对特定抗原的相关性。

（二）遗传学异常

**1. 染色体易位**

（1）t（11；18）（q21；q21），占 15%～40%，尤其多见于胃 MALT 淋巴瘤，常常预示着抗 Hp 疗效欠佳。

（2）t（14；18）（q32；q21）、t（1；14）（p22；q32）和 t（3；14）（p14.1；q32）。上述易位及其产物均靶向 NF-κB 信号通路的激活（表 10-4）。

（3）t（X；14）（p11.4；q32）导致 GPR34 过表达，常见于唾液腺 MALT 淋巴瘤发生，影响 PI3K/Akt、MAPK、NF-κB 信号通路活性（表 10-3）。

**2. 染色体数量变异**　3号染色体三体最常见，多见于累及胃肠道、腮腺及甲状腺的边缘区淋巴瘤患者，不同研究发生率差别大（5%～85%）。*BCL6*、*FOXP1*、*CCR4*基因均位于3号染色体。一项研究显示，携带3号染色体三体的患者对根除Hp的治疗有耐药性（表10-4）。

表10-4　黏膜相关性淋巴瘤常见细胞遗传学改变对应的基因通路及其意义

| | 染色体异常 | 受累基因 | 信号通路 | 频率 | 部位 |
|---|---|---|---|---|---|
| 易位 | t（11；18）（q21；q21） | *BIRC3-MALT1*，*API2 MALT1* | NF-κB，apoptosis | 15%～40% | 胃、肺 |
| | t（14；18）（q32；q21） | *IGHV-MALT1* | NF-κB | 20% | 肺、皮肤、眼附件、唾液腺 |
| | t（1；14）（p22；q32） | *IGHV-BCL10* | NF-κB | <5% | 胃、肺 |
| | t（3；14）（p14.1；q32） | *IGHV-FOXP1* | NF-κB | <5% | 无特殊 |
| | t（X；14）（p11.4；q32） | *GPR34* | PI3K/Akt，MAPK，NF-κB | | 唾液腺 |
| 获得 | +3；+3q | *BCL6*，*FOXP1*，*CCR4* | | 20%～40% | 胃肠道，腮腺，甲状腺 |
| | +18；+18q | | | 20%～40% | 胃、眼附属器 |
| 缺失 | -6q23 | *TNFAIP3* | NF-κB | 15%～30% | 无特殊 |

18号染色体三体，约30%的病例中伴发，但与易位t（11；18）（q21；q21）互斥。18号染色体三体的发生率约为20%，它的存在与胃及眼附属器的复发预测有关。

**3. 染色体结构异常**　1号染色体的结构改变常涉及1p22、1p34和1q21区域和染色体1q的增加与淋巴瘤的进展或复发有关。

**4. 基因突变**　TP53突变被发现存在于相当比例的胃MALT淋巴瘤中，并与高级别转化有关。

TNFAIP3（A20）缺失被检测到在眼附件（19%），甲状腺（11%），唾液腺（8%）和肝脏（0.5%）MALT淋巴瘤中，但在肺、胃和皮肤MALT中不存在。在眼附件MALT淋巴瘤中，TNFAIP3完全失活与无病生存率降低相关，TNFAIP3可导致NF-κB正调节蛋白包括RIP1/2、TRAF6、Ubc13和NEMO等的失活。

CD274缺失（PD-L1）常出现在甲状腺MALT淋巴瘤中，并且与突变一起出现在高达68%的病例中。MALT常见基因突变类型及意义见表10-5。

**表10-5　MALT常见基因突变类型及临床意义**

| 机制 | 突变基因 | 部位及临床意义 |
|---|---|---|
| 细胞周期 | BTG1 | 眼附件边缘区淋巴瘤（OAMZL） |
| DNA 损伤应答 | NSH3，NLH1，BRCA1，BRCA2，BRIP1，TP53，RB1，ATM | 胃，耐药 |
| NOTCH 通路 | NOTCH1，NOTCH2，SPEN | 全部 MALT |
| RAS/MAPK/ERK 通路 | MAP3K7，NF1，MAP3K14 | 胃，耐药性<br>胃，Hp 阴性 |
| 免疫逃逸 | B2M<br>PD-L1（CD274） | 所有 MALT<br>甲状腺 |
| 转录因子 | POU2F2，CIITA，JAK2，STAT5B，FOXO1，<br>POU2AF1，PRDM1，<br>KLF2，JAK3，ZFHX3 | 胃，耐药性<br><br>OAMZL<br>所有甲状腺<br>胃，耐药性，OAMZL |
| 染色质修饰 | TET2<br>ARID1A<br>TBL1XR1<br>KDM5A，JARID2，EWSR1<br>WHSC1<br>KMT2D<br>CREBBP<br>EP300<br>KMT2C | OAMZL,SGMZL，甲状腺，胃<br>胃，耐药，Hp 阴性<br>硬脑膜，OAMZL,SGMZL，甲状腺，胃胃，<br>胃耐药<br>OAMZL，胃，耐药<br>OAMZL，硬脑膜，甲状腺，胃<br>OAMZL，甲状腺，胃 |

续表

| 机制 | 突变基因 | 部位及临床意义 |
|---|---|---|
| RNA 剪接 /<br>代谢 | *SETBP1* | 胃，耐药 |
| | *REV3L* | 胃，Hp 阴性 |
| NF-κB | *TRAF3* | 胃，耐药 |
| | *TNFAIP3*（*A20*） | 全部 MALT |
| | *CD36* | 胃，耐药 |
| | *NFKBIA* | OAMZL；胃，耐药 |
| | *BCL10*，*TNIP1* | OAMZL |
| BCR/TOLL | *CARD11* | OAMZL，胃，耐药，Hp 阴性 |
| | *MYD88* | OAMZL |
| | *TNFRSF14* | 甲状腺高发 |
| 凋亡 | *BIRC3* | OAMZL |
| 细胞增殖 | *APC* | 胃，耐药 |
| 其他 | *PI3KICD*，*KLHL6*，*CXCR5*，<br>*CCR5*，*CXCR3*，*CCR6*，<br>*GPR34*，*CAD*，*ECT2L*，<br>*IGLL5*，*PTPN14*，<br>*COL12A1*，*COAL1A2*，<br>*DOCK8*，*ADAMTS13*，<br>*KRT6B*，*CELSR1*，*RYR1*，<br>*LPRB1*，*BRD4* | |

注：OAMZL：ocular adnexa marginal zone lymphoma，眼附件边缘区淋巴瘤；SGMZL：salivary gland marginal zone lymphoma，唾液腺边缘区淋巴瘤。

# 五、治疗

## （一）治疗时机

### 1. 胃 MALT 淋巴瘤

1）Ⅰ～Ⅱ1期（Lugano分期）：推荐抗Hp治疗以及局部放疗为主。

（1）Hp阳性：首选抗Hp治疗。每3个月行胃镜检查评估Hp状态。

抗Hp治疗无效时首选局部放疗。

（2）Hp阴性患者，首选局部放疗。

（3）若发生t（11；18）易位，易发生耐药，推荐局部放疗，Hp阳性者可加用抗Hp治疗。不适合接受放疗者，可行利妥昔单抗治疗。

2）II 2～IV期（Lugano分期）：无治疗指征时，可选择观察等待。治疗指征如下：

（1）合适的临床试验。

（2）出现症状。

（3）胃肠道出血。

（4）器官功能受损。

（5）大包块或病情进展。

（6）患者的意愿。

有治疗指征时以全身治疗为主，或者姑息放疗。手术治疗仅限于大出血和穿孔等特殊情况。发生大细胞转化者，参照弥漫大B细胞淋巴瘤的治疗原则。难治复发者选用二线方案治疗（表10-6）。Hp阳性者仍可行抗Hp治疗。因为MZL治疗的预后较好，临床实际治疗时机多早于NCCN建议的治疗指征。

**2. 非胃MALT**

（1）I～II期（Ann Arbor分期）：确诊后首选局部放疗。特殊部位病灶（如肺、乳腺、甲状腺、结肠、小肠）可手术切除，大肿块或术后切缘阳性者行放疗，或利妥昔单抗/奥妥珠单抗治疗±化疗；对于诊断性手术已将病灶完全切除，不适合放疗的患者可密切观察。

（2）III～IV期（Ann Arbor分期）：无治疗指征者可以密切观察。有治疗指征者可以行全身治疗的一线方案（表10-6），或姑息性放疗，或临床试验。发生大细胞转化时，参照弥漫大B细胞淋巴瘤的治疗原则。

难治复发的患者，局部复发未行放疗者可选择放疗；全身多处复发有治疗指征者（指征同上），既往未治疗者可选择一线化疗方案，既往利妥昔单抗治疗的患者可选择二线方案（表10-6）；若无治疗指征可继续观察等待。

表10-6 Ⅲ～Ⅳ期MALT治疗方案

| 分期 | 分层1 | 分层2 | 年轻患者 | 老年或体弱患者 | 巩固和维持治疗 |
|---|---|---|---|---|---|
| Ⅲ/Ⅳ | 无症状 | | 等待观察 | 观察等待 | |
| | 有症状 | 一线方案 | 优先推荐:<br>利妥昔单抗＋苯达莫司汀<br>R-CHOP<br>R-CVP<br>利妥昔单抗＋苯丁酸氮芥<br>利妥昔单抗（SMZL） | 优先推荐:<br>利妥昔单抗 | 利妥昔单抗，2～3个月给药1次，维持2年 |
| | | | 其他推荐:<br>利妥昔单抗＋来那度胺<br>利妥昔单抗（结外MALT，NMZL） | 其他推荐:<br>苯丁酸氮芥 ±<br>利妥昔单抗<br>环磷酰胺 ± 利妥昔单抗 | |
| | | 二线方案 | 优先推荐:<br>奥妥珠单抗/利妥昔单抗＋苯达莫司汀（未用过苯达莫司汀者）<br>BTK抑制剂:伊布替尼，或泽布替尼（至少用过上述一个抗CD20单抗为基础治疗方案的难治复发患者）<br>R-CHOP<br>R-CVP<br>利妥昔单抗＋来那度胺 | 优先推荐:<br>BTK抑制剂:<br>伊布替尼，或泽布替尼（难治复发者，至少用过一个CD20单抗为基础的方案）<br>来那度胺＋利妥昔单抗<br>利妥昔单抗 | 优先推荐:<br>奥妥珠单抗维持治疗（近期用苯达莫司汀＋奥妥珠单抗治疗的利妥昔单抗耐药患者） |
| | | | 其他推荐:<br>PI3K抑制剂（至少用过上述两个方案的难治复发患者）可用Copanlisib<br>利妥昔单抗<br>替伊莫单抗（ZEVALIN，Ibritumomab tiuxetanf，2B）<br>奥妥珠单抗＋CHOP（2B）<br>奥妥珠单抗＋CVP（2B）<br>奥妥珠单抗＋来那度胺 | 其他推荐:<br>苯丁酸氮芥 ±<br>利妥昔单抗<br>环磷酰胺 ± 利妥昔单抗 | 其他推荐:<br>自体干细胞移植<br>异基因造血干细胞移植（严格选择的患者） |
| | | 三线方案 | 抗CD-19 CAR-T细胞治疗 | | |

注:除了标记2B级别外，其他推荐均为2A级别。

（二）总体治疗策略

**1. 胃MALT**

（1）一线治疗：早期HP阳性患者的治疗，应首先根治Hp，可获得约80%的患者淋巴瘤缓解和长期临床的疾病控制。获得缓解所需的时间长短可以从几个星期到一年多不等。因此，在抗Hp治疗获得临床及内镜下缓解，如果组织学上仍存在淋巴瘤细胞，可观察病情变化，最长可观察6～12个月后，再确定是否需要开始另一种治疗。抗Hp治疗方案通常采用三联疗法，即质子泵抑制剂（PPI）治疗4周以上，结合克拉霉素加阿莫西林或甲硝唑，10～14d。加上铋剂则为四联疗法，目前临床也广泛应用。Hp根治后至少6周行尿素呼气试验（或单克隆粪便抗原试验），确定根治情况胃镜检查最可靠。

初治Hp阴性的早期病例，可首选放疗。不能放疗者可一线行利妥昔单抗±化疗。经抗Hp治疗后，患者出现疾病进展，无症状可观察，有症状则系统治疗。任何治疗的决定都应该考虑到患者的治疗意愿。

进展期患者有治疗指征时行一线免疫化疗方案，利妥昔单抗±化疗，如BR、R-CHOP、R-Gemox、R-GDP或联合来那度胺的方案等。

（2）难治复发患者：初治抗Hp治疗失败者可行放疗，放疗失败者可行一线全身药物治疗（表10-6）。如缓解后复发，无治疗指征可观察，有治疗指征可选二线方案（表10-6）。

局限性胃MALT治疗策略见图10-1，进展期胃MALT治疗策略见图10-2。

**2. 非胃结外MALT** 非胃结外MZL可能与一些特定病原体感染有关，但抗感染治疗的证据十分有限。

（1）Ⅰ～Ⅱ期：首选局部放疗30～40Gy。某些部位的病灶可手术切除，切缘阳性者可局部放疗。不能放疗和手术者行利妥昔单抗治疗。严格评估情况下，可观察等待。

（2）Ⅲ～Ⅳ期：无治疗指征者可观察等待。有治疗指征者（指

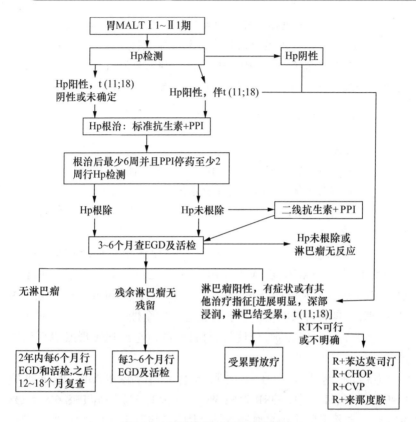

图10-1 局限性胃MALT治疗策略

注：EGD上消化道内镜检查；RT是局部放疗。

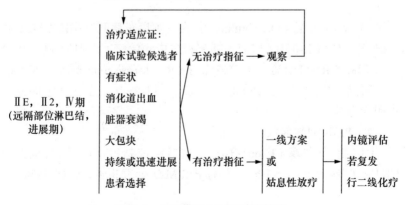

图10-2 进展期胃MALT治疗策略

征同上），利妥昔单抗联合化疗是常用的治疗模式，其一线方案见表10-6，不能全身化疗者也可选临床试验或姑息性放疗。

有大细胞变者参照DLBCL的治疗原则。复发难治者，初治失败仍可选一线方案治疗，再失败者，可选二线方案治疗（表10-6）。

（三）小分子靶向药物治疗

**1. BTK抑制剂**

（1）伊布替尼（Ibrutinib）：在一项Ⅱ期临床试验证实，伊布替尼单药治疗复发/难治MZL患者的ORR为48%。

推荐剂量：560mg，口服，每日一次，持续给药，至疾病进展或不可耐受毒性。

（2）泽布替尼（Zanubrutinib）：在一项泽布替尼治疗R/R MZL的Ⅱ期研究（MAGNOLIA研究BGB-3111–214）中，独立审查委员会（Independent Review Committee，IRC）评估ORR为68.2%，CR为25.8%，具有持久的疾病控制和良好的安全性。

推荐剂量：160mg，口服，每日两次，至疾病进展或不可耐受毒性。

（3）阿卡替尼：在一项阿卡替尼治疗R/R MZL Ⅱ期研究（NCT02180711）中，ORR为52.5%，CR为12.5%；1年PFS 67%，OS 91.4%。主要毒副作用是血液毒性，因为3级肺炎或低血压停药2例。

推荐剂量：100mg，口服，每日两次，至疾病进展或不可耐受毒性。

（4）奥布替尼（Orelabrutinib）：在一项奥布替尼治疗R/R MZL Ⅱ期研究（ICP-CL-00104研究）初步报告中，治疗＞6周期9例，ORR为66.7%，CR为11.1%，PR 55.6%，DCR（disease control rate）100%。

研究中应用剂量：150mg，口服，每日一次，至疾病进展或不可耐受毒性。

**2. PI3K抑制剂**

（1）厄布利塞（Umbralisib）：选择性抑制PI3Kδ，同时也抑制CK1ε（casein kinase-1ε）。治疗R/R MZL研究报告，ORR 49%。

推荐剂量：800mg，口服，每日一次，至疾病进展或不可耐受毒性。

（2）库潘尼西（Copanlisib）：一种对PI3K-α和-δ异构体具有显著活性的泛Ⅰ类PI3K抑制剂，一项CHRONOS-1研究的2期临床试验报告，Copanlisib单药治疗R/R MZL，ORR 78.3%。

推荐剂量：60mg，静脉注射，第1、8、15天，每28天为1周期，在CHRONOS-3研究中，库潘尼西联合利妥昔单抗治疗R/R MZL，ORR 76%。推荐剂量：60mg，静脉输注，第1、8、15天（28d为一个周期），利妥昔单抗375mg/m$^2$，静脉输注，第1、8、15、22天（第1周期）；第1d（第3，5，7，9周期）。

（3）Parsaclisib：高选择性的二代PI3Kδ抑制剂，在CITADEL-204研究中，单药治疗R/R MZL。ORR 54.3%。

推荐剂量：20mg，口服，1天1次，共8周；随后20mg，口服，1/周，或2.5mg，1天1次，维持。

**3. BCL2抑制剂**　一项Ⅰ期临床试验显示维奈克拉（Venetoclax）200~1200mg/d单药治疗MZL的中位PFS为21.2个月，中位DoR（duration of response）为20.1个月。

推荐剂量：200~1200mg，口服，1天1次，至疾病进展或不可耐受毒性。

**4. 其他**　来那度胺（Lenalidomide）。

一项先导试验显示来那度胺单药治疗（25mg，口服，1天1次，d1~21，28d为一个周期）MALT淋巴瘤的ORR可达到61%，但CR率只有33%。而来那度胺联合利妥昔单抗治疗MALT淋巴瘤，ORR可达80%，CR率达54%。

推荐剂量：来那度胺20mg，口服，1天1次，第1~21天；利妥昔单抗375mg/m$^2$，静脉注射，第1天；每28天为一个周期。

（四）非细胞免疫治疗

**1. 单克隆抗体**

（1）鼠源CD20单抗：利妥昔单抗抗CD20单克隆抗体，已成为

MZL的主要治疗方法之一。单药治疗MALT淋巴瘤的ORR可达到73%，用于Ⅰ/Ⅱ期MZL的治疗。也可以作为Ⅲ/Ⅳ期MZL治疗的一部分。

推荐剂量：单药：375mg/m²，静脉注射，每周一次，共4周；

联合治疗：利妥昔单抗375mg/m²，静脉注射，每周期一次。

（2）人源CD20单抗：GAUSS研究中奥比妥珠单抗（Obinutuzumab）单药治疗MZL的ORR可达45%，优于利妥昔单抗单药治疗（ORR 33%）。生存情况两组相似。在Gallium研究中，奥妥珠单抗联合化疗一线治疗MZL，ORR 82.8%，CRR 20.7%，但是PFS和OS与利妥昔单抗联合化疗对照组比较无明显差异。要确定两种单抗的特点，还需要更多Ⅲ期临床研究的结果。

推量：奥比妥珠单抗1000mg，静脉输注，每周1次，共4周；之后2年每2月一次维持治疗。

**2. 放射免疫治疗**　替伊莫单抗（Ibritumomab Tiuxetan, Zevalin）。

$^{90}$Y Ibritumomab Tiuxetan（$^{90}$YIT）是一种放射CD20单克隆抗体。Zeno研究显示，$^{90}$YIT联合利妥昔单抗治疗MALT中ORR可达94%，CR率达62.5%，PR率31.3%。另一项临床研究显示，$^{90}$YIT联合利妥昔单抗治疗复发或难治结外MZL中ORR可达90%，CR率达77%，PR率13%。

推荐剂量：250mg/m²，d1，8；$^{90}$YIT用量：PLT≥150×10⁹/L，15MBq $^{90}$YIT/kg，不超过1200MBq，d1；100×10⁹/L≤PLT<149×10⁹/L，11MBq$^{90}$YIT/kg，d1。

（五）细胞免疫治疗

在ZUMA-5临床研究中，靶向CD19 CAR-T细胞治疗复发/难治性惰性淋巴瘤（包括84例滤泡淋巴瘤和20例边缘区淋巴瘤），ORR 92%，CR率74%。最常见的>3级不良事件为血细胞减少，发生率7%；神经毒性发生率为19%；严重不良事件发生率为50%。

（六）自体造血干细胞移植（ASCT）

自体移植并不推荐作为一线治疗包括边缘区淋巴瘤在内的惰性B细胞淋巴瘤，但可以作为反复复发且对化疗仍敏感患者的挽救治疗。对于转化大B的患者，自体移植时机可参考弥漫大B细胞淋巴瘤治疗。一项ASCT治疗转化型惰性B细胞淋巴瘤的临床研究（包括MZL 30例），结果显示首次CR后行ASCT可改善PFS，但对OS的影响并不明显。ASCT应该慎重进行。

## 第二节　脾边缘区淋巴瘤

脾边缘区淋巴瘤（splenic marginal zone lymphoma，SMZL）是一种起源于后生发中心淋巴细胞的成熟B细胞肿瘤，通常累及脾脏白髓滤泡、脾门淋巴结、骨髓和外周血，典型的肿瘤淋巴细胞称为"绒毛淋巴细胞"。约占所有淋巴瘤的1%～2%，约占MZL的20%，中位发病年龄为65岁，男女均可发病，男性为主。SMZL与丙型肝炎病毒的感染存在相关性。

### 一、诊断要点

（一）症状和影像学

脾肿大和脾脏内肿物的相应症状和影像学表现，可伴有B症状，血细胞减少等。

（二）病理形态学

**1. 大体**　脾脏明显肿大，切面可见弥漫分布的灰白色粟粒状微结节。

**2. 镜下**　脾正常结构破坏，肿瘤结节累及白髓边缘区，白髓区扩大。瘤细胞可呈小淋巴细胞样、中心细胞样细胞、单核样B细胞、淋巴浆细胞和母细胞样，可有浆细胞分化。瘤细胞常呈片状或结节状侵犯脾红髓和脾门淋巴结，脾红髓由于受到挤压和累及而减少。常见到"滤泡植入"现象。SMZL有一种特殊亚型，即伴绒毛细胞的脾边缘区B细胞淋巴瘤，在骨髓涂片及电镜显示瘤细胞不规则的绒毛状突起，外周血中有绒毛淋巴瘤细胞。骨髓窦内淋巴细胞浸润有一定特征性、伴有免疫球蛋白轻链限制性，如果免疫表型一致，可有助于诊断。

**3. 免疫表型** 缺乏特征性，较为典型的表现为CD10-，CD5-，CD20+，CD23-/+，CD43-/+，cyclin D1-，滤泡内BCL2-；IgM和IgD，annexin A1和CD103-（与毛细胞白血病鉴别）。其他还有CD20+、CD79a+、Pax5+、BCL2+（肿瘤区），也可表达DBA44和CD38；不表达BCL6；BRAF突变，也有助于与毛细胞白血病鉴别。Ki-67表达通常较低。免疫球蛋白基因重排和染色体易位的检测，流式细胞术检测，均有助于诊断。

## 二、分期

脾MZL可为脾单发或多发，因常累及骨髓或外周血，通常情况下可通过外周血及骨髓流式及活检进行诊断，必要时通过脾切除进行诊断和分期，按照Ann Arbor分期标准进行。

## 三、危险分层（表10-7～表10-9）

表10-7 意大利淋巴瘤协作组（IIL）SMZL预后模型

| 项目 | 0分 | 1分 |
| --- | --- | --- |
| 血红蛋白 | ≥12g/L | <12g/L |
| 白蛋白 | ≥35g/L | <35g/L |
| 乳酸脱氢酶（LDH） | 正常 | 升高 |

表10-8 危险分层

| 危险程度 | 评分 | 5 年生存率 |
|---|---|---|
| 低危 | 0 | 88% |
| 中危 | 1 | 73% |
| 高危 | 2～3 | 50% |

表10-9 HPLL预后模型

| 组别 | 预后指数（PI）值* | 5 年淋巴瘤特异生存率 |
|---|---|---|
| A | ≥2.6 | 94% |
| B | 0.9≤PI<2.6 | 78% |
| C | PI<0.9 | 69% |

注：* PI=0.02×Hb（g/L）+0.006×血小板计数（$10^9$/L）-1×LDH（升高为1，正常为0）-1×脾门外淋巴结（存在为1，不存在为0）。

## 四、分子发病机制特点

### （一）细胞来源

SMZL是一种起源于后生发中心淋巴细胞的成熟B细胞肿瘤，典型的肿瘤淋巴细胞称为"绒毛淋巴细胞"。

### （二）遗传学改变和分子发病机制

SMZL 有80% 患者存在细胞遗传学异常，最常见的是完全或部分3q三体（30%～80%）和＋12q（15%～20%）。SMZL最具特征性的核型异常是7q染色体缺失，约30%的患者携带该异常。其他异常涉及8号、9q34、12q23-24、17p和18q染色体，对SMZL的诊断具有一定提示作用。

SMZL存在特征性的分子信号转录模型，表现为AKT1、BCR和NF-κB信号通路相关基因的过表达。约60%的SMZL患者存在边缘区B细胞发育相关信号通路的基因突变，NOTCH通路通常在40%的SMZL中发生突变，NOTCH2突变在10%～25%的SMZL患者中出现。

而NOTCH2突变在SMZL中具有特异性，并可能起到辅助诊断作用，与不良的预后有关。在35%的SMZL患者中，NF-κB通路的正调控因子和负调控因子可能发生突变，激活典型和非典型信号通路导致细胞增殖。SMZL中常见基因突变及相关通路见表10-10。

**表10-10　SMZL中常见基因突变及相关通路**

| 突变 | 通路 | 发生率 | 临床意义 |
|---|---|---|---|
| *NOTCH2* | NOTCH | 10%～25% | 不良预后 |
| *NOTCH1* | NOTCH | 5% | |
| | NF-κB | 30%～40% | |
| *IKBKB*，*TNFAIP3* | NF-κB | 10% | |
| *MYD88* | TLR/NF-κB | 3%～15% | |
| *CARD11* | NF-κB | 5%～10% | |
| *KLF2* | NF-κB | 20%～40% | |
| *MLL2/SIN3A/ARID1A* | Epigenome | 40% | |
| *del 7q* | Cell cycle | 30% | |

# 五、治疗

## （一）治疗时机

有治疗指征可以开始治疗。治疗指征：有合适的临床试验；有临床症状，例如巨脾引起疼痛、早饱腹感等；器官功能受损；血细胞减少，包括自身免疫性血细胞减少；大肿块；病情持续进展。无症状、无进行性血细胞减少、无脾肿大的患者可以动态监测，每3～6月评估一次。

## （二）总体治疗策略

**1. 一线治疗**　脾肿大伴HCV阳性者：评估肝功能，如无禁忌证，行抗HCV治疗，可显示良好疗效；对于抗病毒治疗无效或有禁忌证者，应按HCV阴性患者的治疗原则治疗。

脾肿大伴HCV阴性者：如患者无症状，可采取观察等待策略。有血细胞减少症，或有症状者，首选利妥昔单抗单药治疗，或脾切除。

利妥昔单抗单药治疗可以产生快速的反应，具有较高的总反应率（＞80%）和CRR（＞40%），且毒性较小。对利妥昔单抗的反应似乎是持久的，10年PFS超过60%。利妥昔单抗维持治疗（每2个月一次，持续1~2年）可能改善PFS，但OS相似。利妥昔单抗通常在复发时仍有效。

对于对利妥昔单抗无反应的患者，可以考虑行脾切除术或加用化疗，免疫化疗特别适用于有症状的弥漫性疾病、全身症状和/或高级别转化迹象的合适患者。

接受脾切除术的患者大多表现出血细胞减少的恢复，脾肿大相关症状迅速消失。5年PFS 50%~60%，OS 70%~80%，大约一半的脾切除患者不需要对SMZL进一步治疗。需要评估手术风险及并发症。此外，脾切除术不能完全根除这种疾病，已经被利妥昔单抗±化疗的策略所取代，成为首选的初始治疗方法。

**2. 复发或大细胞转化的患者** 无治疗指征选择观察等待，有治疗指征可参照边缘区淋巴瘤的一线方案治疗（表10-6）。既往接受过利妥昔单抗治疗者参见二线和后续治疗（表10-6），或脾切除术，或姑息性受累野放疗（ISRT）。

（三）小分子靶向药物治疗

首选利妥昔单抗单药治疗，可以产生快速的反应。

推荐剂量：利妥昔单抗 375mg/m$^2$，每周一次，4~8周。维持治疗利妥昔单抗 375mg/m$^2$，每2个月1次，持续1~2年。

难治复发的患者可以选用表10-6中二线方案中的靶向治疗方案，其他新靶向药物治疗参考黏膜相关淋巴瘤靶向药物治疗部分。

## 第三节 淋巴结内边缘区淋巴瘤

NMZL起源于后生发中心成熟B细胞，WHO认为其是一种特殊的临床病理亚型，但其形态学、免疫组化特征与EMZL和SMZL在某种程度上有许多相似之处。NMZL是一种少见的疾病，约占所有淋巴瘤的不到2%，中位发病年龄为50～60岁。与其他类型MZL不同，结内MZL自身免疫现象不明显。

## 一、诊断要点

### （一）症状和影像学

淋巴结肿大相应症状和影像学表现，可有B症状等。

### （二）病理诊断

**1. 形态学特点**　淋巴结结构部分或完全被破坏，滤泡间区增宽，可见中心细胞样B细胞、单核细胞样B细胞或小B淋巴细胞样细胞浸润，形成较宽的融合带或连接成片，核分裂象少见。部分病例出现浆细胞及浆样分化，数量不等；也有一些转化的大细胞（中心母细胞和免疫母细胞样细胞）散在分布。

按瘤细胞的生长和浸润模式，Nathwa等描述了4种形式：

（1）模糊的结节型；

（2）滤泡间或滤泡周围型；

（3）弥漫型；

（4）反滤泡型。

NMZL常常见到"滤泡植入"现象，即瘤细胞植入反应性滤泡的生发中心，并蚕食、破坏滤泡结构。这种特殊的生长方式少见于其他B细胞淋巴瘤，比较有诊断价值。此外，显著的单核细胞样B细胞形态特征也极具诊断价值。此型淋巴瘤可向弥漫大B细胞淋巴瘤转化。

**2. 瘤细胞免疫表型的典型表现**　CD10-，CD5-，CD20+，CD23-/+，CD43-/+，cyclin D1-，滤泡内BCL2-。其他还有LCA+、PAX5+、CD79a+、BCL-2+（肿瘤细胞区），一些病例IgD+。Ki67增殖指数不高，如果偏高，常常提示肿瘤有高恶性转化，转化的大细胞BCL-6多数阳性、CD10阴性。CD21和CD23可以显示被瘤细胞"植入"的滤泡FDC网不完整，胞质突起断裂、减少，呈虫蚀状；同时CD10和BCL-6显示散在残留的生发中心细胞。

## 二、分期

初始分期遵循Ann Arbor分期标准，主要目标是区分局限性和进展期疾病，确定可测量的病灶，以评估治疗反应。分期应排除原发EMZL，因为约1/3的病例是EMZL的淋巴结累及。

## 三、危险分层

NMZL目前没有建立特定的预后分层，滤泡性淋巴瘤国际预后指数（follicular lymphoma international prognostic index，FLIPI）虽然没有被证实用于NMZL，但可能有助于在较小的患者队列中区分低危和高危患者（详见滤泡细胞淋巴瘤）。

## 四、分子发病机制特点

（一）Ig突变状态

超过3/4患者携带*IgHV*基因突变，主要表现为*IgHV3/4*片段区突变。虽然这些突变在HCV阳性和HCV阴性患者都可发生，但等位基因*IgHV1-69*多见于HCV相关性疾病，提示分化抗原的刺激驱动了B前体细胞的选择，且HCV本身可能也存在致病作用。

（二）遗传学改变

NMZL无特异性细胞遗传学和分子改变，部分学者在NMZL发现包括+3、+7、+12、+18以及伴随1q21或1q34断点的1号染色体的结构性重排。并认为3号染色体部分区域扩增可能是NMZL的一个常见标志，见于在20%～25%的患者中，在EMZL患者中也可见。

在NMZL中可见NF-κB通路异常及相关基因的表达增加，一项在35例NMZL患者中通过外显子组/转录组测序和高分辨率SNP芯片分析发现41个基因突变，包括 *MLL2*（34%）、*PTPRD*（20%）、NOTCH2（20%）及 *KLF2*（17%）等基因的突变（表10-11）。

表10-11　NMZL中常见基因突变及相关通路

| 突变 | 通路 | 发生率 | 临床意义 |
|------|------|--------|----------|
| *NOTCH2* | NOTCH | 25% | 不良预后 |
| | NF-κB | 50% | |
| *MYD88* | TLR/ NF-κB | 0～10% | |
| *CARD11* | NF-κB | 5%～10% | |
| *KLF2* | NF-κB | 20% | 不良预后 |
| *PTPRD* | JAK/STAT | 20% | |
| *MLL2/SIN3A/ARID1A* | Epigenome | 40% | |

## 五、治疗

（一）治疗时机

无治疗指征者推荐观察等待，有治疗指征开始治疗。治疗指征包括有适当的临床试验、出现淋巴瘤相关症状、影响器官功能、继发于淋巴瘤的血细胞明显减少、大肿块、疾病持续进展。

（二）总体治疗策略

### 1．一线治疗

1）Ⅰ～Ⅱ期

局部放疗；ISRT＋利妥昔单抗±化疗；利妥昔单抗±化疗；无症状者也可以选择观察等待。

2）Ⅲ～Ⅳ期

对于无治疗指征的患者，推荐观察等待；对于具有治疗指征的患者，可参考表10-6的一线方案进行利妥昔单抗联合化疗，临床试验或姑息放疗。

3）一线治疗后的巩固治疗

对于一线治疗后达到CR或PR的患者，推荐利妥昔单抗维持治疗或观察等待。PR的患者也可以考虑二、三线全身治疗方案。如果用过2个以上方案治疗失败，例如BR、RCHOP方案等，可以考虑加入靶向治疗及行抗CD-19 CAR-T细胞治疗。

**2. 难治/复发治疗**

1）一线治疗后无反应或进展

可再活检，确定是否发生组织转化。如未发生组织转化，可以按照二、三线方案治疗。如果用过2个以上方案治疗失败，例如BR、RCHOP方案等，可以考虑联合靶向治疗或抗CD19 CAR-T细胞治疗。如出现组织转化，则要进行进一步评估风险因素，按照弥漫大B细胞淋巴瘤相应的原则治疗。

2）一线治疗后复发

如无治疗指征，选择观察等待。有治疗指征的患者，可选择一、二线及二线以后的治疗方案，推荐利妥昔单抗联合化疗（表10-6）。也可以选择临床试验，对于难以接受上述治疗的患者，可以考虑姑息性放疗。对于出现LDH升高、进展快的患者应再行组织活检，以明确是否出现病理类型转化。组织转化的患者同样要按照风险程度遵循DLBCL的相应原则进行治疗。

（三）小分子靶向药物治疗

**1. 抗CD20鼠源化单克隆抗体**

利妥昔单抗：对于Ⅰ/Ⅱ期NMZL，部分不适合放疗和化疗的患者可以考虑利妥昔单抗单药治疗。单药利妥昔单抗375mg/m²，静脉注射，每周一次，共4周；联合治疗利妥昔单抗375mg/m²，静脉注射，每周期一次。

**2. 抗CD20人源化单克隆抗体**

奥妥珠单抗全人源化抗CD20单抗。在GAUSS研究中，进行奥妥珠单抗治疗难治复发惰性淋巴瘤的随机对照研究，缓解率优于利妥昔单抗对照组，但生存情况相似。在Gallium研究中，奥妥珠单抗联合化疗一线治疗MZL，ORR 82.8%，CRR 20.7%，但是PFS和OS与利妥昔单抗联合化疗对照组比较无明显差异。确定两种单抗的特点，还需要更多Ⅲ期临床研究的结果。

难治复发的患者可以选用表10-6中二线方案中的靶向治疗药物。其他新靶向药物治疗非细胞免疫治疗，细胞免疫治疗，参考第一节黏膜相关淋巴瘤的靶向治疗部分。

（曹宝平　仲凯励　张伟京）

# 第十一章

# 毛细胞白血病

毛细胞白血病（hairy cell leukemia，HCL）是一种罕见的惰性淋巴细胞增殖性疾病，以贫血、出血、脾脏肿大及外周血及骨髓出现大量边缘不整齐呈伪足状或纤毛样突出的白细胞为特征。国外数据显示本病发病率占白血病的2%，男女发病比例：（4~5）∶1，发病年龄一般在40~60岁，男性平均发病年龄为49岁，女性为47岁。

HCL中位PFS约10.5年，RFS约16年，中位生存期约为5年，最长可达30年。

HCL分为HCL经典型（classical HCL，HCLc）和HCL变异型（HCL variant，HCLv）（表11-1）。值得一提的是，在第五版WHO淋巴造血肿瘤分类中，HCLv被归入"伴显著核仁的脾B细胞淋巴瘤"这一新类型中。

有一种特殊类型是IGHV4-34重排阳性的HCL患者，其细胞形态及免疫表型与HCLc类似，而临床表现更倾向于HCLv，IGHV4-34＋HCL患者缺乏 *BRAF V600E* 突变，对嘌呤类似物治疗不敏感，预后较差。

**表11-1　HCL分型（经典型HCL与变异型HCL的区别）**

| 项目 | HCLc | HCLv |
|---|---|---|
| 中位年龄（岁） | 55 | 71 |
| 白细胞数 | 低 | 高 |
| 肿瘤细胞形态 | 核仁模糊，微绒毛<br>分布不均 | 突出的核仁被不均匀<br>分布的微绒毛包围 |
| TRAP | 阳性 | 阴性 |
| Annexin AI | 阳性 | 阴性 |
| Surface Ig | SIgM | SIgG |

续表

| 项目 | HCLc | HCLv |
|---|---|---|
| 肿瘤细胞免疫表型 | CD11c+，CD25+，CD123+，CD200+ | CD25-，CD123-，CD103+CD200-，TRAP- |
| *IGHV* 基因突变的状态 | 可见突变 | 未见突变 |
| VH4-34 表达 | 可能表达 | 可能表达 |
| *BRAF* 突变 | 突变型 | 野生型 |
| *MAP2K1* | 突变频率较低 | 突变频率较高 |
| *CCND3* | 野生型 | 突变型 |
| 骨髓累及 | 窦间受累 | 窦内受累 |
| 脾脏浸润 | 脾红髓 | 脾红髓 |
| 中位生存时间（年） | 20 | 9 |

干扰素是第一种有效的系统疗法，中位无病生存期为3年。20世纪80年代，嘌呤类似物如喷司他丁和克拉屈滨的出现导致了治疗模式的重大转变。在过去20年中，治疗HCL的非化疗方法取得了重大进展，包括单克隆抗体、重组免疫毒素和靶向抑制剂。

# 第一节　诊断要点

（1）临床表现为不同程度的全血细胞减少，脾大，伴随低热盗汗等全身症状。

（2）外周血或者骨髓涂片可见典型形态的毛细胞，骨髓干抽，骨髓内网状纤维增生。

（3）免疫组化及流式细胞学对诊断及鉴别诊断经典HCL及HCL变异型至关重要。免疫组化及流式：表达CD19、CD20、CD22、CD11c，特异性高表达细胞表面抗原CD25、CD103、CD123、ANXA1；弱表达Cyclin D1；CD10、CD5阴性。

（4）应用免疫组化或者分子学方法检测 BRAF V600E 突变。

（5）在某些情况下须完善IGHV4-34重排的分子检测。

# 第二节　危 险 分 层

预后不良因素包含：脾肿大（＞3cm）、白细胞增多、高$\beta_2$微球蛋白（＞2倍正常上限）、嘌呤类似物耐药、CD38表达。IgHV突变状态与HCL的预后相关，IgHV未突变的患者总生存期短于IgHV突变的患者，此外，IgHV4-34+HCL患者对嘌呤类似物治疗不敏感，预后较差。

# 第三节　分子发病机制特点

其分子发病机制特点如表11-2所示。

表11-2　分子发病机制特点

| 基因突变 | 基因突变在 HCL 中的意义 | HCL | HCLv |
|---|---|---|---|
| **MAPK 信号传导通路** | | | |
| *BRAF V600E* | HCL 发病机制中的主要驱动因素。*BRAF V600E* 导致 MAPK 途径内 MEK 组成性磷酸化，进而磷酸化 ERK，导致恶性 B 细胞增殖。目前 BRAF 抑制剂成为复发难治携带 *BRAF V600E* 突变的 HCL/HCLv 患者的重要选择 | 70%～100% | 0 |
| *MAP2K1* | 近半数 IGHV4-34 $^+$ HCL 和 HCLv 患者携带 *MAP2K1* 突变。*MAP2K1* 编码双特异性激酶 MEK1，它是 BRAF 直接调控的激酶，在 RAF-MEK-ERK 途径中直接位于 ERK1/2 上游。提示复发难治的 *BRAF V600E* 野生型的成年 HCL/HCLv 患者，联合应用 MEK 抑制剂可改善疗效 | 0%～22% | 38%～42% |
| **细胞周期** | | | |
| *CDKN1B*（p27） | 已知的肿瘤抑制基因，参与细胞周期进程的控制，这些发现表明细胞周期和衰老调节的改变可能在 HCL 的发病机制中起重要作用，*CDKN1B* 突变与 *BRAF V600E* 相互作用，导致白血病转化 | 10%～16% | 0 |

续表

| 基因突变 | 基因突变在 HCL 中的意义 | HCL | HCLv |
|---|---|---|---|
| *CCND3* | *CCND3* 突变会导致 PEST 结构域的丢失和 *CCND3* 表达增加，提 CDK4/CDK6 抑制剂可能有效 | 0% | 13% |
| **NFKB 信号传导通路** | | | |
| *KLF2* | KLF2 是一种转录因子，参与 B 细胞的分化和归巢到淋巴结，其突变导致功能丧失，更为详细的致病机制尚不明确 | 13%～16% | 0 |
| **表观调控** | | | |
| *KMT2C* | | 15% | 25% |
| *ARID1A* | | 4%～5% | 4% |
| *KDM6A* | | 0～2% | 12.5%～50% |
| *CREBBP* | | 5%～6% | 12.5%～25% |
| **剪接体** | | | |
| *U2AF1* | U2AF1 突变改变了蛋白质的 RNA 剪接功能，提示剪切体抑制剂（spliceosome）抑制剂可能有效 | 0 | 13% |
| **DNA 损伤修复** | | | |
| *TP53* | | 2%～28% | 8%～38% |

# 第四节　治　疗

## 一、治疗指征

根据 2018 年 NCCN 指南，HCL 治疗指征包括：
（1）全身系统症状，如发热、盗汗、乏力。
（2）脾大出现症状。
（3）反复感染或严重感染。
（4）Hb＜110g/L。
（5）血小板＜100×10$^9$/L。

（6）中性粒细胞$<1\times10^9/L$。

（7）有症状的器官肿大。

（8）进行性的淋巴细胞增多和淋巴结病。

（9）不能解释的体重减轻（6个月内体重减轻大于10%）。

（10）过度的疲劳。

如无以上指征，可继续观察。

## 二、总体治疗策略

（一）治疗策略（图11-1）

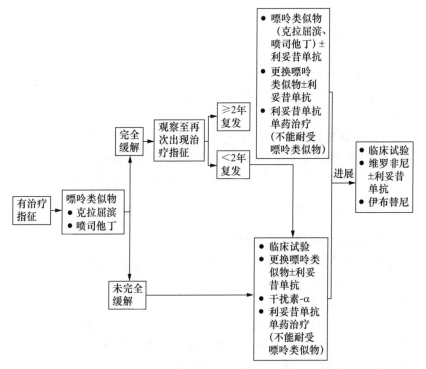

图 11-1　HCL 整体治疗策略

（二）疗效评估

**1. 完全缓解**　外周血计数接近正常：Hb＞110g/L；血小板＞100×10⁹/L；中性粒细胞绝对值＞1.5×10⁹/L；脾脏肿大恢复；外周血和骨髓涂片未见典型形态的毛细胞。

**2. 疗效评估的时间**　接受克拉屈滨治疗的患者要在开始治疗的4个月后开始骨髓评价；接受喷司他丁治疗的患者当血象恢复正常和脾大恢复时开始骨髓评价。

**3. 完全缓解伴MRD阳性或者阴性**　当患者获得完全缓解时，通过免疫组化来评估患者的MRD情况。

**4. 部分缓解**　接近正常的血象（同CR）并伴有器官肿大缩小50%以上，骨髓活检仍可见毛细胞浸润。

**5. 疾病稳定**　治疗后不满足客观缓解率标准的患者被认为是疾病稳定状态。

**6. 疾病进展**　与疾病相关的全身症状在加重；器官肿大较前增加25%；血象数值较前下降25%（需要与治疗相关的骨髓抑制相鉴别）。

**7. 疾病复发**　形态学复发指：外周血和/或骨髓再次出现毛细胞浸润而血象正常（参考CR）；血象复发指血常规示血细胞减少至CR定义的阈值之下；形态学复发不要治疗而血象复发需要治疗。

（三）一线治疗

嘌呤类似物作为首选治疗药物。

**1. 克拉屈滨（Cladribine）**　克拉屈滨单药治疗HCL患者的ORR达到80%～90%，完全缓解率在72%～98%，在1～2个疗程后可达到CR，且缓解持续时间较长。

推荐剂量为0.1mg/（kg·d），连续7d静脉滴注。副作用包括发热、贫血、血小板减少、中性粒细胞减少及免疫抑制。

**2. 喷司他丁（Pentostatin）**　喷司他丁单药治疗HCL患者的ORR达到79%～100%，完全缓解率为44%～89%，部分患者需10个疗程以上能取得最大反应。

推荐剂量：5mg/（$m^2 \cdot d$），静脉滴注，连用两天，每2周1次，达最大效应后停药。其CR率可达76%。副作用包括恶心呕吐、皮疹、结膜炎、神经系统毒性及免疫抑制作用。

（四）复发和难治性疾病的治疗

对于复发/难治HCL治疗主要分为以下：①远期复发（≥2年）：可继续沿用原一线方案；或者更换嘌呤类似物±利妥昔单抗；不能耐受嘌呤类似物的患者可选择单用利妥昔单抗。②短期复发（<2年）和一线治疗未缓解的患者：干扰素-α；更换嘌呤类似物±利妥昔单抗；不能耐受嘌呤类似物的患者可选择单用利妥昔单抗；临床试验及靶向药。

## 三、小分子靶向药物治疗

（一）BRAF V600E突变抑制剂

**1. 维罗非尼**（Vemurafenib） 几乎所有HCL病例中都存在 *BRAF V600E* 突变，HCLv、IgHV4-34+HCL患者和一小部分其他典型HCL患者中BRAF V600E为野生型。*BRAF V600E* 导致MAPK途径内MEK的组成性磷酸化，进而磷酸化ERK，导致恶性B细胞增殖。Vemurafenib靶向BRAF V600E突变，适应证：复发/难治携带 *BRAF V600E* 突变的成年HCL/HCLv患者。临床试验显示CR为39%～42%，ORR为96%～100%，但是中位无复发生存仅9个月。

推荐剂量：960mg，口服，每日两次，连续使用8周，如果8周内未达到CR，则需继续治疗，总疗程为16～20周。

副作用：毒性反应比较迅速，最常见的是皮肤病和关节相关疾病，此外还有全血细胞减少。

**2. 达帕菲尼**（Dabrafenib） 是一种突变型 *BRAF V600E* 特异性抑制剂。Dabrafenib对Raf激酶具有选择性，对B-Raf的活性比其他测试过的91%的激酶高400倍。Dabrafenib抑制B-Raf V600E激酶，导致ERK磷酸化降低和抑制细胞的增殖。适应证：复发/难治携带BRAF V600E突变的成年HCL/HCLv患者。ORR为80%，CR率30%，PR率50%。

推荐剂量：150mg，口服，每日两次，持续8周；如果8周后未获得CR，则再服用4周。副作用同维罗非尼。

（二）MEK1/2的抑制剂

Trametinib是一种高度特异性的、有效的MEK1/2的抑制剂，可激活自噬并诱导细胞凋亡。用Trametinib抑制MEK被证明对Vemurafenib耐药的患者有效，可能是由于MEK-ERK信号的重新激活。

适应证：复发/难治BRAF V600E野生型的成年HCL/HCLv患者。Dabrafenib联合Trametinib治疗复发难治HCL的研究中，治疗中位时间为17个月，ORR为78%，CR为49%，其中MRD-的CR率为15%，MRD＋的CR率为34%，1年的PFS和OS率均为98%。

推荐剂量：Dabrafenib 150mg，口服，每日两次，Trametinib 2mg，口服，每日一次，直到出现进展、不可接受的毒性、死亡或因其他原因不能继续服用。

不良反应为发热、寒战、高血糖、恶心、外周水肿、咳嗽和疲劳。

（三）BTK抑制剂

伊布替尼（Ibrutinib），BCR信号可促进HCL细胞的存活。BCR和BRAF-MAPK信号通路的低甲基化在HCL中也有记录，支持这两种通路在HCL发病机制中的重要性。客观缓解率约55%，36个月的PFS和OS分别为73%和85%，中位总生存为69个月。

推荐剂量：420mg，口服，每日一次，持续给药。

注意事项：常见的不良反应为：最常见的不良事件是腹泻（59%）、疲劳（54%）、肌痛（54%）和恶心（51%）；血液学不良事件常见：贫血（43%）、血小板减少（41%）和中性粒细胞减少（35%）。

## 四、非细胞免疫治疗

（一）单克隆抗体

### 1. 抗CD20鼠源化单克隆抗体

（1）利妥昔单抗（Rituximab）：用于复发/难治HCL的治疗，单药治疗的客观缓解率约80%，其中血液学完全缓解率为54%，复发率为63%，中位复发时间为17.5个月。

推荐剂量：$375mg/m^2$，静脉输注，每周1次，共4到8次。

利妥昔单抗联合Vemurafenib：适应证：复发/难治携带BRAF V600E突变的成年HCL/HCLv患者，包括既往接受过利妥昔单抗或者BRAF抑制剂治疗的患者。完全缓解率为87%，MRD阴性完全缓解率为65%，无进展生存率为78%；在平均随访34个月的26名有反应的患者中，无复发生存率为85%。

推荐剂量：两个诱导周期：Vemurafenib 960mg，口服，1天2次，共4周，同时在d1、d15予利妥昔单抗$375mg/m^2$静脉输注，然后休息两周；巩固治疗：予4次利妥昔单抗$375mg/m^2$静脉输注，每次间隔2周，整个治疗周期为18周，最后一次利妥昔单抗后4周评价疗效。

利妥昔单抗联合克拉屈滨（CDAR）：对所有HCL患者均有效，推荐用于初治的HCLv患者及一次复发的HCL患者，其完全缓解率达到90%～100%，并且绝大部分患者可在2个疗程后达CR。该方案使得MRD阴性率从19%提高到76%，5年的无治疗失败生存率为95%。

推荐剂量：克拉屈滨标准剂量为0.1mg/（kg·d），连续7d静脉滴注结束后，每周1次利妥昔单抗$375mg/m^2$，连用8周。

利妥昔单抗联合苯达莫司汀（BR）的适应证：复发/难治的HCL/HCLv。ORR可达到100%，完全缓解率约67%，在3～4个疗程后可达到CR。

推荐剂量：利妥昔单抗$375mg/m^2$，d1、15，苯达莫司汀$90mg/m^2$，d1、2，静脉输注，每28天1个周期，共6个周期。如患者骨髓不能耐受，苯达莫司汀可减量至70mg/m²。

利妥昔单抗联合喷司他丁（DCFR）的适应证：复发/难治的HCL/HCLv。完全缓解率可达100%，中位随访36个月，3年复发率约8%～20%。

推荐剂量：喷司他丁，5mg/（m²·d），d1～2，利妥昔单抗375mg/m²,d1，静脉输注，每2周1个周期，达最大效应后停药,4～8个周期。

**2. 抗CD52单克隆抗体** 阿伦单抗（Alemtuzumab）：一种人源化IgG₁抗CD52单克隆抗体，其在HCL上的应用均为个案报道，具体疗效尚不明确。

（二）双特异性抗体

Flotetuzumab：同时靶向CD3和CD123的双特异性抗体，这种抗体可以连接T细胞和肿瘤细胞，令T细胞可以选择性地接近肿瘤细胞而达到特异性杀伤的治疗效果。Flotetuzumab治疗表面抗原CD123阳性的血液恶性肿瘤的临床Ⅰ期实验正常进行中。

（三）抗体免疫毒素类药物

**1. 靶向CD22的免疫毒素类药物**
（1）BL22：重组的靶向CD22的免疫毒素类药物，由抗CD22抗体的结合域与假单胞菌外毒素PE38融合而成。临床Ⅱ期实验数据证实其客观缓解率为72%，完全缓解率为47%，长期随访结果提示CR中位持续时间为27个月。

推荐剂量：40μg/kg静脉输注，d1,3,5，每28天1个周期，如治疗开始的8周内不能达到血液学缓解，需巩固治疗，30μg/kg静脉输注，d1,3,5，每28天1个周期，直到完全缓解且MRD阴性后的8周或者完全缓解且MRD阳性的16周停止治疗。

最常见的不良反应包括：溶血性尿毒症综合征，是可逆的；高中和性抗体的产生会导致治疗的停止。

（2）Moxetumomab pasudotox：是重组的靶向CD22的免疫毒

素类药物，比BL22的亲和力更强。适应证：复发难治的成年HCL/HCLv患者，至少接受过两次全身治疗，包括用嘌呤核苷类似物治疗。一项关键的、多中心的、开放标签的研究报告，纳入80例2线治疗失败的患者，持久CR为30%，CR率为41%，客观缓解率为75%；80%患者可达血液学缓解。在完全应答者中，85%骨髓免疫组化检测MRD阴性。

推荐剂量：40μg/kg 静脉输注，d1，3，5，每28天为1个周期，总周期≤6个周期。

最常见的不良事件是外周水肿（39%），恶心（35%）、疲劳（34%）和头痛（33%）。与治疗相关的溶血性尿毒症综合征（7.5%）和毛细血管渗漏综合征（5%）等严重不良事件是可逆的，在支持性护理和治疗中断的情况下通常可以控制。

**2. 靶向CD25的免疫毒素类药物** LMB-2临床Ⅰ期试验中纳入了3例HCL患者，均有治疗反应，1例CR，2例PR。LMB-2治疗HCL的临床Ⅱ期实验正常进行中。

推荐剂量：40μg/kg静脉输注，d1，3，5，每28天1个周期，总疗程≤6周期。

最常见的不良事件是中和性抗体产生发热。

## 五、细胞免疫治疗

靶向CD22 CAR T细胞：靶向CD22 CAR T细胞治疗复发难治的HCL的临床Ⅰ期实验正常进行中。

## 六、造血干细胞移植

自体移植很难获得长期缓解。异基因移植可能会对某些患者有效，以上结果均来自个案报道，目前暂无大宗数据的报道。

（石　慧）

# 第十二章

# 淋巴浆细胞性淋巴瘤

淋巴浆细胞性淋巴瘤（lymphoplasmacytic lymphoma，LPL），是一种罕见的成熟B细胞淋巴瘤，常累及骨髓。90%～95%的LPL患者表现为华氏巨球蛋白血症（Waldenstrom macroglobulinemia，WM），这是一类有独特临床病理表现的疾病，主要特征是巨球蛋白血症（血液中出现IgM单克隆丙种球蛋白病），可能有高黏滞血症、冷球蛋白血症、周围神经病变等临床表现。

WM/LPL的症状可以分为两大类：淋巴浆细胞增殖/侵犯相关症状和IgM单克隆免疫球蛋白病相关症状。前者包括肝脾肿大、淋巴结肿大以及骨髓受累所致的全血细胞减少等，累及中枢神经系统时可致Bing-Neel综合征（原发性巨球蛋白血症颅内浸润）。后者包括高水平IgM引起的高黏滞反应，单克隆免疫球蛋白的自身抗体效应（免疫性溶血性贫血、血小板减少、冷球蛋白血症、冷凝集素病和IgM相关周围神经病等）以及轻链沉积（继发性轻链型淀粉样变、Fanconi综合征）等。

由于治疗方法的进步，WM/LPL对大部分患者来说都是中位生存期超过10年的惰性疾病，很多老年患者死于WM以外的原因。同时，新的治疗还在不断改进WM患者的预后。WM需要个体化的治疗，要从干细胞毒性、年龄与体能状态、基因分型、症状/治疗迫切性以及患者自身的意愿/依从性综合考虑来选择合适的治疗方式。

由于WM/LPL本身有着明确的分子遗传学特点（MYD88和CXCR4突变），治疗中应当充分考虑其基因突变的情况。靶向药物当中，除利妥昔单抗以外，BTK抑制剂已在WM/LPL的治疗中具备相当可观的地位。同时，伊沙佐米、奥法木单抗、CXCR4拮抗剂（普乐沙福等）、CD38单抗、PD-1单抗以及BCL2抑制剂等药物也有不少临床试验正在进行。

# 第一节　诊 断 要 点

根据国内专家共识，达到以下标准可以诊断WM：

（1）血清中检测到单克隆性的IgM（不论数量）。

（2）骨髓中浆细胞样或浆细胞分化的小淋巴细胞呈小梁间隙侵犯（不论数量）。

（3）免疫表型：CD19+、CD20+、sIgM+、CD22+、CD25+、CD27+、FMC7+、CD5+/-、CD10-、CD23-、CD103-。10%～20%的患者可部分表达CD5、CD10或CD23，此时不能仅凭免疫表型排除WM。

除外其他已知类型的淋巴瘤。

$MYD88^{L265P}$突变在WM中的发生率高达90%以上，但其阳性检出率与检测方法和标本中肿瘤细胞的比例等有关，$MYD88^{L265P}$突变也可见于其他小B细胞淋巴瘤、弥漫大B细胞淋巴瘤等。因此$MYD88^{L265P}$突变是WM诊断及鉴别诊断的重要标志，但非特异性诊断指标。

没有骨髓中LPL组织病理学证据的单克隆IgM血症可能属于意义未明的单克隆丙种球蛋白血症（MGUS），或者是无骨髓浸润的淋巴结LPL，这都不能诊断为WM。同时，如前所述，没有单克隆IgM血症的LPL也不是WM。不管是在淋巴结中还是在骨髓中，对于LPL的诊断除了典型的免疫表型以外，一般还要求必须有≥10%的活检样本证实存在小淋巴细胞、浆细胞样淋巴细胞和浆细胞的浸润，且混合有数量不定的免疫母细胞。鉴别诊断方面，除了IgM型MGUS，还应与IgM型MM以及其他B细胞慢性淋巴增殖性疾病相鉴别（如CLL/SLL和MZL等）。

# 第二节　分　　期

按Ann Arbor分期。

# 第三节　危　险　分　层

WM的预后评估系统采用国际预后指数（IPSS-WM）（表12-1、表12-2），包括5个独立预后因素。但是，建立该系统的研究纳入的使用过利妥昔单抗的人较少（少于5%），目前患者的预后好于该系统的预测。所以在2019年发表了修订后的IPSS-WM评分（表12-2）。IPSS-WM中纳入的风险因素包括：年龄>65岁；血红蛋白≤115g/L；血小板≤100×10$^9$/L；$\beta_2$微球蛋白>3mg/L；血清IgM>70g/L。以上各项为1分，依据这5个危险因素分为3组。

表12-1　WM的国际预后指数（IPSS-WM）

| 危险分组 | 1期（低风险） | 2期（中风险） | 3期（高风险） |
| --- | --- | --- | --- |
| 危险因素 | 0或1分（且年龄≤65岁） | 2分（或年龄>65岁） | ≥3分 |
| 5年生存率（%） | 87 | 68 | 36 |

表12-2　修订后的WM的国际预后指数（Revised IPSS-WM）

| 项目 | 分数 | 分数 | 危险分级 |
| --- | --- | --- | --- |
| 年龄<65岁 | 0 | 0 | 极低 |
| 年龄66~75岁 | 1 | 1 | 低 |
| 年龄>75岁 | 2 | 2 | 中 |
| $\beta_2$微球蛋白>4mg/L | 1 | 3 | 高 |
| 乳酸脱氢酶>250U/L | 1 | 4-5 | 极高 |
| 血清白蛋白<3.5g/dL | 1 | | |

# 第四节　分子发病机制特点

WM/LPL的发病机制还没有被充分解释，获得性遗传改变和表观遗传改变似乎都起了一定作用。WM患者的体细胞突变模式提示在B细胞分化的相对晚期发生了抗原刺激选择。而流式细胞学和基因表达谱研究提示，CD25+CD22+low活化B淋巴细胞可能是WM

克隆的细胞来源。全基因组测序显示 *MYD88* 和 *CXCR4* 基因突变是 WM/LPL 最常见的分子遗传学改变，95%以上患者存在 *MYD88*[L265P] 突变，30%～40%存在 *CXCR4* 突变，此外 *ARID1A*（17%）和 *CD79B*（8%～15%）也是常见的突变。*MYD88* 和 *CXCR4* 突变状态对于 WM/LPL 各种药物的治疗结局有着重要影响（表 12-3）。TP53 突变在 WM/LPL 中是罕见的，尽管携带 TP53 突变的患者对伊布替尼治疗有反应，但总体预后不良。

表 12-3　*MYD88* 和 *CXCR4* 突变状态对 WM 患者治疗结局的影响

| 药物 | *MYD88* | *CXCR4* |
| --- | --- | --- |
| **BTK 抑制剂** | | |
| 伊布替尼 | 前瞻性研究显示 *MYD88* 野生型患者难以达到主要缓解且 PFS 更短 | 前瞻性研究显示 *CXCR4* 突变患者更少达到主要缓解和 VGPR，达到缓解的时间更长、PFS 更短 |
| 伊布替尼＋利妥昔单抗 | | 前瞻性研究显示 *CXCR4* 突变患者更少达到主要缓解和 VGPR，且 PFS 更短 |
| 泽布替尼 | | 前瞻性研究显示 *CXCR4* 突变患者更少达到主要缓解和 VGPR（初步结果） |
| **蛋白酶体抑制剂** | | |
| 硼替佐米为基础的方案 | | 回顾性研究显示 *CXCR4* 突变状态对缓解率、PFS 和 OS 无影响 |
| 卡非佐米＋地塞米松＋利妥昔单抗 | | 回顾性研究显示 *CXCR4* 突变状态对缓解率、PFS 和 OS 无影响 |
| 伊沙佐米＋地塞米松＋利妥昔单抗 | | 前瞻性研究显示 *CXCR4* 突变患者达到缓解的中位时间更长；缓解率和 PFS 没有受到影响 |
| **烷化剂** | | |
| 苯达莫司汀为基础的方案 | 前瞻性研究显示 *MYD88* 野生型患者 PFS 更短；*MYD88* 突变状态对总体缓解率无影响，但是野型患者在回顾性研究中 PFS 和 TTNT 更短 | 回顾性研究显示 *CXCR4* 突变状态对 PFS 无影响 |

续表

| 药物 | MYD88 | CXCR4 |
|---|---|---|
| 环磷酰胺＋地塞米松＋利妥昔单抗 | MYD88 突变状态对总体缓解率无影响，但是野生型患者在回顾性研究中 PFS 和 TTNT 更短 | |
| **mTOR 抑制剂** | | |
| 依维莫司 | 前瞻性研究显示 MYD88 野生型患者无反应 | 回顾性研究显示 CXCR4 突变患者总体缓解率、主要缓解率更低 |
| **BCL2 抑制剂** | | |
| 维奈克拉 | | 前瞻性研究显示 CXCR4 突变不影响治疗反应或无进展生存期 |

注：总体缓解率包括最小缓解及更佳的缓解；主要缓解率包括部分缓解及更佳的缓解；PFS，无进展生存率；TTNT，到下一次治疗时间；VGPR，非常好的部分缓解。

## 一、MYD88突变

MYD88 是 Toll 样受体（toll-like receptor，TLR）和白细胞介素 -1 受体（interleukin-1 receptor，IL-1R）信号通路的连接分子。LPL 的发病机制涉及的主要是MYD88 $^{L265P}$，发生于93%～97%的 WM 患者中，非 L265P MYD88 突变则仅占1%～2%。可检测到 MYD88 突变的 IgM 型意义未明的单克隆丙种球蛋白血症 [IgM MGUS（monoclonal gammopathy of undetermined significance）]患者和具有较高突变等位基因负荷的患者进展为 WM 的风险更大。存在 MYD88 $^{L265P}$ 突变的 LPL 细胞中，MYD88 与 Bruton 酪氨酸激酶（Bruton tyrosine kinase，BTK）的复合物可促进肿瘤的生存。野生型 MYD88（MYD88$^{WT}$）患者有 NF-κB 通路激活的突变，与 DLBCL 中发现的突变重叠，其疾病转化和/或死亡的风险较高，对 BR 方案（美罗华联合苯达莫司汀）及 BTK 抑制剂的治疗效果不佳，导致 PFS 缩短。

## 二、*CXCR4*突变

*CXCR4*突变主要见于WM，少数边缘区淋巴瘤和活化B细胞（ABC）亚型的 DLBCL病例亦携带该突变。与*MYD88*不同，*CXCR4*突变通常是亚克隆的，一个个体中可能存在多个*CXCR4*突变。高达三分之二的*CXCR4*突变可能被高通量测序遗漏，特别是那些疾病负担低和变异少的患者。其中最常见的无义突变为*CXCR4*$^{S338}$，与高血清IgM水平、有症状的高黏血症、较差的治疗反应相关。

用*CXCR4*突变转导的WM细胞体外模型显示：在其配体CXCL12存在时，WM细胞对多种治疗药物（包括苯达莫司汀、氟达拉滨、硼替佐米、Idelalisib和伊布替尼）的耐药性增加。*CXCR4*突变会影响伊布替尼或泽布替尼治疗后的反应深度，达到主要反应的时间和PFS。在WM/LPL患者中，观察到*BTK C4815*突变对伊布替尼耐药。

# 第五节　治　　疗

## 一、治疗时机

### （一）早期疾病不需要治疗

大约1/4的WM患者在就诊时没有全身症状或贫血，也没有由IgM单克隆蛋白或肿瘤浸润引起的症状。一般认为这类患者是冒烟型WM，出现症状之前不需要治疗。

### （二）治疗时机

WM治疗指征包括：

（1）B症状。

（2）症状性高黏滞血症。

（3）周围神经病变。

（4）器官肿大。

（5）淀粉样变。

（6）冷凝集素病。

（7）冷球蛋白血症。

（8）疾病相关的血细胞减少（HGB≤100g/L，PLT<100×10^9/L）。

（9）髓外病变，特别是中枢神经系统病变（Bing-Neel综合征）。

（10）巨大淋巴结或有证据表明疾病转化时。

（11）若血细胞减少考虑是自身免疫因素所致，首选糖皮质激素治疗而非针对原发病的治疗。

## 二、总体治疗策略

### （一）一线治疗

一线治疗的选择主要依据患者的年龄、肿瘤负荷和症状迫切性、是否适应高强度化疗来选择（图12-1）。此外也要考虑临床表现的类型（是否存在高黏滞血症、神经病变和淀粉样变等），以及是否考虑自体移植等。总之，需要比较个体化的治疗。

**1. 高肿瘤负荷（需要迫切治疗）** 利妥昔单抗（R）＋化疗（如BR方案）仍然是大部分患者的首选。BR方案具体为：静脉给予苯达莫司汀（90mg/m^2，d1～d2）联合利妥昔单抗（375mg/m^2，d1）。该方案每4周重复1次，共4～6个治疗周期。苯达莫司汀在不适合高强度化疗的患者中（如老年和肾功能不全患者）应减量。需要注意的是，考虑行ASCT的患者应尽可能避免应用对骨髓有毒性的药物，如烷化剂、核苷类似物等。

对于伴有症状性高黏滞血症、冷球蛋白血症的患者，建议先行血浆置换2～3次后续以化疗，以降低IgM相关并发症的风险。这种情况下，应避免第一个疗程直接应用利妥昔单抗方案化疗，可先以硼替佐米或氟达拉滨为主的方案降低IgM水平。

蛋白酶体抑制剂（PI）为基础的方案中，常用的是BDR和VR方案。BDR方案具体为：首剂：硼替佐米1.3mg/m^2，d1、4、8、11，

21d为1个疗程，其后硼替佐米1.6mg/m$^2$，d1、8、15、22，35d为1个疗程；地塞米松20mg，d1；利妥昔单抗375mg/m$^2$，第2、5疗程应用。

**2. 低肿瘤负荷**　低肿瘤负荷指没有血细胞减少、器官肿大或高黏滞血症的情况。DRC方案比较适合这类患者，该方案包括静脉给予地塞米松（20mg，d1），随后静脉给予利妥昔单抗（375mg/m$^2$，d1），外加口服环磷酰胺（100mg/m$^2$，一日2次，d1～5）。该方案每21日重复1次，共6个疗程。

**3. 神经性病变和淀粉样变**　伴有IgM相关的神经性病变患者，首选含R的方案化疗（如DRC方案），避免使用有潜在神经毒性的药物如长春新碱、硼替佐米和沙利度胺等。合并淀粉样变的患者推荐使用PI为基础的方案（BDR、VR）或BR方案（图12-1）。

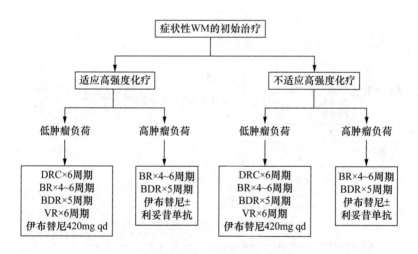

图12-1　WM/LPL的一线治疗推荐

备注：本流程图基于2018年ESMO指南

（二）复发和难治性疾病的治疗

所有WM患者在获得初始疗效后最终都会复发。一般而言，患者通过治疗实现缓解后，没有必要仅因M蛋白水平升高而重新开始治疗；重新启动治疗的标准类似于新诊断患者开始治疗的标准，包括重新出现症状和血细胞减少。

ESMO指南根据复发距离最后一次治疗的时间来区分治疗策略：①复发时间<1年：建议应用伊布替尼，对利妥昔单抗难治的患者也建议应用伊布替尼。②复发时间1～3年：可以选择伊布替尼或者更换其他R为基础的方案。③复发时间>3年：建议更换其他R为基础的方案。比如初始方案用过DRC方案的，就可以更换苯达莫司汀（如BR）或硼替佐米（BDR或VR），也可考虑FR或FCR等。复发时间超过4年的尚可考虑重新用原方案（图12-2）。

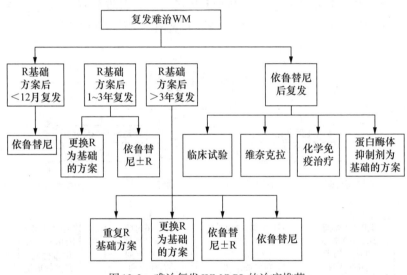

图12-2 难治复发WM/LPL的治疗推荐

注：本流程图基于2018年ESMO指南和Dimopoulos M. A.和Kastritis E.的综述，需要说明的是，对所有复发难治的WM/LPL，都主张积极参加临床试验。

对于复发难治患者的治疗应充分考虑其突变情况（表11-3），因为目前研究提示MYD88野生型患者对伊布替尼反应欠佳。虽然研究涉及的患者数量仍比较有限，仍然建议对于MYD88野生型患者避免伊布替尼单药治疗。对于伊布替尼后复发的患者，应积极考虑临床试验，可尝试维奈克拉、蛋白酶体抑制剂等方案。对于年轻患者，也可考虑自体造血干细胞移植。可选的靶向药物治疗方案在下一章中讨论。

## 三、小分子靶向药物治疗

（一）BTK抑制剂

**1. 伊布替尼** BTK抑制剂治疗WM/LPL的证据已比较充分。一项随机试验通过150例症状性WM患者比较了伊布替尼＋R及安慰剂＋R，结果显示前者显著提高主要缓解率、持续改善血红蛋白水平并改善PFS。患者存在突变型MYD88和野生型CXCR4时的疗效可能更好。在一项中位随访了59个月的试验中，总人群的估计5年PFS为54%，其中MYD88$^{MUT}$CXCR$^{WT}$ 70%、MYD88$^{MUT}$CXCR$^{MUT}$ 38%，MYD88$^{WT}$CXCR$^{WT}$ 0。

推荐剂量：420mg，口服，每日一次，持续给药。

注意事项：

（1）有心律失常、严重肝损害或严重出血史以及接受抗凝的患者，通常应避免应用该药。

（2）有报道部分患者会在停药后出现IgM反跳的情况。

（3）围术期需停药3～7d。

**2. 泽布替尼** ASPEN研究比较了泽布替尼和伊布替尼在症状性WM中的疗效和安全性，共纳入201例MYD88突变型患者，结果显示两组的CR＋VGPR、PFS和OS均相近，泽布替尼的毒性更小（肌肉痉挛、外周性水肿、高血压、房颤/房扑发生率更低，但中性粒细胞减少发生率更高）。

推荐剂量：160mg，口服，每日两次。

**3. 阿卡替尼** 一项多中心试验通过106例应用阿卡替尼的WM患者发现，中位随访27个月后，估计的2年PFS和OS分别为90%和92%，但有多达28%的患者在研究期间停用阿卡替尼，约一半患者出现严重不良事件。在NCCN指南中得到推荐，但推荐级别不如伊布替尼。

推荐剂量：100mg，口服，每日两次，持续给药。

除了上述药物之外，还有一些BTK抑制剂的临床试验正在进行，如Vecabrutinib、ARQ-351以及LOXO-305等。

（二）BCL2抑制剂

维奈克拉（Venetoclax）：一项最新的研究纳入了32例既往治疗过的WM患者，包括16名接受过BTK抑制剂治疗的患者。所有患者均为$MYD88^{L265P}$突变，17例携带$CXCR4$突变。结果显示总体缓解率、主要缓解率和非常好的部分缓解率（VGPR）分别为84%、81%和19%。难治性患者相对于复发性疾病患者的主要缓解率较低（50% $vs$ 95%；$P=0.007$）。这提示维奈克拉对于BTK抑制剂失败的患者是个可选的单药治疗方案。

推荐剂量：20mg，口服，第一周；50mg，第二周；100mg，第三周；200mg，第四周；400mg，第五周及以后，直至疾病进展或出现不可接受的毒性。

（三）蛋白酶体抑制剂

前面已经介绍，硼替佐米是治疗WM的常用药物。除硼替佐米外，卡非佐米、伊沙佐米也显示出了良好的疗效。

**1. 卡非佐米**　卡非佐米的优势在于神经系统毒性小于硼替佐米。有临床试验对31例未接受过利妥昔单抗或硼替佐米的症状性WM患者评估了CaRD方案的疗效（卡非佐米＋利妥昔单抗＋地塞米松），结果发现总缓解率达到87%，且缓解情况与突变状态无关。中位随访15个月时，20例患者仍没有疾病进展。严重的毒性反应（3/4级）包括高血糖（77%）、脂肪酶升高（42%）和利妥昔单抗输注反应（19%）等。

CaRD方案具体为：卡非佐米，$20mg/m^2$（第1周期）和$36mg/m^2$（第2~6周期），静脉注射；地塞米松20mg，静脉注射，d1、2、8、9；利妥昔单抗，$375mg/m^2$，d2、d9；每21天为1周期。

**2. 伊沙佐米**　伊沙佐米是口服的蛋白酶体抑制剂。有研究在26

例未治疗的WM患者总评估了IRD方案（伊沙佐米＋地塞米松＋利妥昔单抗），总缓解率为96%，主要缓解率为77%，中位PFS为40个月。

推荐剂量：每次口服4mg，一般在每周期的d1、8、15服用。

注意事项：①伊沙佐米应该在进食前至少1h或进食后至少2h服用；②因不能耐受停用后，再次使用应根据说明书减少用量：第一次剂量减少改为每次3mg、第二次为2.3mg，如第二次减少仍不能耐受应停用。

（四）mTOR抑制剂

依维莫司：有研究依维莫司显示在既往治疗过的WM中达到了70%的缓解率，不过有8%的患者发生了口腔溃疡，还有6%的患者产生了肺毒性。另有研究试验了依维莫司、硼替佐米和利妥昔单抗的组合，在复发难治WM中达到了89%的反应率。

推荐剂量：10mg，每日一次，口服。

注意事项：①肝功能不全需调整剂量。②整片送服，不应咀嚼或压碎；如无法吞咽，应在30ml水中充分溶解（7min）后服用，并用水清洗水杯、将清洗液全部服用，以确保服用了完整剂量。

## 四、非细胞免疫治疗

（一）单克隆抗体

除利妥昔单抗外，新一代抗CD20人源化单抗奥妥珠单抗，以及抗CD38 IgG$_1$单克隆抗体达雷妥尤单抗在WM中也已有临床试验运行。一项小型多中心Ⅱ期试验对既往治疗过的WM患者单用达雷妥尤单抗治疗，总体缓解率为23%，中位PFS为2个月。这一表现不如预期，但考虑为单药，仍可以期待达雷妥尤单抗与其他药物联合的疗效。

## 五、细胞免疫治疗

根据一项2022年2月有关CD19 CAR-T细胞治疗WM的研究，

研究者对3个多线治疗后难治复发的WM患者应用了CD19 CAR T细胞治疗，3个患者都至少达到了临床缓解的目标。有1例达到了完全缓解、MRD阴性。

## 六、造血干细胞移植

年轻患者可以考虑自体造血干细胞移植（ASCT），特别是那些向高级别淋巴瘤转化的患者。

异基因造血干细胞移植（allo-HSCT）只在临床试验中考虑，用来治疗BTK抑制剂耐药、非常难治的患者。

常用的预处理方案包括BEAM或以马法兰为基础的方案。一项Meta分析回顾了15个研究，汇总的ASCT生存率为：OS 76%（95%CI 65%～86%）、PFS 55%（95%CI 42%～68%）、RR 42%（95%CI 30%～55%）和NRM 4%（95%CI 1%～7%）。而allo-HSCT 3～5生存率约为：OS 57%（95%CI 50%～65%）、PFS 49%（95%CI 42%～56%）、NRM 29%（95%CI 23%～34%）、RR 23%（95%CI 18%～28%）。

（高　帆　胡　凯）

# 第十三章

## 多发性骨髓瘤

多发性骨髓瘤（multiple myeloma，MM）是一种克隆性浆细胞异常增殖的恶性疾病，占所有癌症的1%～1.8%，发病率约占造血系统肿瘤的10%，是第二常见的血液系统恶性肿瘤，多发于中、老年人，尽管在过去20年里，MM患者的生存期有了显著改善，但与普通人群相比，仅10%～15%的患者可达到或超过预期生存期。克隆性浆细胞直接浸润组织和器官及其分泌的M蛋白导致临床上的各种症状，其中以高钙血症（hypercalcaemia，C），肾功能不全（renal insufficiency，R），贫血（anaemia，A）和骨质破坏（bone lesions，B）（CRAB）为其特征。

## 第一节 诊 断 要 点

### 一、无症状（冒烟型）骨髓瘤诊断标准（需满足第3条＋第1条/第2条）

（1）血清单克隆M蛋白≥30g/L，24h尿轻链≥0.5g。

（2）骨髓单克隆浆细胞比例10%～59%。

（3）无相关器官及组织的损害（无SLiM-CRAB等终末器官损害表现）。

### 二、有症状（活动性）多发性骨髓瘤诊断标准（需满足第1条及第2条，加上第3条中任何1项）

1. 骨髓单克隆浆细胞比例≥10%和/或组织活检证明有浆细

胞瘤。

2. 血清和/或尿出现单克隆M蛋白。

3. 骨髓瘤引起的相关表现。

（1）靶器官损害表现（CRAB）：①［C］校正血清钙＞2.75mmol/L。②［R］肾功能损害（肌酐清除率＜40ml/min或血清肌酐＞177μmol/L）。③［A］贫血（血红蛋白低于正常下限20g/L或＜100g/L）。④［B］溶骨性破坏，通过影像学检查（X线片、CT或PET-CT）显示1处或多处溶骨性病变。

（2）无靶器官损害表现，但出现以下1项或多项指标异常（SLiM）：①［S］骨髓单克隆浆细胞比例≥60%。②［Li］受累/非受累血清游离轻链比≥100。③［M］MRI检查出现＞1处5mm以上局灶性骨质破坏。

注：

1. 无血、尿M蛋白量的限制，如未检测出M蛋白（诊断不分泌型MM），则需骨髓瘤单克隆浆细胞≥30%或活检为浆细胞瘤。

2. 其他类型的终末器官损害也偶有发生，若证实这些脏器的损害与骨髓瘤相关，可进一步支持诊断和分类。

3. 校正血清钙（mmol/L）＝血清总钙（mmol/L）－0.025×血清白蛋白浓度（g/L）＋1.0（mmol/L），或校正血清钙（mg/dl）＝血清总钙（mg/dl）－血清白蛋白浓度（g/L）＋4.0（mg/dl）。

4. 浆细胞单克隆性可通过流式细胞术、免疫组化、免疫荧光的方法鉴定其轻链κ/λ限制性表达，判断骨髓浆细胞比例应采用骨髓细胞涂片和骨髓活检方法而不是流式细胞术进行计数，在穿刺和活检比例不一致时，选用浆细胞比例高的数值。

5. 受累轻链数值至少≥100mg/L。

# 第二节　分　　期

国际分期系统（ISS）及修订的国际分期系统（R-ISS）见表13-1。

**表13-1　国际分期系统及修订的国际分期系统**

| 分期 | ISS 标准 | R-ISS 标准 |
|---|---|---|
| Ⅰ期 | $\beta_2$-MG<3.5mg/L 和白蛋白≥35g/L | ISS Ⅰ期和非细胞遗传学高危患者，同时 LDH 正常水平 |
| Ⅱ期 | 不符合Ⅰ和Ⅲ期的所有患者 | 不符合 R-ISS Ⅰ 和Ⅲ期的所有患者 |
| Ⅲ期 | $\beta_2$-MG≥5.5mg/L | ISS Ⅲ期同时为细胞遗传学高危患者或者 LDH 高于正常水平 |

注：$\beta_2$-MG 表示 $\beta_2$ 微球蛋白。

# 第三节　危　险　分　层

## 一、高风险SMM

1. 血清M蛋白≥2g/dl。
2. 血清游离轻链（free light chain，FLC）比>20。
3. 骨髓浆细胞>20%。

## 二、活动性MM高危定义

基于预测OS，符合ASCT患者的OS<3年，不符合ASCT患者的OS<2年。

（一）预后标志物和肿瘤分期系统

预后因素分为三大类。

（1）患者相关因素：年龄、体能状况、合并症。

（2）肿瘤相关因素：①肿瘤负荷相关。血清LDH、血清FLC比率、血清白蛋白和血清 $\beta_2$-MG、肿瘤微环境微血管密度、循环浆细胞数、浆细胞增殖指数、骨髓浆细胞免疫表型。②细胞遗传学 [ t（4；14）、t（14；16）、t（14；20）、del（17p）、gain（1q）]。③临床表现（髓外疾病和浆细胞性白血病）；RISS Ⅲ期；高危基因表达谱。

（3）肿瘤对宿主影响的因素：如肾功能。

## （二）缓解深度

诱导治疗后微小残留病变（MRD）的清除对预测MM患者的预后有重要作用。获得MRD阴性患者较获得完全缓解患者具有更优的结局，尤其是在高危患者中；与MRD阳性组相比，获得MRD阴性的高危患者 [ t（4；14），t（14；16）和del（17p）] 具有更长的PFS和OS。

# 第四节　疗 效 评 估

评估指标可分为三部分：肿瘤细胞分泌产物、肿瘤细胞、整体影像学。治疗以后M蛋白数量下降，下降的比例可作为疗效评估的一个重要基石。

## 一、MM疗效评估标准中对M蛋白水平的要求

MM疗效评估标准中对M蛋白水平的要求如表13-2所示。

表13-2　缓解程度的判断标准

| 缓解程度 | 标准 |
| --- | --- |
| 严格意义上的完全缓解（sCR） | 满足 CR 标准的基础上，加上 FLC 比值正常以及经免疫组化证实骨髓中无克隆性浆细胞<br>骨髓克隆性浆细胞的定义为应用免疫组化方法检测，连续2次κ/λ>4：1或<1：2（分别针对 κ 型和 λ 型患者，计数≥100 个浆细胞），若无骨髓病理，可以用敏感性达到 $10^{-4}$ 的多色流式细胞术监测骨髓标本无克隆浆细胞代替 |
| 完全缓解（CR） | 血清和尿液免疫固定电泳阴性，软组织浆细胞瘤消失，且骨髓中浆细胞<5%<br>对仅依靠血清 FLC 水平作为可测量病变的患者，除了满足以上 CR 的标准外，还要求血清 FLC 的比值连续 2 次评估均恢复正常 |

续表

| 缓解程度 | 标准 |
|---|---|
| 非常好的部分缓解（VGPR） | 血清蛋白电泳检测不到 M 蛋白，但血清和尿免疫固定电泳仍阳性；或 M 蛋白降低≥90% 且尿 M 蛋白＜100mg/24 h；在仅依靠血清 FLC 作为可测量病变的患者，除了满足以上 VGPR 的标准外，还要求连续 2 次受累和非受累血清 FLC 之间的差值缩小＞90% |
| 部分缓解（PR） | （1）血清 M 蛋白减少≥50%，24h 尿 M 蛋白减少≥90% 或降至＜200mg/24h；<br>（2）若血清和尿中 M 蛋白无法检测，要求受累与非受累血清 FLC 之间的差值缩小≥50%；<br>（3）若血清和尿中 M 蛋白以及血清 FLC 都不可测定，且基线骨髓浆细胞比例≥30% 时，则要求骨髓内浆细胞数目减少≥50%；<br>（4）除了上述标准外，若基线存在软组织浆细胞瘤，则要求可测量病变最大垂直径乘积之和（SPD）缩小≥50%。<br>以上血清学和尿 M 蛋白指标均需连续 2 次评估，同时应无新的骨质病变发生或原有骨质病变进展的证据 |
| 微小缓解（MR） | 血清 M 蛋白减少 25%～49% 并且 24h 尿轻链减少 50%～89%。若基线存在软组织浆细胞瘤，则要求可测量病变 SPD 缩小 25%～49%。溶骨性病变的数量和大小没有增加（可允许压缩性骨折的发生） |
| 疾病稳定（SD） | 不符合 CR、VGPR、PR、MR 及疾病进展 |
| 疾病进展（PD） | 符合以下 1 项即可（以下所有数据均与获得的最低数值相比）：<br>（1）血清 M 蛋白升高≥25%（升高绝对值≥5g/L）或 M 蛋白增加≥10g/L（基线血清 M 蛋白≥50g/L 时）；<br>（2）尿 M 蛋白升高≥25%（升高绝对值≥200mg/24h）；<br>（3）若血清和尿 M 蛋白无法检出，则要求受累与非受累血清 FLC 之间的差值增加≥25%，且绝对值增加＞100mg/L；<br>（4）若血清和尿中 M 蛋白以及血清 FLC 都不可测定，则要求骨髓浆细胞比例升高≥25% 且绝对值增加≥10%；<br>（5）出现新的软组织浆细胞瘤病变；原有 1 个以上的可测量病变 SPD 从最低点增加≥50%；或原有的≥1cm 病变的长轴增加≥50% |
| 不可评估（NE） | 评估所需相关检查结果缺失或无法进行评估时，请使用"不可评估"并且说明原因 |

## 二、IMWG2016对MRD疗效标准进行了定义

（一）持续MRD阴性

二代流式（next generation flow，NGF）或二代基因测序NGS检测骨髓MRD阴性并且影像学检测阴性，至少间隔1年两次检测均为阴性。

（二）流式MRD阴性

EuroFlow标准（或者等效方法），检测敏感度为$10^{-5}$。

（三）测序MRD阴性

LymphoSIGHT平台（或者经过验证的等效方法）进行DNA测序，检测敏感度为$10^{-5}\sim10^{-6}$。

（四）原有影像学阳性的MRD阴性

要求NGF或NGS检测MRD阴性，并且原有PET-CT上所有高代谢病灶消失，或者病灶标准摄取值（SUV）低于纵隔血池，或者低于周围正常组织的SUV值。

## 第五节　发病机制

### 一、遗传学因素

绝大多数多发性骨髓瘤患者会出现细胞遗传学改变。

（一）染色体倍体异常

可出现在绝大部分多发性骨髓瘤患者中，包括非超二倍体和超二倍体，在男性群体、老年患者中，超二倍体出现概率较高，一般

认为与 MM 骨病具有一定关系。

（二）IgH 基因相关易位

比较常见的重现性易位主要为：t（11；14）（q13；q32）、t（4；14）（p16；q32）、t（14；16）（q32；q23）、t（14；20）（q32；q11）、t（6；14）（p21；q32）。t（4；14）（p16；q32）、t（14；16）（q32；q23）在 IgA 型多发性骨髓瘤中比较多见，属于高危遗传学标志，往往预后不良。

（三）17p13 缺失

17p13 缺失是一种继发性细胞遗传学异常，随着疾病进一步发展，有越来越高的检出率。17p13 缺失容易出现高钙血症，患者肾功能受损情况更为严重，具有更短的生存期。

在 t（4；14）或 del（17p）患者的治疗中加入蛋白体抑制剂或 CD38 单抗（Daratumumab）或序贯二次自体造血干细胞移植可能延长无进展生存期（PFS）。

（四）1q21 扩增

1q21 扩增属于一种高危遗传学异常。

根据以上染色体异常可进行危险因素分层，详见表 13-3。

表 13-3　染色体异常危险因素分层

| 高危 | 标危 |
| --- | --- |
| t（4；14） | 三倍体 |
| t（14；16） | t（11；14） |
| t（14；20） | t（6；14） |
| del（17p） | |
| *p53* 突变 | |
| 1q 扩增 | |

## 二、骨髓微环境

局部微环境为肿瘤细胞的生存和增殖提供了良好的基础，同时保护MM细胞免受药物诱导的凋亡。骨髓微环境中的重要细胞成分（骨髓间充质干细胞、破骨细胞、骨髓源性抑制细胞等）和非细胞成分（细胞因子和液体环境）对骨髓瘤的发生和发展具有重要作用，并影响疾病的临床表现和预后。

（一）细胞成分

破骨细胞促进MM的免疫抑制，骨髓间充质干细胞（bone marrow mesenchymal stem cells，BMSCs）促进MM细胞的增殖，骨髓源性抑制细胞（myeloid-derived suppressor cells，MDSCs）加强免疫抑制。

（二）非细胞成分

双调蛋白（amphiregulin，AREG），通过影响成骨细胞和破骨细胞在骨髓瘤的骨病中发挥重要作用；IL-6调节B淋巴细胞分化、增殖从而影响MM的发生、发展；多发性骨髓瘤患者存在严重的免疫缺陷，且在骨髓微环境中也发现了PD-1和PD-L1的普遍表达。

## 三、分子发病机制

新诊断的多发性骨髓瘤中显著突变的基因与高危状态相关，包括KRAS（约21%的患者发生突变）、NRAS（19%）、DIS3（9%）、BRAF（7%）、FAM46C（6%）、TRAF3（4%），HIST1H1E（3%）、TP53（3%）、LTB（3%）、CYLD（3%）和RB1（2%）。这些突变解除了对少数信号通过途径的抑制，包括RAS-RAF-ERK、NF-κb信号通路。另外，G1/S细胞周期检查点的失调是高风险骨髓瘤疾病状态的一个关键标志。

# 第六节 治　　疗

## 一、总体治疗策略

**1. 冒烟型骨髓瘤**　暂不推荐治疗，高危冒烟型骨髓瘤可根据患者意愿进行综合考虑或进入临床试验。

**2. 孤立性浆细胞瘤的治疗**　无论是骨型还是骨外型浆细胞瘤首选对受累野进行放疗（≥45Gy），如有必要则行手术治疗。疾病进展至MM者，按MM治疗。

活动性骨髓瘤（有CRAB或SLiM表现）治疗流程如图13-1所示。

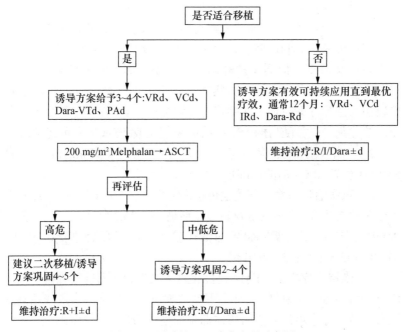

图13-1　活动性MM治疗流程示意图

注：R表示来那度胺；I表示伊沙佐米；d表示地塞米松

## 二、一线治疗（以下所有化疗方案组合具体见附录2）

（一）适合接受大剂量化疗（HDT）和自体造血干细胞移植（ASCT）的新诊断的MM患者

对于年龄<65岁（我国指南推荐）或<70岁（部分国际指南）、无合并症的身体强健的新诊断的MM患者（newly diagnosed multiple myeloma，NDMM），推荐的治疗方法为诱导治疗后HDT＋ASCT，然后用来那度胺维持治疗。

**1. 诱导治疗方案** 至少包括硼替佐米和地塞米松在内的三药联合是标准诱导治疗方案。VRd可能是3药联合方案中风险-获益最优方案（Ⅱ，B），4药方案Dara-VTD疗效优于VTD（Ⅰ，A），EMA已经批准Dara-VTD，目前此方案可以作为新的ASCT前标准诱导方案。硼替佐米、沙利度胺、地塞米松（VTD）诱导相比VCD可表现出更好的缓解率，但周围神经病变发生率更高。VCD和硼替佐米、阿霉素和地塞米松（PAD）方案在缓解率方面同样有效，VCD的毒性较小。选择方案时含来那度胺的疗程数应≤4个疗程，尽可能避免使用烷化剂，以免随后的干细胞动员采集失败和/或造血重建延迟。

**2. ASCT前预处理方案** 大剂量马法兰（200mg/m²）仍是NDMM患者ASCT前的标准预处理方案。

**3. 巩固治疗方案** 细胞遗传学高危患者：ASCT-2（双次ASCT）可显著改善生存，中位OS及PFS分别是46、26.7个月，3年OS分别为89%、82%。2周期VRd巩固治疗较无巩固可显著改善中位PFS（58.9和45.5个月；$P$=0.014）。

**4. 维持治疗方案** EMA已经批准ASCT后来那度胺维持，用于所有MM患者直至进展。≥1个不良细胞遗传学异常的高危或超高危患者维持治疗中可加入蛋白酶体抑制剂维持治疗至少2年以上。

（二）高龄或不适合HDT和ASCT的NDMM患者

诊断时约1/3的患者年龄≥75岁且至少30%的患者身体虚弱，

建议根据虚弱评分选择诱导方案及调整给药剂量。VRD、Dara-VMP、Dara-Rd及移植患者的诱导方案可进行一线选择，马法兰/醋酸泼尼松/硼替佐米（VMP）、马法兰/醋酸泼尼松/来那度胺（MPR）也是可以选择的方案，建议使用有效诱导方案至最大疗效，随后进入维持阶段治疗。

### 三、复发/难治性疾病的治疗

（一）既往接受过一线治疗的患者

（1）对那些在初次治疗后复发（包括ASCT和来那度胺维持治疗，并且初始缓解时间≥36个月）的患者，二线ASCT仍是合理治疗方案，但对于再诱导的获益仍存在争议。

（2）对于不考虑挽救性ASCT的患者，二线治疗应包括以Rd为基础的方案，如KRd、Dara-Rd、伊沙佐米（Ixazomib）/来那度胺/地塞米松（IRd）或埃罗妥珠单抗（Elo-Rd）。对于既往接受过Rd或ASCT后接受过来那度胺维持治疗的高龄患者发生疾病进展（或来那度胺耐药），二线治疗可推荐Kd或Dara-Vd方案（Dara-Vd的PFS较Vd明显改善）。含泊马度胺的PVD和DKD、伊沙妥昔单抗/卡非佐米/地塞米松（Isatuximab-Kd）均是难治复发MM（RRMM）患者的新选择。Dara-Kd或Isa-Kd也可推荐用于硼替佐米耐药的患者。

（3）基于Dara-VTD、Dara-VMP和Dara-Rd方案以及VRd的一线治疗后复发，可尝试新型靶向药物治疗及临床试验。

（二）既往接受过≥二线治疗的患者

对两种蛋白酶体抑制剂（PI）、两种免疫调节剂（IMiDs）和一种CD38单抗均耐药的患者的中位OS仅5.6个月。

既往接受过硼替佐米和来那度胺的患者或对硼替佐米和来那度胺耐药，且未接受单抗治疗的患者，可选择Dara-Kd、Isa-Kd方案、Elo或Isa联合泊马度胺和地塞米松（Elo-Pd和Isa-Pd）、Dara联合泊马度胺的DPd方案。

对来那度胺耐药但蛋白酶体抑制剂敏感的 t（11；14）患者可选维奈克拉/硼替佐米/地塞米松（Ven-Vd）。对于三药耐药的患者，可推荐 Selinexor＋地塞米松（Sd）或 Belantamab mafodotin（BCMA-ADC）单药治疗。

## 四、小分子靶向药物治疗

（一）蛋白酶体抑制剂（PI）

**1. 硼替佐米** 第一代蛋白酶体抑制剂，为可逆性蛋白酶体抑制剂，常用于多发性骨髓瘤的诱导治疗，也可用于维持治疗。

推荐剂量：1.3mg/㎡，皮下注射，第1、4、8、11天给药。

注意事项：①部分患者可出现周围神经病副作用，可根据严重程度适当调节给药次数至每周一次或减量至1.0mg/㎡；②用药期间为预防带状疱疹的发生可应用阿昔洛韦，并监测血小板数。

**2. 伊莎佐米**（Ixazomib） 第二代蛋白酶体抑制剂，为可逆性蛋白酶体抑制剂，因可口服应用，副作用较第一代轻，常用于维持治疗及老年、脆弱患者的诱导治疗。

推荐剂量：4mg，每周一次，d1，8，15，每4周为一个周期，依据肾功能也可以减量至3mg或2.3mg。

注意事项：用药期间要密切监测药物潜在不良反应：胃肠道反应、骨髓抑制、感染、周围神经炎等。

**3. 卡菲佐米** 第三代蛋白酶体抑制剂，为不可逆性蛋白酶体抑制剂。

推荐剂量：

（1）疗程1：20mg/（m² · d），如果耐受第二疗程和随后疗程剂量至27mg/（m² · d），每周连续2d，历时2～10min静脉给药，共3周（第1、2、8、9、15、16天），接着12d为休息期（第17～28天），每个疗程28d。

（2）给药前和后水化，用药前给地塞米松。

（二）免疫调节剂（Imids）

**1. 沙利度胺**　第一代免疫调节剂，目前仅建议用于非高危骨髓瘤患者的诱导及巩固治疗。

推荐诱导剂量：50～200mg，口服，每晚一次。

注意事项：应用本药前需评估患者静脉血栓的风险，并给予阿司匹林或低分子肝素等抗凝药物。

**2. 来那度胺**　第二代免疫调节剂，既可用于疾病诱导治疗，也可应用于维持治疗。

推荐诱导剂量：25mg d1～21，维持治疗剂量为10mg，口服，每日一次，每服用3周，休息1周。

注意事项：

（1）应用本药前需评估患者静脉血栓的风险，并给予阿司匹林或低分子肝素等抗凝药物。

（2）部分患者应用后有变态反应，应警惕。

（3）进行二次肿瘤的随诊。

**3. 泊马度胺**　第三代免疫调节剂，目前建议用于难治复发骨髓瘤的治疗。与Vd相比，PVd（泊马度胺＋硼替佐米＋地塞米松）治疗RRMM可显著提高缓解率（OR率82.2% vs 50%）。

推荐剂量：4mg，口服，每日一次，重度肾功能损伤者剂量为3mg/d，轻中度肝功能损伤患者3mg/d，重度肝功能损伤患者2mg/d。

注意事项：应用本药前需评估患者静脉血栓的风险，并给予阿司匹林或低分子肝素等抗凝药物。

（三）XPO1抑制剂

Selinexor（SEL）是一种新型、口服选择性核输出抑制剂，可使得核内肿瘤抑制因子数量增加、转录活性上调，通过抑制肿瘤蛋白mRNA的翻译，诱导肿瘤细胞凋亡，从而抑制MM的发生与发展。目前主要用于RRMM的治疗。SEL 80mg，每周一次，卡非佐米56mg/ m$^2$，每周一次和地塞米松40mg，每周一次的XKd方案的ORR

为78%，且深度缓解（≥VGPR率为48%），总体PFS为23个月。

推荐剂量：80mg，口服，每周一次。

注意事项：主要不良反应为消化道症状，血清学毒性和剂量相关。

（四）BCL2抑制剂

复发/难治多发性骨髓瘤患者接受维奈克拉（Venetoclax）单药治疗，t（11；14）患者ORR为40%，BCL2表达水平及t（11；14）状态与疗效相关。另一项研究采用维奈克拉＋硼替佐米＋地塞米松治疗，所有患者的ORR为67%，t（11；14）为78%，与单药结果相似，BCL2高表达患者治疗反应更好，PFS更长。

推荐剂量：800mg，口服，每天一次。

## 五、非细胞免疫治疗

（一）单克隆抗体

### 1. 抗CD38单克隆抗体

（1）Daratumumab（DARA）：是人源化IgG1-κ型单克隆抗体，与骨髓瘤细胞表面高度表达的CD38分子结合后，通过ADCC、CDC和细胞凋亡等多种机制靶向作用于肿瘤细胞。R/R MM单药治疗总体有效率（ORR）可达35.7%。

DARA＋LD组CR率可达43%。与VMP方案相比，达雷妥尤单抗联合VMP方案治疗不适合移植的NDMM患者的ORR显著提高（90.9% vs 73.9%），并且获得深度缓解的患者比例更高，可获得3倍sCR率，4倍MRD阴性率。中位PFS延长17.1个月（36.4个月 vs 18.3个月），降低疾病进展或死亡风险58%。

推荐剂量：16mg/kg，静脉输注。

给药频率：

①单一疗法并与来那度胺或泊马利度胺和小剂量地塞米松联用：第1~8周，每周一次（共8剂），第9周到第24周每两周一次（共8剂），第25周开始，直到疾病进展，每四周一次。②与硼替佐米和

地塞米松联合使用：第1到9周每周一次（共9剂），第10周到第24周，每三周一次（共5剂），第25周开始，直到疾病进展，每四周一次。③1～8周，每周1次，9～16周，每2周给药1次，之后每4周给药一次直至不耐受或疾病进展。

注意事项：①肿瘤负荷较重患者初次应用应警惕输液反应，可用药前给予地塞米松，必要时停止输注。②开始治疗前应给患者进行血型检测，并在此类患者用血前给血库提示直到停止应用dara6个月以上。

（2）伊沙妥昔单抗（Isatuximab，ISA）：ISA是抗CD38的嵌合IgG$_1$-κ型单克隆抗体，可通过Fc介导的ADCC、CDC等效应发挥作用。RRMM患者使用ISA单药ORR为24%。对近期来那度胺耐药患者，联合使用ISA后ORR为62.5%。

推荐剂量：10mg/kg，静脉输注。

第1个疗程：第1、8、15、22天，每周一次。

第2个疗程及以上第1、15天，每2周一次。

注意事项：

（1）肿瘤负荷较重患者初次应用应警惕输液反应，可用药前给予地塞米松，必要时停止输注。

（2）开始治疗前应给患者进行血型检测，并在此类患者用血前给血库提示直至停药后3个月以上。

### 2. 抗CS1人源化抗IgG1-κ型单克隆抗体

Elotuzumab（ELO）是人源化IgG$_1$-κ型单克隆抗体，靶向作用于骨髓瘤细胞表面信号淋巴细胞激活分子家族成员7（SLAMF7，也称为CS1），SLAM7部分表达于NK细胞和CD8+T细胞，因此ELO不仅能通过NK细胞依赖的ADCC作用诱导肿瘤细胞凋亡，同时还能增强NK细胞抗肿瘤的活性。尽管ELO单药疗效欠佳，但联合LEN/DEX后ORR可达82%。

推荐剂量：10mg/kg，疗程1～2个，每周给药一次，其后疗程，每两周一次，肾功能不全患者无需进行调整。

注意事项：

（1）应警惕输液反应，用药前给予地塞米松，必要时停止输注。

（2）应用后可能会影响免疫球蛋白固定电泳的结果出现假阳性。

## （二）双特异性抗体

Teclistamab是一种人源化双特异性$IgG_4$抗体，可与靶细胞上的BCMA和T细胞上的CD3（BCMA x CD3）结合。有静脉和皮下两种制剂，每周给药一次。超过　半的患者（静脉组55%，皮下组64%）出现细胞因子释放综合征（CRS），未记录到3级CRS，ORR为73%。

推荐剂量：目前仅有I期试验数据，尚无推荐剂量。

## （三）ADC抗体偶联药物

Belantamab mafodotin是人源化$IgG_1$抗BCMA单克隆抗体，通过不可切割的接头与微管抑制剂单甲基auristatin F（MMAF）偶联。MMAF在$G_2/M$期阻断骨髓瘤细胞周期，导致细胞凋亡。ADC Fc部分的无岩藻糖基化（afucosylation）增强了对固有免疫细胞Fc受体的亲和力，从而增加了免疫介导的识别和清除。

研究证实对RRMM，ADC在两个剂量（2.5mg/kg和3.4mg/kg，静脉输注，每3周1次）水平上疗效相当，ORR分别为31%和35%，总生存期分别为14.9和14.0个月。

推荐剂量：2.5mg/kg和3.4mg/kg，静脉输注超过30min，每3周一次。

注意事项：主要不良反应为角膜病及血细胞减少。

## （四）免疫检查点抑制剂

现有数据表明应用此类药物单药疗效有限，联合疗法虽然临床反应率高，但试验过程中的不良反应较高。

## 六、细胞免疫治疗

最近在开发用于治疗MM的CAR-T细胞方面取得了进展。骨髓瘤细胞上确定的几个潜在靶标中BCMA的数据是最成熟的。BCMA-CD28 CAR的首个临床试验，ORR为81%，其中13%的患者完全缓解，中位PFS为7.8个月。38%的患者出现3/4级CRS，6%的患者出现3/4级ICANS，13%的患者出现长时间的3/4级血细胞减少症。BCMA-4-1BB CAR的试验ORR为48%，其中8%为完全缓解，中位缓解持续时间为4.2个月。32%的患者出现3/4级CRS，12%的患者出现3/4级ICANS。

ide-cel（一种BCMA-CD28构建体）Ⅱ期试验中，128名RRMM患者接受了治疗。ORR为73%，完全缓解率为33%，中位PFS为8.8个月。3/4级CRS的发生率为5%，而ICANS的发生率为3%。cilta-cel是一种具有两个BCMA结合域的BCMA-4-1BB构建体，Ⅰ/Ⅱ期CAR-T ITUDE-1试验中对97例患者进行了评估治疗至今。ORR为97%，完全缓解率为67%。在12.4个月的随访中，中位PFS尚未达到，12个月的PFS率为76.6%。3/4级CRS率为5%，而3/4级ICANS仅为2%；然而，在最近的随访中，9%的患者还报告了其他延迟性神经毒性发作。

## 七、造血干细胞移植

自体造血干细胞移植：GIMEMA、IFM2009等四项大型随机对照研究显示，相比不移植，一线自体造血干细胞移植能够明显提高患者VGPR或以上深度缓解的比例。梅奥诊所的Morie A.Gertz在一篇综述中指出，对于符合移植条件的患者，不给予早期ASCT治疗是不符合诊疗规范的。第一次自体造血干细胞移植后，部分患者接受了双次（tandem）ASCT。IFM94试验显示，第一次ASCT后未达到≥VGPR的患者，接受双次ASCT vs 单次ASCT治疗获益更多。欧洲三项Ⅲ期研究（GIMEMAMMY-3006，PETHEMA/GEM，HOVON65MM/GMMG-HD41）的10年随访数据回顾分析显示，双次ASCT（ASCT-2）较单次（ASCT-1）延长PFS及OS。其中高危组患者获益最为明显，尤其是处于ISS进展期、具有不良细胞遗传学异常及未获得CR的患者。

异基因干细胞移植（allo-HSCT）在临床试验以外的MM患者中并不常规进行，但也为年轻伴高危遗传学特征或复发MM提供了治疗选择。清髓性allo-HSCT相关死亡率（TRM）较高：35%～40%，在多种新型药物出现的时代，allo-HSCT的风险与潜在获益未获得平衡，故指南并不将异基因移植作为诊疗常规，但allo-HSCT是唯一可以治愈MM的手段。BMT CTN 0102研究表明ASCT后序贯allo-HSCT可以改善高危MM患者预后，其PFS及OS与标危MM患者相仿；但双次ASCT并没有类似作用。预处理方案可为：氟达拉滨联合美法仑；氟达拉滨、白消安及环磷酰胺。国内外临床研究均显示异基因的预计中位PFS期为23.0个月，中位OS期为63.3个月。急性GVHD发生率为38.6%，慢性GVHD发生率为30.0%。

# 第七节  随 访 监 测

## 一、无症状骨髓瘤

每3个月复查相关指标。包括血肌酐、白蛋白、乳酸脱氢酶、血清钙、$\beta_2$-微球蛋白、血清免疫球蛋白定量、血清蛋白电泳及血免疫固定电泳、24h尿总蛋白、尿蛋白电泳及尿免疫固定电泳。血清FLC有助于判断疾病进展。骨骼检查每年进行1次或在有临床症状时进行。

## 二、孤立性浆细胞瘤

孤立性浆细胞瘤分为骨型及骨外型，需排除MM。随访和监测开始时每4周进行1次；若浆细胞瘤治疗后M蛋白完全消失，则每3～6个月进行1次，或在有临床症状时进行相关检查；若M蛋白持续存在，则继续每4周1次的监测。每6～12个月进行1次影像学检查。

## 三、有症状骨髓瘤

诱导治疗期间每2～3个疗程进行1次疗效评估；巩固及维持治疗期间每3个月进行1次疗效评估；不分泌型骨髓瘤的疗效评估需进行骨髓检查；血清FLC有助于疗效评估，尤其是不分泌型骨髓瘤的疗效评估；骨骼检查每6个月进行1次，或根据临床症状进行。

（董　菲）

# 第十四章

## 滤泡性淋巴瘤

滤泡性淋巴瘤（follicular lymphoma，FL）是一类较为常见的惰性B细胞淋巴瘤，具有高度异质性。在西方国家占NHL的22%～35%；在中国比例略低于西方，占NHL的8.1%～23.5%，近年发病率有逐年增加的趋势。

FL来源于生发中心的B细胞，形态学表现为肿瘤部分保留了滤泡生长的模式，是一组包含滤泡中心细胞（小裂细胞）、滤泡中心母细胞（大无裂细胞）的恶性淋巴细胞增生性疾病。在镜下FL有时可合并弥漫性成分出现，根据滤泡成分和弥漫成分所占的比例不同可以将FL分为：

（1）滤泡为主型（滤泡比例＞75%）。

（2）滤泡和弥漫混合型（滤泡比例25%～75%）。

（3）局灶滤泡型（滤泡比例＜25%）。

中国FL患者中位发病年龄约为60岁，女性稍高于男性，中位生存期可达10余年。临床主要表现为无痛性进行性多发淋巴结肿大，诊断时多已弥漫性浸润，亦可累及骨髓、外周血、脾脏、韦氏环、胃肠道和软组织等，确诊时患者多已处于进展期，仅1/3的患者处于Ⅰ、Ⅱ期，原发结外者少见。FL呈惰性进展，大部分患者最终会出现复发或转化，部分复发患者可通过自体干细胞移植进一步获得长期生存，少数患者可通过异基因干细胞移植获得治愈。

2022年WHO淋巴瘤分类，FL病理类型更新如下：

（1）滤泡性淋巴瘤。

（2）原位滤泡B细胞肿瘤。

（3）十二指肠型滤泡性淋巴瘤。

（4）儿童型滤泡性淋巴瘤。

原发皮肤滤泡中心淋巴瘤目前从滤泡淋巴瘤中分出为单独亚型。

# 第一节　诊断要点

## 一、病理与免疫表型

FL由滤泡中心B细胞（中心细胞和中心母细胞）组成。其最显著的形态特征是结节（滤泡），FL晚期由于弥散生长而导致其消失。肿瘤细胞有不同比例的生发中心样细胞和中心母细胞。根据世界卫生组织淋巴瘤分类方法和滤泡中心母细胞的数目，淋巴瘤可以分为1～3级（表14-1）。在西方国家1级FL占所有NHL患者的比例为20%～25%，2级FL所占比例为5%～10%，3级FL所占比例为5%左右。1、2级和大部分3A级FL患者临床表现为惰性，而3B级FL患者则呈侵袭性。1级和2级FL治疗若干年后部分患者可能转化为侵袭性淋巴瘤，预后差。

**表14-1　滤泡性淋巴瘤的病理分级**

| 淋巴瘤分级 | 分级标准 |
| --- | --- |
| 1级 | 每个高倍镜视野内中心母细胞个数0～5个 |
| 2级 | 每个高倍镜视野内中心母细胞个数6～15个 |
| 3A级 | 每个高倍镜视野内中心母细胞个数>15个，仍保留少数中心细胞 |
| 3B级 | 每个高倍镜视野内中心母细胞个数>15个，成片中心母细胞浸润，不见中心细胞者 |

FL细胞表面表达泛B细胞的免疫组化标志：CD20+、CD23+/-、CD10+、CD43-、BCL2+、BCL6+、CD5-、cyclin D1-，部分患者可以出现BCL2-或CD10-。

分子遗传学检测可有*BCL-2*基因重排，细胞遗传学或荧光原位杂交（FISH）检测t（14；18）或t（8；14）可以协助诊断，发生率为70%～95%。另外，还可以选择1p36及IRF4/MUM-1重排检测以协助诊断。

## 二、临床表现

临床表现以全身性无痛性进行性浅表淋巴结肿大最为常见，可累及全身各个浅表区域；有时也可累及腹膜后、肠系膜、回肠等部位的淋巴结。原发性纵隔受累少见，可伴有脾肿大，但较少出现全身症状。40%～70%的患者可发生骨髓受累。原发结外受侵少见，但皮肤、乳房、睾丸、胃肠道等均可累及，特别是十二指肠或小肠，可以表现为小息肉。

# 第二节 分 期

成人FL诊断分期采用Ann Arbor分期系统。

# 第三节 危 险 分 层

## 一、临床预后分层模型

FL作为一种最常见的惰性非霍奇金淋巴瘤，临床表现有较大的异质性，选择治疗方案时应根据患者的综合情况进行评估，因此合理进行综合性的预后分析对指导临床治疗具有至关重要的作用。目前NCCN指南采用FL国际预后指数（follicular lymphoma international prognosis index，FLIPI）标准，此外还有POD24-PI、FLEX模型、PRIMA-PI等临床预后分层模型也在临床上使用（表14-2）。

表14-2 临床预后分层模型

| 临床预后分层模型 | 危险因素（每个因素得1分） | 危险分层 |
| --- | --- | --- |
| FLIPI | 年龄≥60岁、Ann Arbor 分期Ⅲ～Ⅳ期、HGB<120g/L、血清 LDH>正常值范围上限、受累淋巴结区域≥5 个 | 低危组：0～1 分<br>中危组：2 分<br>高危组：3～5 分 |

续表

| 临床预后<br>分层模型 | 危险因素（每个因素得 1 分） | 危险分层 |
| --- | --- | --- |
| FLIPI-2 | $\beta_2$- 微球蛋白（$\beta_2$-MG）>正常值上限、最大受累淋巴结长径>6cm、骨髓受累、Hb<120g/L、年龄>60 岁 | 低危组：0 分<br>中危组：1~2 分<br>高危组≥3 分 |
| POD24-PI | 疾病 24 个月（2 年）内进展 | |
| FLEX 模型 | 男性、受累淋巴结最高四分位数的体积之和>9320mm$^2$、3A 级组织学、>2 个结外部位、ECOG 评分 > 1、血红蛋白 <120g/L、$\beta2M$ 升高、LDH 升高和外周血 NK 细胞绝对计数 <100/µl） | 低危组：0~2 分<br>高危组：3~9 分 |
| PRIMA-PI | 骨髓受累和 $\beta_2$-MG | 高危组：$\beta_2$-MG>3mg/L<br>中危组：$\beta_2$-MG≤3mg/L 且骨髓受累<br>低危组：$\beta_2$-MG≤3mg/L 且无骨髓累及 |

Michel Meignan 教授等在初诊免疫治疗前用 PET-CT 测量总代谢肿瘤体积预测 FL 患者生存情况。研究认为基线 TMTV>510cm$^3$ 的患者生存率明显降低；同时，研究者们进一步将 TMTV 与 FLIPI-2 结合，把 FL 患者分为 3 个风险组：高危组（高 TMTV 和 FLIPI-2 评分为中、高危）、中危组（高 TMTV 或 FLIPI-2 评分为中、高危）、低危组（低 TMTV 和 FLIP-2 评分为低危），3 组患者的 5 年 PFS 率分别为20%、46% 和 69%。该研究结果提示，PET-CT 测量的基线 TMTV 是 FL 预后的有力独立预测指标；结合 FLIPI-2 评分，可识别出早期进展风险高的患者。

## 二、采用临床遗传风险对疾病进行预后评估

随着基因测序在临床的应用越来越广泛，采用临床遗传风险对

疾病进行预后评估的模型也在不断地探索当中，包括：

（一）m7-FLIPI

Alessandro Pastore教授等使用DNA深度测序，通过分析建立了一个临床遗传风险模型m7-FLIPI，将基因突变与和临床风险因素进行整合，可用来识别治疗失败风险最高的FL患者，或可用于改善接受一线免疫化疗的FL患者的预后。m7-FLIPI包括七个基因（EZH2、ARID1A、MEF2B、EP300、FOXO1、CREBBP和CARD11）的突变状态、FLIPI积分和ECOG评分。

（二）23个基因表达谱

Sarah Huet教授等使用基因表达谱数据来建立和验证利妥昔单抗治疗时代FL患者预后的预测模型。在多变量分析中，基于该基因表达谱数据中的23个基因（B细胞生长的基因VPREB1、FOXO1、FCRL2、AFF3、TCF4；细胞凋亡和DNA损伤有关的基因RASSF6、GADD45A；细胞周期的基因E2F5、USP44；细胞迁移的基因CXCR4、SEMA4B、EML6、DCAF12、VCL、RGS10；免疫调节基因CXCR4、KIAA0040、TAGAP、ORA12、METRNL；其他基因PRDM15、ABCB1、ALDH2、SHISA8）建立的预后模型能很好地预测FL患者的PFS，且是独立利妥昔单抗维持治疗和FLIPI预后模型的预后预测模型。

（三）BIO-FLIPI

滤泡内$CD4^+$T细胞表达缺失与患者早期进展显著相关，FLIPI联合滤泡内CD4表达量整合成新型预后模型BIO-FLIPI。对于预测POD24，BIO-FLIPI与FLIPI相比有更好的特异性。

（四）肿瘤微环境

Sandeep S. Dave教授等将FL患者依据浸润肿瘤的免疫细胞的基因表达谱情况进一步分为免疫反应Ⅰ型（与活化T细胞基因表达类

似、同时含有巨噬细胞表达的基因）和免疫反应Ⅱ型（高表达巨噬细胞、滤泡树突状细胞的基因等），其中免疫反应Ⅰ型患者占75%且预后良好，免疫反应Ⅱ型患者占25%且预后差。

在接受R-CVP治疗而不接受R-CHOP治疗的患者中CD163+巨噬细胞对预后的不利影响。

Tobin等发现某些免疫标志物，包括PDL-2、TNF-α、CD4和CD68的低表达均与不良预后相关；最具有特异性和敏感性的特异性标志物是PD-L2，低PD-L2近50%的患者有POD24存在，而高PD-L2的患者为16%，可以得出结论是低PD-L2患者与富含POD24患者交叉性较高。

CD3+、FOXP3+/CD3+和CD69+/CD3+细胞较多的FL患者具有较高的OS，并且上述阳性细胞弥漫性分布较聚集性分布者预后好，表现为患者较长的中位生存时间。

# 第四节　分子发病机制特点

## 一、染色体异常

t（14；18）（q32；q21）是FL较特异的染色体异常，是FL发病的始动机制和早期事件，见于约85%的1级和2级FL。该易位将18号染色体的凋亡抑制基因BCL2基因易位到14号染色体IgH基因。BCL2是一类与细胞凋亡相关的基因，其过度表达使细胞生存期延长、细胞凋亡减少。

在FL中也有一小部分患者不存在典型的t（14；18）和BCL2的高表达，而是位于3q27的BCL6的异常激活表达，包括t（3；14）（q27；q32）易位、基因重排等机制。BCL6在生发中心的B细胞发育中发挥重要调节作用，可抑制下游多种靶基因的表达，其异位也会导致肿瘤细胞的发生。常见的细胞遗传学异常还有-1p32～36，-6q11C27，+X，+7，+12或+12q13-14，及+18，-13q，-17p13，-10q22～24等。可见FL是多种因素作用的结果，且随着疾病发展而更加趋于复杂。

## 二、基因突变

FL的分子发病机制涉及复杂的表观遗传和微环境网络，驱动因素包括表观遗传（如CREBBP、KMT2D、EZH2、EP300等）、转录因子（如MEF2B、FOXO1、STAT6等）和mTOR信号通路（如RRAGC、ATP6V1B2等）基因突变。与肿瘤-基质相互作用有关的基因突变包括TNFRSF14、CARD11、HVEM、IL4/CXCL12、CTTS、SOCS1。随着病程进展与FL转化相关的突变基因包括MYC、TP53、CDKN2A、B2M、CD58、SOCS1、PIM1、PAX5、BCL6、BCL7A、RhoH/TTF、CIITA、MYD88、TNFAIP3等（表14-3）。

**表14-3　FL常见基因突变与预后**

| 基因功能 | 基因突变名称 | 与发生、预后相关性 |
| --- | --- | --- |
| 细胞凋亡相关基因 | BCL2 | 与转化风险、因淋巴瘤死亡风险增加有关 |
| | TNFAIP3 | |
| 组蛋白修饰相关基因 | KMT2D（MLL） | 与FL发生相关 |
| | CREBBP | 非沉默突变与预后不良相关 |
| | EZH2 | 突变型较野生型患者PFS延长 |
| | EP300 | 与FFS期缩短相关 |
| 染色体重塑相关基因 | ARID1A | 与FFS期延长相关 |
| | BCL7A | 与FL发生相关 |
| 细胞信号通路相关基因 | CARD11 | 与OS缩短相关；野生型对伊布替尼治疗更敏感 |
| | TNFRSF14 | 突变频率高于OS、PFS不良相关 |
| | SESN1 | |
| 转录因子 | MEF2B | 与m2-FLIPI低风险分组相关 |
| | FOXO1 | 与FL发生相关；与FFS期缩短相关 |

注：FFS，failure free survival，无失败生存率。

## 三、肿瘤免疫微环境

FL中肿瘤性B细胞的生长与周围微环境中的T细胞、滤泡树突状细胞、巨噬细胞及基质细胞等关系密切。它们通过黏附分子、细胞表面分子及分泌型的细胞因子等作用于肿瘤性B细胞，肿瘤细胞与其周围环境的相互关系对于肿瘤的发生发展有重要作用。

# 第五节　治　　疗

## 一、总体治疗策略

FL虽然为惰性淋巴瘤，但至今为止仍是一类无法完全治愈的肿瘤，患者在疾病缓解后会再次出现复发进展，直至难治。因此，根据患者预后情况合理选择治疗时机与方案，实现精准治疗就尤为重要。

FL3B患者不同于分级为1、2和3A的惰性类型，被认为是侵袭性淋巴瘤，其应按侵袭性淋巴瘤进行治疗。

（一）一线治疗

**1. Ⅰ/Ⅱ期FL治疗**　对于不伴大肿块（肿块直径＜7cm）的Ⅰ/非局限期Ⅱ期FL患者，采用局部放疗（ISRT 24～30Gy），或3～4个疗程的免疫化疗（CD20单克隆抗体±化疗）联合ISRT治疗。在无法放疗的特殊情况下，可以选择CD20单抗±化疗。

伴大肿块（肿块直径＞7cm）的Ⅰ期/病变范围广泛的Ⅱ期FL患者应参考Ⅲ/Ⅳ期治疗方案。

**2. Ⅲ/Ⅳ期FL治疗**　进展期FL，临床开始治疗需满足GELF治疗指征（以下详述）。有治疗指征者选择局部放疗（减轻局部症状）或一线免疫化疗。无治疗指征患者观察随诊期间，5年内可每3～6个月进行1次查体或实验室检查，5年后每年1次；2年内≥6个月进行1次CT检查，2年后≥1年进行1次CT检查。

GELF治疗指征包括：

（1）淋巴结受累区≥3个，直径均≥3cm；

（2）任何结或结外病变直径≥7cm；

（3）B症状；

（4）脾大；

（5）胸腔积液或腹腔积液；

（6）血细胞减少：白细胞$<1\times10^9$/L和/或血小板$<100\times10^9$/L；

（7）白血病表现（恶性细胞$>5\times10^9$/L）。

NCCN指南进展期患者治疗指征包括：

（1）符合临床试验入组标准；

（2）有症状；

（3）有终末器官损害风险；

（4）淋巴瘤继发的血细胞减少；

（5）巨块型病变；

（6）疾病进行性进展。

免疫化学治疗是目前国内外最常选择的治疗模式，6～8个周期利妥昔单抗或奥妥珠单抗（Obinutuzumab）联合化疗的治疗方案已成为初治FL患者治疗的首选标准方案。NCCN指南推荐包括：CHOP＋利妥昔单抗或奥妥珠单抗、苯达莫司汀＋利妥昔单抗（BR）或奥妥珠单抗、CVP＋利妥昔单抗或奥妥珠单抗、来那度胺＋利妥昔单抗或奥妥珠单抗、来那度胺单药、利妥昔单抗单药。

对于年老虚弱不能耐受联合化疗的患者，一线治疗方案可选用单药利妥昔单抗、单药烷化剂化疗、利妥昔单抗联合单药化疗或伊布替尼单药治疗，并加强支持治疗。

（二）复发难治FL治疗（R/R FL）

无论采用何种诱导免疫化疗，患者经过一段缓解期后均可能出现复发。复发、难治性FL患者的标准治疗目前尚未完全统一，挽救治疗方案的选择取决于既往治疗方案的疗效、缓解持续时间、患者年龄、体能状态、复发时的病理类型以及治疗目标。对于一线治疗后长期缓解且病理类型无转化的复发患者，可重新使用原治疗方案或选用其他一线治疗方案。对于治疗开始12个月内复发的患者，可选用非交叉耐药的方案治疗，包括新的靶向或免疫治疗。

（三）Ⅲ～Ⅳ期及复发FL患者的维持治疗

NCCN指南推荐对于高危初治或复发患者，在达到CR或PR后给予每8～12周一次利妥昔单抗（375mg/m²）或每8周一次奥妥珠单抗（1000mg）维持治疗，共持续2年。造血干细胞移植也是难治复发FL维持巩固治疗的选择之一。

## 二、小分子靶向药物治疗

（一）BTK抑制剂

BTK酶在B细胞信号级联中至关重要，对B细胞存活和增殖至关重要。伊布替尼是全球首个上市的R/R FL的BTK抑制剂，虽然耐受性相当好，在利妥昔单抗敏感疾病患者中的ORR为52.6%，但在利妥昔单抗难治性队列中仅为16.7%。同时研究显示携带CARD11突变的患者对伊布替尼没有反应，因此FL基因谱对靶向治疗方案的选择与预测具有重要作用。

具有更多选择性的二代BTK抑制剂阿卡替尼（Acalabrutinib）联合利妥昔单抗在治疗初始FL患者Ⅰb期临床研究结果显示ORR92%，相对优于伊布替尼。

推荐剂量：伊布替尼560mg/日，口服；阿卡替尼100mg，口服，每日两次。

注意事项：主要不良事件包括疲劳、腹泻、恶心、心房颤动、出血和斑丘疹，但只有少数患者需要减少剂量。

（二）PI3K 抑制剂

Idelalisib、Copanlisib 通过抑制 PI3K-δ 促进肿瘤细胞凋亡，作用特点具有时间和剂量依赖性，不影响正常 T/NK 细胞介导的ADCC作用，对CD20单抗与蒽环类双重耐药的FL，ORR 50%～60%，2年OS率为80%。Idelalisib 已被FDA批准用于在至少两次之前的全身治疗后治疗复发性FL。

其他PI3K抑制剂，包括Duvelisib（FDA批准用于r/r FL、PI3Kγ/PI3Kδ抑制剂）、Umbralisib（PI3Kδ 和酪蛋白激酶-1ε抑制剂）、ME-401（PI3Kδ 抑制剂）、HMPL-689（高选择性的PI3Kδ抑制剂）和Buparlisib（泛-类PI3K抑制剂），以及联合治疗方案均在临床试验进行中。

推荐剂量：Idelalisib 150mg，口服，每日两次；Copanlisib 60mg/次，静脉注射，d1、8、15；Duvelisib 25mg，口服，每日两次。

注意事项：Idelalisib 主要严重副作用为肝毒性、腹泻和结肠炎，甚至肠穿孔等。Copanlisib 由于同时抑制PI3K α和δ两个亚单位，额外导致高血糖和高血压这两个副作用。

（三）SYK 抑制剂

Cerdulatinib 是一种小分子ATP竞争性激酶可逆抑制剂，双重作用于SYK 和 JAK通路，抑制IL-4，降低CD69和CD86，提高CXCR4 表达，从而发挥抗肿瘤作用。临床研究显示，Cerdulatinib治疗13例FL，3例CR，1例PR。

推荐剂量：Cerdulatinib 30mg，口服，每日两次。

注意事项：主要不良事件包括脂肪酶升高、中性粒细胞减少、淀粉酶升高和腹泻。

（四）EZH2 和 HDAC 抑制剂

EZH2 是一种组蛋白甲基转移酶，支持生发中心的形成，并有助于FL的形成。EZH2的口服抑制剂Tazemetostat在一项开放性、多标签Ⅱ期临床研究中用于治疗 *EZH2* 突变的 R/R FL 患者的治疗，结果显示 Tazemetostat 在 *EZH2* 突变型患者中疗效更佳，CR 13%，ORR 达 69%，而没有突变患者的 CR 为 4%，ORR 为 35%。Tazemetostat 现在被 FDA 批准用于复发的 *EZH2* 突变 FL 患者（经过至少两次先前的全身治疗后）。

组蛋白去乙酰化酶（HDAC）抑制剂已在治疗 R/R FL 临床试验中显示 ORR 范围为 47%～64%，但 CR 较低。

推荐剂量：Tazemetostat 800mg，口服，每日两次；艾贝司他（abexino-stat，Abx）80mg，口服，每日两次（一周服用，一周停用）。

## （五）BCL2 抑制剂

FL 的标志性 t（14；18）染色体易位导致染色体 18q21.33 处 BCL2 癌基因的破坏，以及随后抗凋亡 BCL2 蛋白的过度表达。因此，在 FL 患者中使用维奈克拉选择性抑制 BCL2 在 FL 中应该具有显著的活性。

一项开放的Ⅰ期试验评估晚期初治 FL 患者中 GA101 与维奈克拉联合治疗。第 1 组患者维奈克拉 600mg/d，第 2 组患者维奈克拉 800mg/d，连续给药 6 个周期。在第 1 个周期的 d1、8、15，及第 2～6 个周期的 d1，分别给予两组患者奥妥珠单抗 1000mg。6 个周期后，PR 或 CR 的患者继续每 2 个月接受单药奥妥珠单抗 1000mg 维持治疗，直至 2 年。目前，结果显示患者不良反应可控，5 例 CR，4 例 PR，2 例出现进展性疾病，6 个月的 ORR 为 82%。此外，维奈克拉联合伊布替尼在 R/R FL 临床试验中也显示了 ORR 69% 的有效率。

## （六）免疫调节剂

来那度胺是一种口服活性免疫调节剂（IMiD），能够增强宿主抗肿瘤免疫反应，刺激肿瘤微环境中的抗肿瘤效应，IMiD 介导的免疫调节通过 NK 细胞扩增和随后改善的抗体依赖性细胞毒性（ADCC）来增强利妥昔单抗的活性。

推荐剂量：20mg/d，口服，每日一次，共 21d；与利妥昔单抗或奥妥珠单抗联合治疗。

## 三、非细胞免疫治疗

（一）抗CD20单克隆抗体

**1. 利妥昔单抗（Rituximab，R）** 其应用使FL患者的生存率得到改善。临床多采用联合化疗方案R-CHOP，R-CVP和BR，或与免疫调节剂来那度胺（R2）联合。

推荐剂量：$375mg/m^2$，静脉输注。

**2. 奥妥珠单抗（Obinutuzumab、GA101，G）** 首个全人源化的CD20单克隆抗体，相比利妥昔单抗抗体，依赖性细胞毒性及促进细胞凋亡的作用更强。G与20mg来那度胺联合治疗，在初治高肿瘤负荷FL中ORR为98%，CR率92%，2年PFS率96%。在复发难治惰性淋巴瘤患者中的同样获得了良好的疗效。

推荐剂量：1000mg，静脉输注。d1、8、15（第1周期），d1（第2~6周期，8~30周期）。

注意事项：主要不良反应包括血液学毒性、皮疹、感染、肝酶增高等。

（二）ADC抗体偶联药物

**1. Polatuzumab vedotin（Pola）** 是CD79b的抗体药物偶联物，由抗CD79b抗体与抗有丝分裂剂MMAE（单甲基阿司他丁E）偶联而成。于复发难治FL临床研究显示，维奈克拉（Venetoclax）＋Pola＋奥妥珠单抗（ORR 87%，CR率60%）；Pola＋奥妥珠单抗＋来那度胺（Pola-G-Len）（ORR 76%，CR率65%），尤其在POD24患者中疗效显著，是优选的挽救方案。

推荐剂量：1.8mg/kg，静脉输注，每21天为一个周期。

**2. TRPH-222** 是一种新型靶向CD22的抗体药物偶联物，在一项开放标签、多中心R/R FL临床研究中显示，13例可评估反应的FL患者中，观察到4例CR和2例PR，ORR 46%，CRR 31%。

## （三）免疫检查点抑制剂

PD-1及其配体PD-L1可抑制T淋巴细胞的增殖、细胞因子的释放和细胞毒性，由于PD-L1表达增加，T细胞反应受到抑制，产生恶性淋巴瘤免疫耐受。Ⅱ期临床研究结果表明，Nivolumab治疗FL的ORR为40%，随访中位时间为66.6周。患者耐受良好，血液学不良反应较轻，并表现出抗肿瘤活性。

推荐剂量：1mg/kg，静脉输注。

注意事项：常见有皮疹、腹泻、疲劳、瘙痒、头痛、体重下降和恶心等副作用，还能在消化系统、肝脏、皮肤、神经系统及产生激素的腺体内引起自体免疫性疾病。

## 四、细胞免疫治疗

### （一）CAR-T细胞治疗

CD19-CAR-T细胞治疗是通过靶向B细胞表面的CD19抗原，引导并激活T细胞杀伤癌变的B细胞。2期ZUMA-5试验结果显示Yescarta（Axicabtagene Ciloleucel、Axi-Cel）治疗R/R FL整体缓解率（ORR）为91%；2期ELARA试验结果显示Kymriah（Tisagenlecleucel）治疗R/R FL ORR为86%、CR率为68%，获得CR的患者中约85%在经历最初缓解后的12个月仍处于缓解状态。两项试验均显示了CD19-CAR-T细胞治疗对预后通常很差的高危患者（先前接受过大量治疗或有难治性疾病、疾病在2年内进展、大体积疾病或FLIPI评分高的患者）的有效性。

因此，FDA已加速批准Yescarta、Kymriah用于治疗先前接受过二线或多线系统治疗的R/R FL成人患者。

### （二）CAR-NK细胞治疗

随着CAR-T技术的成功，让基因编辑的免疫细胞治疗成为了可能。在这样的背景下，将NK细胞进行编辑获得的CAR-NK也成了人们关注的热点。CAR-NK过继细胞疗法是指将NK细胞经过嵌合抗原受体（CAR）基因修饰，赋予NK细胞靶向识别肿瘤细胞的能力，经过体外扩展后注入人体从而达到肿瘤治疗的效果。CD19 CAR-NK细胞治疗在复发难治非霍奇金淋巴瘤中的临床试验已相继开展，并获得了良好的疗效及安全性。

## 五、造血干细胞移植

### （一）高剂量化疗随后进行自体造血干细胞移植（HDT/ASCT）

HDT/ASCT在Ⅲ～Ⅳ期FL患者中的治疗作用目前仍有争议。在2018版造血干细胞移植治疗淋巴瘤中国专家共识中推荐对于第一次或第二次复发的敏感的、年轻或体能状态好、重要器官功能正常的FL患者，HDT/ASCT可作为解救性巩固治疗方案。

常用预处理方案可分为三种：①包含TBI的方案；②以BCNU为基础的方案（BEAM、BEAC、CBV等）；③以BU为基础的方案（BU/Cy、BU/VP- 16等）。前两种方案应用较广泛。

### （二）异基因造血干细胞移植（allo-HSCT）

随着allo-HSCT技术的不断进步，清髓性或非清髓性allo-HSCT对部分患者也已初步显示出长期的生存获益，但移植相关死亡率偏高仍是当前主要的问题。对于少数年轻、体能状态好、有合适供者等有利条件的转化性FL患者可尝试异基因造血干细胞移植。

（田　磊）

# 第十五章

# 套细胞淋巴瘤

套细胞淋巴瘤（mantle cell lymphoma，MCL）是一种具有独特临床和病理特征的小B细胞非霍奇金淋巴瘤，约占NHL的6%～8%。好发于中老年人，中位年龄60岁，男性多于女性，男女比例为2∶1。在诊断方面，细胞遗传学t（11；14）（q13；q32）异常导致Cyclin D1核内高表达是其特征性标志。MCL在2016年WHO新分类中分成2个亚型，经典型和白血病型非淋巴结性MCL，两者在细胞起源、受累部位及临床表现不同。在经典型MCL，约占10%患者为变异型，具有更高肿瘤增殖指数，主要为母细胞型MCL和多形性MCL，临床侵袭性高、预后差，需进行区分。

在临床表现方面，80%～90%患者确诊为Ⅲ-Ⅳ期，常伴有肝脏、脾脏、胃肠道、口咽等结外器官受累及骨髓侵犯，25%～50%的患者起病有B症状。10%～15%的套细胞淋巴瘤临床表现为惰性，常侵犯外周血、骨髓以及脾脏。

套细胞淋巴瘤兼具侵袭性淋巴瘤侵袭性及惰性淋巴瘤不可治愈特点，50%～60%患者治疗缓解后复发，中位生存期为3～5年。近年来，新靶向药物如BTK抑制剂、BCL2抑制剂、免疫调节剂来那度胺及CAR-T细胞治疗等用于复发难治MCL的治疗，获得不错疗效。

## 第一节 诊 断 要 点

### 一、病理诊断

确诊MCL的唯一手段，即必须对受累组织进行活检，进行详细的组织病理学评估，以区分组织学侵袭性MCL（母细胞样/多形性）与经典组织学MCL。典型的MCL免疫表型是CD5、CD20、

CD19、sIgM/sIgD、具有单克隆κ/λ轻链的FMC-7阳性B细胞，以及CD23弱或阴性，同时细胞周期蛋白D1强表达。CCND1阴性者，若CCND2阳性亦可协助诊断。大多数MCL为SOX-11阳性。非骨髓受累组织活检中，Ki-67阳性水平具有预后价值。

## 二、核型或FISH的细胞遗传学评估

显示易位t（11；14）（q13；q32）是诊断性标志（MCL中90%～95%）。建议使用FISH检测TP53或17p缺失。

## 三、分子检查

此外分子研究可包括IGHV基因的体细胞突变和/或体细胞突变的靶向DNA测序，*TP53*、*NOTCH1/2*、*SMARCA4*、*NSD2*和*CCND1*基因突变对预后有意义。

## 四、影像学

包括对比增强PET-CT或CT进行评估。

# 第二节  分  期

采用Ann Arbor分期。

# 第三节  危 险 分 层

一、套细胞淋巴瘤预后指数（mantle cell lymphoma international prognostic index，MIPI）及结合Ki67的MIPI-c评分

根据MIPI并结合MIPI-c评分，进行危险分层，为MCL常用的临床预后评估系统（表15-1～表15-2）。

表 15-1　套细胞淋巴瘤国际预后指数 MIPI

| 分值 | 年龄 | ECOG | LDH/ULN* | WBC（×10⁹/L） |
| --- | --- | --- | --- | --- |
| 0 | ＜50 | 0-1 | ＜0.67 | ＜6.7 |
| 1 | 50～59 | N/A** | 0.67～0.99 | 6.7～9.99 |
| 2 | 60～69 | 2～4 | 1.00～1.49 | 10.00～14.99 |
| 3 | ＞70 | N/A** | ＞1.50 | ＞14.99 |

注：*LDH/ULN：血清 LDH/LDH 正常上限值；**N/A：不适用。

| 危险度分层 | 累计积分 |
| --- | --- |
| 低危 | 0～3 |
| 中危 | 4～5 |
| 高危 | 6～11 |

表 15-2　套细胞淋巴瘤国际预后指数 MIPI-c

| MIPI-c | MIPI | Ki67 |
| --- | --- | --- |
| 低危（0） | 低危（0） | ＜30%（0） |
| 低-中危（1） | 低危（0） | ≥30%（1） |
| | 中危（1） | ＜30%（0） |
| 中-高危（2） | 中危（1） | ≥30%（1） |
| | 高危（2） | ＜30%（0） |
| 高危（3） | 高危（2） | ≥30%（1） |

## 二、分子生物学及遗传学预后不良因素

MCL 目前尚无统一包含分子生物学预后模型，但高危因素，如 *TP53* 基因畸变（突变或缺失）是 MCL 中公认的高危因素。诊断时 *TP53* 突变频率为 11%～25%，复发患者约占 45%，伴 *TP53* 畸变患者的中位生存约为 1.8 年，较无 *TP53* 突变患者有明显生存差异。*TP53* 基因突变可与 *NOTCH1* 突变、*CDKN2A* 缺失、*KMT2D* 突变同时存在，为预后不良指标；在 BTK 抑制剂伊布替尼耐药患者中，*TP53* 突变可能与 *NSD2* 突变共存。复杂核型是指除 t（11；14）外，还有 3 个或 3

个以上的染色体异常，为MCL的高危因素。除此之外，MCL35是一种基于Nanostring的基因表达谱检测，具有MCL35高危组患者为预后不良因素。*IgHV*超突变与SOX-11缺乏则是预后良好的特征。

## 第四节　分子发病机制特点

### 一、细胞周期蛋白D1过度表达

t（11；14）（q13；q32）导致细胞周期蛋白D1（CyclinD1）表达增多，过度表达的CCND1可激活细胞周期蛋白依赖性激酶（cyclin-dependent kinases，CDK）4和6，进而磷酸化和失活Rb（一种肿瘤抑制基因），促进从肿瘤G1期到S期的转变，在MCL的发病中起关键作用。细胞周期蛋白D1也与染色质重塑，组蛋白修饰酶和转录因子相互作用，该信号通路活化与MCL不良预后相关。

### 二、SOX11过表达

SOX11是位于染色体2p25的*SOX11*基因编码的一种神经转录因子，在MCL的发病中起重要作用。免疫组化中SOX11＞10%核染色定义为阳性，除白血病样非淋巴结性MCL外，大多数MCL细胞存在*SOX11*过度表达。CyclinD1和STAT3表达水平可调节SOX11水平。SOX11通过多种途径促进MCL的发生、发展。

### 三、表观遗传学改变

DNA甲基化、组蛋白修饰和染色质重塑等表观遗传学改变在套细胞淋巴瘤的发生及疾病耐药进展中发挥重要作用。*KMT2D*、*NSD2*等基因突变或缺失提示BTK抑制剂耐药，*SMARCA4*基因突变与BTK抑制剂/BCL2抑制剂双耐药相关。DNA甲基化检测显示MCL分为两群特征，一群具有*IgHV*未突变状态和侵袭性病程，另外一群具有

*IgHV* 突变和惰性病程。

## 四、基因组不稳定性

基因组不稳定性是高度侵袭的 MCL 重要特征，染色体的断裂、融合、异位、染色体数量改变及基因突变等与基因组学不稳定性相关。其中 *TP53* 基因突变、*ATM* 基因突变为 DNA 损伤途径中重要环节，*TP53* 突变或缺失与 MCL 不良预后相关。

## 五、MCL 中关键信号通路

（一）BCR 信号通路

BCR 信号通路活化在套细胞淋巴瘤中具有重要作用，是 BTK 抑制剂作用的重要通路。在 BCR 信号存在 BTKC481S 位点突变与 BTK 抑制剂耐药具有相关性，在 MCL 中所占比例较低；BTK 磷酸化磷脂酶 Cγ2（PLCγ2）作为 B 细胞受体信号传导的重要下游激活位点，在 BTK 抑制剂与 BTK 位点结合中发挥重要作用。*PLCG2* 是编码 PLCγ2 的基因，*PLCG2* 突变可以绕过 BCR 信号体对 BTK 的依赖，从而导致伊布替尼产生耐药性。

（二）NF-κB 信号通路

NF-κB 信号通路的活化在 MCL 中具有重要作用，其中 *CARD11*、*BIRC3*、*TRAF2*，*TRAF3* 等基因突变，提示 BTK 抑制剂治疗不佳。

（三）DNA 损伤修复

DNA 损伤修复在化疗耐药中起重要作用，其中 *TP53* 突变或缺失，与化疗耐药、预后差相关。

（四）Bcl-2 抗凋亡途径

MCL 细胞高表达 BCL2 蛋白，绝大多数具有 BCL2 依赖性，其也参与SYK、BTK和P3K介导的MCL细胞的增殖与存活。BCL-2抑制剂维奈克拉对MCL增殖具有抑制作用。

（五）PI3K/Akt/mTOR信号通路

在复发难治MCL及侵袭程度高的MCL患者中，存在PI3K/Akt/mTOR信号通路活化，与复发难治及疾病进展相关，针对该信号通路的药物也是复发难治MCL患者的一种治疗选择。

# 第五节　治　　疗

## 一、总体治疗策略

（一）治疗前评估

惰性白血病样非淋巴结性MCL，如果没有治疗指征可以先采取观察等待的策略。经典型MCL绝大部分应在诊断后即开始治疗。治疗前（包括复发患者治疗前）应对患者进行全面评估，应至少包括：

（1）病史和体格检查（特别是浅表淋巴结和肝脾大小）。

（2）体能状态评分：ECOG。

（3）B症状：盗汗、发热、体重减轻。

（4）实验室检查：三大常规，肝肾功能，血LDH、$\beta_2$-微球蛋白。

（5）HBV、HIV检测。

（6）病理检查：①淋巴结病理＋免疫组化；②骨髓活检＋免疫组化＋流式细胞术分析免疫表型；③染色体核型和FISH技术检测t（11；14）（q13；q32）。

（7）影像学检查：①推荐全身PET-CT检查或颈、胸、全腹部增强CT检查；②胃肠道受累时进行胃肠内镜检测，Ⅰ～Ⅱ期患者建议常规进行胃肠内镜检查；③母细胞型或考虑中枢神经系统受累时进行腰椎穿刺及磁共振成像（MRI）检查；④心脏彩超（左室射血分数）或多门控探测扫描（multigated acquisition scan，MUGA）：考虑应用蒽环类方案化疗时。

（8）经济条件允许，进行二代基因测序及*IgHV*突变检测以及FISH检测*TP53*和*MYC*异常。

（二）治疗策略

**1. 诱导治疗** 具体见表15-3。

（1）年龄≤65岁：①使用以高剂量阿糖胞苷为基础的方案。近年来包含大剂量阿糖胞苷的方案在年轻MCL患者中得到了更高的缓解率以及更持久的反应。可选用HyperCVAD、R-CHOP/R-DHAP交替、NORDIC（即R-CHOP与利妥昔单抗加高剂量Ara-C交替进行）等方案进行化疗。②新药用于MCL初治的探索。目前伊布替尼用于初治MCL的探索，WINDOW-1研究采用IR（伊布替尼联合利妥昔单抗）诱导治疗，获得完全缓解后给予R-hyper CVAD4周期，诱导治疗阶段CR率为88%，ORR为100%，联合化疗巩固治疗后CR率可达98%，ORR为100%；WINDOW-2研究采用IRV（伊布替尼＋利妥昔单抗＋维奈克拉）三药联合诱导治疗，根据患者危险分层给予巩固治疗，后予IRV三药维持治疗24个月，CR率为92%，ORR为96%。

（2）年龄＞65岁：对于年老或身体状况较弱的患者，没有达成共识的一线治疗方案，可选择苯达莫司汀联合利妥昔单抗、RCHOP、RFC、VR-CAP（硼替佐米＋利妥昔单抗/CAP）、RBAC等方案。R-CHOP方案治疗MCL总体反应96%，CR率为48%；BR（利妥昔单抗＋苯达莫司汀）与R-CHOP方案治疗组，两组之间的总有效率差异无统计学意义，中位PFS方面，BR方案更优，两组分别为35.1个月和22.1个月（*P*<0.001），且化疗耐受性更好。R-BAC治疗初治老年MCL研究显示，CR率为91%，7年PFS可达56%，7年OS为63%，具有较好的缓解及长期生存。

新药治疗，IR在老年、一般情况不佳患者前期进行的临床研究显示具有较好缓解，ORR可达96%，3年OS为94%，成为老年、虚弱患者可供选择治疗。SHINE研究显示老年初治MCL患者，伊布替尼联合BR方案相对于BR方案，完全缓解率65.5% *vs* 57.6%，总有效率89.7% *vs* 88.5%，中位PFS有显著延长（80.6个月 *vs* 52.9个月），总生存二者未见明显差别。

**2. 巩固治疗** 自体造血干细胞移植作为巩固治疗，对于年轻MCL患者具有明显PFS生存获益，推荐一线诱导治疗后进行自体造血干细胞移植。有研究显示对于有*TP53*突变或复杂核型患者无法从自体造血干细胞移植中获益，对于有上述因素患者是否进行自体造血干细胞移植尚存争议。

**3. 维持治疗** 利妥昔单抗作为维持治疗，具体：$375mg/m^2$，每2个月1次，共3年；研究显示维持治疗组较未维持治疗组，两者在PFS和OS方面均存在明显差异，目前利妥昔单抗治疗成为MCL公认的维持治疗方案。

来那度胺：FIL多中心随机3期临床研究显示自体移植后采用来那度胺维持治疗较对照组能够明显改善MCL患者PFS。具体应用：来那度胺15mg，d1～21，口服，28d为一个周期；如血小板水平（60～100）$\times 10^9$/L，剂量调整为10mg；主要不良反应为血液学毒性和感染。

伊布替尼：伊布替尼在MCL维持治疗目前正在进行Triangle研究进行中，目前有小样本研究，伊布替尼在诱导化疗及巩固治疗结束后，予伊布替尼560mg，口服，每日一次，维持4年，3年PFS 91%，3年OS 94%。主要不良反应为高血压及房颤/房扑。MCL一线治疗的关键研究见表15-3。

**4. 复发难治MCL的治疗** 如患者无症状可考虑观察；如患者出现症状且有高危因素需治疗。局部病灶可考虑放疗，多发病灶需全身系统治疗。治疗方案的选择需综合考虑患者年龄、高危因素、复发时间及既往治疗反应等因素来决定。可选择的化疗方案包含：以苯达莫司汀为基础的方案如RB、RBAC500；其他二线化疗如RDHAP、R-GemOx；可选择的分子靶向药物：首选BTK抑制剂，如伊布替尼、泽布替尼、阿卡替尼等；次选免疫调节剂，如来那度胺；蛋白酶体抑制剂，如硼替佐米；mTOR抑制剂，PI3K抑制剂，BCL2抑制剂维奈克拉等，这些药物可与利妥昔单抗或多种靶向药物联合治疗，如硼替佐米联合利妥昔单抗、伊布替尼联合来那度胺、利妥昔单抗（IR2）、伊布替尼联合维奈克拉、伊布替尼联合维奈克拉和利妥昔单抗（IRV）、维奈克拉联合利妥昔单抗、维奈克拉联合来那度胺和利妥昔单抗。如挽救治疗有效，患者有条件可行异基因移植，进行巩固治疗；如挽救治疗无效，可考虑CAR-T治疗。

表15-3　MCL一线治疗的关键研究

| 化疗方案 | 例数 | 中位随访 | ORR（CR）/% | 中位PFS | 中位OS |
|---|---|---|---|---|---|
| R-HCVAD/MTX-AraC（no-ASCT） | 97 | 13.4年 | 97（87） | 4.8年 | 10.7年 |
| R-maxi-CHOP/R-HiDAC（with-ASCT） | 160 | 11.4年 | 96（54） | 8.5年 | 12.7年 |
| R-CHOP+auto-SCT vs R-CHOP/R-DHAP+-ASCT（年轻MCL） | 234/232 | 10年 | 97（61）vs 98（63） | 4.3年 vs 9.1年 | 11.3年 vs NR |
| R-DHAP（4 cycles）+ASCT +R维持 vs 无维持治疗 | 120/120 | 50个月 | 89（77）在R-DHAP 4周期治疗后 | 4年 83% vs 64% | 4年 89% vs 80% |
| BR vs R-CHOP | 46/48 | 45个月 | 93（40）vs 91（30） | 35.1个月 vs 22.1个月 | NR/NR |
| -硼替佐米-R-CHOP vs R-CHOP MCL190（LYM-3002） | 243/244 | 82个月 | 92（53）vs 89（42） | 25个月 vs 14.4个月 | 91个月 vs 56个月 |
| R-BAC500 | 57 | 86个月 | 91% CR | 7年56% | 7年63% |
| 来那度胺+利妥昔单抗 | 38 | 86个月 | 92（64） | 7年60% | 7年70% |
| 伊布替尼+利妥昔单抗 | 50 | 48个月 | 96（71） | 3年87% | 3年94% |
| 伊布替尼+维奈克拉+奥妥珠单抗 | 15 | 14个月 | 100（80） | 1年93% | 1年100% |

## 二、小分子靶向药物治疗

### （一）BTK抑制剂

**1. 伊布替尼**　伊布替尼单药治疗复发难治的MCL，研究显示CR为19%～27%，ORR为68%～72%，中位PFS为13.9～14.6个月。

推荐剂量：560mg，口服，每日一次，持续给药。

注意事项：主要不良反应为血液学毒性、出血、房颤，需要抗凝及抗血小板治疗的老年患者需要详细评估风险。

伊布替尼联合治疗：

（1）伊布替尼联合利妥昔单抗（IR）：体外研究显示伊布替尼与利妥昔单抗具有协同增效作用，Ⅱ期临床研究显示，两者联合治疗复发难治MCL，CR率44%，ORR 88%，15个月PFS 69%。

（2）伊布替尼联合来那度胺、利妥昔单抗（IR2）：三者联合用药具有协同作用，Ⅱ期临床研究入组50例复发难治MCL，其中包含 *TP53* 突变高危患者，CR率为56%，ORR为76%，中位PFS为16个月，三药联合对于复发难治的高危MCL具有一定的疗效。

（3）伊布替尼联合维奈克拉（Venetoclax）：伊布替尼通过多种途径增强维奈克拉对MCL肿瘤细胞敏感性，两者联合治疗Ⅱ期临床入组24例患者，23例为复发难治，11例具有 *TP53* 突变，CR率71%，ORR 71%，中位PFS 29月，对于复发难治尤其TP53突变患者具有不错疗效。伊布替尼联合维奈克拉、奥妥珠单抗正在进行Ⅰ/Ⅱ期临床研究，入组24例复发难治MCL患者，CR率67%，ORR 71%，MRD阴性71.5%，中位PFS未达到，2年PFS 69.5%。主要不良反应为血液学毒性，粒细胞减少71%，血小板减少54%。

（4）伊布替尼联合硼替佐米：两者联合治疗，正在进行Ⅰ/Ⅱ期临床研究，入组55例复发难治MCL患者，CR率为44%，ORR为87.3%，中位PFS为18.6个月，主要不良反应为血液学毒性及感染。

（5）伊布替尼联合帕博西尼：帕博西尼是细胞周期蛋白CDK4/6抑制剂，Ⅰ期临床研究显示，两者联合CR率为37%，ORR为67%，中位PFS未达到。主要不良反应为血液学毒性、高血压及肺部感染。

**2. 阿卡替尼** 阿卡替尼单药治疗复发难治MCL，Ⅱ期临床研究入组124例复发难治MCL，CR率为40%，ORR为81%，中位PFS为22个月。

推荐剂量：100mg，口服，每日两次，持续给药。目前正在进行阿卡替尼联合用药治疗复发难治MCL临床研究。

**3. 泽布替尼** 泽布替尼治疗复发难治MCL，关键Ⅱ期临床研究显示，单药治疗复发难治MCL，CR率为77.9%，ORR为83.7%，中位PFS为33个月。

推荐剂量：160mg，每日两次，持续给药。泽布替尼联合用药治疗复发难治MCL正在进行临床试验过程中。

**4. 奥布替尼** 奥布替尼治疗复发难治MCL，入组106例患者，CR率为37.3%，ORR 87.9%，12个月DOR为73.29%。

推荐剂量：150mg，口服，每日一次，持续给药。

**5. Pirtobrutinib** 称为LOX305，为非共价结合BTK抑制剂，目前正在进行临床试验过程中。前期研究显示，对于伊布替尼耐药MCL患者，Pirtobrutinib单药治疗，CR率25%，ORR51%，中位DOR持续时间为18个月。

*（二）BCL-2抑制剂*

维奈克拉单药及联合用药治疗复发难治MCL。对于BTK抑制剂耐药MCL患者，维奈克拉治疗具有较高疗效。回顾性分析显示，BTK抑制剂耐药MCL患者，单药使用维奈克拉治疗，CR率为21%，ORR为50%，中位PFS为8个月，中位OS 13.5个月。目前联合BTK抑制剂及CD20单抗治疗，较单药治疗疗效及生存有进一步提高（详见伊布替尼联合治疗）。

推荐剂量：BCL-2抑制剂联合治疗，目前剂量不完全统一，临床试验中绝大多数采用5周剂量爬坡（20、50、100、200mg/d）至400mg/d，口服治疗。疗程在复发难治MCL中尚无统一，与BTK抑制剂及CD20单抗治疗联合临床研究中应用24个周期或持续用药至无法耐受或疾病进展。

注意事项：BCL2抑制剂开始使用剂量逐步增加，警惕溶瘤综合征发生；血液学毒性是其常见不良反应。

*（三）PI3K抑制剂*

Parsaclisib是第二代高选择性PI3Kδ抑制剂，能够有效缓解未经BTKi治疗的复发难治MCL患者，Ⅱ期临床研究显示其20mg口服

8周后，2.5mg 每日服用，持续应用，ORR 为 70.1%，中位 DOR 为 12.1 个月，中位 PFS 为 13.6 个月。

Umbralisib 是 PI3K 抑制剂和酪蛋白激酶 CKI 抑制剂，PI3K 抑制剂联合治疗：伊布替尼联合 Umbralisib 的 II 期临床研究显示，CR 为 27%，ORR 为 67%，中位 PFS 为 10.5 个月，主要不良反应为感染。

（四）其他

来那度胺作为免疫调节剂，单药或联合用药用于复发难治 MCL 治疗。来那度胺与伊布替尼及 CD20 单抗联合具有协同作用（详见伊布替尼联合治疗）；包含来那度胺多药联合用于 BTK 抑制剂耐药及 CAR-T 细胞治疗复发患者，I 期研究显示 ORR 为 100%，正在进行 II 期临床研究。

推荐剂量：PHILEMON 研究中，来那度胺剂量为 15mg/d，口服，d1～21 或 28d 为一个周期。

注意事项：来那度胺常见不良反应为血液学毒性、血栓形成及皮疹，临床治疗过程中需密切监测不良反应。

R-BAC500 对于 BTK 抑制剂治疗后复发的 MCL 的回顾性分析，显示 CR 率为 60%，ORR 为 83%，中位 PFS 为 10.1 个月，中位 OS 为 12.5 个月，是可供选择治疗方案。

推荐剂量：利妥昔单抗 375mg/m$^2$，d1，苯达莫司汀 70mg/m$^2$，d1，2；阿糖胞苷 500mg/m$^2$，d1～3；每 28 天为一个治疗周期。

注意事项：常见不良反应为血液学毒性，粒细胞缺乏及血小板减少。

# 三、非细胞免疫治疗

（一）双特异性抗体

双特异性抗体是可以与 CD3 结合并重定向 T 细胞对抗表达各种抗原（如 CD20）的克隆 B 细胞的药物。正在 MCL 中研究的此类主要药物包括抗 CD20-CD3 抗体，如 Glofitamab、Epcoritamab（皮下给

药 )、Odronextamab 和 Mosunetuzumab- 抗 CD79b Polatuzumab 联合用药。Ⅰ期临床研究显示 Glofitamab 单药对 BTK 抑制剂耐药的 MCL,CR 率 65%,ORR83%。主要不良反应为 1～2 级细胞因子释放综合征(CRS),多发生于第 1 周期。

（二）ADC 抗体偶联药物

Zilovertamab/ZV:一种抗 ROR1 抗体 - 药物偶联物。ROR1 是一种广泛表达于 MCL 细胞上的癌胎蛋白。ZV 由人源化单克隆抗体 Zilovertamab、蛋白水解可裂解连接子和抗微管细胞毒素——甲基 Auristatin E 组成,与肿瘤细胞 ROR1 结合导致快速内化和——甲基 Auristatin E 释放。Ⅰ期研究入组了 51 例复发性侵袭性淋巴瘤患者(包括 17 例复发性 MCL 患者),在 MCL 患者 ORR 为 53%,CR 率为 12%。

## 四、细胞免疫治疗

ZUMA-2 研究显示 Axi-cel 治疗复发难治 MCL,CR 率 67%,ORR 为 93%。1 年 PFS 为 61%,1 年 OS 83%;Liso-cel 治疗复发难治 MCL,CR 率 59%,ORR 84%。真实世界中应用 CD19-CAR-T 细胞治疗复发难治 MCL,CR 率 81%,ORR 89%,与临床试验结果一致。靶向 CD19-CAR-T 细胞治疗对于复发难治 MCL 尤其是 BTKi 耐药后 MCL 重要的治疗选择。主要不良反应:细胞因子释放综合征和免疫效应细胞相关的神经毒性综合征(ICANS)。

## 五、造血干细胞移植

（一）自体造血干细胞移植（ASCT）

如前所述,自体造血干细胞移植是年轻 MCL 患者重要的巩固治疗手段。

（二）异基因造血干细胞移植（allo-HSCT）

欧洲造血干细胞移植组（EBMT）既往纳入 324 例复发难治 MCL

患者进行减低预处理强度的异基因造血干细胞移植，结果显示4年PFS 31%，4年OS为40%，获得长期的无进展生存。异基因造血干细胞移植在年轻、超高危（如*TP53*突变）、CD19-CAR-T耐药、三重耐药复发难治MCL可作为一种治疗选择。

预处理方案：氟达拉滨联合化疗为主，部分患者采用TBI为主预处理方案。

预后因素：主要死亡原因与非复发死亡（NRM）相关，主要是感染及急性GVHD。预后相关因素尚未统一，有研究显示异基因造血干细胞移植前难治状态、使用CAMPATH去T细胞治疗及以TBI为主的预处理方案与移植后疾病复发相关。

（杨　萍）

# 第十六章

# 弥漫大B细胞淋巴瘤

弥漫大B细胞淋巴瘤（diffuse large B cell lymphoma，DLBCL）是一类由中等大至大B淋巴样细胞构成的肿瘤，是在细胞起源、形态学、免疫学表型、分子遗传学、临床特点、化疗反应和预后等多方面具有很大异质性的恶性淋巴瘤。DLBCL是成人非霍奇金淋巴瘤（non-Hodgkin lymphoma，NHL）中最常见的类型，主要发生于年龄偏大的成人，中位年龄60～70岁，男性略高于女性。

2022年版WHO新分类（第5版修订版）按组织形态及部位将大B细胞淋巴瘤分为18个亚型（表16-1）。

表16-1　2022年版WHO新分类（第5版修订版）

| 大B细胞淋巴瘤 |
| --- |
| 弥漫大B细胞淋巴瘤（非特指型，NOS） |
| 富含T细胞/组织细胞的大B细胞淋巴瘤 |
| 弥漫大B细胞淋巴瘤/高级别B细胞淋巴瘤伴MYC和BCL2重排 |
| ALK阳性大B细胞淋巴瘤 |
| 伴有IRF4重排的大B细胞淋巴瘤 |
| 伴有11q异常的高级别B细胞淋巴瘤 |
| 淋巴瘤样肉芽肿病 |
| EBV阳性弥漫大B细胞淋巴瘤 |
| 弥漫大B细胞淋巴瘤相关慢性炎症 |
| 纤维素相关大B细胞淋巴瘤 |
| 液体潴留相关大B细胞淋巴瘤 |
| 浆母细胞淋巴瘤 |
| 原发免疫豁免部位的原发大B细胞淋巴瘤 |
| 原发皮肤弥漫大B细胞淋巴瘤，腿型 |

续表

| 大B细胞淋巴瘤 |
| --- |

血管内大B细胞淋巴瘤

原发纵隔大B细胞淋巴瘤

纵隔灰区淋巴瘤

高级别B细胞淋巴瘤（非特指型，NOS）

DLBCL 常表现为一个或多个淋巴结迅速肿大，大约40%的DLBCL原发结外，可见于任何部位，以胃肠道最常见，其他部位包括骨、睾丸、脾、咽淋巴环、唾液腺、甲状腺、肝、肾和肾上腺。大部分患者没有明显的临床症状，约1/3有B症状（发热、盗汗、体重减轻），症状的出现多与肿瘤累及的部位有关。HGBL常具有高风险国际预后指数（IPI）评分，多见Ⅲ或Ⅳ期患者，更可能合并结外和/或中枢神经系统（CNS）受累。IPI评分低危患者通过一线免疫化疗可使70%～85%的获得长期生存及临床治愈，但对于IPI≥3分或一些特殊类型的高危DLBCL患者5年总体生存率（OS）远低于50%；小分子靶向药物及细胞免疫治疗的发展可使一部分原发耐药及复发患者受益。

# 第一节 诊 断 要 点

## 一、临床表现

无痛性淋巴结肿大，淋巴结外肿大包块伴随压迫症状，发热，乏力，盗汗。

## 二、病理组织学特点

肿瘤细胞的核相当于或超过正常巨噬细胞的胞核，或大于正常淋巴细胞胞核的2倍，呈弥漫性生长模式。

## 三、免疫表型特点

CD19、CD20、CD22、CD79a 和 PAX5 阳性，也可以丢失其中一种或多种抗原。10%～20% 的 DLBCL 表达 CD30，尤其见于间变型的病例。5%～10% 的 DLBCL 表达 CD5。IHC 采用 HANS 模型根据 CD10、BCL6 和 IRF4/MUM1，将 DLBCL 分为 GCB（CD10＞30%＋；或 BCL6＋，IRF4/MUM1－） 和 non-GCB（CD10－，IRF4/MUM1＋；或 BCL6－，IRF4/MUM1－）。GCB 亚型约占 60%。

## 四、分子特征

基因表达谱（GEP）根据起源细胞（COO）确定了 DLBCL NOS 的不同亚型：生发中心 B 细胞（GCB）亚型和活化 B 细胞（ABC）亚型，起源于 B 细胞淋巴样分化的不同阶段（起源细胞），10%～15% 的病例无法分类。

## 五、遗传特点

ABC-DLBCL 常有 3q＋、18q21-q22＋和 6q21-q22＋等染色体异常，而 GCB-DLBCL 常出现 12q12＋染色体异常。WHO 新分类（第 5 版修订版）命名了 3 种高级别 B 细胞淋巴瘤：①将具有 MYC 和 BCL2 重排的 B 细胞淋巴瘤（DLBCL/HGBL-MYC/BCL2）重新命名为弥漫性大 B 细胞淋巴瘤/高级别 B 细胞淋巴瘤，MYC（8q24 染色体）和 BCL-2（18q21 染色体）重排。这一组具有独特的 GC 基因表达特征，相关的基因表达特征与 Burkitt 淋巴瘤（BL）的基因表达特征明显重叠。②具有 11q 异常的高级别 B 细胞淋巴瘤（HGBL-11q），其形态类似于 Burkitt 淋巴瘤（BL），免疫表型（CD10＋，BCL6＋，BCL2－），基因表达谱（GEP）与 BL 不同，与 GCB 型 DLBCL 更相似。③如果没有 BCL-2、MYC 基因重排但出现"星天"现象坏死和核分裂，Ki67 常＞90%，则称为高级别B细胞淋巴瘤非特指型（HGBL, NOS）。而具有 *MYC* 和 *BCL6* 重排的淋巴瘤代表了一个更多样化的谱系，具有不同的基因表达谱和突变谱，因此根据细胞形态学特征被归类为弥漫大B细胞淋巴瘤非特指型（DLBCL NOS）或高级别B细胞淋巴瘤非特指型（HGBL, NOS）。

# 第二节  分　期

参见附录7Ann Arbor分期。

参见2014版Lugano分期标准。

# 第三节　预后相关因素

## 一、病理预后分型

根据基因表达谱，non-GCB型包括ABC亚型（活化B细胞）及第三型。ABC的预后较差，3年无进展生存率为40%～50%，而GCB亚型约为75%。根据免疫组化表型的预后参考Hans及Choi模型。细胞遗传学：具有MYC和BCL2重排的B细胞淋巴瘤重新命名为弥漫性大B细胞淋巴瘤/高级B细胞淋巴瘤，预后差，中位生存小于1年。BCL2蛋白高表达在non-GCB亚型中预后不良。CD5阳性的患者可能预后较差。p53高表达提示预后不良。

## 二、临床危险分层IPI

各种预后指数对治疗效果做出预测。

（一）国际预后指数（IPI）

适用于利妥昔单抗前时代的DLBCL患者预后评估。每个因素1分：>60岁，晚期疾病（Ⅲ、Ⅳ期），结外侵犯≥2个部位，乳酸脱氢酶高于正常，ECGO ≥2。按表16-2计算总分，预测危险度。

表16-2　IPI

| 危险程度 | IPI风险评分 | 5年总生存率 | 危险程度 | IPI风险评分 | 5年总生存率 |
|---|---|---|---|---|---|
| 低危 | 0或1 | 73% | 中高危 | 3 | 43% |
| 低中危 | 2 | 51% | 高危 | 4或5 | 26% |

（二）经年龄校正的IPI（aa-IPI）

适用于≤60岁的人群。每个因素1分：晚期疾病（Ⅲ、Ⅳ期），乳酸脱氢酶高于正常，ECGO≥2。按表16-3计算总分，预测危险度。

表16-3　aa-IPI

| 危险程度 | 经年龄校正的<br>IPI风险评分 | 5年总生存率 | 危险程度 | 经年龄校正的<br>IPI风险评分 | 5年总生存率 |
|---|---|---|---|---|---|
| 低危 | 0 | 83% | 中高危 | 2 | 46% |
| 低中危 | 1 | 69% | 高危 | 3 | 32% |

（三）改良IPI评分（R-IPI）

因素与IPI相同，分值对应的预后有所调整（表16-4）。

表16-4　R-IPI

| 评价 | R-IPI | 5年总生存率 | 评价 | R-IPI | 5年总生存率 |
|---|---|---|---|---|---|
| 非常好 | 0 | 93% | 差 | 3或4或5 | 61% |
| 好 | 1或2 | 81% | | | |

（四）NCCN-IPI

该分析包括 NCCN 数据库中确定的在 2000—2010 年间诊断为 DLBCL 并接受基于利妥昔单抗治疗的 1650 例患者。按每个因素计算总分，预测危险度。

（五）评估CNS疾病风险预后模型

3%～5%的患者伴有中枢神经系统（CNS）疾病侵犯，此类患者的中位总生存期不到6个月。

CNS-IPI风险模型包括了5项IPI危险因素，每个因素积分1分：>60岁，晚期疾病（Ⅲ，Ⅳ期），结外侵犯>1个部位，乳酸脱氢酶高于正常，ECOG PS>1，肾脏、肾上腺或生殖腺受累。按表16-5计算总分，预测危险度。

表16-5　CNS-IPI

| 危险程度 | CNS风险评分 | 危险程度 | CNS风险评分 |
| --- | --- | --- | --- |
| 低危 | 0～1 | 高危 | 4～6或肾脏或肾上腺受累 |
| 中危 | 2～3 | | |

还有其他因素可能增加上述风险，包括ABC亚型、MYC和BCL2双重表达，以及就诊时睾丸受累。

# 第四节　基因分子亚型及分子发病机制特点

基于分子遗传学特征的新的分类亚型，为DLBCL发病机制提供了新的见解，并能很好的预测患者的预后，随着二代测序（NGS）技术的逐渐普及，这种分类方式有可能成为原先的基于COO的分类方法的一个重要的补充，为临床精准治疗提供了依据。

## 一、五个不同基因亚型（五分法）

Chapuy B.等对304例DLBCL进行了全面的遗传分析，确定了低频变化、复发突变、体细胞拷贝数变化和结构变异相关数据，定义了五个不同基因亚型（五分法）。

### （一）C1亚型

主要为BCL10、TNFAIP3、UBE2A、CD70突变和BCL6易位，多为ABC来源。

（二）C2 亚型

存在 *TP53* 双等位基因失活，影响染色体稳定性和细胞周期，与 ABC/GCB 来源无关。

（三）C3 亚型

主要为 *BCL2*、*CREBBP2*、*EZH2*、*KMT2D*、*TNFRSF14* 突变，主要为 GCB 来源。

（四）C4 亚型

主要为 *SGK1*、*HIST1H1E*、*NFKBIE*、*BRAF* 和 *CD83* 突变，多为 GCB 来源。

（五）C5 亚型

主要为 *CD79B*、*MYD88*$^{L265P}$、*ETV6*、*PIM1* 和 *TBL1XR1* 突变，多为 ABC 来源，原发中枢神经系统及睾丸的 DLBCL 患者在此亚型中常见。

该研究进一步分析了 DLBCL 新的基因分类亚型与患者预后的关系，结果显示：C1 和 C4 亚型患者的预后较好，而 C3 和 C5 亚型患者的预后较差；其中在 ABC 来源的 DLBCL 中 C1 亚型患者的预后明显优于 C5 亚型，而在 GCB 来源的 DLBCL 中，C4 亚型患者的预后优于 C3 亚型。

# 二、七个分子学亚型（七分法）

Staudt 等提出了弥漫大 B 细胞淋巴瘤基于分子学的新的分类方法，将其分为 MCD、BN2、N1 和 EZB 四类。2020 年新增加了 ST2 和 A53 这两个新的亚型，然后把 EZB 进一步分成 MYC＋和 MYC－，于是，在新的分类方法下一共有了七个分子学亚型（七分法）。还有 40% 左右不能被归纳到其中任何一个亚型；大约有 6% 的大 B 可以同时被归为其中两个亚型，这种情况被称为复合型淋巴瘤。

## （一）MCD亚型

$MYD88^{L265P}$突变、$CD79B$突变是MCD的标志性的遗传学改变，通过BCR（B细胞受体）和TLR（Toll样受体）激活了NF-κB信号通路，导致B细胞不断的增殖。MCD几乎全部发生在ABC亚型中，它有几个特点：①结外淋巴瘤常获得$MYD88^{L265P}$突变，而且经常与$CD79B$突变相伴；②原发结内的MCD大约有30%会转移到结外器官，而其中约一半是"免疫豁免"的器官，包括中枢神经系统，睾丸，乳腺等。③原发于"免疫豁免"的结外器官的弥漫大B细胞淋巴瘤，特别是原发中枢神经系统淋巴瘤，绝大部分都是MCD。预后不良。

## （二）N1亚型

这种分子学亚型的突变只有一个$NOTCH1$突变，较少见，在全部的弥漫大B细胞淋巴瘤中大约只占1.7%。N1亚型主要起源于ABC。

## （三）A53亚型

$TP53$失活、染色体非整倍体，预后并不算差，特别是当COO分型为GCB时。

## （四）BN2型

$BCL6$重排、$NOTCH2$突变；这种亚型与边缘区淋巴瘤有着密切的关系。BN2与MCD相同的一点是在BCR依赖性NF-κB信号通路上的遗传学改变的发生率非常高，因此，对BTK抑制剂的敏感性在各种亚型当中最好。

## （五）ST2型

$SGK1$突变、$TET2$突变：$ST2$的基因表达特征与结节性淋巴细胞为主型霍奇金淋巴瘤（NLPHL）和富于T细胞和组织细胞的大B细胞淋巴瘤（T-cell/histiocyte-rich large B cell lymphoma，THRLBL）很相似，是这七个亚型中预后最好的一个（表16-6）。

（六）EZB MYC+ 型 /EZB MYC- 型

*EZH2* 突变、*BCL-2* 易位、*MYC* 失调/无 *MYC* 失调，以 *EZH2* 突变和 *BCL2* 易位为特征，这与滤泡性淋巴瘤非常相似，不管是MYC+还是MYC-，EZB 对 BCR 无依赖性，激活的信号通路主要是PI3K-AKT-mTOR，在COO分型上基本上完全来源于GCB。双重打击被包含在MYC+之内，但是MYC+并不意味着必须是双重打击，所有导致MYC的调控失常的遗传学改变都包含在内，而 *BCL2* 易位也不是必需的，所有导致 *BCL2* 过表达的遗传学改变（比如说拷贝数增加）也包含在内。对于EZB来说，PI3K抑制剂的效果应该比BTK抑制剂更明确，考虑到现在还有了EZH2抑制剂，将来也有可能在这种亚型的治疗中发挥辅助作用。另外，BCL2抑制剂对于这种类型应该也会有所帮助。

新的基因分型能很好地预测患者初治接受免疫化疗 R-CHOP 或 CHOP 样方案化疗的预后：四种亚型在无进展生存和总生存方面存在显著差异，BN2 和 EZB 亚型的预后优于 MCD 和 N1 亚型，其中 MCD、BN2、N1 及 EZB 亚型的预测 5 年 OS 率分别为26%、36%、65% 和68%；而在 ABC 来源的 DLBCL 中，MCD 亚型的 PFS 和 OS 明显低于 BN2 亚型，MCD 或 N1 亚型的 PFS 和 OS 明显低于其他 ABC 来源的患者，在 GCB 来源的 DLBCL 中，EZB 亚型的 OS 明显低于其他 GCB 来源的患者。

北京博仁医院成人淋巴瘤科针对105例难治/复发 DLBCL 肿瘤组织的二代基因测序，最常见突变基因为 *TP53*、*KMT2D*、*PIM1*、*MYD88*、*CREBBP*、*CD79B* 和 *B2M*，发生率均超过15%。根据基因聚类分析，有50%被归类为MCD亚型，32.4%为EZB亚型，11.4%为N1亚型，6.7%为ST2亚型。N1、MCD和ST2亚型以非GCB病例为主，EZB亚型主要包括GCB病例。大多数DH/TH DLBCL患者属于GCB亚组和EZB样亚型。其中84名患者（86%）接受了CAR-T

细胞治疗。CAR-T输注3个月后CR率为42.8%，总有效率为58.3%。中位随访时间为13.63个月（95% CI，10.3~16.1），中位PFS和OS分别为6.23个月（95% CI，2.4个月未达到）和16.2个月（95% CI，8.7个月未到达）。评估了基因组损伤的差异是否决定了CAR T细胞免疫治疗后的疗效发现，只有携带 *TP53* 和 *DDX3X* 突变的患者在CAR-T细胞免疫治疗的OS低于野生型组。*TP53* 突变的患者的CAR-T细胞免疫治疗的CR率有影响。其他基因亚组对CAR-T治疗的疗效及生存无差异（表16-6）。

**表16-6　DLBCL基因分子亚型及分子发病机制特点**

| 基因分型 | DLBCL分子亚型 | 遗传学标志物 | 调控通路 | 预后 |
| --- | --- | --- | --- | --- |
| BN2 | C1 | *BCL6*，*NOTCH2* *TNFAIP3*，*DTX1* | NOTCH2信号通路 免疫逃逸 | 预后一般 |
| A53 | C2 | *TP53* aneuploidy | 遗传不稳定性 免疫逃逸 | 预后不好或一般 |
| EZB | C3 | *BCL2*，*EZH2*， *TNFSFR14*，*CREBBP*， *KMT2D*（及双打击或三打击病例中的 *MYC*） | 表观遗传学 PI3K信号通路 细胞迁移 免疫细胞相互作用 | 预后好；如患者EZB和 *MYC* 阳性或患双打击/三打击的高级别B细胞淋巴瘤，则预后差 |
| ST2 | C4 | *TET2*，*SGK1* *DUSP2*，*ZFP36L1* *ACTG1*，*ACTB* *ITPKB*，*NFKBIA* | JAK/STAT信号通路 | 预后好 |
| MCD | C5 | *MYD88*，*CD79B* *PIM1*，*HLA-B* *BTG1*，*CDKN2A* *ETV6*，*SPIB*，*OSBPL10* | B细胞抗原受体和NF-κB信号通路 | 预后不好或一般 |
| N1 | | *NOTCH1*， *IRF2BP2* | NF-κB激活 | 未知 |

按不同突变基因类型及可选择的靶向治疗位点，DLBCL相关不同突变基因类型及可选择的靶向药物参见本章末尾附2。

# 第五节　治　疗

## 一、整体治疗策略

对于中高危/极高危的患者，DLBCL不同患者的预后呈高度异质性。初治患者应根据预后因素采用分层治疗策略；一线治疗推荐以R-CHOP方案为基础；特殊部位，如：原发纵隔大B、原发中枢DLBCL、高级别B等则需要高剂量化疗；已有将新的靶向药物及细胞免疫治疗加入一线治疗研究结果，提示可改善疗效及生存。复发或难治患者推荐选择二线方案或新靶向药物治疗，有条件需应用ASCT做巩固治疗。二线复发患者可首选新药或CAR-T细胞等免疫治疗，或临床试验。在过去的5年中，许多高活性的新型药物，包括靶向BTK抑制剂、人源化抗CD20单克隆抗体、抗凋亡蛋白BCL2抑制剂、XPO1抑制剂、双特异性抗体及CAR-T细胞等治疗在DLBCL中获得不错的疗效。

（一）一线治疗（图16-1）

**1. 常规治疗**　一线治疗首选方案为R-CHOP，总体缓解率60%～65%。每3周1次，总共6个周期的R-CHOP治疗是标准治疗。

**2. 新进展**　POLARIX试验研究，pola-R-CHP［长春新碱被Polatuzumab vedotin（CD796-ADC药物）替代］与标准R-CHOP相比，pola-R-CHP降低了初治IPI≥2分的DLBCL患者的进展、复发或死亡风险，2年PFS为76.7%，CHOP组为70.2%（HR 0.73，95% CI 0.57～0.95），OS在2年时没有显著差异（88.7%对88.6%）。亚组分析显示，年龄＜60岁的患者、GCB-DLBCL、大包块或IPI＜2分的患者没有明显获益。

随机Ⅲ期GOYA试验中，1418例初治DLBCL被随机分为Obinutuzumab联合CHOP（G-CHOP）或标准R-CHOP。两组患者的生存率无差异（G-CHOP组3年PFS率为70%，R-CHOP组为67%）。

CAVALLIⅡ期试验评估了选择性BCL-2抑制剂维奈克拉加入

R-CHOP的疗效，2年PFS较R-CHOP方案增加，主要受益为BCL-2过度表达人群（78%对62%；HR 0.55；95% CI 0.34～0.89）。

其他一些新药联合R-CHOP的随机对照研究（来那度胺、硼替佐米、伊布替尼）与R-CHOP方案对比均无疗效差别。

Alliance/CALGB 50303研究比较了6个周期的DA-EPOCH-R（剂量调整依托泊苷、强的松、长春新碱、环磷酰胺、阿霉素和利妥昔单抗）与标准R-CHOP作为DLBCL一线治疗的结果。DA-EPOCH-R方案与标准R-CHOP相比，PFS（2年PFS率78.9%比75.5%）和OS（2年OS率86.5%比85.7%），无改善。年龄小于65岁的患者2年PFS（82%）明显优于R-CHOP。

高级别B细胞淋巴瘤组（HGBL）的预后比无MYC/IG重排的患者差，其中位总生存期为4.5～34个月。一线应用强烈化疗如DA-EPOCH-R、R-Hyper-CVAD、R-CODOX-M/R-IVAC等方案可能优于R-CHOP方案，有助于改善疗效，但缺乏提高总生存率（OS）的可靠数据（具体参见本章附1高级别B细胞淋巴瘤）。

早期使用免疫治疗的策略：

已有研究应用R-CHOP与Tafasitamab和来那度胺联合治疗初治高危DLBCL的安全性和疗效。除标准R-CHOP外，许多药物正在前线进行研究。在一项试验的包含新诊断的高风险DLBCL的研究中，CD3CD20双抗联合CHOP方案显示均获得早期反应（ORR 96%～100%，CMR 77%～85%），无神经毒性。

（1）Ⅰ-Ⅱ期（原则上化疗4～6周期，取决于2～3疗程后PET评效结果和达CR的时间）：非巨大（<7.5cm）肿块患者：R-CHOP联合或不联合受累部位放疗（ISRT），IPI 为0的患者给予4 个周期，IPI≥1的患者给予6个周期。6年OS 率和PFS率分别为90% 和80%。

巨大（≥7.5cm）肿块患者：R-CHOP（6 个周期）联合或不联合 ISRT，在肿块初始体积较大部位增加ISRT有显著优势。

R-mini-CHOP用于体弱和年龄＞80岁有合并症的患者，4 年PFS 和OS 率分别为41% 和49%。

（2）Ⅲ-Ⅳ期（原则上化疗6～8周期，取决于2～3疗程后PET

评效结果和达CR的时间）：首选方案为R-CHOP-21共6个周期，对体积较大的部位可进行ISRT。8疗程R-CHOEP-14治疗年轻、高危DLBCL患者，3年PFS和OS率分别为74%和85%。DA-EPOCH-R与R-CHOP两组的ORR均为89%，2年PFS（79% vs 76%；P=0.65）或OS率（87%和86%；P=0.42）无统计学显著差异。没有证据表明强化疗方案在双表达（DEL）DLBCL患者中更好，标准R-CHOP仍然是这些患者的首选。

（3）一线巩固HDT/ASCT：国外指南不推荐高剂量化疗联合自体干细胞移植（HDT/ASCR）作为诱导治疗后首次CR患者的巩固治疗（具体见"造血干细胞移植"段落）。但考虑到复发后治疗成本及挽救性治疗新药的可及性，国内专家共识仍建议国内年轻高危患者可以考虑自体移植作为一线强化巩固治疗。

（4）一线缓解后维持治疗：对一线缓解患者目前无推荐维持治疗方案。

来那度胺维持治疗基于Ⅲ期随机ReMARC试验的结果老年患者（60～80岁）的PFS显著延长（服用来那度胺未达到中位PFS，安慰剂为58.9个月（HR 0.708；95% CI，0.537～0.933）。这一结果在所有分析的亚组中都是一致的，但OS没有改善。

（5）中枢疾病的预测和管理：DLBCL继发中枢神经系统侵犯的发生率约5%，根据CNS-IPI（见预后分层）4～6个危险因素的患者CNS复发的风险可能增加。对于存在CNS疾病风险因素的患者，近期研究认为单纯鞘注不能预防脑实质受累。静脉注射甲氨蝶呤（3～3.5g/m$^2$）×3个疗程可作为R-CHOP后的巩固治疗。同时有全身病灶及中枢受累的患者，静脉注射甲氨蝶呤（≥3.5g/m$^2$）应作为21d R-CHOP周期的一部分（第15天给予治疗）。鞘内注射甲氨蝶呤/阿糖胞苷和/或静脉注射甲氨蝶呤（3～3.5g/m$^2$）作为软脑膜受累的治疗。HGBL患者有更高的结外受累风险，包括CNS侵犯，但在CNS-IPI验证队列中HGBL未被评估为独立风险因素。由于诊断时中枢神经系统显著受累（7%～10%）且预后不佳，建议所有HGBL患者进行中枢神经系统预防，无论CNS-IPI评分如何。未接受中枢神经系统预防的患者结果尤其差。

（6）一线治疗结束时评价

① Ⅰ-Ⅱ期患者治疗结束评价：PET 1～3分达CMR的患者进行定期随访（每3个月一次，持续2年；然后每6～12个月一次，或根据临床指征进行随访）。如复发，按照复发难治疾病管理。

PET 4分达PR的患者，提高ISRT剂量。再次评估如复发，按照复发难治疾病管理。

PET为5分［R-CHOP治疗（6个周期）或R-CHOP 14（4～6个周期）后］，可进行高剂量化疗联合自体造血干细胞移植（HDT/ASCT），伴或不伴ISRT，或进入临床试验；如仍无法达到CR，按照复发难治疾病管理。

原发性难治性或进展性疾病患者作为难治性或复发性疾病进行管理。

② Ⅲ-Ⅳ期患者的治疗中期和结束评价：有条件者化疗前、化疗2疗程后、结束治疗时均应进行PET/CT评估。并根据中期评估结果调整化疗方案或治疗模式，决定化疗周期。

如果治疗中期（R-CHOP 2～3个周期后）CR，则完成R-CHOP至共6个周期的计划疗程。治疗结束后再评价，PET 1～3分达CR患者首选观察，可考虑对初始大体积疾病或孤立骨骼部位进行ISRT。CR患者定期随访。如复发，按照复发难治疾病管理。

PET 4～5分（治疗中期或完成初始治疗后）和治疗无效或疾病进展的患者按照以下描述治疗复发性或难治性疾病。对于不适合化学免疫治疗的选定患者，建议进行姑息性放疗（图16-1）。

## 二、复发和难治性疾病（R/R DLBCL）的治疗（图16-2）

20%～25%的患者在初次缓解后会复发，通常在最初的2年内；10%～15%患者原发耐药（即接受一线治疗后6个月内不完全缓解或复发）。一线治疗失败的患者，尤其是难治性疾病患者，其中位总生存期约为6个月，预后不佳。初始R-CHOP治疗后不到1年复发的患者预后差，3年PFS为23%。复发患者强调需要重新活检明确疾病状态。

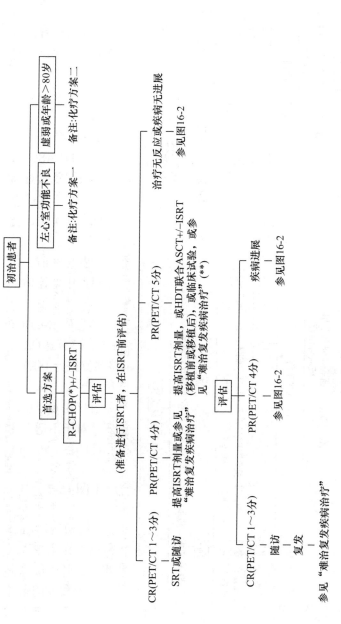

图 16-1 DLBCL 一线治疗推荐

注：ISRT：受累部位淋巴结放疗；*I～II 期 R-CHOP 方案 4～6 周期，根据 IPI 评分选择；III～IV 期 R-CHOP 21 方案 2～4 疗程后评级中期 PET-CT 很重要，如 PET 1～3 分，完成 6 周期后，进入下面的流程（再次评估）；高级别 B 细胞淋巴瘤一线可应用强烈化疗如 DA-EPOCH-R、R-Hyper-CVAD、R-CODOX-M/R-IVAC 等。**I 初诊时 I～II 期，此时可选择 HDT 联合 ASCT+/-ISRT 或病床试验；III～IV 期此时参见图 16-2；化疗方案一：DA-EPOCH、RCDOP、RCEPP、RCEOP、RGCVP；化疗方案二：R-mini-CHOP 21、RCEPP、RCEOP、RGCVP。

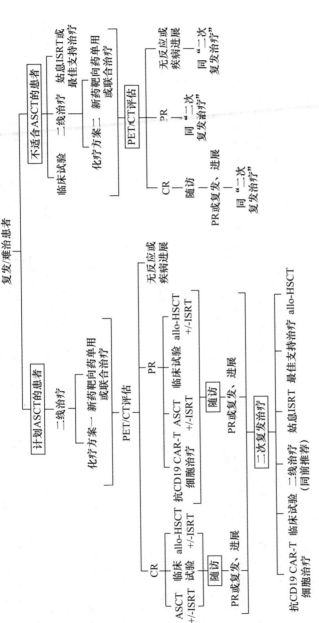

图16-2　复发难治性DLBCL治疗

注：不适合ASCT患者，指不具备自体移植的身体条件，或自体干细胞动员失败，或维持续有累累者。

化疗方案一：DHAP+/-R、DHAX+/-R、GDP+/-R、ICE+/-R、ESHAP+/-R、GemOx+/-R、MINE+/-R；

化疗方案二：GemOx+/-R、PB+/-R、CEPP+/-R、CEOP+/-R、GDP+/-R、DA-EPOCH+/-R、吉西他滨、长春瑞滨+/-R、维布妥昔单抗（CD30阳性者），来达莫司汀+/-R。

新型靶向药物单药或维持治疗：PBR、Tafasitamab+来那度胺、塞利尼索（Selinexor）、维布妥昔单抗、BCL2抑制剂、BTK抑制剂联合化疗。

在Ⅲ期 CORAL 研究中，与预后差相关的因素为：①诊断后不到 12 个月内复发；②复发时 aa IPI＞1；③既往利妥昔单抗治疗。二线方案中，与 R-DHAP 相比，R-ICE（利妥昔单抗、异环磷酰胺、依托泊苷和卡铂）的挽救方案的有效率相似（62.8% vs 63.5%），EFS（3 年 26% vs 35%）或 OS（3 年 47% vs 51%）无显著差异。GCB 型 DLBCL 对 R-DHAP 的反应率似乎比 R-ICE 更好。NCIC-CTG LY 试验中，GDP（吉西他滨、地塞米松和顺铂）与 DHAP 相比缓解率相似（45.2% 比 44%），EFS 和 OS 无差异，毒性降低。

1）晚期复发（初始 R-CHOP 治疗后 12 个月后复发）并有条件自体移植的患者，二线治疗达 CR 或 PR 后，采用 HDT/ASCT 伴或不伴 RT 作为巩固治疗。HDT/ASCT 前的 ISRT 可良好地控制局部病变，改善预后。

2）早期复发（初始 R-CHOP 治疗 12 个月之内复发）及晚期复发不适合自体移植的患者（因年龄原因而健康状况不佳或有合并症），采用化疗联合靶向药或细胞免疫治疗策略。可接受临床试验，或选择吉西他滨 ± 利妥昔单抗，伊布替尼（尤其 non-GCB），苯达莫司汀 ± 利妥昔单抗（BR），泊洛妥珠单抗（Polatuzumab vedotin）＋ BR，或维布妥昔单抗（如 CD30 阳性），来那度胺 ± 利妥昔单抗等方案。在自体干细胞动员失败和持续骨髓受累或对二线治疗缺乏充分反应的患者，有条件者应考虑异基因造血干细胞移植，移植前疾病状态最好应达到 CR 或接近 CR。

3）接受二线挽救治疗后无缓解及 ASCT 治疗后复发的患者，结局较差，首选 CAR-T 细胞疗法，其次可进入临床试验、三线治疗、姑息性 ISRT 或最佳支持治疗进行管理，有条件者可考虑异基因造血干细胞移植（allo-HSCT）。

4）CAR-T 治疗

（1）目前有三种 CAR-T 产品可用于 DLBCL 治疗：①Axicabtagene ciloleucel（Axi-cel）；②Tisagenlecleucel；③Lisocatagene maraleucel（Lisocel）。

已被 FDA 和 EMA 批准作为 R/R DLBCL 成人患者在至少两线治

疗失败后的治疗。因此，目前CAR-T被视为R/R DLBCL的三线治疗金标准。

（2）CAR-T作为二线治疗相关研究：两项试验针对难治性DLBCL、预期对一线治疗无反应或在12个月内复发的患者，做了二线应用CAR-T与ASCT）的对比研究。ZUMA-7试验（Axi-cel对ASCT）和TRANSFORM试验（Liso-cel对ASCT），ZUMA-7显示无论是治疗反应（CR 65% *vs* 32%，66% *vs* 39%）还是生存率（EFS中位数分别为8.2 *vs* 2个月，10.2 *vs* 3.1个月）CAR-T均优于ASCT。相比之下，在BELINDA试验中，Tisa-cel和ASCT之间没有观察到差异：CR 28.4 *vs* 27.5%，EFS中位数两种疗法均为3个月）。FDA批准Axi-cel用于治疗一线治疗难治或12个月内复发的患者。

（3）CAR-T作为一线治疗相关研究：ZUMA-12试验中，患有高危DLBCL（定义为IPI ≥3分或双/三重打击）的患者，在经过2个疗程的抗CD20单抗方案治疗后PET仍阳性的患者，使用CAR-T（Axi-cel）细胞治疗。随访中位数为15.9个月，ORR为89%（78%CR），12个月PFS、EFS、DOR和OS分别为81%、73%、75%和91%。

## 三、放疗

初治时 Ⅰ-Ⅱ 期在R-CHOP化疗基础上可加局部放疗（30～36Gy）。

**1. 有下列高危因素，推荐考虑局部放疗**

（1）大包块患者（包块大于7.5cm）；

（2）骨侵犯；

（3）化疗达到PR无法CR的患者。

**2. R/R DLBCL放疗指征**

（1）如以治愈疾病为目的：①局限性病灶；②挽救性ASCT后未达到CR，局部病灶可加放疗；③肿瘤病灶位于关键部位；④大包块；⑤骨侵犯。

（2）如以姑息治疗为目的：①放疗缓解症状；②放疗减瘤后桥

接其他系统治疗。

## 四、小分子靶向药物治疗

早期复发及晚期复发不适合自体移植的患者（因年龄原因而健康状况不佳或有合并症），采用化疗联合靶向药或细胞免疫治疗策略。随着二代测序对肿瘤基因组进行聚类分析研究的深入，多项临床研究结果显示根据基因突变通路选择靶向药物联合化疗的治疗策略可能提高疗效及生存。

*（一）BTK 抑制剂*

**1. 伊布替尼（Ibrutinib）** 伊布替尼单药治疗的 R/R ABC 亚型 DLBCL 的疗效明显优于 GCB 亚型 DLBCL（37% *vs* 5%），其中合并 MYD88$^{L265P}$ 和 CD79B 突变的 ABC 亚型患者，有效率可以达到 80%。CD79B 突变的 ABC 亚型更对伊布替尼单药治疗反应好。

Phoenix 研究：伊布替尼联合 R-CHOP 方案可改善 MYC/BCL2 双表达患者 EFS，在 <60 岁患者中可观察到生存获益。并未显著改善 non-GCB 患者的 EFS。

IR2（伊布替尼、来那度胺、利妥昔单抗）方案治疗不适合 ASCT 的 R/R non-GCB 型 DLBCL，CR 率 36%，6 个月和 12 个月的 PFS 率分别为 44% 和 28%；6 个月和 12 个月的 OS 率分别为 85% 和 58%。

推荐剂量：560mg，口服，每日一次，持续给药；年龄大于 65 岁者，420mg，口服，每日一次，持续给药。

**2. 泽布替尼** 单药治疗 R/R non-GCB 患者，ORR 为 29.3%~31%（CR 15%~17.1%），中位 DOR、PFS 和 OS 分别为 4.5、2.8 和 8.4 个月。泽布替尼联合利妥昔单抗治疗 R/R non-GCB 患者，ORR 为 35%。

推荐剂量：160mg，口服，每日两次，28d 为一个周期。

**3. 奥布替尼（Orelabrutinib）** 临床试验在研，未公布数据。

推荐剂量：150mg，口服，每日一次。

**4. 阿卡替尼（Acalabrutinib）** ACCEPT 1b/2 期单臂研究对阿

卡替尼联合R-CHOP治疗初治DLBCL患者，阿卡替尼 100mg 口服，每日两次，治疗组的ORR为95%，82%的患者达到mCR，中位随访15个月，12个月PFS和OS为100%。

推荐剂量：100mg，口服，每日两次，持续给药。

（二）SYK抑制剂

Fostamatinib（R406，FosD）为选择性口服小分子SYK抑制剂，一项 I / II 研究中表现出良好的耐受性，但疗效差，在ABC 亚型中没有观察到治疗反应。

PRT062607和Entosplatinib（GS-9973）两种药物已在体外证明具有选择性毒性，对复发/难治性DLBCL患者未产生客观反应。

SYK抑制剂可能需要与其他靶向药物联合使用。

（三）PKC抑制剂

恩扎妥林（Enzastaurin）：一项纳入55例R/R DLBCL的 II 期研究显示，患者每日接受恩扎妥林治疗直至疾病进展或出现不可耐受的毒性。其中12 例经过2 周期治疗疾病无进展，4 例实现超过20个月FFP。另一项随机 II 期研究初步结果显示在100例中高危 DLBCL患者，恩扎妥林联合R-CHOP治疗可有效提高 PFS（联合 用药与单用 R -CHOP，1年 PFS分别为71%，52%），但恩扎妥林单药治疗R/R DLBCL的疗效却十分有限。

推荐剂量：500mg，口服，每日一次。

（四）免疫调节剂

**1. 来那度胺**　与利妥昔单抗联用可增强NK细胞介导的肿瘤细胞杀伤，并增强利妥昔单抗介导的ADCC。

来那度胺可以抑制ABC-DLBCL细胞的增殖和存活，而对GCB亚型影响非常小。治疗ABC亚型（ORR为52.9%）比GCB亚型（ORR为8.7%）治疗反应更好。多个I/ II期临床试验显示来那度胺单药治疗ABC-DLBCL反应持久（ORR高达53%，CR高达23%）。

R2（来那度胺＋利妥昔单抗）-CHOP 一线治疗，不同研究间结果不同，R2-CHOP *vs* R-CHOP 2 年 PFS：60% *vs* 28%，2 年 OS：83% *vs* 46%，可降低总体人群疾病进展风险；non-GCB 型 DLBCL 生存获益较 GCB 型患者更为显著。R2-CHOP 用于 MYC 重排阳性 DLBCL 一线治疗，PFS（66% *vs* 55%）和 OS（85% *vs* 60%）显著高于历史对照。

伊布替尼和来那度胺联合利妥昔单抗（IR2）用于 R/R Non-GCB DLBCL，来那度胺 20mg 组的 ORR 为 53%，CR 为 34%，获得缓解的患者中位 OS 21 个月，中位 PFS 14 个月。

axi-cel（$n=26$）及 tisa-cel CD19 CAR-T 治疗失败（$n=33$）后接受来那度胺治疗的患者，尤其在输注后早期接受来那度胺治疗，ORR 和 CR 率更高，CAR-T 扩增水平更高。

推荐剂量：25mg，口服，每日一次，持续 10～21d；28d 为 1 个周期。

**2. Avadomide** Avadomide（CC-122）是一种新型的多效性修饰剂化合物，在弥漫性大 B 细胞淋巴瘤中具有抗肿瘤、免疫调节活性。

临床试验：对 84 位 R/R DLBCL 患者给予 3～5mg Avadomide，持续或间断给药的总体缓解率为 29%，包括 11% 的完全缓解。其中，肿瘤组织以 T 细胞和巨噬细胞的富集浸润为特征 DLBCL 患者的 ORR 高达 44%，中位无进展存活期（mPFS）为 6 个月，完全缓解率为 16%；而肿瘤组织中无 T 细胞和巨噬细胞患者的 ORR 为 19%，mPFS 为 1.5 个月，CR 仅为 5%。

Avadomide 与其他抗淋巴瘤药物联用的效果正在试验中。

推荐剂量：3～5mg，口服，每日一次，持续 5d；28d 为 1 个周期。

（五）HDAC 抑制剂

**1. 西达苯胺** 西达苯胺联合 DICE 治疗 R/R DLBCL 及 12 月内复发患者，ORR 73%，CR 率 34.4%；mPFS 为 9.5 月。

联合 R-CHOP 治疗初治老年高危 DLBCL，CR 率 85.1%，ORR 率为 89.4%。中位随访 20 月，1 年 PFS 83.5%，1 年 OS 95.9%。联合

R-CHOP治疗初治双表达DLBCL，CR率85.4%，2年OS为87.6%，2年PFS为4.9%。

推荐剂量：20～30mg，口服，每周2次。

**2. 其他HDAC抑制剂** 帕比司他（Panobinostat）联合或不联合利妥昔单抗治疗40例R/R DLBCL，ORR为28%，中位缓解时间为14.5个月，在治疗中加入利妥昔单抗并未提高缓解率。

伏立诺他（Vorinostat）和Pembrolizumab在r/r DLBCL中的ORR为56%，CR为33%（$n=9$）。伏立诺达联合利妥昔单抗或R-CHOP也显示出增强的效果，在DLBCL中ORR为81%。

Ricolinostat（ACY-1215）是唯一一种HDAC6选择性抑制剂，与其他药物或方案联合对DLBCL具有协同作用：伊布替尼、卡非佐米、苯达莫司汀和克唑替尼。这些联合疗法仍在研究中。

推荐剂量：帕比司他：30mg，口服，每周三次。

伏立诺他：300mg，口服，每日两次，连续服用3d（7d为一个周期）或连续服用14d（21d为一个周期）。

### （六）溴结构域抑制剂（BET抑制剂）

Molibresib（GSK525762）是一种选择性溴结构域抑制剂，一项来自澳大利亚的Ⅰ、Ⅱ期开放性临床研究报道了Molibresib治疗R/R NHL的结果，共入组27例患者，包括19例B-NHL，8例T-NHL；中位年龄64岁，ORR为18.5%（5/27）。单剂药物活性在60mg和80mg时明显。

BET抑制剂OTX015（MK-8628）Ⅰ期临床试验包括33例淋巴瘤患者：在40%的ABC-DLBCL（10例）、17%的GCB-DLBCL（17例）和20%的HGBCL（5例）中观察到客观反应。在HGBCL中其与维奈克拉联合应用的临床试验（NCT03255096）正在进行。

推荐剂量：60mg或80mg，口服，每日一次。

### （七）EZH2抑制剂

他泽司他（Tazemetostat）是一种口服的EZH2抑制剂，法国的一项Ⅰ期临床研究显示，对于DLBCL患者，单药针对EZH2突变患者ORR 17%～40%，CR率3%；EZH2野生型18%，CR率9%。Ⅱ期临床研究将R/R DLBCL随机分为他泽司他单药组和他泽司他联合泼尼松组，中期评估ORR为17%（单药组）和9%（联合用药组）。

LYSA Ⅰb期临床试验研究探索了他泽司他联合R-CHOP在初诊60～80岁DLBCL患者中安全性好，Ⅱ期推荐剂量为800mg口服，每日两次，初步疗效CR率为76.5%（13/17），CR持续时间为2～14个月。

推荐剂量：800mg，口服，每日两次。

（八）BCL2抑制剂

维奈克拉（Venetoclax）是一种选择性BCL2抑制剂，单药治疗R/R DLBCL的ORR为18%，CR率12%。

维奈克拉联合DA-EPOCH-R一线治疗侵袭性B细胞淋巴瘤的Ⅰ期研究，该研究显示总有效率为97%，CR率为90%；Ⅱ期CAVALLI临床试验表明，在接受维奈克拉联合R-CHOP治疗的DLBCL患者中，PFS为80%，而在接受R-CHOP治疗的队列中，PFS为67%；在BCL2 IHC阳性组中，PFS为78%，而BCL2 IHC阴性组中PFS为61%，2年的OS无显著差异。

维奈克拉联合RICE方案治疗R/R DLBCL，维奈克拉口服第1d至第10d，21d为1个周期，总疗程为3个周期；ORR为84.6%（11/13），CR率为69.2%（9/13），PR率为15.4%（2/13）。

维奈克拉联合利妥昔单抗及苯达莫司汀治疗R/R DLBCL，ORR为65%，中位PFS为10.7个月，BCL2高表达的患者PFS延长。

维奈克拉联合伊布替尼、泼尼松、奥妥珠单抗、来那度胺治疗难治性和CAR-T治疗后失败的DLBCL患者，PFS 7个月，OS 13个月。

推荐剂量：200～800mg，口服，每日一次，4～10d，21d为一个周期。

（九）XPO1抑制剂

塞利尼索（Selinexor）基于多中心、单臂2b期临床试验SADAL的结果，134例复发/难治性DLBCL患者，单药治疗使部分R/R

DLBCL其ORR为28.3%，CR 12%（GCB亚组ORR 34%），中位DOR 9.2个月，中位OS 9.1个月，既往治疗线数较多的患者仍能获得较好的缓解，既往接受过ASCT治疗的患者临床获益最大，ORR为42.1%，DOR为23个月。

NCT03147885临床试验探索了塞里尼索联合R-CHOP在DLBCL可以加强CD20单抗Rituximab的疗效。

塞利尼索联合ATG-008（Onatasertib，mTORC1/2抑制剂）治疗三重打击弥漫性大B细胞淋巴瘤在体内、体外均体现出抗肿瘤和协同作用。

一项Ⅰ期试验探究了塞利尼索联合R-ICE（利妥昔单抗、异环磷酰胺、卡铂、依托泊苷）方案在复发难治侵袭性B-NHL患者中的应用。入组22例患者，其中12例为DLBCL，塞利尼索40mg被定为二期推荐剂量（RP2D）。DLBCL患者按照RP2D给药（9例），ORR达78%（CR 4例、PR 3例、SD 2例）。该研究提示塞里尼索联合R-ICE方案值得在获得初步结果基础上进一步研究。

推荐剂量：60mg，口服，每周两次，28d为一个周期。

（十）蛋白酶体抑制剂

蛋白酶体抑制剂硼替佐米可抑制NF-κB途径，并在R/R ABC-DLBCL中显示活性。

硼替佐米单药，及硼替佐米联合以阿霉素为基础的化疗来治疗复发的DLBCL患者，显示硼替佐米在单独用于治疗没有活性；联合化疗时，ABC亚型DLBCL的治疗反应率（83% vs 13%；$P<0.01$）和总体中位生存期（10.8 vs 3.4个月；$P=0.003$）均明显高于GCB亚型DLBCL。

推荐剂量：$1.3mg/m^2$，皮下注射，d1，d4，28d为一个周期。

（十一）磷脂酰肌醇3-激酶（PI3K）抑制剂

**1. Idelalisib** 是特异性PI3Kδ抑制剂，Idelalisib联合Syk抑制剂GS-9973治疗各种B-NHL（包括MCL和DLBCL）患者的Ⅱ期研

究，由于肺炎发生率高，因此提前停止。通过联合使用 Idelalisib 和 BTK 及与 AKT 抑制剂 MK-2206 的组合可部分克服耐药性。

**2. Copanlisib**　是 pan Ⅰ类 PI3K 抑制剂，对所有四种Ⅰ类亚型的效力更高，对 p110α 和 p110δ 约为 10 倍。对 DLBCL 细胞系具有细胞类型特异性细胞毒性，单药 ORR 19.4%。在 DLBCL，尤其是活化 B 细胞型 DLBCL 中也显示出有希望的应答率。一项研究显示在 CD79B（WT）/MYD88（突变）患者来源的伊布替尼耐药 ABC-DLBCL 细胞中使用 PI3K-α/δ 双抑制剂（Copanlisib）使肿瘤消退。

推荐剂量：0.8mg/kg，第 1、8、15，28 天为一个周期。

**3. Parsaclisib**　作为一种强效、高选择性、新一代磷脂酰肌醇 3-激酶δ（PI3Kδ）口服抑制剂，单药 ORR 25.5%。

推荐剂量：20mg，口服，每日一次，持续 9 周；然后每周一次。

**4. PI3K-β/δ 双抑制剂（KA2237）**　治疗显著降低 AKT/mTOR 信号，可抑制伊布替尼耐药肿瘤细胞。KA2237 目前正在 MD 安德森癌症中心（NCT02679196）进行Ⅰ期临床试验。

（十二）mTOR 抑制剂

**1. 依维莫司（RAD001）和替西罗莫司（CCI-779）**

替西罗莫司在 R/R DLBCL 的 ORR 分别为 28%，但缓解通常是短暂的。依维莫司（RAD001）和替西罗莫司（CCI-779）是针对 mTORC1 的雷帕霉素类似物。

77 名 R/R DLBCL 患者，单剂依维莫司的 ORR 为 30%，DoR 为 5.7 个月。该方案耐受性良好。在 2 期试验的 R/R DLBCL 队列中，单药替西罗莫司也报告了类似的结果，其中 ORR 为 28%，DoR 为 2.4 个月。

当与利妥昔单抗联合应用时，依维莫司在既往多线治疗的 DLBCL 中产生的 ORR 率为 38%（9/24），DoR 中位数为 8.1 个月。新诊断 DLBCL 的低风险患者使用依维莫司维持治疗 1 年后无病生存率没有显著改善；依维莫司与 R-CHOP-21 联合使用 EFS 高，其中 96% 的新诊断 DLBCL 患者获得应答。

一项Ⅰ、Ⅱ期临床试验评估了替西罗莫司联合来那度胺治疗复发难治淋巴瘤的有效性和耐受力。Ⅰ期研究纳入18例患者，剂量递增采用标准"3+3"设计，替西罗莫司每周25mg静脉滴注，来那度胺按3个剂量水平应用：15、20、25mg口服，每个周期第1d至第21d，28d为1个周期。结果显示，15例DLT可评估患者中，来那度胺20mg被定为RP2D（recommended phase 2 dose）。18例患者中5例PR，4例SD，3例PD。Ⅱ期研究纳入93例患者，其中39例为DLBCL，DLBCL患者ORR达25.6%（12.8%达CR），中位PFS时间为7个月，OS时间为9.1个月，DOR为13.8个月。该研究提示替西罗莫司和来那度胺联用治疗复发难治DLBCL有积极疗效。

推荐剂量：依维莫司：10mg，口服，每日一次，14～28d，28d为一个周期。

替西罗莫司：25mg，静脉滴注，每周一次，28d为一个周期。

**2. 双mTOR/PI3K抑制剂NVP-BEZ235** 被证明对GCB-DLBCL有效，既可作为单一疗法，也可与HDAC抑制剂Panobinostat联合使用。

（十三）组蛋白去乙酰化酶（HDAC）、磷脂酰肌醇3-激酶（PI3K）抑制剂

Fimepinostat是一种口服的HDAC和PI3K的小分子抑制剂，它可抑制MYC及其相关基因的转录，并通过抑制PI3K介导的泛素化下调MYC蛋白水平。

美国的一项研究入组了105例R/R DLBCL患者，MYC突变患者的ORR为23.3%（14/60），CR率为13.3%（8/14），PR率为10%（6/14），中位持续反应时间为13.6个月。MYC突变的患者中位反应时间为2.5个月，在接受≥2个月治疗的患者中，52%（17/33）患者治疗有效，反映出该药在MYC突变的R/R DLBCL患者治疗中的良好前景。

推荐剂量：60mg，口服，每日一次，每21天服用5d，停2d，21d为一个周期。

（十四）JAK抑制剂

菲卓替尼（Fedratinib）或芦可替尼是JAK1和JAK2抑制剂可以

阻碍 STAT1 和 STAT3 磷酸化，可进行临床评估。芦可替尼在R/R DLBCL患者中，PFS中位数为1.8个月，OS中位数为5个月。

推荐剂量：Fedratinib 400mg，口服，每日一次。

芦可替尼 5~10mg，口服，每日二次，逐渐加量至25mg，每日二次。

### （十五）血管内皮生长因子受体-2（VEGFR-2）抑制剂

阿帕替尼（Apatinib）是一种口服新型酪氨酸激酶抑制剂，靶向VEGFR-2；在一项开放标签、单臂、前瞻性研究中，阿帕替尼对 R/R DLBCL ORR为43.8%，CR率6.3%，PR率37.5%，疾病控制率为71.9%，达到PR的患者DoR中位数为5.0个月（$n=32$）。

推荐剂量：500mg，口服，每日一次，28d为一个周期。

## 五、非细胞免疫治疗

### （一）抗CD20鼠源化单克隆抗体

利妥昔单抗，已成为CD20阳性弥漫大B细胞淋巴瘤与CHOP化疗（环磷酰胺、阿霉素、长春新碱、泼尼松）联合的标准治疗方案。

推荐剂量：$375mg/m^2$（体表面积），静脉输注，一周期一次。

### （二）抗CD20人源化单克隆抗体

**1. 奥妥珠单抗（Obinutuzumab）** 对于初治DLBCL患者，在R-CHOP方案中用奥妥珠单抗替代利妥昔单抗，无进展生存期没有改善。

奥妥珠单抗联合Pixantrone（新型蒽环类药物），70例患者，中位年龄75岁，68%为DLBCL患者，68%为晚期且中位IPI评分为3分，方案：奥妥珠单抗1000mg，第1、8、15天（第1个周期），1000mg，第1天（第2个至第6个周期），Pixantrone $50mg/m^2$，第1、8、15天（第1个至第6个周期），ORR为40.6%（13/32），CR率为15.6%（5/32），

PR率为25%（8/32），1年PFS和OS分别为37%和54%。

第二阶段GATA试验（NCT03276468）：奥妥珠单抗联合阿特珠单抗（Atezolizumab）和维奈克拉三联疗法，在R/R DLBCL患者中，诱导治疗8周结束时的OMRR为23.6%（$n=13$），CMR为18%（$n=10$）；肿瘤体积小于5cm的患者中OMR更高，为38.5%（$n=10$）。GCB患者的OMR为20.8%，non-GCB患者的OMR为25.0%。

GOYA是一项随机Ⅲ期研究，比较了先前未经治疗的晚期DLBCL患者的G-CHOP和R-CHOP。1418例患者按1∶1的比例随机分配，三年PFS分别为70%和67%。与R-CHOP相比，G-CHOP不能改善PFS。

奥妥珠单抗联合维奈克拉：一项Ⅱ期单臂研究入组21例患者，均为12个月内复发或难治DLBCL。奥妥珠单抗在第1个周期的第1、8、15天按1000mg剂量给药，以后每个周期第1天给药，21d为1个周期；维奈克拉800mg/d，口服。3个周期获缓解且合适移植的患者进行ASCT，不适合移植的患者维持治疗至9个周期。结果显示，ORR达38.1%（5例CR、3例PR），84d的缓解持续率为83.3%，PFS率为38.8%；168d的PFS率为25.9%，OS率为59.3%，7例患者死亡，死亡原因为PD。最终，20%患者维持CR，73.3%患者PD。该研究提示奥妥珠单抗联合维奈克拉是一种毒性低且有效的无化疗方案。

推荐剂量：每次剂量为1000mg，静脉输注，一周期一次。

**2. 奥法木单抗（Ofatumumab）**　ORCHARRD研究对比了奥法木单抗与利妥昔单抗联合顺铂、阿糖胞苷、地塞米松（DHAP方案）治疗R/R DLBC，纳入447例患者，随机给予O-DHAP和R-DHAP治疗，结果两组的ORR为38% *vs* 42%，CR率为15% *vs* 22%，2年PFS率为24% *vs* 26%，2年OS率为41% *vs* 38%。提示奥法木单抗和利妥昔单抗治疗效果无差异。

另一项研究（NCT00823719）是一项多中心Ⅱ期临床试验，对比了奥法木单抗联合DHAP或ICE治疗，纳入47例R/R DLBCL患者，两组的ORR为67% *vs* 48%，中位PFS为9.5个月，这在O-ICE和O-DHAP治疗的患者之间没有差异。

推荐剂量：第1周期包括在第1d（或在第1天之前最多3d）300mg，第8天 1000mg，第2周期和第3周期的第1天，1000mg，静脉输注。共4剂。

（三）抗CD19人源化单克隆抗体

Tafasitamab（MOR208）是一种以CD19为靶点的增强Fc段的人源化单克隆抗体，单药治疗ORR为26%，CR率为6%。与来那度胺具有协同作用，一项开放性单臂Ⅱ期L-MIND研究入组81例不适合自体造血干细胞移植的复发难治DLBCL患者，Tafasitamab 12mg/kg静脉输注，28d为1个周期；第1周期d1、4、8、15、22给药；第2个至第3个周期：每周给药1次；第4个至第12个周期：每2周给药1次；第12个周期后无PD患者：每2周给药1次，直至PD；来那度胺25mg口服，每个周期第1天至第21天给药，持续12个周期。研究结果显示，中位随访22.7个月，ORR达57.5%，CR率40%，中位至有效时间为2个月，中位至CR时间为6.1个月，中位DOR为34.6个月，中位PFS时间12.1个月，中位OS时间31.6个月。该研究提示Tafasitamab联合来那度胺后进行Tafasitamab单药治疗对不适合ASCT的复发难治DLBCL有较好的临床疗效。FDA和EMA已批准Tafasitamab用于不符合移植条件的R/R DLBCL的治疗。

最近一项观察性回顾性研究RE-MIND2将L-MIND试验的患者结果与配对患者群体进行了比较，Tafasitamab联合来那度胺组在OS和ORR方面比Polatuzumab Vedotin＋苯达莫司汀＋利妥昔单抗组（Pola-BR）及利妥昔单抗＋来那度胺组（R2）显示出更好的结果。

推荐剂量：12mg/kg，静脉输注，每周一次，28d为一个周期。

（四）双特异性抗体

**1. 靶向CD19/CD3的双抗**　贝林妥欧单抗（Blinatumomab）Ⅰ/Ⅱ期研究显示单药治疗R/R DLBCL，1个周期后的ORR为43%，CR率为19%。3例患者在随访中未接受其他治疗达到延迟CR。

一项开放性Ⅱ期研究入组41例侵袭性复发难治B-NHL成年患

者，贝林妥欧单抗静脉滴注给药，第1个周期为70d（9μg/d×7d、28μg/d×7d、112μg/d×42d，随后停药14d）；第2个周期为28d，（9μg/d×7d、28μg/d×7d、112μg/d×14d）。结果显示，接受治疗的41例患者12周后ORR达37%，中位总生存时间为11.2个月（中位随访时间27.9个月），29例患者出现≥3级不良反应。

推荐剂量：升级方案为9-28-112μg/d，每周剂量增加；固定方案为112μg/d，静脉输注。

注意事项：有少数患者出现细胞因子释放综合征。

## 2. 靶向CD20/CD3的双抗

（1）Mosunetuzumab是靶向CD20/CD3的IgG$_1$型双抗。来自I/IB期研究剂量递增部分的数据主要由DLBCL（$n=87$）和转化FL（$n=29$），分别具有64.1%和42.2%的ORR和CR。

GO29781研究了R/R B-NHL患者Mosunetuzumab皮下注射的临床数据。23例患者10例为DLBCL，每个周期的第1天给药，21d为1个周期。在22例疗效可评估的患者ORR达60%，CR率20%。GO40515研究进行了中期分析，R/R B-NHL和未经治疗的DLBCL，Mosunetuzumab＋CHOP，在27例DLBCL患者中，ORR为96%，CR率85%。Mosunetuzumab±Polatuzumab作为老年人/不适合的DLBCL的一线治疗，初步数据表明58%的ORR和42%的CR，没有观察到3级CRS或神经毒性。一项针对老年一线单药的临床研究，中位年龄为84岁，共纳入29例患者，53%为Ⅳ期，最佳ORR为63.5%，CRR为45.6%。

皮下注射Mosunetuzumab作为一种替代治疗方法可以使CRS发生的风险最小化。

推荐剂量：在第一个周期第1、8天使用递增剂量，从1.6mg开始，到第一个周期结束时逐渐增加到20mg；在此后的每21d周期的第一天使用固定剂量20mg，皮下注射，21d为一个周期。

（2）REGN1979（Odronextamab）是抗CD20和CD3的双特异性IgG$_4$抗体，美国Ⅰ期临床研究入组了54例R/R B细胞NHL患者，其中DLBCL 30例。在15例DLBCL患者中，ORR为40%（6/15），PR

率40%（6/15）。

推荐剂量：400mg，第一周期的第1天和第8天；第2至8周期的第1天，静脉注射，21d为一个周期。

（3）Epcoritamab是一种新型皮下注射的CD20/CD3双特异性抗体。一项开放性Ⅰ～Ⅱ期试验共纳入67例患者，其中45例为DLBCL，研究结果显示，DLBCL患者中位随访时间8.3个月，18例Epcoritamab使用剂量≥12mg，ORR达66.7%（6例CR）；7例剂量≥48mg，ORR达100%（2例CR）；4例接受过CAR-T治疗的DLBCL患者ORR达100%（2例CR，2例PR）。另一项研究中，27例R/R DLBCL患者Epcortimab＋Gemox初步显示是安全的（CRS 70%，除1级外，所有1～2级），疗效良好，ORR 92%，CMR 60%。

注意事项：有半数患者出现CRS。

推荐剂量：1ml皮下注射（第1、2个周期：每周1次；第3个至第6个周期：每2周1次；第6个周期后：每4周1次，28d为1个周期。

已表现出初步疗效的其他靶向CD3/CD20的双抗药物还包括Glofitamab。

（五）ADC抗体偶联药物

**1. 靶向CD19抗体偶联药物** Zynlonta（Loncastuximab tesirine-lpyl，Lonca）由靶向人CD19的单克隆抗体和Pyrrolobenzodiazepine二聚物细胞毒素偶联组成。Zynlonta是首款获得FDA批准靶向CD19的抗体偶联药物，基于名为LOTIS-2（NCT03589469）的大型、国际、单臂Ⅱ期临床研究，入组145例R/R DLBCL患者，包括接受过干细胞移植和CAR-T疗法的患者，Zynlonta达到48.3%（70/145）的ORR，一线治疗无效的患者中的ORR为37.9%，末线治疗无效的患者中的ORR也有36.9%，CR率为24.1%，平均缓解时间为10.25个月，15.2%的患者SD，mDoR达到12.58个月，获得完全缓解的患者亚群的中位缓解持续时间达到13.37个月。

Lonca联合伊布替尼治疗R/R DLBCL，剂量为60μg/kg或90μg/kg，

每3周给予前2次剂量的Lonca，伊布替尼口服560mg/d，ORR为66.7%～75.0%，CR率为50.0%～58.3%。

推荐剂量：150μg/kg，静脉输注，每3周一次，21d为1个周期。

注意事项：LOTIS-2研究中，ZYNLONTA的治疗可导致严重的骨髓抑制，最常见（≥10%）的3级及以上不良事件包括中性粒细胞减少（26.2%）、血小板减少（17.9%）和贫血（10.3%）。

**2. 靶向CD79b抗体偶联药物**　Polivy（Polatuzumab vedotin）是靶向CD79b的首创抗体偶联药物，单药治疗R/R DLBCL的ORR为52%，CR率13%。

Polivy获得FDA及获欧盟委员会（European Commission，EC）批准，用于不适合造血干细胞移植的R/R DLBCL成人患者，基于一项全球性Ⅰb/Ⅱ期临床研究GO29365的数据。该研究的Ⅱ期部分随机入组80例R/R DLBCL患者至2个方案组：Polivy＋苯达莫司汀＋利妥昔单抗（PBR）及苯达莫司汀＋利妥昔单抗（BR）组，PBR组 vs BR组，ORR分别为45% vs 17.5，CR率分别为40% vs 18%；PBR组较BR组中位OS明显延长（12.4个月 vs 4.7个月）。PBR组较BR组中位DOR延长（10.3个月 vs 4.1个月）。non-GCB亚型中PBR中位PFS和OS分别为11个月和14个月，BR的中位PFS和OS分别为3个月和4个月。在MYC和BCL2过表达患者中，PBR组中位PFS和OS分别为7个月和13个月，BR组中位PFS和OS<1个月和4个月。在最新分析中，106例接受PBR治疗的R/R DLBCL患者的扩展队列，38.7%的CR率，PFS中位数6.6个月，OS中位数12.5个月。

其他化学免疫治疗方案有：Polivy-RICE作为ASCT前挽救治疗的方案，Polivy-R-GemOx，Polivy＋R/G＋维奈克拉、Polivy＋R/G＋来那度胺、Polivy＋Mosunetuzumab等。

推荐剂量：1.8mg/kg，静脉输注，每周期1次。

**3. 靶向CD30抗体偶联药物**　维布妥昔单抗（Brentuximab vedotin）治疗CD30阳性的DLBCL（不包含PMBCL），难治患者的ORR为44%（CR：15%），CR率17%，PR率27%；复发患者ORR为38%，CR率25%；中位PFS为4个月（0.61～241个月）；中位缓解

持续时间为5.6个月（01~22.71个月），CR患者中位缓解持续时间为16.6个月（2.7~22.71个月）。PR患者中位缓解持续时间为3.9个月（01~8.7个月）；疗效与患者CD30表达水平无关。

维布妥昔单抗与利妥昔单抗、来那度胺等药物联合应用前景值得探索。

推荐剂量：1.8mg/kg 静脉输注，每3周1次；如不能耐受，减量至1.2mg/kg或延迟3周给药。

**4. 靶向CD74抗体偶联药物** CD74是一种广泛表达于人类免疫细胞和B细胞淋巴瘤上的MHC Ⅱ类伴侣，是治疗DLBCL的一个有希望的靶点。新型靶向CD74抗体偶联药物STRO-001含有人源化糖基化抗体。在针对成人晚期B细胞恶性肿瘤（包括R/R DLBCL）的第一个人类阶段1多中心研究（NCT03424603）中进行了研究。在4例DLBCL患者中，一名患者在2个周期后获得CR，但在6个周期后进展。另外一名DLBCL患者在3个周期后获得部分应答。需要进行进一步的试验来评估联合疗法的疗效。

（六）免疫检查点抑制剂

**1. PD-1单抗** MSKCC的 Ⅰ/Ⅱ 期研究评估了阿替利珠单抗（Atezolizumab）联合R-CHOP治疗初治DLBCL，42例初治患者接受了R-CHOP联合阿替利珠单抗诱导治疗，77.5%达到CR，10% PR，5% PD。阿替利珠单抗联合奥比妥珠单抗和维奈克拉联合，在一线失败的DLBCL患者中ORR 23.6%。

杜瓦鲁单抗（Durvalumab）是一种针对PD-L1的选择性、高亲和力、人源化IgG$_1$κ单克隆抗体。DLBCL（$n=10$）患者均未对Durvalumab作为单一疗法产生反应，杜瓦鲁单抗、利妥昔单抗和苯达莫司汀的联合治疗DLBCL患者的ORR为30%。在另一个 Ⅰ B/Ⅱ期多中心开放标签研究中，伊布替尼联合杜瓦鲁单抗，GCB和非GCB DLBCL患者的ORR分别为13%和38%，不良事件报告率为20%。一项 Ⅰ B期研究评估了杜瓦鲁单抗联合Tremelimumab（抗CTLA4单抗）或Danvatirsen（一种反义寡核苷酸抗STAT3）治疗R/R DLBCL

的效果。这些方案通常耐受性良好，但治疗效果有限（ORR 6.3%）。

用于 R/R DLBCL 未得到满意结果。

由于 PD-1/PD-L1 阻断剂在 CAR T 细胞输注后被显示为上调，ZUMA-6 临床试验（NCT02926833）评估了 Axi-cel 联合阿替利珠单抗（抗 PD-L1）具有可控的安全性和有希望的疗效结果。其联合 CAR-T（liso-cel）安全性可接受，CAR-T 细胞数较治疗前有所增加，未观察到 CRS 发生，但病例数非常有限。

推荐剂量：阿替利珠单抗 1200mg，静脉输注，21d 为一个周期，2～8 周期；

杜瓦鲁单抗 1500mg，静脉输注，每四周一次。

**2. CTLA4 单抗**　伊匹单抗是抗 CTLA-4 的人源化单克隆抗体，2012 年一项 I 期临床试验，入选 DLBCL（$n=7$），利妥昔单抗和伊匹单抗的联合应用，ORR 24% 和 CR 6%。

推荐剂量：3mg/kg，静脉输注，每三周一次。

**3. CD27 单抗**　Varlilumab 是 CD27 人源化 $IgG_1$ 激动剂抗体；有两项临床试验正在进行中：一项 1/2 期（NCT03307746）研究和一项 2 期（NCT-03038672）研究，有 40 名和 106 名患者参与，分别是评估 R/R B 细胞淋巴瘤患者中的 Varlilumab–利妥昔单抗和 Varlilumab–Nivolumab 组合的疗效。

**4. CD47 单抗**　Magrolimab 是人源化抗 CD47 抗体 Hu5F9-G4。在 110 例难治性 B-NHL 患者（63 例 DLBCL）的 I B/II 期研究中 Hu5F9-G4 与利妥昔单抗的联合应用。耐受性良好在 46 例可评估的 DLBCL 患者中，ORR 为 39%，CR 率为 20%；CD47 单抗＋利妥昔单抗＋阿卡替尼的研究正在进行中。

推荐剂量：10～45mg/kg，静脉输注，每周一次。

# 六、细胞免疫治疗

（一）靶向 CD19 的多个 CAR-T 细胞制品

Axicabtagene ciloleucel 和 Tisagenlecleucel、Lisocabtagene maraleucel

获得美国FDA批准，用于已经接受过至少二线全身性治疗的复发性/难治性DLBCL患者。

**1. Axicabtagene ciloleucel（axi-cel）** 自体靶向CD19-CAR-T细胞，以CD28作为共刺激分子。

（1）ZUMA-1研究（axi-cel长期观察）数据：基线为DLBCL（$n=81$）、TFL（$n=30$）或PMBL（$n=8$）；HGBL占13%；无中枢神经系统受累。101例可评价（78例既往治疗≥2线难治，21例HDT/ASCT后疾病复发）。预处理：氟达拉滨30mg/（$m^2 \cdot d$）＋环磷酰胺500mg/（$m^2 \cdot d$）（d-5～-3），间隔2d后回输axi-cel，总数$2\times10^6$ CAR-T cells/kg。

疗效：2年ORR为83%，CR达到58%，OS 50.5%；5年OS 42.6%，CR患者的5年OS率为64.4%，中位OS未达到。

不良反应：3/4级细胞因子释放综合征发生率12%，29%发生神经系统毒性。

影响因素：①体内CAR-T细胞扩增峰值相似的情况下，低肿瘤负荷者持续缓解比例高；持续缓解的患者，CAR-T峰值更高；曲线下面积越大。②治疗前LDH较低，持续缓解率较高。③LDH正常者的OS和PFS显著更优。④ECOG PS 0-1分与CAR T后更优的PFS和OS相关。⑤≥65岁患者的体内CAR T细胞扩增、临床疗效及安全性均与<65岁患者相似。⑥第3个月达缓解的患者中，超过70%在第24个月仍然持续缓解。第3个月疗效评估CR、PR的患者，其24个月时PFS率分别为72%和75%。

ZUMA-1研究中33名HGBL，其中7名患者确诊为DHL/THL，在最后一次随访中达到90%的客观应答和33%的持续CR率。

（2）ZUMA-7研究（DLBCL一线治疗失败后axi-cel *vs* 传统二线治疗）数据：基线为原发耐药或一线治疗1年内复发的患者，以1:1比率入组，axi-cel组180例，传统二线治疗组179例（化疗2-3疗程后CR或PR者桥接ASCT，NR则选择其他治疗）；HGBCL两组分别占17%及14%；70%原发耐药，年龄≥65岁占30%；中位随访24.9个月。

① 疗效：axi-cel组ORR率83%，CR率65%；传统二线治疗组ORR率50%，CR率32%；仅36%患者接受ASCT。axi-cel组与传统二线治疗组的中位EFS分别为8.3个月和2.0个月；axi-cel组中位OS尚未达到，传统二线治疗组的中位OS为35.1个月；axi-cel组和传统二线治疗组的2年EFS分别为40.5%和16.3%（$P<0.001$）。

② 不良反应：axi-cel组3/4级CRS发生率6%，3/4级神经系统毒性为21%。未发生与CRS或神经事件相关的死亡。

③ 影响因素：axi-cel组有效患者体内CAR T细胞扩增峰值更高，CAR T扩增AUC更大；axi-cel组肿瘤负荷与疗效相关性不大，但传统二线治疗组治疗效果与肿瘤负荷明显相关，肿瘤负荷高，疗效差。

基于ZUMA 7 的研究数据，axi-cel已被欧盟委员会批准用于治疗一线化疗难治或完成后12个月内复发的弥漫性大B细胞淋巴瘤（DLBCL）和高级别B细胞淋巴瘤（HGBL）成人患者。

（3）ZUMA-12研究（高危DLBCL的一线治疗）数据：①初诊患者经FISH证实为DHL/THL占40%，IPI≥3分占78%；②两个疗程CD20单抗为基础的免疫化疗诱导，PET-CT评估多维尔评分4或5分。可评估37例，中位随访15.9个月。

① 疗效：总体ORR为89%，CR率为78%；中位DOR、PFS及OS均未达到。12个月的OS 90.6%，EFS 72.5%，DOR 80.8%。

② 不良反应：3/4级CRS 8%，3/4级神经系统毒性发生率23%。

③ 影响因素：与ZUMA-1相比，输注CAR T产品中CCR7＋CD45RA＋T细胞的更高（与更高的CAR T细胞体内扩增相关）。

（4）CIBMTR（axi-cel真实世界研究）数据：基线为1343例DLBCL，与ZUMA1研究基线相比，老年患者比例更大，体能评分较差，更多DHL/THL淋巴瘤患者，既往接受ASCT比例更高。682例（51%）的患者ECOG≥2、和/或伴合并症、和/或伴CNS淋巴瘤/CNS转移，不符合ZUMA-1研究的入组条件。随访≥6个月。

疗效：ORR达73.6%，CR达到56.1%；中位DOR尚未达到。中位随访13个月，中位PFS为8.8个月，中位OS为22.4个月。

不良反应：3/4级CRS 8%，3/4级ICANS 25%。

影响因素：①ECOG≥2的效果差；②年龄大于65岁患者ORR更好（可能是治疗线数较少）；③肝脏疾病与更差的DOR、PFS和OS相关，心/脑血管/心瓣膜和肾脏疾病与更差的OS相关；④年龄≥65岁与CRS和ICANS的高风险相关；⑤肝脏疾病与≥3级CRS高风险相关；⑥ECOG评分较高与ICANS的高风险相关。

（二）Tisagenlecleucel（tis-cel）

自体靶向CD19-CAR T细胞，以4-1BB作为共刺激分子。

**1. JULIET研究数据** 基线：R/R DLBCL（至少两线治疗后，包括利妥昔单抗和一种蒽环类药物）和TFL患者。115 例患者接受了Tisagenlecleucel 输注，93 例可评价。

（1）疗效：最佳ORR为52%（40%CR；12%PR）。3个月时达到CR或PR的患者，12个月的PFS率为83%。1年OS率为49%，达到CR的患者为90%。2年随访：持续反应时间尚未达到；1个月时PET/CT的多维尔评分为1~2分的患者，CAR T输注后维持CRs持续时间超过2年。

（2）不良反应：3/4级CRS发生率23%。

**2. CIBMTR（tis-cel真实世界研究）数据** 基线：405 R/R B细胞淋巴瘤，其中R/R DLBCL占79.5%，年龄≥65岁占54.3%，64.9%的患者是不符合JULIET入组标准的。中位随访15.8个月。

（1）疗效：ORR达59.4%，CR达到 39.5%；12个月OS 60.3%，DOR 未达到；

（2）不良反应：≥3级CRS发生率4.9%；≥3级神经系统毒性6%。

axi-cel和tis-cel 在所有亚组（包括DHL/THL、GCB /non-GCB 亚型）以及原发性难治性的患者均有治疗反应。CD19抗原表达水平与治疗反应无关。中位缓解时间为CAR-T治疗后1个月，PR和SD转CR的时间为6个月；9个月内可能有持续的疗效改善。CAR-T治疗后的大多数疾病进展或复发发生在3~6个月。

（三）Lisocabtagene maraleucel（lis-cel）

自体靶向CD19-CAR-T细胞，以4-1BB作为共刺激分子。

特点：CAR T中CD8+/CD4+T细胞为1∶1

**1. TRANSCEND NHL 001研究结果**　基线：269例R/R B细胞淋巴瘤患者，绝大部分为DLBCL（NOS），HGBL占13%；既往至少接受过二线或以上的治疗，还入组了既往其他研究没有纳入过的患者，例如某些继发性中枢神经系统淋巴瘤的患者、内生肌酐清除率≤30ml/min或左心室射血分数（LVEF）≤40%的患者等。CAR T细胞剂量水平为$100×10^6$/L。

（1）疗效：可评估的250多名患者中，ORR可达73%，CR率53%，DOR尚未达到。随访1年时仍有54.7%的患者维持缓解状态。mPFS为6.8个月，1年PFS率为44.1%，中位OS为21.1个月。

（2）不良反应：3/4级CRS发生率2%，≥3级神经系统毒性发生率10%。

**2. TRANSFORM研究结果**　基线：患有原发性难治性DLBCL或初始治疗后的1年内复发、年龄介于18～75岁之间、ECOG体能状态评分为0或1；受试者被随机分配至试验组和对照组，HGBCL两组分别占24%及23%。试验组患者接受lis-cel治疗，对照组患者接受利妥昔单抗＋HDT/ASCT，其中，HDT包括：地塞米松＋阿糖胞苷＋顺铂、异环磷酰胺＋卡铂＋依托泊苷、吉西他滨＋地塞米松＋顺铂。

疗效：lis-cel *vs* HDT/ASCT：ORR为86% *vs* 48%，CR率为66% *vs* 39%；6个月EFS率为63% *vs* 33%，中位PFS为14.8个月 *vs* 5.7个月，中位OS为未达到 *vs* 16.4个月，支持CAR-T前移用于更早线患者的治疗。

（四）靶向CD19的两种CAR-T细胞制品

阿基仑赛（Yescarta，Axicabtagene Ciloleucel）及瑞基奥仑赛注射液（Relma-cel）在中国国家药监局（National Medical Products

Administration，NMPA）正式获批，用于治疗经过二线或以上系统性治疗后成人患者的复发或难治性大B细胞淋巴瘤（R/R LBCL）。

**1. 阿基仑赛** 中国适应证：既往接受二线或以上系统性治疗后复发或难治性大 B 细胞淋巴瘤成人患者，包括弥漫性大 B 细胞淋巴瘤非特指型，原发纵隔大 B 细胞淋巴瘤（PMBCL）、高级别B细胞淋巴瘤和滤泡性淋巴瘤转化的DLBCL。

**2. 瑞基奥仑赛注射液** 自体靶向CD19-CAR T细胞，以4-1BB作为共刺激分子。中国适应证：经过二线或以上系统性治疗后成人患者的R/R LBCL，包括：DLBCL NOS，FL转化的DLBCL，3b级FL，PMBCL，HGBL伴MYC和BCL-2和/或BCL6重排占20%。

RELIANCE试验（中国前瞻性、单臂、多中心、开放临床研究）：

基线：既往接受多线（≥2线）治疗的中国成人R/R大B细胞淋巴瘤患者。27例接受剂量$100×10^6$ CAR-T细胞，32例接受剂量$150×10^6$ CAR-T细胞。

（1）疗效：58例可评估有效性的患者中，最佳ORR为75.9%，CR率为51.7%，首次达CR的中位时间 0.95个月。3个月时ORR为60.3%，CR率44.8%。中位随访时间8.9个月，中位OS未达到，中位PFS和DOR分别为7.0个月和8.0个月。6个月DOR、PFS和OS分别为60.0%、54.2%和90.8%。

（2）不良反应：5.1%出现了3/4级CRS，3.4%出现3级神经系统毒性（均发生于高剂量组$150×10^6$ CAR-T细胞）。

（五）正在研发中的细胞产品

**1. CD19/CD22双靶点CAR-T** 联合Pembrolizumab治疗R/R DLBCL：

基线：45例R/R DLBCL患者；预处理方案：Flu/Cy＋Pembrolizumab。

总体ORR为51%（$n=43$）；在接受$450×10^5$ CAR-T细胞治疗的患者中，ORR为73%（$n=15$），持续CR超过24个月。

CRS发生率35%（≥3级CRS占2%），ICANS发生率6%（≥4级

占4%）。

**2. 靶向CD19的异基因CAR-T（allo-CAR-T）** 临床试验如表16-7所示。

预处理方案：氟达拉滨30mg/（m$^2$·d）+环磷酰胺500mg/（m$^2$·d）（d−5～−3）。

表16-7　靶向CD19的异基因CAR-T（allo-CAR-T）临床试验

| 产品 | 体内扩增 | 起始剂量 | 有效剂量 | ORR率和CR率 | 不良反应 |
|---|---|---|---|---|---|
| UCAR-T $n=7$ | √ | 0.1mol/（L·kg） | 0.1mol/（L·kg） | CR 5/7 | 1例皮肤aGvHD：G1 3例死亡：1 DLT，1 PD，1例感染 |
| ALLO-501 $n=38$ | √ | 40mol/L | 40～360mol/L | CR 36% at 6月 OS 57% at 12月 | 无DLT or GvHD CRS G3（10%） |
| ALLO-501A $n=7$ | √ | 40mol/L | 120mol/L | ORR 56%，CR 44% | ICANS G3（10%） |
| CTX110 $n=7$ | √ | 30/100/300/600mol/L | 100mol/L | ORR 0/3，1/3，2/4，1/1 at 6月 CR 0/3，1/3，2/4，1/1 at 6月 | 无GvHD CRS＜G3（30%） ICANS G2（10%） |
| PBCAR0191 $n=6$ | √ | 1mol/（L·kg） | 3mol/（L·kg） | ORR 3/6 CR 2/6，PR 1/6 at＞28day | 无DLT or GvHD CRS＜G3（3/6） ICANS G2（2/6） 感染0%（0/6） |
| PBCAR0191 $n=11$ | √ | | 3mol/（L·kg） | ORR 8/11 CR 7/11，PR 1/11 ＞28day | CRS＜G3（5/11） ICANS G2（2/11） 感染18%（2/11） |

注：PBCAR0191*（CD19）研究，预处理加量至氟达拉滨30mg/（m$^2$·d）（d−6～−3）+环磷酰胺1000mg/ p（m$^2$·d）（d−5～−3）]。

**3. 脐血来源的CAR-NK细胞** 在R/R DLBCL中的研究提示：输注后3d即可观察到体内扩增，对治疗有反应的患者的CAR-NK细胞的早期扩增明显高于那些没有反应的患者，未观察到炎性细胞因子（如 IL-6 和 TNF-α）水平增加，未出现 CRS、神经系统毒性或噬血细胞性淋巴组织细胞增多症的症状，无 GVHD 发生。

## 七、造血干细胞移植

（一）自体造血干细胞移植

**1. ASCT 作为诱导治疗后首次 CR 患者的巩固治疗** 有研究显示，高 - 中/高危亚组（IPI ≥2 分）中 HDT/ASCT 与序贯化疗相比显著改善了 DFS 率（55% vs 39%；$P=0.02$）及 OS 率（64% vs 49%；$P=0.04$）。另一项研究中，与单独化疗相比，HDT/ASCT 的 PFS 显著更高（69% vs 55%；$P=0.005$），但 OS 率无显著差异（分别为 74% vs 71%；$P=0.30$）。一项回顾性研究中，接受一线强化方案（如 DA-EPOCH 或 R-HyperCVAD）的 HGBL 患者在 CR1 时巩固性 ASCT 的 3 年 PFS 为 91%，OS 为 92%。预后有所改善。

影响移植后结果的重要因素：①对一线治疗和挽救方案的反应，反应欠佳者，预后差；②复发时间：在诊断后 12 个月内复发的患者对挽救治疗的反应明显低于 12 月后复发的患者（46% vs 88%），两者 3 年 EFS 分别为 23% 和 64%；③在移植前 PET/CT 未达到阴性的患者复发风险更高。

预处理方案：BEAM 是首选方案。利妥昔单抗也可以包括在预处理方案中，但没有明确的益处。ASCT 后尚无明确有效的维持治疗方案。

**2. ASCT 作为难治/复发患者的挽救治疗** 对挽救性化疗仍敏感的难治/复发患者，二线治疗后有条件者应选择 ASCT 作为挽救性巩固治疗。ASCT 前病情完全缓解的患者的生存率较高。预处理方案：BEAM 方案首选方案，BEAC（CY）和 T（TT）EAM 方案显示出与 BEAM 相似的疗效和毒性。

ASCT 后第 100 天的非复发死亡率在 1%～4%，移植后 3 年的 OS 在 39%～51%，移植后 3 年的 EFS 在 26%～50%。ASCT 后的死亡主要与淋巴瘤的复发或进展有关，其次是感染、器官衰竭和继发性恶性肿瘤。

R/R HGBL的患者ASCT结果：117例化疗敏感的R/R DEL/DHL患者的回顾性数据显示，ASCT的PFS和OS较低。在47例DEL患者中，ASCT的4年PFS为48%，4年OS为56%（非DEL患者的4年PFS和OS分别为59%和67%）。12名DHL患者行ASCT，4年PFS为28%，4年OS为25%（而非DHL患者的4年PFS和OS分别为57%和61%）。原发性难治性DHL行巩固性ASCT没有明显的获益。

（二）异基因造血干细胞移植（allo-HSCT）

异基因造血干细胞移植是ASCT术后复发患者的治疗选择，尤其是难治性疾病或早期复发患者（一线治疗后12个月内复发）。异基因移植可能治愈疾病，但移植物抗肿瘤效应的益处可能被较高的治疗相关死亡率抵消。

来自欧洲血液和骨髓移植学会（EBMT）异基因移植的数据分析了101例DLBCL患者，移植后3年NRM 28.2%，3年PFS为41.7%，3年OS为53.8%。干细胞来源PBSC是异基因造血干细胞移植的首选，选择来自HLA相同的家族供者、无血缘相合供者或单倍体相合供者的移植结果相当。没有前瞻性的临床试验比较不同供者的疗效。MAC或RIC的预处理方案之间无统计学差别。RIC方案降低移植后NRM，但暂无临床试验证明其较MAC的优越性。影响预后最重要的因素是allo-HSCT治疗前的疾病状态。

ASCT术后复发时间超过12个月的患者的PFS更长。异基因造血干细胞移植后感染率和移植物抗宿主病（GVHD）仍会对NRM和生活质量产生相关影响。

近年来，CAR-T细胞治疗彻底改变了DLBCL细胞治疗方案的预后，但异基因造血干细胞移植仍然可以发挥作用，尤其是在CAR-T细胞治疗失败的患者中。此外，建议在无法行CAR-T细胞治疗的情况下考虑allo-HSCT，例如在无法进行体外单采（即细胞减少的患者）或在没有CAR-T的地区。

（杨　帆　胡　凯　克晓燕）

# 附1　高级别B细胞淋巴瘤

　　高级别B细胞淋巴瘤是弥漫大B细胞淋巴瘤的一个亚型，占8%～10%。主要见于老年，中位年龄约为60岁（17～87岁），在男性和女性中同样常见，且常伴有不良风险因素（高LDH、高IPI、结外受累和中枢神经系统侵犯），预后差。

　　（一）病理组织学特点

　　（1）肿瘤细胞弥漫生长，中等或较大，形态较单一，可见"星空"现象，无间质反应或纤维化；形态特征介于弥漫大B细胞淋巴瘤和Burkitt淋巴瘤（BL）之间，有些更类似BL或淋巴母细胞样形态，而另一些细胞大小形态不均一。

　　（2）57%的HGBLs起源于生发中心B细胞（GCB），25%为活化的B细胞肿瘤。

　　（3）免疫表型：B抗原（CD19，CD20、PAX5、CD79a），超半数患者表达生发中心标志CD10、BCL6、BCL2，其他如MYC、Ki67常见高表达。

　　（二）遗传特点

　　WHO新分类（第5版修订版）命名了3种高级别B细胞淋巴瘤：

　　（1）弥漫性大B细胞淋巴瘤/高级别B细胞淋巴瘤，*MYC*（8q24染色体）和*BCL2*（18q21染色体）重排。这一组具有独特的*GC*基因表达特征，相关的基因表达特征与Burkitt淋巴瘤（BL）的基因表达特征明显重叠。

　　（2）具有11q异常的高级别B细胞淋巴瘤（HGBL-11q），其形态及免疫表型类似于Burkitt BL，但缺乏MYC断裂，并且基因表达谱（GEP）与BL不同。

（3）如果没有*BCL2*和*MYC*基因重排但形态出现"星空"现象坏死和核分裂，Ki67常＞90%，则称为高级别B细胞淋巴瘤非特指型（HGBL，NOS）。而具有*MYC*和*BCL6*重排的淋巴瘤代表了一个更多样化的谱系，具有不同的基因表达谱和突变谱，因此根据细胞形态学特征被归类为弥漫大B细胞淋巴瘤，非特指型（DLBCL，NOS）或高级别B细胞淋巴瘤，非特指型（HGBL，NOS）。

## 一、分子高级别B细胞淋巴瘤（MHG）

有学者应用基因表达谱（GEP）分类识别出一类具有HGBLs特征性表现的亚群，命名为MHG。MHG为GCB起源，与经典HGBLs不同，形态学不典型，或无*MYC*断裂重排（FISH识别），按照经典HGBLs分类，可能其中包括50%的HGBL（NOS）和约10%～25%的DLBCL（NOS）。MHG具有以下常见分子特征：①尽管无MYC断裂，但有其他myc异常改变：包括MYC扩增，*MYC*突变；②常见*TP53*异常：17p缺失，*TP53*突变；③常伴有的其他基因突变包括：*DDX3X*、*TCF3*、*EZH2*、*KMT2D*、*CREBBP*、*BCL2*。④常见MHC-Ⅱ基因表达减少，NF-κB信号下调。MHG淋巴瘤表现出HGBLs的临床特点，预后很差。有研究报道，MHG应用R-CHOP治疗3年PFS仅为37%，明显比低于GCB或非GCB DLBCL。在英国的一项研究中，MHG应用R-CHOP治疗5年OS为44%。

## 二、治疗

（一）整体治疗策略

### 1. 一线治疗

（1）早期：对于少见的早期HGBL病例，R-CHOP的结果与

DLBCL相似。4个周期的R-CHOP或加上2个剂量的利妥昔单抗，或接受了巩固放射治疗和放射免疫治疗，3年PFS为96%，5年PFS为87%。

（2）进展期：HGBLs侵袭性强且预后较差，其中位总生存期为4.5～34个月。对可耐受患者一线建议应用强烈化疗如DA-EPOCH-R、R-Hyper-CVAD、R-CODOX-M/R-IVAC交替方案等可能优于R-CHOP方案，有助于改善疗效。例如改良CODOX-M/IVAC加8剂利妥昔单抗治疗HGBL，2年PFS为68%。毒性显著，4级中性粒细胞减少占88%，血小板减少占61%，3级感染占71%，治疗相关死亡率为4%。R-CODOX-IVAC可能更适合年龄在50～60岁且有中枢神经系统受累的患者。在一项针对80岁以下的HGBL（HGBL，NOS，$n=10$；DHL，$n=24$）淋巴瘤的Ⅱ期试验中，DA-EPOCH-R后的4年无事件生存率为71%。

（3）对于患有HGBL（NOS）的老年（>80岁）或不适合强化疗的患者，可选择R-mini-CHOP（利妥昔单抗加低剂量CHOP）作为标准方法；仍建议在可行的情况下进入临床试验，或研究新的靶向治疗方法。

**2. 中枢神经系统预防**　HGBL更常见实质性中枢神经系统累及。R-CODOX-M/IVAC可作为中枢神经系统预防方案。DA-EPOCH-R需早期联合鞘内注射，尽管鞘内预防中枢神经系统实质复发的疗效尚不确定；DA-EPOCH-R后大剂量甲氨蝶呤作为巩固的疗效尚不确定。R-hyperCVAD/MA方案可以选择，需要延长到8个周期，并且可能与较高的治疗相关死亡率相关。

（二）复发/难治性HGBL

可考虑强烈的二线治疗方案，缓解后应桥接ASCT。但关于复发性HGBL的治疗或结果的数据很少，化疗效果差。在随机CORAL试验中，4年PFS为18%；观察性研究的结果更差（2年OS为0～10%）。

（三）小分子靶向药物治疗

XPO1抑制剂塞利尼索联合ATG-008（Onatasertib，mTORC1/2抑制剂）治疗HGBLs在体内体外均体现出抗肿瘤和协同作用。BET抑制剂OTX015（MK-8628）Ⅰ期临床试验包括33例淋巴瘤患者：20%的HGBL（5例）中观察到客观反应。在HGBL中其与维奈克拉联合应用的临床试验（NCT03255096）正在进行。HDACi和PI3Ki可抑制myc及其相关基因的转录，并通过抑制PI3K介导的泛素化下调myc蛋白水平。

（四）非细胞免疫治疗

HGBL对非细胞免疫治疗的这些反应令人鼓舞。

Tafasitamab（MOR208）是一种以CD19为靶点的增强Fc段的人源化单克隆抗体，在7名 *MYC* 重排淋巴瘤患者中，有4名患者（包括2名DHL）对Tafasitamab和来那度胺治疗有反应。

Zynlonta（Loncastuximab tesirinelpyl，Lonca）由靶向人CD19的单克隆抗体和Pyrrolobenz-odiazepine二聚物细胞毒素偶联组成。22%的DHL患者对Lonca治疗有反应。

有针对CD19/CD3双特异性抗体（Blinatumomab）、CD20/CD3双特异性抗体（Mosunetuzumab）、抗CD47抗体Hu5F9-G4有治疗反应的报告。

（五）细胞免疫治疗

少数HGBL患者参与了CD19定向嵌合抗原受体T细胞治疗的试验，取得了可喜的结果。在ZUMA-1（Axicabtagene ciloleucel）中，有7例患者患有HGBL，1人获得CR，1人PR。19名确诊为DHL的患者参加了JULIET试验（Tisagenlecleulel），总有效率为50%，与DLBCL相似（52%）。应用Lisocabtagene maraleucel的TRANSCEND-NHL-001试验包括36例DHL患者，其缓解率与DLBCL患者相似（分别为76%和68%）。在一项真实世界的研究中，Axicabtagene ciloleucel针对

HGBL患者12个月的PFS为39%，OS为69%，与DLBCL患者无显著差异。另一项真实世界研究中17名HGBL（NOS）患者，其中15名（88%）对CAR-T细胞有反应。

ZUMA-12研究（高危DLBCL的一线治疗）数据：初诊患者经FISH证实为DHL/THL占40%，IPI≥3分占78%。可评估37例，中位随访15.9个月。疗效：总体ORR为89%，CR率为78%；中位DOR、PFS及OS均未达到。12个月的OS 90.6%，EFS 72.5%，DOR 80.8%。

（六）造血干细胞移植

**1. 自体造血干细胞移植** 一项回顾性研究中，接受一线强化方案（如DA-EPOCH或R-HyperCVAD）的HGBCL患者在CR1时巩固性ASCT的预后有所改善。随机研究中没有证据表明ASCT可以改善首次CR的HGBL患者的预后。

原发性难治性DHL行ASCT没有明显的获益。

复发/难治HGBL挽救性自体移植数据有限。一项267例侵袭性B细胞淋巴瘤患者中94例（44% HGBL）化疗后复发，43%抢救化疗有效，23%CR，15%进行ASCT，3年PFS为42%；所有患者的PFS为14%。

**2. 异基因造血干细胞移植** allo-HSCT在R/R HGBCL的数据有限。有回顾性研究，255例HGBL患者行allo-HSCT，中位PFS为7.1个月，中位OS为1年；4年PFS：为39.3%，OS为41.2%，4年治疗相关死亡率为33.0%。一项回顾性研究，有78例R/R NHL患者进行allo-HSCT，其中37/78（47%）为DEL，10/78（13%）为DHL，表明其在持久缓解方面有作用，但PFS或OS没有显著差异。

异基因移植后疾病复发预后不佳，应该积极寻求临床试验或姑息治疗。

（杨 帆 胡 凯 克晓燕）

# 附2　DLBCL相关不同突变基因类型及可选择的靶向药物

| 基因突变类型 | 突变基因 | 基因突变在DLBCL中的意义 | 可选择的靶向位点或药物 |
|---|---|---|---|
| B细胞受体（BCR）途径 | CD79B CD79A | 与BCR依赖性NF-κB活化的各种效应物（例如SYK、BLNK、PLCG2和PRKCB）结合产生"慢性活性BCR信号"，为ABC-DLBCL发生的必要条件<br>与TLR9及MYD88组成了一个超蛋白复合体My-T-BCR，该复合体对ABC型DLBCL存活至关重要，在GCB型DLBCL中不存在 | BTK抑制剂破坏了My-T-BCR，对利用My-T-BCR驱动NF-κB活性的ABC-DLBCL更敏感 |
| | BTK（布鲁顿酪氨酸蛋白激酶） | BTK是一种连接B细胞受体（BCR）信号、趋化因子受体信号、Toll样受体信号的关键分子，在调节B细胞方面发挥关键作用 | BTK抑制剂通过结合到BTK活性位点相邻的半胱氨酸（Cys-481）而抑制其活性 |
| | SYK（脾酪氨酸激酶） | SYK激酶转导BCR信号，在ABC和GCB中都是必需的<br>SYK磷酸化激活后可进一步激活BTK-NF-κB和PI3K-AKT-mTOR信号通路，进一步促进B细胞增殖、存活 | SYK抑制剂成为所有BCR依赖性淋巴瘤的治疗靶点。对DLBCL具有临床活性 |
| | PKC（蛋白激酶C） | 蛋白激酶PKCβⅡ是一种丝氨酸/苏氨酸激酶亚型，通过BCR信号通路扩增在R/R DLBCL中高表达 | PKC抑制剂可在ABC-DLBCL中阻断BCR信号，诱导细胞凋亡和抑制增殖 |
| B细胞分化 | IRF4 | IRF4在ABC-DLBCL中高度表达，是维持NF-κB通路激活的关键分子 | 来那度胺抑制IRF4的表达而下调NF-κB的活化，诱导肿瘤细胞凋亡 |
| | PRDM1 | 野生型PRDM1蛋白表达缺失限于non-GCB型DLBCL中<br>PRDM1的失活阻断细胞的终末分化，促使DLBCL的发生 | 半数以上的ABC-DLBCL发现PRDM1缺失，可能阻碍硼替佐米诱导的细胞凋亡。在硼替佐米治疗DLBCL之前，应评估PRDM1的表达状态 |

续表

| 基因突变<br>类型 | 突变基因 | 基因突变在 DLBCL 中的意义 | 可选择的靶向位点或药物 |
|---|---|---|---|
| B 细胞<br>分化 | BCL-6 | BCL6 在淋巴瘤中被激活，促进淋巴细胞增殖和分化<br>约 25% 的 DLBCL 中存在 BCL6 染色体易位，BCL6 基因重排与 DLBCL 中的不良 OS 相关<br>BCL6 高表达可能提高蒽环类药物治疗的无病生存期和无进展生存期<br>BCL6 是 p53 调节因子<br>BCL6 受 BET 溴结构域调控 | HDAC 抑制剂抑制 BCL6 招募转录调节所需的辅抑制因子的能力，导致 BCL6 阳性 GCB-DLBCL 的细胞周期阻滞和凋亡 |
| | IKZF1 | IKZF1 基因编码转录因子，参与 B 细胞系的成熟和分化。IKZF1 缺失和/或融合可导致下游底物 IRF4 与 Myc 的结合及其表达，导致淋巴瘤的进展，预后差<br>CRBN（E3 泛素酶复合物受体蛋白）可特异性地降解转录因子 IKZF1 和 IKZF3 | 来那度胺和泊马度胺通过调控 CRBN（E3 泛素酶复合物受体蛋白）的活性将转录因子 IKZF1/3 蛋白和 CRBN 连接在一起，通过泛素化 IKZF1/3 蛋白介导其降解<br>Avadomide 是一种类似于沙利度胺的新型免疫调节药物，能直接与 CRBN（E3 泛素酶复合物受体蛋白）结合，促进 Ikaros（IKZF1）和 Aiolos（IKZF3）降解，通过直接抑制干扰素刺激基因（ISGs）转录和诱导干扰素诱导蛋白，导致 DLBCL 细胞凋亡 |
| | PAX5 | PAX5 是 B 细胞识别所需的关键调节因子，是 DLBCL 异常体细胞超突变的靶点<br>PAX5 下游信号介质 STAT3、NF-κB 和 AP-1 是 MYD88 突变细胞中 HCK（SRC 家族成员）转录的重要调节因子<br>PAX5 的激活仍可能受突变 MYD88 的调节 | |

续表

| 基因突变类型 | 突变基因 | 基因突变在DLBCL中的意义 | 可选择的靶向位点或药物 |
|---|---|---|---|
| B细胞分化 | *HCK* | HCK是SRC家族酪氨酸激酶的成员，在ABC-DLBCL中异常过度表达并被激活，激活MYD88突变，触发多种生长途径，包括BTK、PI3Kδ/AKT和ERK1/2 | HCK抑制剂A419259在*MYD88*突变的ABC-DLBCL细胞中显示出活性。暂无临床数据 |
| 转录调节 | *MYC* | 在30%～50%的原发性DLBCL患者中观察到MYC过度表达，在16%的DLBCL患者中观察到错义突变。*MYC*突变在复发时更为常见，包括一些独特突变<br>多数伴MYC易位的DLBCL属于生发中心B细胞样（GCB）亚型，与MYC易位的常见基因有*IGL*或非*IG*位点基因<br>具有MYC重排的DLBCL患者多为老年人，多数预后不良。高拷贝数MYC的扩增常与短生存时间有关<br>MYC过表达时通过抑制p14ARF/CDKN2A基因激活p53通路<br>BET溴结构蛋白家族参与MYC、*BCL-2*和*BCL-6*等基因的转录，BET溴结构蛋白抑制剂通过物理阻断BRD蛋白干扰myc转录<br>BCL2、BCL-xL和MCL1可促进myc驱动的淋巴瘤的发展。*MYC*基因改变增强了p53和BCL2的致癌和化疗耐药表型 | HDAC抑制剂可能解除MYC表达和活性的调控，是治疗伴有myc升高和BCL2水平升高的DLBCL患者的候选药物。罗米司亭与BET溴结构蛋白抑制剂有协同作用<br>PI3Kδ抑制剂Idelalisib影响MYC蛋白稳定性，正在进行R/R DLBCL的Ⅱ期临床试验研究（NCT03576443）<br>双PI3K和HDAC抑制剂CUDC-907在含有MYC易位或扩增的R/R DLBCL患者的Ⅰ期研究中有效，正在Ⅱ期临床试验中进行评估（NCT02674750）<br>BET溴结构蛋白的抑制剂干扰MYC介导的转录，BET抑制剂与BCL2抑制剂联合使用可有效靶向DHL或THL细胞。Ⅰ/Ⅱ期临床试验正在进行中，包括JQ1衍生物GSK525762（NCT0194-3851）和CPI-0610（NCT01949883）<br>BCL2抑制剂维奈克拉与CUDC-907、BETi（NCT03255096）或PI3K抑制剂联合使用（NCT-03886649、NCT04572763）可能会更好地治疗BCL2-和MYC阳性DLBCL<br>以上暂无临床数据 |

续表

| 基因突变类型 | 突变基因 | 基因突变在DLBCL中的意义 | 可选择的靶向位点或药物 |
|---|---|---|---|
| 转录调节 | *FOXO1* | FOXO1通过JAK2-PI3K-AKT途径失活而参与DLBCL的形成<br>*FOXO1*在DHL病例中，其突变频率为非DHL的3倍以上 | XPO1抑制剂（Selinexor）上调FOXO3a水平，影响PI3K/AKT，可克服BTK抑制剂继发耐药 |
| | *FOXP1* | 经典NF-κB/FOXP1通路与P53信号缺失协同作用，共同促进了ABC-DLBCL的免疫逃逸<br>高水平的FOXP1蛋白表达与DLBCL的不良预后有关，疾病表现出更早的进展 | |
| 细胞周期途径 | *CDKN2A*<br>*CDKN2B*<br>（细胞周期蛋白依赖性激酶抑制基因）<br>BTG2<br>BTG1 | *CDKN2A*、*CDKN2B*、*BTG2*、*BTG1*均为参与细胞增殖和DNA损伤反应的抑癌基因，在ABC-DLBCL中更为常见<br>CDKN2A为p53上游调节因子，复发DLBCL中p53介导的耐药性可能涉及CDKN2A（INK4A/p14ARF）基因缺失和突变<br>携带*CDKN2A*或*TP53*突变生存率低，与IPI无关<br>CDKN2A突变是R-CHOP治疗后预后不良的指标 | |
| | *PIM1*和*PIM2*家族蛋白（丝氨酸/苏氨酸激酶）基因 | *PIM1*和*PIM2*基因在ABC-DLBCL中的表达较高，这两种基因都可能通过NF-κB激活而表达，PIM2通过其上游负调节因子TSC2在Ser-1798处的磷酸化来调节mTORC1的激活<br>*PIM1*突变是rrDLBCL中仅次于*CDKN2A*的第二常见突变，在ABC型中略高于GCB型<br>*PIM1*的点突变降低了ABC型DLBCL对伊布替尼的敏感性 | PIM激酶抑制剂可能对ABC型DLBCL发挥作用<br>ABC-DLBCL中PIM2上调mTOR，mTOR的激活独立于AKT，可能与AKT抑制剂的抗药性相关 |

续表

| 基因突变类型 | 突变基因 | 基因突变在DLBCL中的意义 | 可选择的靶向位点或药物 |
|---|---|---|---|
| 细胞周期途径 | *CDK*（细胞周期蛋白依赖性激酶） | CDK9与主要的细胞周期蛋白伙伴细胞周期蛋白T1结合，形成正转录延长因子b（P-TEFb），介导新生mRNA链的正转录延长。是RNA聚合酶Ⅱ介导的任何细胞关键基因生产性转录的主要调节子之一<br>BRD4、SEC和HSP90是CDK9的上游调节因子；cmyc和MCL-1是CDK9的下游因子 | CDK9抑制剂BAY-1251152阻断P-TEFb使得转录被抑制，导致肿瘤细胞凋亡。单药对2/7患有复发/难治性双重打击DLBCL的患者有一定疗效<br>CDK9抑制剂Voruciclib通过抑制MCL-1使高危DLBCL对bcl-2抑制剂敏感，Voruciclib联合ABT-199诱导肿瘤细胞凋亡和抑制肿瘤生长，可能成为一种新型的高危DLBCL口服治疗药物以上暂无临床数据 |
| | *IQGAP3* | IQGAP3属于IQGAP蛋白质家族，IQGAP1蛋白已被证明是Ras ERK和PI3K Akt通路的支架<br>BET溴结构蛋白抑制IQGAP3，通过RAS信号传导<br>DLBCL样本中存在过表达的*IQGAP3*<br>高*IQGAP3*表达预示DLBCL患者预后良好 | BET溴结构蛋白抑制剂会上调IQGAP3，抑制RAS活性。在PI3K抑制的基础上，添加BET抑制剂进一步减弱RAS激活并上调IQGAP3可能导致淋巴瘤细胞死亡 |
| | *RAS* | RAS活性在DLBCL迁移中起关键作用<br>RAS与PI3K信号通路密切相关，RAS活性降低可能抵消激活的PI3K信号的影响<br>同时存在*PI3K*激活和*IQGAP3*上调的*DLBCL*患者预后良好 | BET溴结构蛋白抑制剂和PI3K抑制剂联合治疗可能抑制体内DLBCL生长 |
| | *DDX3X* | 依赖于ATP的RNA解旋酶*DDX3X*突变会导致RNA解旋活性下降，丧失对细胞周期进程的抑制效应<br>*DDX3X*突变/缺失增强STAT3/MAPK激活，增加了细胞周期蛋白D1（cyclin-D1）的表达 | |

续表

| 基因突变类型 | 突变基因 | 基因突变在 DLBCL 中的意义 | 可选择的靶向位点或药物 |
|---|---|---|---|
| 细胞周期途径 | | *DDX3X* 突变 / 缺失增强 NHL 细胞增殖和迁移潜能<br>*DDX3X* 在 1/3 的 DHL 中发生突变<br>*DDX3X* 突变 / 缺失增加了抗肿瘤药物的耐药性<br>*DDX3X* 突变患者显示预后不良 | |
| 染色质结构改变 /<br>表观基因组 / 染色质修饰 | | 表观遗传调控的异常是 DLBCL 的一个共同特征，组蛋白甲基转移酶（HMT）和组蛋白乙酰转移酶（HATs）的基因频繁突变。这些蛋白质能够调节组蛋白的修饰以及转录因子的功能，从而控制染色质可及性并影响基因表达。乙酰化调节蛋白质的组蛋白及非组蛋白 DNA 核心转录，决定组蛋白乙酰化状态的酶有组蛋白乙酰化酶（HAT）和组蛋白去乙酰化酶（HDAC）。HDAC 已被证明影响 myc 表达和 BCL2 调节。EZH2 和 KTM2D 以及 HAT 基因 CREBBP 和 EP300 在内的几种表观遗传调节因子的突变与 R/R DLBCL 明显相关 | 组蛋白去乙酰化酶抑制剂（HDACi）可以提高乙酰化水平，恢复乙酰化的生理平衡状态，激活 CDK，抑制细胞异常增殖，诱导凋亡，从而抑制 DLBCL，尤其 GCB-DLBCL 细胞<br>在 DLBCL 细胞系和小鼠模型中，HDAC 和 PI3K 抑制剂已被证明通过 MYC 依赖的转录途径具有协同抗肿瘤作用<br>PD-1 单抗：B 淋巴瘤细胞对免疫检查点阻断的抵抗也有表观遗传学机制，组蛋白去乙酰化酶 3（HDAC3）是 B 细胞淋巴瘤中 PD-L1 的另一个重要表观遗传调节因子，因为其抑制作用增加了 PD-L1 转录，从而对 PD-L1 阻断产生更好的临床反应 |
| | EZH2（组蛋白赖氨酸 N-甲基转移酶） | *EZH2* 突变已被确定为复发 DLBCL 的驱动因素，DLBCL 依赖 EZH2 维持一种低分化状态<br>约 22% 的 DLBCL 患者中存在 *EZH2* 基因突变<br>均为 GCB 型 | 选择性 EZH2 抑制剂通过激活 *EZH2* 突变导致 DLBCL 细胞的生长抑制、分化和凋亡<br>EZH2 抑制剂，如 CPI-1205 和 GSK-2816126，在初步 1 期研究中也显示了有希望的抗 DLBCL 活性和可耐受的安全性 |

续表

| 基因突变类型 | 突变基因 | 基因突变在DLBCL中的意义 | 可选择的靶向位点或药物 |
|---|---|---|---|
| 染色质结构改变/表观基因组/染色质修饰 | | *EZH2*与B细胞淋巴瘤中CD58表达降低有关，CD58启动子区域的H3K27me3水平较高，EZH2抑制后CD58表达增加 | EZH1和EZH2双抑制剂Valemotostat（DS-3201b）在体外对ABC和GCB DLBCL细胞都具有抗肿瘤活性，目前正在研究包括DLBCL在内的晚期NHL的Ⅰ期试验<br>以上暂无临床数据 |
| | *KMT2D*（*MLL2*）*KMT2C*（*MLL3*） | 32%的DLBCL存在*KMT2D*突变，为最常见的复发相关基因改变之一，在44%的复发性DLBCL中存在<br>*KMT2D*突变与GCB中的EZH2和CREBBP突变相关<br>*KMT2C*基因突变与复发密切相关<br>KMT2D为p53共激活因子 | |
| | *CREBBP* | DLBCL的基因组分析发现CREBBP（25%的DLBCL）存在高度复发的体细胞突变和缺失，是GCB型DLBCL的一个标志，导致乙酰化水平降低，进而促进肿瘤发生和发展，缩短OS和PFS<br>*CREBBP*突变在R/R DLBCL中出现的频率更高 | CREBBP和EP300小分子抑制剂治疗对*CREBBP*突变型DLBCL有毒性，可作为治疗靶点进行探索 |
| | *EP300* | DLBCL存在EP300组蛋白乙酰化调控因子的突变，导致乙酰化水平降低，进而促进肿瘤发生和发展 | |
| | *MEF2B*（肌细胞增强因子2B） | 11.4%的DLBCL存在*MEF2B*突变，这些突变可以导致乙酰化水平降低，进而促进肿瘤发生和发展 | *MEF2B*突变是HDAC抑制剂帕比司他疗效的预测因素，治疗15d时循环血肿瘤DNA的升高则预示着疗效不佳 |

续表

| 基因突变类型 | 突变基因 | 基因突变在 DLBCL 中的意义 | 可选择的靶向位点或药物 |
|---|---|---|---|
| 染色质结构改变/表观基因组/染色质修饰 | BET 溴结构蛋白家族 | *MYC* 受到 BET 的表观遗传调控<br>BET（溴代多巴胺和额外末端）蛋白通过复杂的机制触发基因转录<br>BET 激活信号通路的活性，如核因子 NF-κB 和 JAK/STAT，这些信号通路与淋巴损伤密切相关 | BET 溴结构蛋白抑制剂具有多种靶点，通过 NF-κB/TLR/JAK/STAT 信号通路、*MYC* 相关基因和调节细胞周期的基因，也减少了阿米巴样运动<br>BET 溴结构蛋白抑制剂单独或与 BCL2 抑制剂联合可能在未来为 myc 依赖性淋巴瘤及 DHL 中提供治疗潜力<br>Pan-HDAC 抑制剂 SAHA 通过 P21 上调和组蛋白乙酰化协同并增强 BET 溴结构蛋白抑制剂在 DHL 细胞系中的抗增殖作用<br>临床前数据显示，BET 抑制剂 Birabresib（OTX015）在 ABC 亚型 DLBCL 细胞系中表现出抗肿瘤活性，尤其是作为单一药物，并与其他药物如利妥昔单抗、伊布替尼、依维莫司和伏立诺司联合使用<br>以上暂无临床数据 |
| DNA 损伤应答 | *TP53* | 20% 的 DLBCL 出现 *TP53* 突变，约有 5.9% 为纯合缺失，8.7% 为杂合缺失和突变。大多数与较差的预后相关<br>*TP53* 的突变或纯合缺失在 DHL 病例中的发生率是非 DHL 病例的两倍以上<br>*p53* 功能的破坏是 DLBCL 复发的重要驱动因素 | 维奈克拉对 DLBCL/HGBCL 细胞有强大的细胞毒性作用，对 *TP53* 突变细胞的作用更为显著<br>针对 MDM2/MDM4-p53 轴，干扰 MDM2-TP53 信号通路相关药物可以修复 MDM2 介导的 p53 降解，从而提高 p53 的稳定性和表达 |

| 基因突变类型 | 突变基因 | 基因突变在DLBCL中的意义 | 可选择的靶向位点或药物 |
|---|---|---|---|
| DNA损伤应答 | | MDM2（泛素蛋白连接酶）/MDM4（多功能蛋白）-p53轴：MDM2调节p53的稳定性，其缺失使*p53*的表达增加；MDM4调节*p53*的活性，其缺失增强*p53*的转录活性<br>复发时*TP53*基因畸变的发生率显著增加<br>已知*TP53*突变的存在会导致对多种抗癌药物产生耐药性，包括烷化剂、蒽环类、抗代谢药。突变型*p53*干扰DNA修复损伤，间接抑制BCL2和MCL1表达。此外，*p53*通过调节MHC-I的抗原呈递，以及通过转录靶miR-34a调节NKG2D配体和PD-L1的表达，从而影响肿瘤细胞的免疫识别 | 1. Nutlin是选择性MDM2拮抗剂，与MDM2中的p53结合槽结合，从而防止p53降解。在IGH-BCL2和*TP53*突变DLBCL细胞中施用Nutlin已被证明可增强阿霉素的细胞毒性作用<br>2. KRT-232（NCT04502394）是一种新型MDM2抑制剂，将与BTK抑制剂联用于R/R DLBCL患者的临床试验<br>3. MDM2抑制剂Idasanutlin联合奥妥珠单抗（Obinu-tuzumab）、维奈克拉可显著提高DLBCL小鼠的生存期。一项Ⅰ期和Ⅱ期（NCT03135262）评估Idasanutlin联合奥妥珠单抗和维奈克拉在R/R DLBCL中疗效的临床试验正在进行<br>4. 在抑制MDM2-p53和MD-M4p53相互作用的方面（如AL-RN-6924）也取得了进展，正在进行（预）临床评估（NCT022-64613）<br>5. 使用可识别突变p53肽的双特异性T细胞结合（BiTE）抗体进行免疫治疗<br>6. BET溴结构蛋白抑制剂（INCB057643）与MDM2抑制剂（DS3032b）联用增强了HGBCL（DHL）细胞系的治疗效力<br>以上暂无临床数据 |

| 基因突变类型 | 突变基因 | 基因突变在 DLBCL 中的意义 | 可选择的靶向位点或药物 |
|---|---|---|---|
| 免疫逃逸机制 | CD58 | CD58 是 T 细胞表面标志 CD2 受体的配体，通过与 CD2 的特异性识别介导 NK 细胞及 CTL 细胞对靶细胞的识别<br>20% 左右的 DLBCL 患者存在 CD58 基因损伤。肿瘤细胞可能通过低表达甚至不表达 CD58 抗原来逃脱 NK 细胞和 CTL 细胞的免疫监视作用，导致疾病复发、进展<br>CD58 表达缺失可能会降低在利妥昔单抗治疗中 ADCC 作用<br>CD58 的拷贝数丢失或突变与 DLBCL 的不良预后相关 | 针对抗原呈递缺陷的 DLBCL 患者，针对肿瘤细胞表面抗原（如 CD19 和 CD79）的 CAR-T 细胞免疫疗法是有效的，不需要呈递抗原<br>其他形式的细胞免疫治疗包括 NK 细胞过继转移和可能具有 R/R DLBCL 潜能的 CAR NK 细胞靶向，包括 CD58 水平降低的患者 |
| | B2M | B2M 是 MHC Ⅰ类分子的组成部分，为细胞毒性 T 淋巴细胞（CTL）识别肿瘤细胞所必需<br>约 29% 的 DLBCL 含有 B2M 的突变或缺失，致使肿瘤细胞表面 B2M 表达遭到破坏，导致肿瘤细胞逃脱 CTL 的识别<br>在原发性 DLBCL 中，B2M 缺失和 MHC-I 表达降低通常与 CD58 细胞表面表达缺失同时发生。复发 DLBCL 中 MHC-I 蛋白水平降低的替代机制包括获得针对 MHC-I 基因表达的基因调节因子基因突变，如 EZH2<br>复发 DLBCL 中 B2M 基因改变或特异性变体的频率增加，包括非同义突变、移码指数和局灶性缺失 | 正在进行的研究 PD-1 单抗 Nivolumab、Pembrolizumab 的疗效和 Durvalumab 用于治疗 R/R DLBCL 的几种联合疗法，并研究 B2M 突变的预测价值 |

续表

| 基因突变类型 | 突变基因 | 基因突变在DLBCL中的意义 | 可选择的靶向位点或药物 |
|---|---|---|---|
| 免疫逃逸机制 | | *B2M*表达减弱也可能对免疫检查点抑制剂的治疗产生不利影响 | |
| | *C*Ⅱ*TA*（MHC-Ⅱ类反式激活蛋白） | *C*Ⅱ*TA*基因融合可下调表面MHC-Ⅱ类分子的表达以及CD274和CD273过度表达，导致T细胞失活，发生免疫逃逸<br>在复发DLBCL中，可观察到CⅡTA富集 | |
| | *Fas* | Fas低表达是DLBCL的普遍现象<br>Fas高表达可能影响肿瘤的增殖和凋亡 | |
| | *PD-L1* | *PD-L1*在10%～14%DLBCL，NOS中异常高表达提示预后更差<br>约20%的DLBCL检测到有PD-L1阳性；EBV感染的DLBCL肿瘤中更高的PD-L1表达<br>DLBCL患者*PD-L1*表达的预后意义存在争议，DLBCL中PD-L1阳性与R-CHOP治疗后PFS下降有关<br>PD-L1过度表达涉及BTK和JAK/STAT信号的免疫逃逸基因 | PD-1抗体和PD-L1抗体阻断这一通路，部分恢复T细胞的功能，使免疫细胞能够继续杀伤肿瘤细胞<br>XPO1抑制剂（Selinexor）联合PD-1抗体可增加免疫细胞的表达，发挥与PD-1单抗的协同作用<br>HDAC抑制剂具有免疫调节作用，可与免疫检查点抑制剂（PD-1单抗）协同产生增强的抗肿瘤活性 |
| | *CD47* | CD47是广泛存在于正常细胞膜表面的一种免疫调节相关的糖蛋白，作用于巨噬细胞上的抑制性受体信号调节蛋白（SIRPα），肿瘤过度表达CD47，免于被巨噬细胞吞噬，通过CD47-SIRPα轴保护肿瘤细胞，逃脱免疫系统 | CD47的抗体是一种比较有潜力的治疗淋巴瘤策略<br>BET溴结构蛋白抑制剂会降低DHL和THL细胞上的CD47表达 |

续表

| 基因突变类型 | 突变基因 | 基因突变在DLBCL中的意义 | 可选择的靶向位点或药物 |
|---|---|---|---|
| 免疫逃逸机制 | | CD47广泛表达于DLBCL细胞表面高水平的CD47被认为是生存率的不良预后指标 | |
| 凋亡机制 | *BCL2* | Bcl-2抗凋亡蛋白在30%的DLBCL患者中普遍表达，是DLBCL独立的不良预后因素<br>*BCL2*与DLBCL化疗耐药有关，*BCL2*过表达可阻止多柔吡星、长春新碱（VCR）和泼尼松等多种化疗药物及X线诱发的淋巴瘤细胞的凋亡，使其表现出更强的耐药性<br>*BCL2*、BCL-xL和MCL-1可促进Myc驱动的淋巴瘤的发展<br>*BCL2*和Bax的表达受p53肿瘤抑制基因调控 | BCL2抑制剂<br>1.维奈克拉（ABT-199）是第二代小分子BH3模拟物，以高选择性与BCL-2结合并诱导Bax或Bak依赖性细胞凋亡，不与BCL-xL或BCL-w结合，规避了抑制BCL-xL导致血小板减少症的风险。<br>2.ABT-263是ABT-737衍生的口服小分子BCL2抑制剂，通过结合BCL2、BCL-xL和BCL-w的BH3结构域以Bax或Bak依赖方式杀死细胞。体外研究显示在DLBCL中ABT-263联合雷帕霉素具有协同增效作用<br>BCL2抑制剂与HDACs和PI3K双重抑制剂CUDC-907（Fimepinostat）的联合应用该药目前正在进行有效性和安全性评估<br>XPO1抑制剂（Selinexor）通过激活P53，下调Mcl-1水平，和Bcl-2抑制剂发挥协同作用<br>维奈克拉和BET溴结构蛋白抑制剂（INCB056743）之间协同作用，可能是治疗伴有MYC/TP53双重异常和HGBCL的替代疗法。暂无临床数据 |

续表

| 基因突变类型 | 突变基因 | 基因突变在DLBCL中的意义 | 可选择的靶向位点或药物 |
|---|---|---|---|
| 凋亡机制 | MCL1 | MCL1是BCL2家族的抗凋亡蛋白，过表达可抑制细胞凋亡，从而有利于淋巴细胞的异常增殖和恶性转化<br>与GCB亚型相比，ABC-DLBCL中MCL1表达增加更为常见，这可能与该亚型预后较差有关<br>BCL2、BCL-xL和MCL-1可促进Myc驱动的淋巴瘤的发展<br>MCL1和BCL2在DLBCL中的表达均与患者对化疗的耐药性相关，两者共表达预后不良 | CDK9抑制剂Voruciclib通过抑制MCL-1使高危DLBCL对bcl-2抑制剂敏感，Voruciclib联合ABT-199导致肿瘤细胞凋亡和抑制肿瘤生长，可能成为一种新型的高危DLBCL口服治疗药物。暂无临床数据<br>XPO1抑制剂（Selinexor）通过下调Mcl-1水平，和BCL2抑制剂发挥协同作用 |
| | XPO1（核输出蛋白1） | XPO1（核输出蛋白1）将生物大分子从细胞核单向输出到细胞质，包括：主要负责肿瘤抑制蛋白、生长调节蛋白如p53、Par-4、pRB、p21、IkB、BRCA1、p21和肿瘤相关基因（c-Myc、Bcl-xL）mRNA翻译起始因子eIF4E等核输出。XPO1高表达促使了肿瘤抑癌蛋白的加快输出，导致癌细胞存活和增殖<br>DLBCL细胞XPO1高表达，其中R/R DLBCL患者XPO1表达程度最高：60%复发/难治的DLBCL患者XPO1高表达（＞70%） | XPO1抑制剂（Selinexor）XPO1抑制剂与XPO1结合，激活IkB等抑癌蛋白，降低胞浆C-Myc和BCL-x等致癌蛋白mRNA的水平，激活GR通路，抑制p53蛋白的核输出，恢复p53蛋白在核内的功能。可用于治疗既往接受过至少二线的复发难治性DLBCL（包括移植和CAR-T治疗后疾病进展的患者） |
| NF-κB通路 | MYD88 | MYD88作为衔接蛋白激活NF-κB信号通路，存在于约29%的ABC亚型中，协调连接白细胞介素-1受体和Toll样受体与IRAK家族下游激酶（包括IRAK1/IRAK4和BTK、STAT3的激活NF-κB及AP-1）的信号复合物，为该淋巴瘤亚型中较高的点突变，驱动NF-κB活性 | TLR拮抗剂IMO-8400是一个设计的拮抗寡核苷酸，能直接抑制TLR/MYD88信号通路，在DLBCL细胞系中抑制MYD88[L265P]配体活化，进而抑制肿瘤细胞生存和增殖，可克服MYD88突变的BCR野生型ABC-DLBCL对伊布替尼耐药。暂无临床数据 |

续表

| 基因突变类型 | 突变基因 | 基因突变在 DLBCL 中的意义 | 可选择的靶向位点或药物 |
|---|---|---|---|
| NF-κB 通路 | | *MYD88* 与 *CD79B* 突变共同发生的概率高，结外累及中更为常见<br>*MYD88/CD79B* 双突变基因型对 BCR 依赖性 NF-κB 信号过度依赖，对 BTK 抑制剂有高度反应<br>NF-κB 信号通路持续活化，与不良预后有关 | 在 ABC-DLBCL 中，蛋白酶体抑制剂可以阻滞 NF-κB 抑制蛋白 α（IκBα）的降解，从而诱导细胞周期阻滞和线粒体依赖性凋亡 |
| | *MALT1*<br>*CARD11* | DLBCL 肿瘤中 CARD11（CC）区域的致癌突变导致 CARD11、BCL10、MALT1（CBM）复合物形成，其激活 IκB 激酶 β（IKKβ），经典 NF-κB 途径中的主要激酶<br>慢性活性 BCR 信号中的非激酶靶点 MALT1 通过调节 NF-κB 的活化，包括招募 TRAF6 和 TNFAIP3（A20），在激活 B 淋巴细胞中发挥着关键作用<br>MALT1 阳性病例的生存较差<br>15% 的 ABC 肿瘤中存在 CARD11 突变<br>CARD11 作用于 BTK 下游，其突变促使伊布替尼耐药 | MALT1 的共价抑制剂 MI-2 及 MALT1 的可逆抑制剂在体外和小鼠模型中显示了对 ABC-DLBCL 有活性。其他的 MALT1 抑制剂也在研发中 |
| | *TNFAIP3*（*A20*）（肿瘤坏死因子诱导蛋白 3 基因） | *TNFAIP3*（*A20*）是细胞凋亡和侵袭调控分子，有促凋亡和侵袭抑制作用<br>*TNFAIP3*（*A20*）是 NF-κB 信号的负调节因子，是 ABC-DLBCL 中最常见的 NF-κB 途径突变基因之一<br>抑制 *TNFAIP3* 的表达能够促进 DLBCL 细胞的增殖 | *TNFAIP3*（*A20*）突变、缺失或转录下调的患者对伊布替尼无反应 |

续表

| 基因突变类型 | 突变基因 | 基因突变在DLBCL中的意义 | 可选择的靶向位点或药物 |
|---|---|---|---|
| NF-κB通路 | IRAK4（白细胞介素-1受体相关激酶） | IRAKs主要包括IRAK1、IRAK2、IRAKM和IRAK4<br>IRAK4参与MYD88的生物学功能，是Toll样受体与白细胞介素1受体信号转导通路下游的关键因子<br>IRAK4部分参与ABC-DLBCL细胞增殖及炎症信号的调控作用；IRAK4能通过其自身支架蛋白功能影响Myddosome的组装，调控NF-κB、MAPK信号通路，这一过程可能并不依赖于IRAK4自身酶活性 | IRAK4抑制剂减弱NF-κB和IL-6/IL-10-JAK-STAT3信号传导途径，合并应用BTK或BCL2抑制剂增强了对DLBCL异种移植模型的抗增殖活性。CA-4948是一种可逆的IRAK4口服激酶抑制剂Ⅰ期研究目前正在复发和难治性淋巴瘤患者中进行评估（NCT03328078） |
| PI3K/AKT/mTOR通路 | PI3K<br>ATK<br>PIK3CB<br>PIK3CD<br>PIK3CG | BCR依赖性PI3K活性导致PIP局部增加，可招募包含PH、FYVE和PX结构域（163）的信号效应器，包括AKT和BTK。活性AKT磷酸化和mTOR激活是关键<br>PI3K/AKT/mTOR通路参与慢性活动性和张力性BCR信号传导，在GCB-DLBCL肿瘤细胞生存和化疗耐药中发挥核心作用<br>DLBCL磷酸化-AKT过度激活与PFS降低相关<br>DLBCL中PI3K催化亚单位中的PIK3CB、PIK3CD和PIK3CG在AKT的活化中都可能发挥作用，造成预后较差，生存期较短<br>PI3K通过调节myc依赖蛋白的转录后阶段而降低myc稳定性 | 特异性PI3Kδ和PI3Kα抑制剂已显示出临床活性<br>选择性PI3K-β/δ双抑制剂KA2237治疗可降低这些伊布替尼耐药细胞的致瘤性和基于生存的PI3K/AKT/mTOR信号<br>ATK抑制剂（MK-2206）在DLBCL细胞系中的敏感性与AKT激活状态相关。由于上游和代偿信号通路的诱导，AKT抑制剂作为单一疗法的靶向治疗效果有限，需要联合治疗。暂无临床数据<br>在DLBCL细胞系和小鼠模型中，HDAC和PI3K抑制剂已被证明通过MYC依赖的转录途径具有协同抗肿瘤作用 |
| | mTOR | My-T-BCR与mTORC1复合物非常接近，该复合物也位于内溶酶体小泡中，并将PI3K信号转导致mTOR下游靶点 | |

续表

| 基因突变类型 | 突变基因 | 基因突变在 DLBCL 中的意义 | 可选择的靶向位点或药物 |
|---|---|---|---|
| PI3K/ AKT/ mTOR 通路 | *PTEN* | *PTEN* 基因是 PI3K/Akt 途径的负向调控因子，通过抑制 PI3K/Akt 通路的激活，抑制 mTOR 的活化。更常见于 ABC 亚型<br>PTEN 细胞质表达的缺失也与 TP53 突变、较高的 PTEN 靶向性 microRNA 表达和较低的 PD-L1 表达有关<br>PTEN 蛋白的丢失是在耐药性中观察到的常见机制，可导致下游 PI3K 信号的激活，导致 PI3K 抑制剂不敏感<br>PTEN 缺失导致伴有 AKT 过度激活的 DLBCL 患者生存率低下 | |
| | *SGK1* | SGK1 是 AKT 家族激酶，SGK1 突变可以活化 PI3K 信号通路<br>*SGK1* 是 DLBCL 中最常见的突变基因之一<br>SGK1 是 NOTCH 信号的负调节因子，促进 NOTCH 蛋白降解并降低其被 γ 分泌酶激活 | |
| NOTCH 信号通路 | *NOTCH2* | Notch2 信号通路和 NF-κB 信号通路之间具有复杂的相互作用；PEST 截短的 Notch2 可通过加快细胞周期进程和抑制凋亡来促进细胞增殖。Notch2 受体突变可以显著激活 NF-κB 信号通路 | 抑制 Notch2 信号通路可以成为新的肿瘤治疗靶点 |
| JAK/ STAT 信号通路 | | JAK–STAT 通路由 JAK 家族和 STAT 家族信号转导蛋白组成，JAK/STAT 通路的微调发生在多个水平，包括涉及细胞因子信号抑制因子（SOCS）家族蛋白质的负反馈回路<br>影响 JAK/STAT 通路的突变的基因，包括 *JAK1*、*STAT3*、*STAT6*、*SOCS1* 和下游靶点 *PIM1* | JAK1 和 JAK2 抑制剂通过阻止 DLBCL 中 STAT3 驱动的迁移途径有效抑制 DLBCL 的传播。单药及联合治疗正在进行临床评估 |

续表

| 基因突变类型 | 突变基因 | 基因突变在DLBCL中的意义 | 可选择的靶向位点或药物 |
|---|---|---|---|
| JAK/STAT信号通路 | • GCB-DLBCL中JAK/STAT通路的突变更为频繁 | | |
| | *STAT3* | 在37%的DLBCL和54%的ABC DLBCL中检测到STAT3高表达 STAT3调节多种致癌信号通路,包括NF-κB、细胞周期检查点、PI3K/AKT/mTORC1和STAT3本身。STAT3通过抑制IRF7、IRF9、STAT1和STAT2的表达,负性调节致死性I型IFN信号通路 STAT3活化与R-CHOP治疗后不良OS相关 | STAT3抑制剂AZD9150正在R/R DLBCL(NTC03527147)中进行临床评估。27名患者中有2名达到CR,2名达到PR,平均DoR为10.7个月 JAK1-STAT3信号通路中的小分子抑制剂与I型干扰素诱导剂来那度胺协同作用 HDAC抑制剂帕比司他(Panobinostat)诱导STAT3结合位点的突变,以下调突变*MYD88*转录,抑制NF-κB活化,增强ABC DLBCL中伊布替尼的功效 以上暂无临床数据 |
| | *SOCS1* | SOCS1在DLBCL中常发生突变,在复发DLBCL患者中更频繁 突变的*SOCS1*异常稳定磷酸化JAK2,从而增强STAT信号,导致持续增殖 PIM1激活*SOCS1*和*SOCS3*,为JAK–STAT通路的负调节因子 | |
| 其他 | 细胞运动 | *GNA13*突变是GCB淋巴瘤中最常见的突变基因之一,15%~33%的GCB-DLBCL,突变类型包括点突变(错义突变无义突变)和缺失突变 GCB细胞出现*GNA13*突变时会出现迁移紊乱和抗凋亡现象受影响的细胞可能不需要生发中心辅助T细胞来维持生存,继而导致生发中心扩大并侵袭到生发中心外 *GNA13*突变在DHL病例中更为普遍 | |

# 第十七章

# 原发纵隔（胸腺）大B细胞淋巴瘤

2016年WHO把原发纵隔（胸腺）大B细胞淋巴瘤（primary mediastinal B-cell lymphoma, PMBCL），作为弥漫大B细胞淋巴瘤的一种特殊亚型，根据其*IgVH*和*BCL6*基因突变，推测PMBCL起源于胸腺B细胞，它常与经典型霍奇金淋巴瘤有相似的临床特点，发病率在弥漫大B细胞淋巴瘤中占7%～10%，在B细胞的非霍奇金淋巴瘤中占2%～4%，该疾病多发生于年龄20～40岁的青年女性。一般来说，PMBCL预后较好，5年的生存率约为64%，但复发/难治性的患者生存期明显缩短。

PMBCL多以纵隔大包块起病，并且容易累及肺脏、胸壁、胸膜、心包膜及上腔静脉，从而引起胸腔积液、心包积液等压迫症状；复发/难治的患者可以发生胸腔外病变，累及肾脏、肾上腺、肝脏和中枢系统。

近年的研究显示在初诊的PMBCL中，R-DA-EPOCH取得了很好的疗效，且大大降低了后期接受放疗的患者比例，常规结束化疗后PET-CT阴性结果预示着更好的预后，可根据PET-CT的肿瘤代谢值来决定是否进行放疗，PET-CT的应用大大减少了放疗的比例，从而降低了因放疗引起的二次肿瘤风险及心脏毒性。复发/难治性PMBCL的预后较差，近年来基于PMBCL分子和遗传学特征的靶向和免疫治疗取得了突破性进展，为复发/难治性PMBCL患者带来新的希望。

## 第一节　诊断要点

### 一、发病年龄

患者多为20～40岁青年女性，男女比例为1∶2，常以纵隔巨大肿块起病，并引起相关的压迫症状，初诊少见累及胸外器官。

## 二、病理特征

1. 淋巴细胞弥漫浸润，伴有不同程度的特征性硬化，表现为纤细的胶原纤维围绕单个或多个细胞使其分隔区块化。

2. 肿瘤细胞大到中等，可呈中心母细胞、免疫母细胞、间变、未分类。有时有 RS 细胞样形态。细胞质较丰富，常表现为淡染，透明胞质或回缩形象。偶尔可见残余的胸腺上皮。

3. 表达全 B 细胞相关的抗原，比如 CD19、CD20、CD22、CD79a、CD45[+]、PAX5[+]、BOB1[+]、OCT2[+]；约 80% 的病例表达 CD30，但异质性强；CD15 仅少数阳；CD23，BCL6，MAL 和 MUM-1 也常常阳性，CD10 阳性较少见。细胞核表达 c-REL 和浆细胞表达 TRAF1 具有一定特异性。EBER 为阴性。

## 三、遗传学异常

PMBCL 的基因表达谱不同于弥漫大 B 细胞淋巴瘤（非特指型），30% 的 PMBCL 与经典型霍奇金淋巴瘤有类似的遗传学异常，涉及 JAK-STAT、NF-κB 通路异常活化。

# 第二节 分 期

参考 2014 年 Lugano 分期标准，参考第十六章弥漫大 B 细胞淋巴瘤。

# 第三节 危 险 分 层

PMBCL 目前尚无特有的危险分层体系，国际预后指数评分（IPI 评分）为目前常用的评估体系。

# 第四节　分子发病机制特点

## 一、基因异常

### （一）REL 基因扩增

REL 基因位于染色体 2p16.1，有研究表明其在 75% 的 PMBCL 中扩增，并发现 REL 蛋白的表达，REL 扩增可引起 NF-κB 通路激活。目前无研究提示 REL 的表达与预后的关系。

### （二）PD-L1/PD-L2 扩增

PD-L1 又称为 CD274，PD-L2 又称为 CD273 或 PDCD1LG2，二者均是 PD-1 配体，属于 CD28 共刺激受体超家族，其过度表达与 T 细胞耗竭相关，后者为 PMBCL 重要的发病机制。9p24.1 的扩增与二者高表达相关，分别与 CⅡTA 可形成融合基因 CⅡTA-CD274 及 CⅡTA-PDCD1LG2。免疫检查点抑制剂在 PMBCL 中应用取得了很好的疗效。

### （三）JAK2 扩增

JAK2 的高表达也与 9p24.1 扩增相关，发生在 >50% 的 PMBCL 中，可引起 JAK/STAT 通路的异常激活，后者为 PMBCL 非常重要的发病机制，参与细胞的增殖、凋亡及血管生成；JAK2 还可以引起组蛋白 3 修饰的异常，通过 RNA 干扰细胞的增殖和存活。

### （四）JMJD2C 扩增

JMJD2C 高表达在组蛋白 3 的修饰中起重要作用，JMJD2C 在组蛋白 3 的赖氨酸 9 位点起到甲基化的作用，从而阻碍 HP1 的募集及引起异常染色体的形成，在 JMJD2C 及 JAK2 引起 RNA 的干扰中，Myc 最易受到影响，JMJD2C 参与 PMBCL 的表观遗传学调控为 PMBCL 的靶向治疗提供了依据。

（五）*CIITA* 的重排和易位

HLA Ⅱ类分子的丢失及低表达与免疫逃逸相关，而 *CIITA* 基因的重排和异位与 HLA Ⅱ类分子的下调相关，研究发现 38% PMBCL 中存在 CIITA 基因重排，该类突变的 PMBCL 患者预后较差。

（六）*SOCS1* 基因的失活或缺失

SOCS1 为肿瘤抑制因子，正常情况下，它可通过抑制 STAT6 磷酸化来调控细胞增殖，有研究表明，在 45% PMBCL 中存在 *SOCS1* 缺失，*SOCS1* 缺失或者失活导致 STAT6 的持续磷酸化，部分病例同时存在 JAK2 高表达，共同引起细胞的持续增殖和生长异常，从而导致肿瘤的发生。

（七）*STAT6* 基因活化或高表达

STAT6 磷酸化引起 JAK/STAT 持续活化，从而引起 PMBCL 的发生。JAK2 激活和 SOCS1 失活可能引起 STAT6 的磷酸化，为 PMBCL 发生、发展的原因之一。

（八）*TNFAIP3*

该基因编码 A20 蛋白，为肿瘤抑制因子，属于泛素调节酶，通过与 TRAF2、RIP1 及 TRAF1 结合来抑制 NF-κB 通路。A20 蛋白抑制 NF-κB 激活及肿瘤坏死因子介导的细胞凋亡作用，A20 蛋白在 RIP1 上增加多泛素，靶向引起蛋白酶体的降解，并且负调控 IκB 的合成和 NF-κB 的活性。*TNFAIP3* 基因失活突变可导致 NF-κB 通路的持续活化。

（九）*MYC*

C-*MYC* 调节细胞的增殖、分化、细胞周期代谢和凋亡。PMBCL 中存在 C-MYC P2 启动子的变异，导致肿瘤的生成；在 PMBCL 中同时存在 *MYC* 和 *BCL2* 的重排以及 *MYC* 和 *BCL6* 的重排，即"双打击"的 PMBCL。PMBCL 的肿瘤组织进行 IHC 检查可发现其普遍表达 MYC

蛋白，但只有1/3的PMBCL中发现MYC蛋白高表达（＞30%），但MYC蛋白的高表达与*MYC*基因异常没有相关性，而且MYC表达的高低与PMBCL的预后亦没有相关性。

（十）*TP53*

*TP53*为抑癌基因，突变导致PMBCL恶性增殖，目前无*TP53*突变在PMBCL中变异率的详细数据。

## 二、信号通路异常

（一）NF-κB信号通路激活（REL扩增、TNFAIP3和NFKBIE的失活突变）

NF-κB途径内的突变涉及免疫细胞增殖、存活、发育和激活，在PMBCL发病过程中，*REL*（染色体2p16.1）、*BCL10*（1p22）、*MALT1*（18p21）基因的染色体扩增以及灭活的*TNFAIP3*双等位基因突变激活了NF-κB信号转导。有研究表明，与野生型患者相比，NF-κBIE缺失的PMBCL患者难治性更高，它是PMBCL中一种新的不良预后标记。

（二）JAK-STAT信号通路激活（*SOCS1*失活突变、*STAT6*突变、*JAK2*扩增与*IL-13*过度表达）

患者的染色体9p24发生异常，该位点导致JAK2（JAK2）的扩增，约占PMBCL的50%～70%。其中JAK2为该通路遗传改变的最主要特征。另外SOCS1的功能缺陷又进一步导致磷酸化的JAK2持续存在。除了JAK2，9p24的扩增区域还包括JMJD2C、PD-L1和PD-L2。

## 三、染色体异常

染色体获得最常见为9p24，2p16.1，X，12p31，7q22；丢失则涉及1p，3p，13q，15q，17p。

# 第五节 治　　疗

## 一、总体治疗策略

### （一）一线治疗

PMBCL在很多研究中的治愈率可达85%～90%。既往常见的化疗方案包括 R-CHOP、MACO-PB/VACOPB，有研究发现R-CHOP或者R-CHOP样 方 案 的5年EFS为78%～92%，5 年OS为86%～91%，但接受放疗的患者比例高达72%～89%；而R-DA-EPOCH方案3年EFS及OS为85.9%和95.4%，8 年EFS及OS为90.6%和94.7%， 高 于R-CHOP及R-CHOP样方案，且治疗后需接受放疗的患者比例下降至5%～15%，远远低于R-CHOP及R-CHOP样方案，因纵隔放疗常常增加了后期发生第二肿瘤和心脏毒性的风险，因此，选择增加化疗效果同时减少放疗的治疗方案尤为重要，基于此目前常用的一线化疗方案为R-DA-EPOCH。

PET-CT在淋巴瘤中的广泛应用为PMBCL患者是否需要放疗提供了依据，将治疗结束的 PET（EOT-PET）分为阳性预测值（positive predictive value，PPV，Deauville score 4～5）和阴性预测值（negative predictive value，NPV），有研究表明，无论一线为R-CHOP样方案还是R-DA-EPOCH方案，EOT-PET为PPV的比 例为30%左右，而NPV均可达到95%以上。对PET-CT阳性的患者进行了连续的监测，根据后期连续监测SUV值的变化来决定是否进行放疗，每6～8周行一次PET-CT，若出现SUV值持续下降，则停止PET-CT连续监测；如果PET-CT提示持续SUV阳性或者出现SUV的升高，需要对病灶部位进行活检，若活检确定为肿瘤残留阳性的患者，才需要进行放疗。这一方法的应用使得化疗后真正需要接受放疗的患者降低到5%，大大减少了放疗带来的长期不良反应。

（二）复发/难治性PMBCL的治疗

相较于其他类型的弥漫大 B 细胞淋巴瘤，复发/难治性PMBCL应用传统的二线大剂量化疗后，若未达CR行自体造血干细胞移植的获益受限，近年来基于其特殊的病理生物学和遗传学特征的治疗为患者带来希望。

## 二、小分子靶向药物治疗

（一）JAK2 抑制剂

2012年，《临床肿瘤学杂志》（*Journal of Clinical Oncology*）报道一项 I 期的口服JAK2抑制剂SB1518在复发/难治性淋巴瘤中的应用的数据。该试验共纳入34例患者，其中霍奇金淋巴瘤14例，20例非霍奇金淋巴瘤（10例滤泡性淋巴瘤，5例套细胞淋巴瘤，4例弥漫大 B 细胞淋巴瘤 不确定分型，1例小淋巴细胞淋巴瘤），34例患者中3例获得缓解，分别为1例滤泡性淋巴瘤，2例套细胞淋巴瘤；未获得缓解的31例患者中有17例可观察到肿瘤负荷的下降，但是以上对治疗有反应的患者为惰性淋巴瘤，套细胞淋巴瘤和霍奇金淋巴瘤，而弥漫大 B 细胞淋巴瘤中均未观察到反应，不过有待大规模数据验证疗效。

推荐剂量：100～600mg/d，28d 为一个周期。

注意事项：血液学毒性和胃肠道反应。

（二）JAK1/JAK2 抑制剂

2021年，《血液》（*Blood*）报道了一项JAK2抑制剂Ruxolitinib联合Nivolumab在既往免疫检查点抑制剂失败的复发难治的霍奇金淋巴瘤中的 I / II 期临床试验结果，该试验纳入19例患者，其中16例患者参与评估，3例获得CR（3/16）19%，2例获得PR（2/16）13%，6例获得SD（6/16）44%，反应持续时间为12.5个月（3.7～20.4个月）；2例患者完成2年的试验；1例患者在PR后行自体移植，3例患者分别在治疗6个月、6个月和23个月后进展，1年无进展生存率为64%（95% CI 34%～84%）。

因霍奇金淋巴瘤与PMBCL有类似的病理及分子学特征，有研究证实在体外试验及动物试验均可以观察到Ruxolitinib有诱导霍奇金淋巴瘤和PMBCL的凋亡，并降低肿瘤负荷的作用。

基于PMBCL的分子学特征及以上的人体及动物的试验数据表明，虽然目前没有大规模试验数据验证，但JAK2抑制剂有望在复发/难治性原发纵隔大B细胞中成为一种有效的治疗药物。

推荐剂量：最高的Ruxolitinib剂量为20mg，一日两次。

Nivolumab 3mg/kg，每2周一次。

注意事项：肺炎及其他1到2级可逆的不良反应。

（三）维奈克拉联合R-EPOCH

2021年有研究报道了一项Ⅰ/Ⅱ期维奈克拉联合R-EPOCH在DLBCL，惰性淋巴瘤转化的大B细胞淋巴瘤，高级别B细胞淋巴瘤和PMBCL中的安全性和有效性。入组30例患者，接受最初设定的每个周期应用维奈克拉400/600/800mg/d，共10d，Ⅱ期调整为每个周期维奈克拉600mg/d，共5d。30例患者的ORR为96.7%，其中28例患者达CR，1例患者达PR。

推荐剂量：每个周期应用维奈克拉600mg，每日一次，共5d，联合R-EPOCH标准剂量。

（四）XPO1抑制剂联合维奈克拉

有体外试验研究表明XPO1的突变可以诱导淋巴瘤的耐药，包括PMBCL；肿瘤细胞抗凋亡蛋白BCL2的高表达为淋巴瘤重要的病理生理机制。

有研究设计XPO1抑制剂塞利尼索（Selinexor）联用维奈克拉有协同抗肿瘤及诱导凋亡作用，疗效在可监测到XPO1突变及BCL2高表达的患者中尤为明显，两者的联合应用也为复发难治的原发纵隔大B细胞淋巴的治疗带来希望。

## （五）蛋白酶体抑制剂和IKK抑制剂

硼替佐米和IKK抑制剂均可以抑制PMBCL中NF-κB通路的活性，从而抑制肿瘤生长。有学者用原发纵隔细胞系karpas-1106p进行体外实验，发现硼替佐米单药，IKK抑制剂/ML120B和两药联合可以增加细胞的凋亡，两药在临床上的应用有待进一步研究。

# 三、非细胞免疫治疗

## （一）ADC抗体偶联药物

维布妥昔单抗（Brentuximab vedotin，BV）是由靶向CD30的单克隆抗体Brentuximab和微管破坏剂MMAE通过一种蛋白酶敏感的交联剂偶联而成，BV内吞进入表达CD30的细胞后，可以释放MMAE并杀死靶细胞。目前FDA批准Adcetris应用于霍奇金淋巴瘤和间变性大细胞淋巴瘤（ALCL）。

NCT01421667为开放，多中心的Ⅱ期临床试验，评估了BV单药在复发/难治弥漫大B细胞淋巴瘤中的应用的临床试验，该试验中有6例PMBCL，6例患者中只有1例达到了CR，ORR为16.7%（1/6）。

基于以上数据，NCT02423291为一项在复发/难治性PMBCL中的单臂，多中心，Ⅱ期临床试验评估了BV的安全性和耐受性。BV按照1.8mg/kg每3周应用一次，患者达到SD以上疗效继续8～16个疗程化疗，评估其ORR。15个患者纳入临床试验中，最终2个患者达到了PR，ORR为13.3%（2/15），因为效果欠佳，试验提前终止。从以上两个临床试验可知，虽然CD30在PMBCL中表达，但是BV单药在复发/难治性PMBCL中的效果并不好。

维布妥昔单抗 联合 R-CHP：

Multisite试验为一项开放、单臂、多中心的临床试验，旨在研究BV联合R-CHP作为一线治疗CD30阳性的PMBCL，用药剂量为BV（1.8mg/kg）联合R-CHP（利妥昔单抗375mg/m²，环磷酰胺750mg/m²，多柔比星50mg/m²，d1；泼尼松100mg，d1～5），每3周给一次药，共6个疗程。

共23例PMBCL，其中35%为Ⅲ-Ⅳ期PMBCL，最终20例可评估PMBCL中，中位PFS未达到，1年PFS为87%，详细分组提示PMBCL分期为Ⅰ/Ⅱ期患者，1年PFS为100%，Ⅲ/Ⅳ期患者，1年PFS降低为73%。且后期是否接受放疗对PMBCL在PFS上无统计学意义。

（二）免疫检查点抑制剂

在PMBCL中常见9p24.1的拷贝数异常包括扩增，这个基因位点的异常引起相关基因的表达增加，包括PD-L1，PD-L2和JAK2，有数据表明，PD-L1在36%～100%的PMBCL中表达。基于PMBCL中9p24.1的异常为该疾病的治疗提供了依据。相关试验结果也证实了PD-1单抗在PMBCL中取得了很好的疗效。

KEYNOTE-13为Ⅰb期多中心的临床试验，旨在明确PD-1单抗在血液系统恶性肿瘤中的安全性，耐受性和有效性。该试验中纳入21例R/R PMBCL患者，21例患者的中位年龄是30岁，中位治疗线数为3线。随访时间为29.1个月。最终试验结果为ORR为48%，CR率为33%，中位的mDOR未达到。因为试验在R/R PMBCL的有效性。后期设计了Ⅱ期的KEYNOTE-170的临床试验。

KEYNOTE-170为Ⅱ期的多中心的临床试验，旨在评估Pembrolizumab的安全性和有效性。该试验分为2个队列，分别为R/R PMBCL和Richter综合征的患者，患者每3周接受一次200mg的治疗，直到疾病进展、不能耐受或者完成2年的治疗。评估终点为ORR，在R/R PMBCL的队列中，共53例患者，中位年龄为32岁，治疗的中位线数为3线，ORR为45%，其中CR为13%，mDOR未达到。基于这个试验，在2018年6月13日，FDA批准了Pembrolizumab用于治疗二线以上的R/R PMBCL。

来自中国的一项研究将PD-1单抗联合GVD加或不加地西他滨应用在大包块的复发/难治性PMBCL的患者，共入组18例患者，将完成了4～8疗程的化疗的患者分为两组，第一组为PD-1单抗联合GVD和地西他滨，7例患者中有2例达CR，4例达PR，1例达SD；第二组为 PD-1 单抗联合 GVD，4 例患者中有 3 例达 CR，1 例达 PR；另外完成了 8 个疗程化疗的患者至文章发表时持续 6~10 个月的 EFS。

**1. PD-1 单抗联维布妥昔单抗** Ⅱ 期的 Checkmate-436 为一项开放，单臂，多中心的临床试验，该试验评估 PD-1 单抗联合 BV 在 R/R PMBCL 中的疗效，该方案设计为 Nivolumab 联合 BV 每 3 周应用一次，直至疾病进展或者出现不可耐受的毒性。主要评估指标为 ORR，最终 30 例的患者接受了治疗和评估，中位随访时间为 11.1 个月，评估 ORR 为 73%，CR 为 43%，PR 为 37%，SD 为 10%；中位的 DOR、PFS 和 OS 未达到，但 6 个月 PFS 为 63.5%，6 个月 OS 为 86.3%。16 例患者（53%）出现了治疗相关的并发症。主要不良反应为中性粒细胞减少和周围神经病，无治疗相关的死亡。

（三）双特异性抗体

CD19/CD3 双特异性抗体贝林妥欧（Blinatumomab）[起始剂量为 10μg/（m²·d），后增加至 15μg/（m²·d）] 在 PMBCL 中的研究较罕见，有个案报道，一例对多线化疗，PD-1 单抗，BV 及 CAR-T 治疗均失败的患者，在经过单倍体移植后输注 Blinatumomab 联合 DLI 的反复输注，获得完全缓解，但贝林妥欧在 PMBCL 中的应用缺乏大规模数据研究。

## 四、细胞免疫治疗

到目前为止，FDA 已经批准了 3 个 CAR-T 的产品应用于 R/R DLBCL，CAR-T 治疗对复发/难治的 B 细胞淋巴瘤有更好的疗效，目前将 PMBCL 纳入试验数据的是 ZUMA-1 和 TRANSCEND-NHL-001，Juliet 未纳入 PMBCL 入组。

ZUMA-1（axicabtagene ciloleucel）中将 PMBCL 和 TFL（转化的 FL）共 30 例纳入一组研究，其中 PMBCL 为 8 例，PMBCL ＋ TFL 总体的 ORR 为 83%，其中 CR 率为 71%。

TRANSCEND-NHL-001（lisocabtagene maraleucel）中包括 14 例 R/R PMBCL 的患者，最终的 ORR 为 79%，其中 7 例患者（50%）达到 CR。

## 五、造血干细胞移植

### （一）自体干细胞移植（ASCT）

2002年有学者报道aaIPI评分中高危的PMBCL 15例，其中CR为7例，PR为6例，PD为2例，35个月的*DFS*为93%；1998年有学者报道在预计预后不良的35例PMBCL中，5年的*PFS*在对化疗敏感性不同的患者组中表现不同，化疗有反应、原发难治和复发三组中5年PFS分别为83%、58%和27%，对化疗的反应为ASCT的PFS的显著预后影响因素；以上提示ASCT可能会提高PMBCL的疗效。2008年有学者比较了ASCT在PMBCL与DLBCL（非特指型）患者中的不同，该研究发现，挽救性化疗在DLBCL中的反应率为48%，但在PMBCL中只有25%，且最终只有22%患者可以用ASCT治疗，移植后2年OS在PMBCL和DLBCL中分别为15%和34%（*P*=0.018），PMBCL比DLBCL对ASCT的反应更差，进一步分析表明2年OS在原发难治的PMBCL和DLBCL中分别为31%和36%（*P*=0.54），2年OS在复发的PMBCL和DLBCL中分别为29%和58%（*P*=0.35）。虽然以上研究样本量少，但对化疗敏感的PMBCL似乎更能从ASCT中获益。

### （二）异基因干细胞移植（allo-HSCT）

来自日本的一项研究分析了自体造血干细胞移植后未达CR的PMBCL患者后续进行异基因造血干细胞移植的数据。2004年至2006年共23例PMBCL的患者进行了异基因造血干细胞移植，在移植时疾病状态为PR的6例患者在移植后达CR的有2例，在移植时疾病状态为复发/难治性的15例患者在移植后达CR的为6例。发生Ⅱ～Ⅳ级的急性GVHD患者共11例，发生慢性GVHD的患者共3例，这些患者3年的OS和PFS分别为48.8%和32.6%，1年的复发率为46.25%，100d非复发死亡率为17.3%；该研究又进一步分析了移植时疾病状态和移植后疾病状态对预后的影响，结果表明移植时疾病状态为CR/PR和移植时难治的患者3年OS分别为75% *vs* 39%（*P*=0.24），移植后疾病状态为CR和非CR的患者3年OS分别为84% *vs* 25%（*P*=0.001）；移植时疾病状态为CR/PR和移植时难治的患者3年PFS分别为50% *vs* 25%（*P*=0.26），移植后疾病状态为CR和非CR的患者3年PFS分别为75% *vs* 0%（*P*<0.001）。该研究表明移植时疾病状态与预后无关，但移植后获得CR的患者可获得更好的OS与PFS；而且进一步分析移植前后疾病状态的改变对OS和PFS的影响可以看出移植前达CR/PR的患者在移植后获得CR的患者可以获得更高的OS及PFS，即使移植前为难治的患者，如果在移植后重获CR，也可以获得更高的OS及PFS。根据以上的数据表明，移植前后均获得CR可以改善患者预后，但是异基因较高的并发症并非为首选治疗方案，随着PD-1单抗和CAR-T治疗在血液肿瘤的应用，对于不得不选择异基因的患者来说，可在移植前后应用，以提高CR率从而获得更好的生存。

（郭玥潞 胡 凯）

# 第十八章

# 原发中枢神经系统淋巴瘤

原发中枢神经系统淋巴瘤（primary central nervous system lymphoma，PCNSL）是指起源于中枢神经系统且具有侵袭性的结外非霍奇金淋巴瘤，病灶原发且仅限于中枢神经系统（大脑、脑膜、眼及其附属器和脊髓）。中位发病年龄为65岁，男女比例约1.35：1。约占所有淋巴瘤的1%，结外淋巴瘤的4%～6%，中枢神经系统肿瘤的3%，预后不良。在病理学方面，90%PCNSL为弥漫大B细胞淋巴瘤，T细胞和Burkitt淋巴瘤较少见。继发性中枢神经系统淋巴瘤多发生在复发的系统性非霍奇金淋巴瘤中。

PCNSL根据其受累的部位不同可有以下的临床表现，包括病灶占位引起的局灶性神经症状：神经精神症状；颅内压增高；癫痫发作；眼部症状。本病具有B症状（发热、盗汗和体重下降）者较少，占10%～30%。

PCNSL是预后较差的一种结外淋巴瘤，5年生存率为29.6%。治疗失败原因为局部复发，最常见的复发部位仍为病灶局部，颅内其他部位也可复发，甚至累及全身。根据预后分层：低危组，2年OS 80%；中危组，2年OS 48%；高危组，2年OS 15%。

随着对PCNSL病理生理的不断深入研究，已发现B细胞受体通路、Toll样受体通路、免疫逃避机制、肿瘤免疫微环境受抑制是PCNSL发病中的关键机制。特别是靶向药的应用明显提高了PCNSL的疗效。

## 第一节　诊　断　要　点

### 一、中枢神经症状为首发表现

包块局灶性神经功能缺失（70%）、神经精神症状（43%）、颅内压增高（33%）和癫痫发作；20%PCNSL发生软脑膜受累，通常没有任何临床表现；眼内受累发生在15%～25%的PCNSL患者中，可表现为飞蚊症、视力模糊、眼痛等。全身B症状在PCNSL中不常见。

## 二、影像学检查

影像学检查是诊断PCNSL的重要手段，颅脑核磁共振成像是首选方法，典型表现为颅内异常信号，T1低信号，T2低至中等信号，异常信号影周围可见水肿带。全身CT及PET-CT（诊断意义不明确，但对于发现潜在的全身病变具有意义）。

## 三、脑脊液检验

脑脊液受累可以出现脑脊液检测异常。

（一）常规提示

白细胞升高，脑脊液生化检查：蛋白增高，糖降低，LDH和β-MG水平升高。

（二）细胞形态学检查

检查淋巴瘤细胞阳性率不高，占26%～31%。

（三）流式细胞学检查

大部分PCNSL表达B细胞相关抗原，包括CD19、CD20、CD79a等。

（四）细胞因子检测

脑脊液细胞因子异常对PCNSL的诊断及治疗后监测具有一定的意义，特别是IL-10水平的异常升高，IL-10/IL-6≥1（0.7）常具有诊断价值。

（五）PCR

*IgH*或*TCR*重排，*MYD88*突变（80%）。

## 四、病理检查

一旦患者临床表现及头颅影像学检查提示淋巴瘤可能，首选颅内占位立体定向活检：①病理检查，90%PCNSL为弥漫大B细胞淋巴瘤，其中绝大多数患者为活化B细胞来源的DLBCL。②免疫组化检查，CD20+、CD22+、CD79a+，60%~80%表达BCL6、90%强表达IRF4/MUM1、具有KI-67阳性指数50%~70%。

## 五、疾病程度的评估

排除系统性淋巴瘤和眼部受累。全身及神经认知评估，包括实验室检查，全身CT或PET-CT及老年男性的睾丸彩超，骨髓穿刺活检全身分期，眼底镜检查及裂隙灯检查的眼科评估。

## 第二节　分　期

Ann Arbor分期不适用于PCNSL患者，目前尚无针对PCNSL的分期系统。

## 第三节　危险分层

在预后因素方面，国际结外淋巴瘤研究组（IELSG）提出五项评分，包括五个独立的不良预后因子。预后分层分为三个风险等级（表18-1）。

表18-1　IELSG预后指数

| 危险因素 | 得分 | 积分 | 危险分层 | 2年OS/% |
|---|---|---|---|---|
| 年龄大于60岁 | 1 | 0～1 | 低危 | 80 |
| LDH升高 | 1 | 2～3 | 中危 | 48 |
| ECOG≥2 | 1 | 4～5 | 高危 | 15 |
| 脑脊液蛋白升高 | 1 | | | |
| 颅内深部病变* | 1 | | | |

注：*深部病变：侧脑室旁、基底节、脑干、小脑等。

# 第四节　分子发病机制特点

## 一、遗传学改变

PCNSL存在多种遗传学异常，包括9p24.1/PD-L1/PD-L2拷贝数异常和染色体易位。在PCNSL与原发睾丸的DLBCL中均非常常见，这些遗传学改变与PD-L1和PD-L2的表达密切相关，并可能是PCNSL中肿瘤细胞发生免疫逃逸的原因；因此可以作为重要的治疗靶点。

## 二、基因突变

PCNSL中可检测到多种基因突变，根据不同的位点已有或者待开发的靶向治疗药物为治疗提供了极大的帮助，涉及BCR途径、B细胞分化、NF-κB通路、Toll样受体信号、免疫逃逸、凋亡机制等（表18-2）。

*PCNSL*基因分型：

（1）*PCNSL*中的DLBCL分型多为MCD亚型，约74% *PCNSL*发现*MYD88*突变，其中*MYD88*$^{L265P}$是常见的突变位点。

（2）其他常见突变基因：*PIM1*、*CD79B*、*IGLL5*、*TBL1XR1*、*CDKN2A*、*ETV6*和*BTG1/2*等，突变频率为39%～71%。

表18-2　CNSL常见基因突变类型及意义

| 通路机制 | 基因突变在PCNSL中的意义 |
|---|---|
| BCR途径 | CD79B在PCNSL中突变率亦在30%以上，通过BCR通路激活NF-κB通路 |
| | BTK是一种连接B细胞受体信号、趋化因子受体信号、Toll样受体信号的关键分子，在调节B细胞方面发挥关键作用 |
| NF-κB信号 | PCNSL患者中，$MYD88^{L265P}$突变率达40%～100%，同时该突变与预后不良相关 |
| | $MYD88$基因是Toll样受体信号通路的关键基因，$MYD88^{L265P}$突变引起NF-κB信号通路持续激活，在PCNSL发病中具有核心作用 |
| 表观遗传调控 | DNA甲基化引起表观遗传学改变也是PCNSL的发病机制，突变基因包括CDKN2A、DAPK、P14ARF、P16INK4a、RFC和MGMT |
| | PCNSL甲基化和系统性DLBCL患者之间没有发现差异 |
| DNA损伤应答 | PCNSL肿瘤组织中存在ATM、TP53基因突变，与不良预后相关 |
| JAK/STAT通路 | IL-4和IL-10可以激活下游JAK/STAT通路促进肿瘤细胞的持续增殖，部分PCNSL肿瘤细胞内存在JAK1表达升高 |
| 转录调节 | PCNSL中发现的转录突变包括：ETV6、IRF2BP2、EBF1、IRF4、TBL1XR1 |

## 三、BCR及NF-κB信号传导通路

PCNSL含有增强B细胞受体（BCR）信号的突变。BCR信号轴，特别是CD79B、MYD88，以及较不常见的CARD11和TNFAIP3经常受到复发的基因组改变的影响。其中有70%的样本报告有MYD88和MYD88/CD79B联合突变，MYD88/CD79B双突变基因型对BCR依赖性NF-κB信号过度依赖，对伊布替尼有高度反应。同时MYD88突变与预后不良相关。MYD88作为衔接蛋白激活NF-κB信号通路，Toll样受体（TLR）信号通路也是由MYD88突变激活的。BCR信号通路被CD79B和CARD11突变激活。TLR和BCR通路的激活导致NF-κB活性的增强。此外，NF-κB的负调控因子TNFAIP3（也称为A20）由于缺失或突变而失活，进一步放大了NF-κB的活性。MYD88和CD79B突变在ABC PCNSLs中富集，比在中枢神经系统外的ABC DLBCL中更常见。这些突变增强BCR信号传导，并促进活化B细胞（ABC）DLBCL中的细胞存活，提示PCNSL肿瘤可能同样对BCR信号敏感。

## 四、*BCL-2*抗凋亡途径

18q21（包括*BCL-2*基因座）扩增是PCNSL中最常见的遗传学异常之一。免疫组化显示41.8%～93%的PCNSL表达*BCL-2*。PCNSL中*BCL-2*的高表达可能与不良预后相关。

## 五、PI3K-Akt-mTOR信号通路

PI3K-Akt-mTOR信号通路可调节细胞生长、运动、生存、代谢和血管生成，该通路激活有助于肿瘤的发展和对化疗药的耐药性。针对PI3K/Akt/mTOR信号通路的抑制剂主要包括PI3K抑制剂、mTOR抑制剂和PI3K-mTOR双重抑制剂。mTOR和PI3K抑制剂逐渐出现在复发难治性PCNSL的临床试验中，但疗效尚不明确。BTK抑制剂与PI3K抑制剂或mTOR抑制剂组合具有协同抗淋巴瘤作用，尤其在CD79B突变细胞中。PTEN基因是PI3K/Akt途径负向调控因子，通过抑制PI3K/Akt通路激活，抑制mTOR的活化。PTEN蛋白缺失是在耐药性中观察到的常见机制，可导致下游PI3K信号激活，导致PI3K抑制剂不敏感。PTEN基因突变可能与较差的生存率和较早的复发率相关。

## 六、治疗

目前认为对PCNSL患者的治疗应包块诱导化疗和巩固治疗两个阶段。诱导方案以HD-MTX和利妥昔单抗为基础的联合化疗，巩固治疗则为大剂量化疗/ASCT或减量的全脑放疗。具体的方案则依据患者的年龄和一般状况来选择。

（一）总体治疗策

**1. 初治患者**

（1）身体一般情况良好，能够耐受全身化疗、诱导治疗、初治

PCNSL患者，大剂量甲氨蝶呤（HD-MTX）是全身化疗的基础用药。建议的高剂量MTX剂量范围为$1\sim8g/m^2$，目前多用MTX$\geqslant3.5g/m^2$剂量。HD-MTX单药治疗PCNSL患者，ORR为35%～74%，大于50%的患者会出现复发。MTX和其他药物联合用药疗效优于单药治疗，缓解率为70%～94%。联合化疗方案有：HD-MTX＋利妥昔单抗，R-MA（利妥昔单抗、HD-MTX、阿糖胞苷），R-MT（利妥昔单抗、HD-MTX、替莫唑胺），MATRix（利妥昔单抗、HD-MTX、阿糖胞苷、噻替哌）等。对于存在脊髓病变或脑脊液阳性发现患者，可在系统治疗基础上联合鞘内注射（药物：阿糖胞苷、甲氨蝶呤、地塞米松）。诊断或治疗中发生眼部受累的患者，可在诱导化疗结束后行眼局部治疗。

巩固治疗：诱导化疗获得缓解的患者，选择进行强化巩固或维持治疗，延缓复发时间。目前主要巩固方法包括：自体造血干细胞移植、使用通过血-脑脊液屏障的新型药物和减低剂量全脑放疗。大剂量化疗联合自体造血干细胞移植（HDC/ASCT）推荐巩固治疗，研究表明总有效率达91%，2年总生存率87%。BEAM方案因血-脑脊液屏障通过能力差，含噻替哌预处理方案成为PCNSL患者预处理方案的首选，如：BCNU＋TT方案（卡莫司汀＋噻替哌），TBC方案（噻替哌＋白消安＋环磷酰胺）。

维持治疗：替莫唑胺较早用于PCNSL的维持治疗，RTOG0227研究中，在R-MT方案诱导和全脑放疗巩固后进行替莫唑胺口服维持9月，2年OS率达81%。小剂量来那度胺（5～10mg）维持治疗，可延长PCNSL患者无进展生存期。个案报道显示PD-1单抗维持治疗24次，持续缓解时间达18个月。

（2）身体状况差，无法耐受全身化疗：无法耐受全身化疗的PCNSL患者目前无标准方案。治疗目标是为长期生存和改善生活质量。

适当强度诱导化疗联合减量全脑放疗，可选择甲氨蝶呤＋替莫唑胺、IR2（BTKi＋来那度胺＋利妥昔单抗）等。维持治疗可选择口服药物如来那度胺、替莫唑胺及新型靶向药物，目前巩固疗程及用药时间尚无明确定论。

### 2. 复发难治患者

复发难治PCNSL的治疗选择有限，可考虑参加临床试验。

（1）既往接受HD-MTX全身化疗，无放疗病史：缓解时间≥12个月，可再次应用含HD-MTX的联合治疗方案，缓解后行HDC/ASCT巩固治疗。有研究显示HD-MTX再治疗复发性PCNSL的ORR为85%～91%，OS为41～62个月。初始治疗方案中没有接受放疗的复发性PCNSL，抢救性WBRT（whole brain radiotherapy）术后ORR为74%～79%，中位OS为10～16个月。缓解时间＜12个月或无缓解，可选择其他二线方案或全脑放疗/受累野放疗，缓解后HDC/ASCT巩固治疗。有报道TEDDiR方案（替莫唑胺、依托泊苷、脂质体多柔比星、地塞米松、伊布替尼、利妥昔单抗）完全缓解率高达93%。首次复发时使用基于异环磷酰胺的高剂量化疗ICE方案（异环磷酰胺、卡铂、依托泊苷）或R-IE方案（利妥昔单抗、异环磷酰胺、依托泊苷）。有研究显示R-IE联合治疗的ORR为41%。

（2）既往接受全颅脑放疗：可行全身化疗，缓解后行HDC/ASCT巩固治疗。

### 3. 手术及放疗

PCNSL倾向为弥漫性疾病，单纯手术切除疗效不佳，术后很快复发，生存期3～5个月；相对于单纯穿刺活检，手术切除病灶不但增加手术并发症风险，还会延迟化疗。目前学术界共识外科手术仅限于PCNSL患者活检或紧急减压。一项大型随机Ⅲ期临床研究中发现，精准导航下PCNSL肿物切除可以延长无疾病生存期和总生存期，此结论可能与该研究患者入组偏倚相关。

PCNSL不同于其他颅内肿瘤，对放疗敏感。全脑放疗早期疗效好，但复发率高。若全脑放疗（WBRT）采用40Gy剂量作为PCNSL唯一治疗方法，早期ORR为90%，中位OS仅为11.6个月，60%以上患者淋巴瘤进展。放疗主要副作用是其严重的神经毒性，尤其是对于65岁以上的患者更明显，表现为严重的脑白质病，表现为痴呆，记忆力损害，步态失调，尿失禁，反应迟钝，癫痫及偏瘫等，远期神经毒性严重影像患者认知功能，并增加死亡率。有研究证实70岁以上老年PCNSL患者采用全脑放疗，6个月生存率仅为33%。能耐受全身化疗患者，全脑放疗不宜作为初始治疗的选择；对于化疗不耐受或化疗后复发患者，全脑放疗依然是有效治疗手段。减低放疗剂量有助于降低放疗相关神经毒性，有研究显示减低剂量放疗（23.4Gy）疗效，2年PFS高达57%，且未发现严重神经毒性。

（二）小分子靶向药物治疗

**1. BTK抑制剂**　BTK抑制剂（BTKi）是一种选择性的药物，可直接作用于BCR通路中MYD88和CD79B，而中枢神经系统淋巴瘤中BCR信号通路突变常常是以MYD88和CD79B为主。中枢神经系统恶性肿瘤NCCN指南（2020.V1）中推荐BTKi应用于复发难治CNSL，BTKi单药ORR高达77%，BTKi联合化疗ORR高达89%。

（1）伊布替尼：伊布替尼的荟萃分析显示：在PCNSL患者中（包括新诊断和复发难治的PCNSL）含伊布替尼治疗的合并ORR为72%，合并CR为53%，PR为22%。

（2）泽布替尼：单药用于二、三线弥漫大B细胞淋巴瘤的治疗疗效约为30%。对于一些特殊的基因检测分型及PCNSL，BTK抑制剂的单药治疗有效率甚至可达到60%~70%。

（3）奥布替尼：中枢神经系统淋巴瘤疗效与BTKi在脑脊液（CSF）中的药物浓度相关。奥布替尼初步研究数据显示，奥布替尼在脑脊液中的可达到较高的药物浓度。

（4）Velexbru（Tirabrutinib）：是一种二代高选择性口服BTK抑制剂，在治疗复发难治性PCNSL的研究中，患者ORR为64%，中位PFS为2.9个月。在日本获批治疗复发难治PCNSL。

（5）阿卡替尼：在复发难治性PCNSL中的Ⅱ期临床试验（CT045 48648）目前正在进行中。

**2. 免疫调节剂**　来那度胺和泊马度胺可抑制IRF4的表达而下调NF-κB的活化，中断转录因子IRF4介导的正反馈信号回路，解除IRF4对IFN通路的抑制，诱导肿瘤细胞凋亡。IMiD包括来那度胺和泊马度胺，它们不仅抑制NF-κB的活性，还抑制PI3K/Akt通路，来那度胺维持治疗已被证明可以改善新诊断DLBCL老年患者的PFS。

另外，来那度胺和泊马度胺可以透过血-脑脊液屏障，成为PCNSL治疗的药物。

（1）来那度胺：一项多中心单臂研究报道了49例复发难治性PCNSL患者接受来那度胺联合利妥昔单抗治疗，至少达到PR的患者继续接受来那度胺维持治疗，最佳缓解率为67%，中位PFS为8.1个月，中位OS为19.2个月。2018版NCCN指南推荐，复发难治性PCNSL可使用单药来那度胺或利妥昔单抗联合来那度胺治疗。来那度胺和利妥昔单抗联合使用时的ORR为62%～67%。

推荐剂量：诱导治疗：20～25mg，口服，每日1次，d1～21，28d为一个周期。维持：10mg，d1～21，28d为一个周期。

（2）泊马度胺：是第三代IMiD，在基础研究中，泊马度胺在鼠PCNSL模型中显示出显著的治疗活性。复发/难治性PCNSL的Ⅰ/Ⅱ期试验表明，在最大耐受剂量下，其ORR为50%。

推荐剂量：4mg（最大耐受剂量5mg），口服，每日1次，d1～21，28d为一个周期。

**3. BCL2抑制剂**　维奈克拉是一种高度选择性的BCL2抑制剂，已被FDA批准用于治疗慢性淋巴细胞白血病。在动物模型中也发现维奈克拉似乎具有有限的CNS渗透。BCL2抑制剂可能成为BCL2过表达PCNSL的潜在治疗药物，但其真正的应用价值仍需前瞻性临床药物试验证据进一步支持。

**4. XPO1抑制剂**　塞利尼索是一种选择性核输出蛋白抑制剂，XPO1是最关键的一种核输出蛋白，其介导的蛋白异常定位与癌症发生、发展及耐药相关。塞利尼索与XPO1结合，使抑癌蛋白激活，致癌蛋白失活，激活糖皮质激素受体通路（glucocorticoid receptor，GR）。有研究显示它对多发性骨髓瘤及复发难治DLBCL有效。塞利尼索可穿透血-脑脊液屏障，有试验显示Selinexor和Brutinib联合能够增加小鼠的存活率，提示可能对PCNSL有效。

DLBCL中推荐剂量：60mg，口服，每周两次，28d一个周期。

**5. mTOR抑制剂**　西罗莫司：在德国多中心Ⅱ期试验中（NCT-00942747），对复发或难治性原发性中枢神经系统淋巴瘤（PCNSL）患者进行了西罗莫司的试验。其治疗PCNSL的ORR为54%，中位PFS仅为2.1个月，中位OS为3.7个月，但治疗相关毒性值得关注，常见大于3级毒性为：高血糖、血小板减少、感染等。

**6. PI3K抑制剂** PI3K抑制剂（磷脂酰肌醇3-激酶）是BCR信号通路中的一个关键靶点，它对B细胞功能有很大作用。PI3K信号在B细胞恶性肿瘤中十分活跃，因此抑制PI3K成为治疗B细胞NHL的有效途径。PI3K的小分子抑制剂包括PI3K/mTOR抑制剂、泛PI3K抑制剂和异型选择性PI3K抑制剂。

Buparlisib是泛PI3K抑制剂，其单药治疗复发难治性PCNSL的ORR仅为25%。

推荐剂量：100mg，口服，每日1次。

**7. 双pan-PI3K/mTOR抑制剂** 在一项多中心Ⅰ/Ⅱ期试验中，使用双pan-PI3K/mTOR抑制剂PQR309（NCT02669511），数据暂未公布。

（三）非细胞免疫治疗

**1. 单克隆抗体**

（1）鼠源抗CD20单抗：利妥昔单抗为PCNSL化疗联合治疗时，最常用的单克隆抗体。

推荐剂量：$375mg/m^2$（体表面积），一周期1～2次，静脉输注。

（2）人源抗CD20单抗：奥妥珠单抗（Obinutuzumab）、奥法木单抗（Ofatumumab）在PCNSL患者中治疗数据尚缺乏。G疗效优于R。

**2. 免疫检查点抑制剂**

在临床前研究中，抗PD-1单克隆抗体的免疫检查点抑制对CNS淋巴瘤具有显著的治疗活性。一项回顾性病例研究显示：6例复发难治性PCNSL患者接受单药纳武利尤单抗（Nivolumab）治疗，5例取得疗效。目前关于PD-1单抗治疗PCNSL的临床试验正在开展，包括一项多中心临床试验研究纳武利尤单抗单药治疗PCNSL和睾丸淋巴瘤（NCT02857426）。另一项使用帕博丽珠单抗的单中心试验（NCT02779101）正在进一步研究PCNSL中免疫逃避和PD-1阻断的相关性。

（1）纳武利尤单抗：推荐剂量3mg/kg，静脉注射，每2周1次。

（2）帕博丽珠单抗：推荐剂量3mg/kg，静脉注射，每3周1次。

（四）细胞免疫治疗

嵌合抗原受体（CAR）T细胞疗法已被批准用于治疗复发/难治性DLBCL。已经有研究发现CAR-T细胞可穿透中枢神经系统，并在继发性中枢神经系统淋巴瘤患者中观察到治疗反应。目前，CAR-T细胞治疗复发/难治性$CD19^+$ PCNSL的 Ⅰ 期临床试验正在进行（NCT04443829）。

北京博仁医院一项结果显示：17名复发/难治中枢神经系统淋巴瘤患者，8名完成了ASCT联合CAR-T细胞治疗，而9名患者完成了CAR-T细胞治疗。3个月的疗效评估：ORR为12/17（71%），CRR为11/17（65%）；ASCT组和非ASCT的CR率分别为100%和44.4%（$P$<0.01）；中位无进展生存期为16.3（2.6～24.5）个月，中位总生存期为19.3（6～24.5）个月。接受ASCT联合CAR-T细胞治疗的PFS（$P$=0.0015）和OS（$P$=0.0052）明显延长。29%和41%的患者分别发生了≥3级免疫效应细胞相关的神经系统毒性和细胞因子释放综合征事件，但没有发生治疗相关的死亡。CAR-T细胞疗法可以增强复发/难治中枢神经系统淋巴瘤的疗效，而ASCT联合CAR-T可以诱发持久的反应，并获得中位PFS和OS，且副作用可控。

（五）造血干细胞移植

**1. 自体造血干细胞移植（ASCT）**

（1）ASCT 作为诱导治疗后首次 CR 患者的巩固治疗：高剂量化疗联合自体造血干细胞移植（HD/ASCT）被推荐用于年轻PCNSL患者及诱导化疗后获得CR或CRu患者的巩固治疗，研究表明HD/ASCT患者治疗的中有效率达91%，2年的总生存率87%，同时移植相关毒性低。因血-脑脊液屏障存在，BEAM（白消安、依托泊苷、阿糖胞苷、马法兰）等自体造血干细胞的传统预处理方案对PCNSL疾病的控制不满意，含大剂量噻替哌的方案已成为PCNSL自体移植标准方案。一项研究显示，诱导获得缓解的患者，应用含有噻替哌预处理方案的自体造血干细胞移植，如噻替哌＋卡莫司汀、噻替哌＋白消安＋环磷酰胺等，3年的PFS优于BEAM方案。

（2）ASCT作为难治/复发患者的挽救治疗：对挽救性化疗仍敏感的难治/复发患者，二线治疗后有条件者应选择ASCT作为挽救性巩固治疗方案。ASCT前病情完全缓解的患者的生存率较高。预处理方案仍推荐含噻替哌化疗方案。

**2. 异基因造血干细胞移植（allo-HSCT）** 在过去的十年中，PCNSL的治疗由于临床试验而得到改善。化疗和ASCT被认为是一线和巩固治疗的重要组成部分。ASCT后的挽救性治疗仍然具有挑战性，allo-HSCT至今仅在病例报告中有报道。一项6例患者一线治疗后PFS为8.3个月，其中有4例为12个月内复发。该6例PCNSL患者接受allo-HSCT治疗，2例死亡（1例死于广泛的移植物抗宿主病，1例死于淋巴瘤复发）。经过至少45个月的随访，4名患者仍然无进展存活。

（马利霞　胡　凯）

# 第十九章

# 伯基特淋巴瘤

伯基特淋巴瘤（Burkitt lymphoma，BL）是高侵袭性B细胞淋巴瘤的代表，以8号染色体上*Myc*基因的易位和调控异常为特征，是最早被证明可以通过化疗治愈的肿瘤。现已发现3种不同临床类型BL：地方性（非洲）、散发性（非地方性）和免疫缺陷相关性BL。地方性BL主要见于撒哈拉以南非洲国家，免疫缺陷相关性BL主要见于HIV感染者较少、其他因素导致免疫缺陷的患者，例如器官移植受者及先天免疫缺陷，散发性BL散发于世界各地，是儿童淋巴瘤最常见的类型。美国报道它在儿童淋巴瘤中占30%，在我国，它占儿童非霍奇金淋巴瘤（NHL）的34%，在成人NHL中占比不到1%，我国儿童BL报道较多，目前尚缺乏对成人BL的大规模研究数据。

BL的诊断主要依赖病理，在分子机制方面，新的证据表明其发病存在双重机制：病毒驱动和突变。*Myc*与*Ig*伙伴基因易位仍是最主要的分子机制，但随着*BL*基因表达谱研究的深入，*TP53*、*ID3*、*CCND3*基因和*TCF*基因的作用也得到了认识。不过该病的治疗目前仍以化疗为主，靶向药物大部分仍处于临床前阶段。

## 第一节 诊 断 要 点

### 一、病理学评估

BL的诊断基于受累组织的病理学评估。组织学检查可见形态单一且具有嗜碱性细胞质的中等大小细胞，这些细胞的增殖分数较高，且Ki-67阳性细胞占比达到95%～100%。伯基特淋巴瘤细胞常呈弥散生长，由中等大小B细胞组成，和弥漫大B细胞淋巴瘤的主要区别是细胞核为圆形或卵圆形，无裂、无折叠。核仁常有多个，大小中等或偏小，核染色质呈粗糙细碎颗粒状。由于其增殖率极高，同时有较高的自发凋亡率，所以会形成典型的"星空"现象：良性的组织细胞（"星星"）较大且富含透明胞浆，相对均匀地散布于嗜碱性肿瘤细胞背景（"天空"）中。

## 二、免疫表型

BL 瘤细胞作为成熟 B 细胞，表达 CD19、CD20、CD22、CD79a 和单一型膜表面 IgM，表达生发中心相关标志物（CD10+、BCL6+、BCL2-/弱），以及 HLA-DR 和 CD43；不表达 CD5 和 CD23。CD21（即 EBV/C3d 受体）的表达取决于肿瘤细胞中 EBV 状况。在 WHO-HAEM5 中，认为 EBV 阳性 BL 和 EBV 阴性 BL 有不同的分子特征，且与流行病学背景和地理位置无关，因此取代了流行病学分型。

在 WHO 的病理分类第四版根据免疫组化及基因标记做不同类型 B 细胞淋巴瘤的鉴别诊断，而在第五版 WHO 的病理分类中，更强调通过 FISH 的 C-Myc、BCL2、BCL6 等检测区分不同 B 细胞淋巴瘤类型。有以下特征时可以排除 BL 诊断：存在其他细胞遗传学/分子学异常，例如 *BCL6* 和/或 *BCL2* 基因重排。

## 第二节 分 期

由于 BL 为高侵袭性淋巴瘤，并且儿童多见，成人的 Ann Arbor 分期不太适用，故成人多参考 2014 版 Lugano 分期标准。儿童伯基特淋巴瘤多采用 IPNHLSS 即新修订的 St.Jude 分期（见附录 7 肿瘤评价工具）。

## 第三节 危 险 分 层

BL 国际预后指数（Burkitt lymphoma international prognostic index，BL-IPI）可用于评估散发或免疫缺陷相关 BL 成人的预后（表 19-1）。不过也有不少临床研究和学会指南采用两个分层的方法区分不同预后的患者。关于CODOX/IVAC治疗BL患者的几个大规模临床研究都应用以下分层方法：将无巨大肿块、处于疾病早期且体能状态良好、LDH正常的患者视为低危；其他为高危。NCCN指南中风险评估的低危组指：LDH正常，Ⅰ期＋腹部病灶完全切除，或单个腹外病灶直径＜10cm，其他患者都被认为是高危。目前的BL-IPI并不适用于儿童及青少年伯基特淋巴瘤患者，BTM及FAB工作组分别提出了运用于儿童及青少年伯基特淋巴瘤患者危险因子分层评估表（表19-2）。

表19-1　BL国际预后指数（BL-IPI）

| 危险分组 | 低风险 | 中等风险 | 高风险 |
| --- | --- | --- | --- |
| 危险因素 | 0分 | 1分 | ≥2分 |
| 3年OS/% | 96 | 76 | 59 |
| 3年PFS/% | 93 | 72 | 53 |

BL-IPI对以下每项特征赋值1分：年龄≥40岁；ECOG体能状态评分≥2；血清LDH＞3倍正常上限；CNS受累

表19-2　儿童和青少年患者危险因素分层

| 风险评估小组 | 切除状态 | 疾病分期和基线血清LDH |
| --- | --- | --- |
| **BFM危险分层** | | |
| R1 | 完全切除 | |
| R2 Ⅰ期或Ⅱ期 | 不完全或未切除 | Ⅰ期或Ⅱ期 |
| R2 Ⅲ期 | 不完全或未切除 | Ⅲ期并且LDH ＜2倍 ULN |
| R3 | 不完全或未切除 | Ⅲ期并且2倍＜LDH ＜4倍 ULN；或Ⅳ期并且LDH ＜4倍 ULN；无中枢神经受累 |
| R4 | 不完全或未切除 | Ⅲ期并且LDH≥4倍 ULN，或Ⅳ期且LDH≥4倍 ULN；无中枢神经受累 |
| R4中枢受累 | 不完全或未切除 | Ⅳ期并且中枢神经受累 |
| **FAB危险分层** | | |
| A | 完整切除 | Ⅰ期或Ⅱ期 |
| B低风险 | 不完全或未切除 | Ⅰ、Ⅱ或Ⅲ期并且LDH＜2倍 ULN |
| B高风险 | 不完全或未切除 | Ⅲ或Ⅳ期并且LDH ≥2倍 ULN |
| C | 不完全或未切除 | 白血病细胞＞25%，中枢神经系统累及，或两者兼有 |

其他可能的预后不良因素还包括早期存在重症肿瘤溶解综合征、早期评估不敏感（第8天评估瘤灶缩小不足25%）、中期评估有残留、化疗延迟（两个疗程方案之间时间大于25d，均与预后不良相关）。

## 第四节　分子发病机制特点及预后意义

### 一、*MYC*过表达和*Ig-MYC*易位

作为BL最主要的分子生物学特点，*MYC*过表达在三种类型中都存在：通过免疫球蛋白区的易位导致*MYC*基因激活，产生过多的MYC蛋白，进而激活诸多促细胞生长相关基因的转录。在几乎所有BL患者中，*MYC*基因位点（8q24）都与*Ig*基因发生易位。主要的*Ig*伙伴基因有三个：14号染色体*Ig*重链基因，导致t（8；14）（q24；q32），见于80%的BL；2号染色体上$\kappa$轻链基因，导致t（2；8）（p11；q24），见于15%的BL；22号染色体上$\lambda$轻链基因，导致t（8；22）（q24；q11），见于5%的BL。染色体易位使MYC受控于免疫球蛋白增强子，而这些增强子在成熟B细胞中组成性激活。提高MYC表达的其他机制还包括干扰5′端调控区以及*MYC*编码序列突变导致的氨基酸替换等。

### 二、*TCF3*和*ID3*突变

近年来，大量的基因组研究（如外显子和转录组测序）发现了BL中的重现性突变。转录因子TCF和其负调控子ID3被发现于70%的散发性BL病例中。另有研究报道，在47例存在*Ig-MYC*易位的B细胞淋巴瘤患者中，6例（13%）具有*ID3*突变，但突变率较低，约占13%。TCF3可能通过BCR/PI3K信号通路上调CCND3，从而刺激细胞存活。正常情况下，TCF3也会诱导ID3。BL中发生的这些突变激活TCF3而灭失活ID3，导致两者的负反馈调节被破坏。此外，CCND3也是常见的突变类型。

## 三、*TP53*和*DDX3X*突变

在 BL 中，MYC能够激活大量增强中心母细胞表型的基因，进而获得更多额外的突变，比如*TP53*突变。在BL中，*TP53*的突变率可达35%。儿童BL队列的生存分析证实显示，*TP53*突变与较高的复发率显著相关（25%±4% 对 6%±2%，*P* 值 0.0002）。另一个与凋亡相关的基因*DDX3X*，*DDX3X*突变在BL中发生率同样较高，34%的儿科患者携带该突变，而在成人队列中，这一比例为15%。

## 四、EBV感染

单克隆EBV感染见于几乎所有地方性BL、约30%散发性BL和40%免疫缺陷相关性BL。针对106例地方性和散发性BL的全基因组分析发现，相比EBV阴性肿瘤，EBV阳性肿瘤的体细胞高频突变明显更多，而驱动基因突变（例如CCND3突变）更少。EBV感染会增加B细胞中活化诱导胞嘧啶脱氨酶（AID）的表达，后者可以诱导免疫球蛋白（IgS）序列变异以及Ig类别转换。这与基因组分析的结果相关印证。如前文所述，基于新的证据，在WHO-HAEM5中，WHO-HAEM5推荐将BL分为EBV阳性和EBV-阴性两种亚型。儿童还需注意因存在家族性噬血基因等遗传性免疫缺陷导致的EBV暴发感染所致的BL及CAEBV转化的BL。

# 第五节　治　　疗

## 一、总体治疗策略

（一）初始治疗策略（图19-1）

**1. 儿童及青少年BL治疗策略**　依据其高侵袭性、高恶度特点，

方案制订多采用高剂量、短疗程快速遏制肿瘤增长的方案,儿童青少年BL推荐方案主要包括LMB89/96基础上改良的国家推荐儿童10种肿瘤性疾病HNL-B-2019方案及BFM95-B细胞方案基础上的改良方案。儿童青少年方案特别需强调根据不同危险因素的分层治疗,分为高、中、低危组,不同危险组治疗强度不同,同时兼顾庇护所的预防性治疗,应用大剂量MTX及Ara-C等药物强调中枢及睾丸的渗透,预防髓外转移及复发。应用此两套方案整体5年EFS在90%左右,故BL在儿童及青少年为可高度治愈性肿瘤。

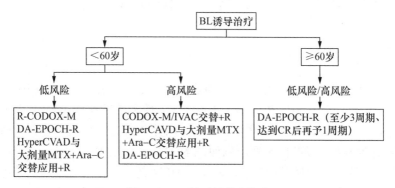

图19-1　BL的诱导治疗策略

本流程图基于NCCN指南(V2022.5)

**2. 成人BL治疗方案**　通过包括中枢神经系统预防性治疗在内的强化多药联合化疗,多数BL患者可以治愈。CHOP及类似的方案强度是不够的,需要采用强力的多药联合,如儿童LMB89方案、CODOX-M+IVAC方案、DA-EPOCH方案或HyperCVAD方案等,且需要联合利妥昔单抗(图19-1)。治疗中肿瘤溶解综合征(TLS)风险很高,应给予积极的TLS预防治疗;有观点认为第2周期治疗再加利妥昔单抗,可以减少TLS的风险。

(1)CODOX-M/IVAC+利妥昔单抗(Magrath方案):CODOX-M联合IVAC,也称作Magrath方案,是临床试验之外最常用于治疗BL患者的联合化疗方案。CODOX-M/IVAC方案毒性较大,故而在年龄较大或体能状况不佳的患者更推荐应用 DA-EPOCH。低危组患者应用 R-CODOX-M，而高危组则应用 R-CODOX-M 和 R-IVAC 交替。该方案包括阿糖胞苷和甲氨蝶呤鞘内注射治疗，以预防 CNS 受累。CODOX-M/IVAC 方案的毒性很大，几乎全部患者都需要长时间住院并接受血液制品支持。采用此方案的 2 年 OS 为 67%～92%，在成人中，该比例约为 75%。

（2）LMB-89 方案：BFM-90、LMB-89、BFM-95 以及 FAB-LMB96 是目前常用的儿童 BL 方案。LMB-89 在中国儿童患者中疗效非常显著，且耐受情况良好。国内曾有中心报道 14 例成人 BL 应用 LMB-89 方案的疗效，有效率达到 100%，CR 率为 78.6%。另有一项国内研究对比了 23 例应用改良 LMB-89±利妥昔单抗与其他方案的疗效，显示 LMB-89 组疗效较好（P<0.05）。可见儿童方案在青年患者中仍有较高应用的价值。

（3）Hyper-CVAD＋利妥昔单抗：该方案类似于治疗 ALL 患者的强化方案，结合 NCCN 指南，建议与大剂量甲氨蝶呤＋阿糖胞苷交替应用。在 31 例新诊断 BL 患者中，一项前瞻性单组研究对 HyperCVAD＋利妥昔单抗与大剂量甲氨蝶呤＋阿糖胞苷交替治疗的方案进行了评估。73% 的患者完成了治疗计划。患者普遍发生了重度、长期的骨髓抑制，中性粒细胞减少伴发热常见。86% 的患者获得 CR，3 年 OS 为 89%。

（4）DA-EPOCH-R 方案：即剂量调整的 EPOCH 方案＋利妥昔单抗。该方案连续给予 96h 的长春新碱、多柔比星和依托泊苷，之后快速给予环磷酰胺。根据上一治疗周期中性粒细胞计数的最低值调整剂量。在一项单组前瞻性试验中，17 例散发性 BL 患者（中位年龄 25 岁）接受该方案治疗 6～8 个周期（获得 CR 后继续治疗 2 个周期），中位随访 86 个月后，7 年估计无进展率（95%；95% CI 75%～99%）和 OS（100%；95% CI 82%～100%）很高。对于无法耐受更积极治疗的患者（高龄或体能状态不佳），可应用该方案。

（二）复发和难治性疾病的治疗

复发难治的 BL 患者预后较差，应积极参与临床试验。如果没有

---

合适的临床试验，可尝试二线方案如：DA-EPOCH-R、RICE、R-IVAC等，也可考虑R-GDP等方案。可以考虑的靶向治疗（如CAR-T治疗）手段如下文所述。

## 二、小分子靶向药物治疗

除利妥昔单抗以外，其他靶向药物在BL中的应用多处于临床前阶段，尚需进一步的临床研究验证其疗效和安全性。

### （一）BRD抑制剂

JQ1是一种小分子BRD抑制剂，在体外对BL细胞系具有活性，添加PI3K/mTOR抑制剂Omipalisib可以增强这种活性。Molibresib是一种选择性BRD/BET抑制剂，在复发/难治性NHL的I期研究中显示出适度的临床活性，但缺少对于BL受试者的数据。

### （二）PI3K/mTOR抑制剂

临床前研究显示了PI3K/mTOR抑制剂Omipalisib和Idelalisib在BL中的活性。一个个案报道了一名免疫缺陷相关BL患者在反复复发后，应用Idelalisib治疗达到了缓解，但10个月后患者仍复发去世。

### （三）BTK抑制剂

临床前研究显示，在伊布替尼处理的BL细胞中，磷酸化BTK水平显著降低。此外，伊布替尼与地塞米松、利妥昔单抗、奥比妥珠单抗、卡非佐米和多柔比星联合使用时，细胞增殖率显著下降、$IC_{50}$显著下降。这提示BTK抑制剂作为联合用药治疗BL的前景。基于上述结果的一项临床研究正在进行中，旨在比较化学免疫治疗联合/不联合依布替尼治疗儿童和青少年复发/难治性BL的疗效。

### （四）其他药物

MCL-1抑制剂AMG-176对BL细胞系显示出临床前活性。新型硫辛酸类似物 Demistat（CPI-613）破坏依赖于三羧酸循环的 MYC 驱动的糖酵解代谢，该药物在 BL 患者中观察到持续反应，现正在对进行2 期研究。

## 三、非细胞免疫治疗

### （一）抗 CD20 鼠源化单克隆抗体

利妥昔单抗应（Rituximab）作为所有患者的标准治疗。与多种强烈方案联合治疗可提高生存。有多中心、前瞻性研究显示，根据风险调整，DA-EPOCH-R 方案可使患者 4 年 EFS 达约 85%，且对成人患者有效（与年龄和 HIV 状态无关）。

### （二）靶向 CD19/CD3 的双抗

贝林妥欧单抗（Blinatumomab）可同时靶向 B 细胞和 T 细胞抗原（分别为 CD19 和 CD3），被批准用于治疗复发性或难治性前体 B-ALL。但其在 BL 中的疗效仅限于病例报告，故而尚不确切。

## 四、细胞免疫治疗

CAR-T 细胞疗法在复发/难治性前体 B-ALL 以及 DLBCL 患者已显示出可观的疗效，可达到 50%～90% 缓解率。但在 BL 中的报道还比较稀少，缺乏大规模的临床试验结果。中国的一个研究团队进行了两项单臂临床试验，以评估 CD19/CD22 CAR-T 细胞免疫疗法单独（试验 A）和联合 ASCT（试验 B）在成人复发性伯基特淋巴瘤患者中的临床疗效和毒性，总共招募了 28 名患有 R/R Burkitt 淋巴瘤的成年患者 [试验 A（$n=15$）和试验 B（$n=13$）]。在 CAR-T 细胞输注后，分别在 19 名（67.9%）和 16 名（57.1%）患者中观察到客观缓解和完全缓解。该研究中位随访 12.5 个月后，统计有 16 名患者存活，估计的 1 年无进展生存率和总生存率均为 55.6%。另一个团队报道了 6 例复发难治 BL 应用 CAR19/22T 细胞治疗的疗效，其中 3 人达到客观缓解、包括2名部分缓解和1名完全缓解。

此外，一项正在进行的研究评估了序贯CD19、CD20和CD22-CAR-T细胞治疗在复发/难治性小儿白血病和淋巴瘤中的作用，受试者中有13名BL（13/17）。该研究报道的第一次CD19-CAR-T的初步反应率为42%，总体反应率为94%，完全反应率为71%。目前仍有多项针对儿童和成人BL的CAR-T临床研究正在进行中。

## 五、造血干细胞移植

### （一）自体造血干细胞移植（ASCT）

自体造血干细胞移植主要被用于发病时具有高风险特征的BL患者。在部分患者中，自体移植不具有额外优势，不能改善生存，但对前期化疗强度不足的成年患者，ASCT可起到一定的弥补作用。对于晚期BL患者，如果通过二线化疗获得后续疾病控制，ASCT可能仍然是一种挽救方案。

### （二）异基因造血干细胞移植（allo-HSCT）

allo-HSCT主要用于高危/晚期BL患者，可能会受益于非清髓预处理方案的异基因造血干细胞移植。死亡主要发生在HSCT后的第一年内。

有数据表明，CR2的BL患者在ASCT后能达到44%的长期PFS，而在allo-HSCT后仅有27%，部分缓解的5年PFS分别只有19%和11%。

（高　帆　胡　凯　张永红）

# 第二十章

# 外周T细胞淋巴瘤，非特指型

外周T细胞淋巴瘤，非特指型（peripheral T cell lymphoma, not otherwise specified; PTCL NOS）是外周T细胞淋巴瘤中最常见的亚型，国外资料显示占所有外周T细胞淋巴瘤的25.9%，我国李小秋教授统计的资料显示占所有外周T细胞淋巴瘤的22%，国内外发病率较为一致。PTCL NOS既往被视为外周T细胞淋巴瘤诊断中的排他性诊断，即将不能具体归类的外周T细胞淋巴瘤均纳入本类型，因此其病理表现、临床特点异质性极大，治疗和预后存在很大差异。近年来，随着免疫学、生物学、遗传学领域的进步，我们对PTCL NOS的免疫学起源、分子生物学和遗传学本质都有了更深刻的认识，推动了PTCL NOS诊断精准化，也由此涌现出一些新的治疗药物和治疗策略。

## 第一节　诊　断　要　点

### 一、临床表现

根据起病部位不同，临床表现充满高度异质性。大多数PTCL NOS起病急、临床进展快、侵袭性高，容易合并结外病灶，B症状明显，85%的患者确诊时已经处于Ann Arbor Ⅲ～Ⅳ期。

### 二、形态学表现

组织中可见小到中等大小异常的成熟T淋巴细胞浸润，细胞核往往扭曲、不规则，多伴有结构破坏、组织坏死等表现，背景中容易见到嗜酸细胞、浆细胞浸润、组织细胞活化现象，但肿瘤细胞形态上无间变的特征，也不能根据起病部位或其他临床表现被归类为其他任意一种成熟T细胞淋巴瘤。PTCL NOS病理形态学表现异质性大，诊断高度依赖免疫学甚至分子病理学的辅助证据。

## 三、免疫表型

PTCL NOS在免疫组化上最常见的异常特征是一个或多个T细胞相关抗原的表达丢失，尤其是CD5和CD7的丢失尤为常见。大约40%的PTCL NOS会出现CD4和CD8的双阳性或双阴性表达。约50%的患者存在CD30的表达，但CD30表达变异度较大，从10%~100%均可见。Ki67的表达往往较高，与本病侵袭性强的临床特点一致。少数患者可以出现CD56，甚至CD20的弱表达，部分患者可以合并细胞毒标志如TIA-1、Granzym B的表达。由于PTCL NOS是一个排除性诊断，因此免疫组化需要同时完善ALK排除ALK阳性的间变大T细胞淋巴瘤，完善THF相关标志，如PD-1、CXCL13、ICOS、CD10、BCL6等，以排除nTFHL，包括nTFHL-血管免疫母细胞型（nTFHL -AI）、滤泡型（nTFHL -F）和非特指型（nTFHL-NOS）。近年来随着对PTCL NOS细胞起源的认识深入，借助GATA3、TBX21、CXCR3、CCR4等，可以将PTCL NOS进一步区分为PTCL NOS GATA3型、PTCL NOS TBX21型和不能分类型（详见本章分子发病机制部分）。

## 四、T细胞克隆性

TCR重排阳性是诊断单克隆T细胞的主要证据，但是由于单克隆T细胞在其他疾病，包括少数B细胞淋巴瘤甚至结缔组织病中均可能检测到TCR重排阳性，所以不能将TCR重排阳性作为T细胞淋巴瘤诊断的特异性指标。

# 第二节 分　　期

根据组织病理学做出淋巴瘤及其分类分型诊断后，还需根据淋巴瘤的分布范围，按照Ann Arbor（1966年）提出的临床分期方案分期做出诊断。

# 第三节　危 险 分 层

目前在T细胞淋巴瘤中应用较多的预后评分模型有经典的IPI、NCCN-IPI和PIT评分模型。在2019年发表的一篇回顾性研究论文中，以上三个预后评分模型都可以比较好地对PTCL进行预后评估，尤其是NCCN-IPI和PIT评分（具体见附录7），在危险度分层和预后判断上较传统的IPI评分更优。PIT评分将患者分为4组：第1组为无不良预后因素组，其5年及10年总生存率分别为62.3%和54.9%；第2组为1个不良预后因素组，其5年及10年总生存率分别为52.9%和38.8%；第3组为2个不良预后因素组，其5年及10年总生存率分别为32.9%和18.0%；第4组为3或4个不良预后因素组，其5年及10年总生存率分别为18.3%和12.6%。

# 第四节　分子发病机制特点

PTCL NOS根据基因表达谱（GEP）特征，可分为3型：GATA3型、TBX21型和不能分类型。GATA3型约占33%，为TH2细胞来源，主要涉及MYC和PI3K-mTOR通路，预后差；TBX21型约占49%，为TH1和细胞毒T细胞来源，主要涉及NF-κB通路，预后相对较好。进一步研究发现GATA3型基因组突变相对复杂，多涉及CDKN2A/B-TP53和PTEN-PI3K通路的基因突变和缺失，伴有STAT3和MYC基因的扩增；TBX21型则较少出现拷贝数变异，主要突变涉及DNA甲基化相关。

## 一、肿瘤微环境

PTCL的肿瘤细胞类似于正常T细胞，也可以通过分泌细胞因子、趋化因子等，募集其他免疫细胞，构成有利于肿瘤生长的特定肿瘤微环境。PTCL-TBX21型的肿瘤微环境中存在较多炎性细胞浸润，而

PTCL-GATA3型则多表现为弥漫一致的肿瘤细胞增殖。可以根据肿瘤微环境中浸润炎症细胞的GEP特征，将PTCL区分为：单纯B细胞型（B-only subgroup）；单纯树突细胞型（DC-only subgroup）；同时具备B细胞和DC细胞特征型（BD subgroup）；同时不具备B细胞和DC细胞特征型（non-BD subgroup）。Non-BD型的预后极差，往往有巨噬细胞表达特征，伴有免疫检查点抑制分子PD-L1/L2和IDO的高表达。相反，BD型的PTCL NOS预后相对较好。

## 二、PI3K信号通路

PI3K/AKT/mTOR信号通路对细胞的增殖、代谢、凋亡、血管新生及细胞周期的调控等有着重要的意义。PTEN可对PI3K/AKT信号通路进行负调节，促进细胞凋亡和抑制细胞增殖。PTCL NOS中PTEN存在异常，PTCL和NKTCL可能存在PIK3亚型的高表达，高PIK3A表达与不良生存率显著相关。PIK3抑制剂处理后STAT3磷酸化被显著抑制，STAT3是最常见的突变基因之一。而STAT3与PD-L1启动子结合，是PD-L1的直接调节因子。

## 三、SYK/JAK2信号通路

外周T细胞淋巴瘤滤泡变异体（PTCL-F）中可出现t（5；9）（q33；q22）易位，形成ITK-SYK融合基因，其肿瘤细胞伴有滤泡样弥漫性生长的特点。ITK-SYK融合基因具有很强的致瘤驱动因素，可以引起Jurkat细胞JAK3，STAT5蛋白磷酸化水平升高。使用特异性JAK3抑制剂托法替尼，可以引起体外ITK-SYK＋Jurkat细胞增殖活力下降，凋亡水平增加，周期阻滞在G1/S期。

## 四、表观遗传学异常

表观遗传学改变主要表现为甲基化异常和乙酰化异常（如TET2、

DNMT3A、IDH2）。其中，乙酰化基因的功能缺失（与EP300和CREBBP突变相关），可导致p53激活受损，并促进BCL6的致癌作用，提示疾病不良预后。PTCL NOS乙酰化异常患者给予组蛋白去乙酰化酶（HDAC）抑制剂西达本胺治疗后，疗效显著。

# 第五节 治 疗

## 一、总体治疗策略

### （一）一线治疗

数十年来，尽管CHOP样方案的疗效欠佳，但是CHOP样方案始终被作为PTCL的标准一线治疗方案，其5年OS不到40%。在CHOP方案基础上，研究者做了大量尝试。德国高级别NHL协作组开展了CHOPE对比CHOP方案的RCT研究，发现在CHOP方案基础上联合依托泊苷，主要改善了年龄60岁以下、LDH不高的部分PTCL患者的EFS，但对OS改善不明显，且对高龄患者明显增加了治疗相关毒性。郑州大学附属第一医院张明智教授主持的一项RCT研究，对比了以吉西他滨为基础，联合顺铂、沙利度胺和泼尼松的GDP方案和经典CHOP方案在PTCL一线治疗中的疗效，结果显示GDP方案的CR率33%，ORR 51%，均显著优于CHOP方案的CR率21%和ORR 38%。

对CD30阳性的PTCL患者，ECHELON-2研究证实，靶向CD30的维布妥昔单抗联合CHP组成的A-CHP方案，在PFS和OS上，相比经典CHOP方案都有显著优势。目前BV联合CHOP方案已经被推荐作为CD30阳性PTCL的一线治疗选择。

### （二）复发和难治性疾病的治疗

PTCL NOS一线治疗失败后，传统二线挽救化疗的疗效极差，目前缺乏标准的治疗方案。一线CHOP方案失败的患者，可以考虑更换为以吉西他滨、铂类、依托泊苷等药物为基础的二线治疗方案。所有患者均推荐有条件下参与临床试验（详见靶向治疗部分）。

## 二、小分子靶向药物治疗

2022年NCCN指南中对于CD30阳性的PTCL NOS治疗中维布妥昔单抗（Brentuximab，BV）已列入一线治疗推荐；其余包括：HDAC抑制剂（HDACi）、抗CD52单克隆抗体（阿仑单抗）、蛋白酶体抑制剂（硼替佐米）、普拉曲沙、PI3K抑制剂（Duvelisib）、免疫调节剂（来那度胺）已作为难治复发二线治疗的主要推荐，其中HDACi、普拉曲沙已获批适用于R/R PTCL的药物。

### （一）HDAC抑制剂

目前国外上市的两款HDACi分别是贝利司他和罗米地辛，单药ORR分别为32%和29%，中位PFS 3.5~4个月，中位OS 14.5~18个月。目前国内上市的西达苯胺，是选择性HDACi。在西达苯胺的CHIPEL研究中，入组复发难治的PTCL患者，接受单药西达苯胺治疗，CR率14%，ORR 28%，总体疗效与贝利司他、罗米地辛报道的数据接近。遗憾的是，虽然HDACi在R/R PTCL中单药就显示了一定的疗效，但是贝利司他和罗米地辛联合CHOP方案一线治疗PTCL的临床研究结果却显示，一线加入HDACi并没有进一步提高CHOP方案在PTCL中的疗效，因此HDACi与新靶向药物联合应用治疗R/R PTCL也备受关注，目前临床试验联合的新靶向药物包括PD-1、BV、硼替佐米、普拉曲沙、阿扎胞苷、Duvelisib等，联合治疗可以获得较为可观的ORR，最高可以达到80%，同时，中位PFS、DOR、OS数据也较单药治疗有所改善。

推荐剂量：罗米地辛10mg/m$^2$，第1、8天；西达苯胺20~30mg，口服，每周两次，持续给药。

### （二）叶酸代谢拮抗剂

竞争性二氢叶酸还原酶抑制剂普拉曲沙（Pralatrexate），单药用于R/R PTCL的研究结果显示，ORR 29%，CR率11%，目前已经获批用于PTCL的二线治疗中。此外，PROPEL研究显示早期使用普拉曲沙能获得更好的缓解。

推荐剂量：普拉曲沙单药，$30mg/m^2$，每周一次，7周为1个周期，连续6周期。

普拉曲沙联合罗米地辛：普拉曲沙$25mg/m^2$，罗米地辛$12mg/m^2$（ORR为57%）。

### （三）免疫调节剂

来那度胺在R/R PTCL患者中显示出有希望的单药活性。EXPECT是一项多中心研究，招募了54名R/R PTCL患者。患者每天接受25mg来那度胺，持续21d，每28天为一个周期，ORR为22%，CR率为11%，缓解中位持续时间为3.6个月。鉴于来那度胺单药的活性，研究者又开展了来那度胺与化疗或新药联合的研究。在一项来那度胺联合CHOEP方案一线治疗PTCL的Ⅱ期研究中，该联合方案的CR率仅48%，但由于血液学不良事件导致的停药率很高。同样，在另外一项联合来那度胺和伏立诺他、地塞米松的Ⅰ/Ⅱ期研究中，这种联合方案也报告了剂量限制性血液学毒性的高发生率，但反应率没有任何改善。一项结合来那度胺和BV的Ⅱ期研究目前正在招募患者，该研究使用较低剂量的来那度胺10mg来减轻血液学毒性，中期分析显示出有希望的结果，ORR为33%，安全性可以耐受。

推荐剂量：来那度胺 10～25mg，口服，每日1次，每28天服用21天。

### （四）去甲基化药物

阿扎胞苷（Azacitidine）是一种抑制DNA甲基转移酶的表观遗传修饰药物，单药或联合使用治疗复发/难治的PTCL中表现出临床疗效。

推荐剂量：口服阿扎胞苷300mg，第1～14天；联合罗米地辛$14mg/m^2$，静脉注射，第8、15、22天。

（五）蛋白酶体抑制剂

PTCL-NOS中存在NF-κB信号通路相关多种基因失调，蛋白酶体抑制剂硼替佐米通过抑制NF-κB途径抑制肿瘤细胞的增殖和/或促进肿瘤细胞凋亡，故近年来有研究将其用于PTCL-NOS的治疗。

推荐剂量：硼替佐米$1.3mg/m^2$，第1、8天，联合CHOP/CHOPE方案化疗。

（六）PI3K抑制剂

PI3K通路活化在PTCL发病中也发挥重要作用，目前有多款PI3K抑制剂在研或已经获批上市，初步显示对PTCL有一定疗效。例如，Tenalisib的一项Ⅰ/Ⅰb期临床研究显示，该药单药治疗R/R PTCL的ORR可以达到45.7%，中位缓解持续时间4.9个月，安全性可以耐受。另外一个PI3K抑制剂Duvelisib单药治疗R/R PTCL，报道的ORR也可以达到50%。

推荐剂量：Duvelisib 25mg，口服，每日两次，持续给药。

（七）SYK/JAK2抑制剂

针对PTCL中存在SYK/JAK2信号通路异常活化的机制，采用SYK/JAK2抑制剂有望发挥一定的治疗效应。Cerdulatinib是一种新型SYK/JAK2抑制剂。在一项2期研究中，该药单药治疗R/R PTCL的ORR 35%，CR 31%。

（八）法尼酰基转移酶抑制剂

CXCL12是CXCR4的配体，对T细胞的迁移和归巢有重要作用。CXCL12的表达依赖于法尼酰基转移酶，所以理论上法尼酰基转移酶抑制剂可以通过下调CXCL12表达水平对PTCL发挥治疗作用。Tipifarnib是一种法尼酰基转移酶抑制剂。在一项纳入既往多线治疗后、且高表达CXCL12的R/R PTCL的研究中，该药单药治疗的ORR能达到40%。

（九）XPO1 抑制剂

XPO1 抑制剂塞利尼索联合研究者选择的化疗方案（GemOX 或 ICE）治疗既往接受过多线治疗的 R/R PTCL 患者显示了积极的有效性和安全性，更多结果还需要进一步观察。

（十）其他

Aurora A 激酶抑制剂 Alisertib、尿核苷酸磷酸化酶，目前都在 PTCL 中进行临床试验。

## 三、非细胞免疫治疗

（一）单克隆抗体

阿仑单抗是一种抗 CD52 单克隆抗体，该药在一线以及 R/R PTCL 中已经显示较好的疗效。例如在一项前瞻性 II 期研究中，新诊断和复发难治的 PTCL 患者接受了包含阿仑单抗、氟达拉滨、环磷酰胺和多柔比星的联合治疗，ORR 为 61%，CR 率为 39%。在复发/难治性患者中，中位 OS 为 6.1 个月。然而，阿仑单抗具有过强的免疫抑制作用。在该研究中，95% 的患者出现三到四级白细胞减少症，38 名患者中有 12 名出现巨细胞病毒再激活，其中 7 名患者出现治疗相关死亡。在另外一项对 10 名 PTCL 患者的研究中探索了使用小剂量单药阿仑单抗的治疗效果，ORR 为 60%，中位缓解持续时间为 7 个月，但仍然有 1 名患者出现 CMV 再激活。鉴于与该方案相关的高感染并发症和毒性，本药未能被临床普遍使用。

（二）免疫检查点抑制剂

PD-1/PD-L1 在 PTCL 不同亚型中表达差异较大。PD-L1 在有些肿瘤中的表达情况与应用 PD-1 抑制剂的疗效相关，其疗效仍有待进一步的研究证明，部分患者在治疗过程中可能出现超进展情况，需警惕。此外，PD-1/PD-L1 抑制剂联合其他药物治疗 PTCL 的临床试验正在进行中。

一项多中心、开放标签、单臂Ⅱ期试验Geptanolimab（GB226，抗PD-1抗体）治疗R/R PTCL NOS，每次3mg/kg，每两周一次，ORR为36.3%。

一项Ⅱ期试验采用Pembrolizumab（抗PD-1抗体，200mg，d1）联合罗米地辛（14mg/m$^2$，第1、8天）治疗R/R PTCL，结果显示ORR 50%。

（三）其他

CCR4属于G蛋白偶联受体，主要在Ⅱ型辅助性T细胞和调节性T细胞中高表达，靶向CCR4的单抗Mogamulizumab在PTCL中进行临床试验，在一项纳入38例复发的CCR4+ PTCL和CTCL患者Ⅱ期临床研究中，ORR和CR率分别为35%和14%，中位随访14.2个月，中位PFS为3个月，中位OS未达到。

## 四、细胞免疫治疗

由于泛T细胞抗原的存在易导致T细胞发育不良和严重的免疫缺陷，CAR-T细胞治疗在T细胞NHL中应用受限，一项有关评估靶向CD5 CAR-T安全性和抗肿瘤活性的临床研究中，确诊为R/R T细胞淋巴瘤患者接受靶向CD5 CAR-T治疗，5例PTCL/CTCL患者中有2例获得CR，包括1例AITL和1例PTCL NOS。这种方案不会诱导完全的T细胞再生障碍，可以作为桥接方案为患者创造HSCT的机会。

## 五、造血干细胞移植

（一）自体造血干细胞移植（ASCT）

在一项前瞻性研究中，患者接受大剂量化疗序贯ASCT治疗，PTCL NOS患者的10年OS和EFS率分别为37%和25%。多因素分析显示，移植前达到CR的患者预估10年OS和EFS分别为48%和47%，而移植前未达到 CR 的患者，10 年 OS 和 EFS 分别为 22% 和 11%。治疗后早期复发是 PTCL NOS 治疗失败的主要原因。因此，一线高剂量化疗联合自体造血干细胞移植巩固治疗，被推荐作为诱导治疗后化疗敏感、获得 PR 以上疗效患者的首选方案，但是尚缺乏 3 期随机对照研究在 PTCL NOS 中证实一线自体造血干细胞移植巩固治疗的疗效。如今，ASCT 的疗效仍存在争议，ASCT 巩固治疗与随访观察相比能改善患者PFS，OS 意义不大，移植时的 CR 状态是独立预后因素。既往未接受过自体造血干细胞移植且挽救化疗后获得 CR 的患者，推荐自体造血干细胞移植；对于原发/难治、化疗耐药或者挽救化疗不能达到 PR 以上疗效的患者，自体造血干细胞移植的疗效非常有限，绝大多数患者移植后仍然面临快速复发的问题。

（二）异基因造血干细胞移植（allo-HSCT）

传统上，异基因造血干细胞移植因为治疗相关死亡率过高，并不作为大多数 PTCL 的治疗选择。但是，对于原发难治或化疗耐药的患者，随着异基因移植技术的成熟和支持治疗的进步，是有望获得治愈的治疗手段。例如，有回顾性研究显示，R/R PTCL 患者进行异基因造血干细胞移植后，5 年 OS 可以达到 50.8%，5 年 PFS 可以高达39.4%，1 年的治疗相关死亡率约为 11.2%。因此，我们推荐，对有条件进行造血干细胞移植的 PTCL NOS 患者，如果一线化疗敏感，建议一线进行自体造血干细胞移植巩固治疗；如果一线化疗不敏感、原发/难治或者自体移植后复发患者，可以考虑进行挽救性的异基因造血干细胞移植。移植前预处理是造血干细胞移植的中心环节，对年轻的复发难治 ALCL 患者或者年龄较大或体质较弱、合并症较多患者，RIC 方案比 MAC 方案效果显著。抗胸腺细胞球蛋白可用来预防和治疗急性移植物抗宿主病，也可以杀伤淋巴系统的肿瘤细胞。一项前瞻性临床研究中，研究者在传统 MAC 方案中加入 ATG，移植后完全缓解率为 95.7%，同时降低移植后复发率。在另一项对复发/难治 PTCL 进行 FBC 强化疗方案中，部分患者仅在治疗后达到 PR 或 SD 并获得长期生存。单因素和多因素分析确定低 ECOG 状态以及急性 GVHD 的发生是预后的有利因素。

PTCL 是一类生物学行为和临床表现呈高度异质性的疾病。伴随着分子生物学技术的进步，测序等基因检测方法的普及和分子生物学方法在淋巴瘤研究中的广泛应用，其分子遗传学的研究结果日益增多，对PTCL NOS的发病机制、病理分型、诊断与预后的认识也逐渐加深，病理分型日趋完善，小分子药物和生物学治疗可能对疾病有较好的治疗作用，免疫治疗与干细胞移植的联合治疗很有前景，但尚需开展大宗病例的深入研究，从而探索更多特异性分子遗传学特征性改变，最终实现精准治疗。

（周继豪）

# 第二十一章

# 血管免疫母细胞性T细胞淋巴瘤

　　血管免疫母细胞性T细胞淋巴瘤（angioimmunoblastic T-cell lymphoma，AITL）是外周T细胞淋巴瘤中的一个特殊亚型，AITL目前被认为起源于淋巴结生发中心的滤泡辅助性T细胞（T-follicular helper cells，TFHs），现也被称为"结内辅助T细胞淋巴瘤，血管免疫母细胞型"。占所有非霍奇金淋巴瘤的1%～2%，占所有外周T细胞淋巴瘤的15%～20%，是外周T细胞淋巴瘤中第二大常见亚型。AITL具有相对独特的临床、病理和遗传学特征，是一种以突出的炎症背景和免疫紊乱为特征的淋巴瘤。

## 第一节　诊　断　要　点

### 一、临床表现

　　AITL好发于中老年人，中位发病年龄50～60岁，男性略多见。大多数患者确诊时处于Ⅲ～Ⅳ期，常伴有结外受累。AITL起病时临床表现包括广泛的淋巴结肿大、肝脾肿大、皮疹和B症状，部分患者可以出现多浆膜腔积液。AITL患者临床上除以上淋巴瘤表现之外，往往合并较明显的免疫紊乱和免疫缺陷。AITL的免疫紊乱可表现为合并多克隆或单克隆免疫球蛋白增多、自身免疫性溶血性贫血、多关节炎、滑膜炎、甲状腺功能异常等，实验室检查可以有风湿抗体的异常阳性、冷凝集素阳性等。AITL的免疫缺陷可表现为常见EBV病毒血症、合并各种机会性感染。

### 二、形态学

　　AITL的淋巴结组织形态学上有三种模式，详见表21-1。

表21-1　AITL的淋巴结组织形态学模式

| 项目 | 模式Ⅰ | 模式Ⅱ | 模式Ⅲ |
|---|---|---|---|
| 淋巴结结构 | 基本保留 | 部分或大部分破坏 | 完全消失 |
| B淋巴细胞滤泡 | 滤泡增生伴套区缩小 | 散在滤泡，伴退行性变 | 大多缺失 |
| FDC网 | 无明显增生 | 显著增生，多包绕高内皮静脉 | 不规则增生，多围绕高内皮静脉 |
| 肿瘤细胞 | 延滤泡分布的不典型T淋巴细胞 | 副皮质区不典型T淋巴细胞聚集 | 不典型T淋巴细胞的大量聚集 |
| 背景 | 滤泡周围多形性细胞浸润 | 副皮质区多形性细胞浸润，可见RS样细胞 | 弥漫性的多形性细胞浸润，可见RS样细胞 |

## 三、免疫学

因AITL是生发中心TFH细胞来源，所以其免疫组化的表达情况可归纳为几个方面：T细胞标记方面多表达胞浆CD3、CD4、CD5，多见膜表面CD3缺失，50%～70%的AITL患者CD7表达缺失；TFH细胞标记方面多有CXCL13、PD-1、ICOS、CXCR5阳性；生发中心标记方面，BCL6和CD10多阳性。在无法轻易获得组织学的情况下，流式细胞免疫表型分析仪检测PD-1（CD279）和CD10的异常T细胞群的共同表达可辅助AITL的诊断，即使异常T细胞群的频率非常低，外周血中检测到细胞表面sCD3-/CD4+ T细胞群和CD10的表达诊断AITL的阳性预测值为94%。2016年WHO分类规定确定TFH细胞来源的T细胞淋巴瘤，需要有以下至少2项（最好3项）抗原表达阳性，包括CD10、BCL6、PD1、CXCL13、CXCR5、ICOS、SAP。

## 四、遗传学

最初，基于基因组杂交研究发现约75%的AITL患者伴有染色体数目和结构异常，最常见的是3q、5q、21q和X染色体三体型，以及6q常染色体缺失，高达90%的AITL患者可出现染色体高频突变，包括22q、19q和11p11～q14染色体的增加及13q缺失。之后，研究者对富含T细胞受体信号元件的基因组进行靶向深度测序，发现约80%的AITL患者还存在TCR基因重排，大多数为TCRα/TCRβ链基因重排，少数为TCRγ/TCRδ链基因重排，10%~20%的AITL患者存在免疫球蛋白重链基因重排，考虑可能与单克隆B细胞增殖有关。

## 五、鉴别诊断

### （一）PTCL NOS

它是最常见、异质性最大的PTCL亚型，除有独特的病理学表现为成熟T细胞淋巴瘤以外，没有重组证据定义为其他特定亚型的PTCL，免疫表型缺乏特异性，可起源于外周T细胞的各个分化阶段，以CD4+/CD8-为主，瘤细胞多表达成熟的T细胞相关抗原。PTCL NOS的T区变异型与AITL需仔细鉴别，两者病理形态可有诸多相似点，更支持AITL特征为残存边缘窦扩张，有分支状HEV及CD21标记的滤泡外FDC增生等。

### （二）EBV阳性DLBCL

EBV阳性DLBCL也表现为单克隆大B细胞增生，但是往往是弥漫性B细胞增殖，背景较少，背景中无不典型的T细胞增生，也没有滤泡外的FDC网和高内皮静脉，不存在TCR重排阳性。

### （三）经典型霍奇金淋巴瘤

经典型HL典型表现RS样细胞和多形性的炎症背景，大细胞多为EBV阳性，背景中可见纤维化、结节样增殖模式、无不典型的T细胞，CD30的表达局限于RS细胞，不存在TCR重排阳性。

## 第二节　分　期

AITL的分期沿用Ann Arbor分期系统，>75%的AITL患者在确诊时即为晚期（Ann Arbor Ⅲ/Ⅳ期）。

# 第三节 危险分层

目前在T细胞淋巴瘤中应用较多的预后评分模型，包括经典的IPI评分、NCCN-IPI评分，也包括2004年发表的PIT评分。但是在2019年发表的一篇回顾性研究中，发现以上三个预后评分模型都不能很好地对AITL进行预后评估。目前尚缺乏针对AITL的公认的危险度分层模型。有研究提示，高IPI评分、PTCL NOS评分、EBV血症可能与较差的PFS相关。

# 第四节 分子发病机制特点

## 一、表观遗传调控

*TET2*突变是AITL最常见的基因突变，发生率可以高达80%；其次是*IDH2R172*突变，发生率为20%～30%，且往往与*TET2*突变合并发生；第三是*DNMT3A*突变，发生率约20%。

在骨髓中，*TET2*或*TET2*合并*DNMT3A*突变（*TET2*±*DNMT3A*突变）的体细胞突变会导致克隆性造血。*TET2*±*DNMT3A*突变的造血干细胞（HSC）可以分化为胸腺T细胞。存在*TET2*±*DNMT3A*突变的HSC在CD4和CD8阳性T细胞的分化方向上，更倾向于向CD4+T细胞分化。存在*TET2*±*DNMT3A*突变的幼稚CD4+T细胞通过与骨髓树突细胞接触，被诱导发育为滤泡辅助性T细胞（follicular T helper cell, Tfh）的前体细胞，并迁移到淋巴结的生发中心边界，获得*RHOAG17V*突变。携带*TET2*±*DNMT3A*突变加RHOA突变的Tfh细胞可能进一步获得*IDH2*突变、*TCR*相关基因突变，成为成熟的单克隆Tfh细胞，这些单克隆Tfh细胞进一步在生发中心与活化B细胞相互作用，通过ICOS-L和ICOS连接彼此接触和激活，最终发展为AITL。*RHOA G17V*突变，发生率可以达到50%～70%。*TET2*缺失和*RHOA G17V*突变引起ICOS-PI3K-AKT-mTOR通路上调可能在AITL的发病中起着重要作用。

## 二、TCR相关基因突变

常见的TCR相关基因突变包括*PLCG1*、*CD28*、*VAV1*和*FYN*的基因突变。RHOA小GTPase蛋白调控细胞骨架重塑、细胞黏附、转化、增殖和存活等多种生物学过程。近期不少学者使用不同的研究方法在TET2$^{-/-}$小鼠上导入*RHOA G17V*突变基因，该基因能诱导 TET2$^{-/-}$小鼠的CD4＋T 细胞增殖、向TFH细胞极化，且这种诱导功能依赖于 ICOS-PI3K-AKT-mTOR 通路的异常上调，该模型与AITL相似。RHOA G17V 突变可能是血管免疫母细胞性T细胞淋巴瘤皮肤病变诊断的一个敏感标志物，尤其对诊断肿瘤细胞低密度浸润的病例有意义。约60% *RHOA* 突变合并其他*TCR*相关基因突变，比如*PLCG1*（14.1%）、*CD28*（9.4%，仅在 AITL）、*PI3K*（7%）、*CTNNB1*（6%）、*GTF2I*（6%）。*AITL*突变共现分析显示 *VAV1* 基因组改变和*RHOA* 突变具有显著互斥性，同时支持了共同的作用机制，RHOA G17V 与VAV1的结合通过174Tyr的磷酸化增强其适配子功能，导致T细胞受体信号传导加速。AITL患者中可出现*FYN-TRAF3IP2*融合基因，其具体临床意义尚不明。

## 三、免疫检查点

AITL是一种起源于生发中心的滤泡辅助性T细胞的外周T细胞淋巴瘤，而PD-1是滤泡辅助性淋巴细胞的良好标记，86%的AITL中PD-1表达阳性。PD-1为免疫抑制性分子，其功能下调容易引起自身免疫性疾病，同时也是肿瘤免疫逃逸中的关键分子之一。CD10、BCL6、PD-1和CXCL13的联合检测对AITL的鉴别诊断具有很高的特异性和敏感性。与CD10和BCL6相比，PD-1和CXCL13是AITL更灵敏、更优越的诊断标记。PD-1通路可能是AITL的潜在预后和治疗生物标志物。

# 第五节 治　疗

## 一、总体治疗策略

### （一）一线治疗

不论是单药还是联合用药，目前针对AITL最为有效和最被广泛使用的一线诱导化疗方案是以蒽环类药物为基础的治疗。许多研究也证实，CHOP方案（环磷酰胺＋多柔比星＋长春新碱＋泼尼松）与其他含蒽环类作用更为强烈的方案相比，其有效性和生存获益方面，差异均无统计学意义。因此，CHOP方案仍然是AITL的一线治疗方案，ORR率约70%～79%，CR率约35%～39%。但是CHOP方案的长期生存情况不佳，根据多项真实世界研究的报告，AITL患者一线接受CHOP方案治疗的5年PFS仅为13%～18%。但传统的CHOP样方案可能存在复发进展的风险，在CHOP方案基础上联合新药（CHOP＋X方案），德国的一项研究将320例PTCL患者分为CHOP组与CHOPE组，3年PFS比较为51%和75.4%。但是在老年和侵袭性更强的患者中，依托泊苷的加入带来更大的治疗相关毒性，抵消了可能的生存获益。

此外，由于AITL起源于生发中心TFH细胞，多合并较明显的免疫紊乱和免疫缺陷、反复感染，不易耐受高强度标准的化疗，因此以吉西他滨为基础的一线治疗方案、多药联合的口服PEP-T节拍化疗方案，靶向免疫治疗等多种新的治疗方案尝试在一线使用均有报道。初步结果提示有优于传统CHOP方案的趋势，但尚未得到广泛认可。

PEP-T节拍化疗方案：泼尼松20mg/d，口服，早餐后；环磷酰胺50mg/d，口服，午餐后；依托泊苷50mg/d，口服，晚餐后；沙利度胺100mg/d（或来那度胺10mg/d），口服，睡前（持续服用直至白细胞低于$3.0\times10^9$/L时停药，待白细胞恢复至高于$3.0\times10^9$/L时，再根据患者的耐受程度调整用法为每天1次或隔天1次给药或每周5d，休息2d）。具体情况需要根据血液学毒性和患者耐受情况进行剂量和疗程的调整。

（二）复发和难治性疾病的治疗

复发难治 AITL 的治疗目前没有标准的挽救治疗方案，传统的化疗方案在复发难治阶段均难以取得满意疗效。未来的治疗突破有赖于挽救性的造血干细胞移植和新型治疗药物的进展。

## 二、小分子靶向药物治疗

（一）去甲基化药物

由于 AITL 往往有甲基化相关突变，呈现基因组的高甲基化状态，因此去甲基化药物对 AITL 也有一定的治疗作用。常用药物为阿扎胞苷。

阿扎胞苷：作为 DNA 甲基转移酶抑制剂，当患者抑癌基因和 DNA 修复基因等的启动子区域高甲基化会导致基因表达下调，造成正常细胞分化失调以及 DNA 损伤不能修复，从而导致疾病的发生。在一项回顾性研究中，所有 12 名入组患者都有 TET2 突变，12 名患者给予阿扎胞苷治疗后，有 9 名有治疗反应。所有 5 名达到 CR 的患者，缓解持续时间均超过 23 个月。在另一项基于组蛋白去乙酰化酶抑制剂和低甲基化剂之间协同作用的多中心 I 期临床试验研究中，对晚期淋巴恶性肿瘤患者给予阿扎胞苷联合罗米地辛治疗，其中 8 例 T 细胞淋巴瘤效果良好，3 例 AITL 患者获得 CR。

推荐剂量：$75mg/m^2$，连续 7 天，每 28 天一次，直至出现进展或不可接受的毒性。

注意事项：骨髓抑制。

（二）HDAC 抑制剂（HDACi）

组蛋白去乙酰化酶抑制剂在 T 细胞淋巴瘤中显示出一定的疗效。

**1. 罗米地辛（Romidepsin）** 罗米地辛是 HDACi，能诱导组蛋白及细胞核转录因子的乙酰化，从而使细胞停止生长，促使细胞分化及凋亡。一项单臂、Ⅱ期前瞻性研究使用单药罗米地辛治疗 131 例患者（AITL 27 例）复发难治 PTCL 患者，ORR 为是25%，中位缓解持续时间为 28 个月。AITL 患者中最长的缓解持续时间为 56 个月，罗米地辛可作为长期维持性药物一种选择。Piekarz 等开展罗米地辛治疗复发难治性 PTCL 的临床Ⅱ期试验中，ORR 为38%，中位持续时间为8.9个月，其中6例AITL中仅1例（16%）治疗有效。国外一项Ⅱ期临床试验设计了口服阿扎胞苷和组蛋白去乙酰化酶抑制剂联合的方案，该试验纳入25例患者，其中68%（17例）为AITL或PTCL的滤泡辅助T细胞表型，13例为复发/难治性、既往接受过中位2种治疗方案，10例患者为初治患者。2例患者分别因直肠出血后并发直肠癌和免疫性中性粒细胞减少导致的致死性败血症无法评估疗效。疗效可评估的23例患者的ORR为61%，CR率为43%。13例R/R患者的ORR和CR率分别为54%和38%；10例初治患者的疗效相对较好，ORR和CR率分别达到70%和50%。与研究总体人群相比，tTFH患者具有更高的缓解率，ORR达到80%，CR率达到60%。PTCL患者显示出有希望的疗效（11例入组患者中有8例出现总体反应；中位随访期为15.3个月时未达到中位缓解持续时间），其中包括一部分AITL患者。

推荐剂量：罗米地辛 $14mg/m^2$，静脉注射，每周期第8、15、22天；口服阿扎胞苷300mg，每周期第1～14天；35d为一周期，直至患者疾病进展、出现不可耐受的不良反应、退出试验。

**2. 西达苯胺** 西达本胺已被CFDA批准用于治疗复发难治性PTCL，主要是因为可选择性抑制HDAC1、2、3和10的活性。CHIPEL研究中，入组复发难治的PTCL患者，接受单药西达苯胺治疗，CR率14%，ORR 28%，其中AITL的治疗反应率相比其他所有亚型更高，ORR达到50%。在西达苯胺上市后的真实世界研究中，西达苯胺单药治疗AITL的ORR达到54.1%，而西达苯胺联合化疗治疗AITL的ORR可以进一步提高到76.4%，显示出非常良好的疗效。

一项前瞻性、单臂、Ⅱ期临床研究显示，西达本胺联合泼尼松、依托泊苷、沙利度胺的CPET方案治疗中国初治AITL患者中有效且可行，尤其是完成8个周期治疗的受试者，ORR 为90.2%（54.9%CR/CRu），中位 PFS 长达42.6个月。

推荐剂量：西达本胺 20～30mg，口服，每周两次，持续给药。

CPET方案：西达本胺30mg/次，口服，每周2次；泼尼松100mg/d，口服，第1～5天；依托泊苷100mg/d，口服，第1～5天；沙利度胺100mg/d（睡前）口服，第1～14天（每三周为一个周期，共8个周期）。

（三）酪氨酸激酶抑制剂

在RHOAG17V突变诱导AITL发病的机制中，VAV1的过度磷酸化可能是一个关键环节。达沙替尼抑制Src家族酪氨酸激酶，包括可能参与了TCR通路下游VAV1的磷酸化FYN和LCK。基于达沙替尼在AITL小鼠模型动物实验中的阳性结果，在AITL患者中进行了一项达沙替尼的Ⅰ期临床试验并显示出有希望的结果（5名患者中有4名对达沙替尼有治疗反应）。达沙替尼的疗效还需要在更大规模的临床试验中进行验证。

（四）XPO1抑制剂

在一项Ⅰ期临床研究中，主要纳入11例R/R TCL和NK/T细胞淋巴瘤患者（其中5例为AITL患者），患者接受递增剂量口服塞利尼索联合地塞米松、异环磷酰胺、卡铂和依托泊苷（DICE）方案治疗，患者ORR为91%，CR率为82%。塞利尼索作为全球首个获批上市的口服XPO1抑制剂，通过抑制XPO1，促使p53等多种肿瘤抑制蛋白的核聚集和其他生长调节蛋白的核内储留和活化，并下调细胞浆内C-myc等致癌蛋白mRNA水平，影响包括NF-κB、p53、BCL-2家族在内的多条信号通路，诱导肿瘤细胞凋亡。这表明塞利尼索在AITL患者中具有良好的抗肿瘤活性，同时可预防早期疾病复发及预防药物耐药风险。

（五）其他

**1. 普拉曲沙**　普拉曲沙是竞争性二氢叶酸还原酶抑制剂，是一种抗代谢类的抗肿瘤药物。在一项中国和日本联合进行的研究中，普拉曲沙单药被用于治疗中位二线以上难治复发 AITL 的患者。在 29 例患者中，ORR 为 52%，PFS 5 个月，OS 18 个月，获得缓解的患者中，缓解持续时间为 6.4 个月。

**2. 来那度胺**　在 EXPECT 研究中，来那度胺单药 25mg 口服 21d 的方案被用于治疗复发难治 PTCL，获得 22% 的 ORR 和 11% 的 CR/CRu，尤其是在 R/R AITL 患者中，ORR 达到 31%，CR/CRu 达到 15%，提示来那度胺对 AITL 有更好的治疗作用。但是在 2021 年发表的一项前瞻性多中心单臂研究中，来那度胺 25mg 14d 联合 CHOP 方案一线治疗 AITL，完全代谢缓解（CMR）为 41%，2 年 PFS 42.1%，2 年 OS 59.2%，均没有显著超越 CHOP 方案，提示来那度胺一线加入没有进一步提高疗效。

**3. 环孢素**　在一些小样本的病例系列研究中，环孢素作为二线以上治疗，在 AITL 中显示出一定的疗效，有报道 ORR 甚至可以高达 86%，但是可能在病例报道的选择上存在偏倚，真实疗效尚未得到大样本和前瞻性研究的肯定。NCCN 指南中推荐将环孢素作为二线或二线以上的治疗选择。

**4. 其他**　包括 PI3K 抑制剂、阿仑单抗等药物，在 AITL 中都有散在的病例报告或基础研究，提示可能有一定疗效。

## 三、非细胞免疫治疗

（一）单克隆抗体

抗 CD20 单克隆抗体：由于 AITL 可以伴有 B 细胞的克隆性增殖，且肿瘤微环境中的单克隆 B 细胞对 AITL 的发病具有一定的促进作用，所以有研究考虑将利妥昔单抗加入 AITL 的治疗中。CHOP 是联合新药诱导治疗 AITL 的基础性化疗方案。在一项 Ⅱ 期临床研究中，R-CHOP 治疗 AITL 取得 80% 的 ORR，获得 CR 的患者中位缓解持续时间约 25 个月。在合并有单克隆 B 细胞增殖的 AITL 患者中，利妥昔单抗的加入被认为可能具有一定的疗效。

（二）ADC抗体偶联药物

靶向CD30抗体偶联药物（维布妥昔单抗，BV）：

AITL中CD30阳性率报道不一致，在5%～40%之间，可能与不同单位免疫组化标记CD30的方法学和Cut-off值不一致有关系。

BV在复发/难治性AITL患者中显示出抗肿瘤活性。在一项2期、开放多中心以BV 治疗复发/难治CD30 阳性NHL的有效性和安全性研究中，发现AITL组的ORR为54%（5名CR，2名PR），中位PFS为6.7个月。BV联合CHOP治疗外周T细胞淋巴瘤的大样本RCT研究ECHELON-2研究中，纳入了约12%的AITL患者，所有患者CD30阳性率都大于等于10%。虽然在总体人群分析中，BV＋CHP方案在PFS上显著优于CHOP方案，但是在针对AITL的亚组分析中，并没有观察到BV加入后患者远期生存的明显获益。因此BV在AITL中的治疗价值仍存在争议。

推荐剂量：1.8mg/kg（最大剂量，180mg），联合环磷酰胺、阿霉素和泼尼松，6～8个周期，在21天治疗周期的第1天，静脉滴注30min以上。

（三）免疫检查点抑制剂

肿瘤性的Tfh细胞表达PD-1，而活化的B细胞表达PD-L1，所以免疫检查点抑制剂可能对AITL发挥治疗作用，但在有的治疗使用中，不良反应的发生率和严重程度尤为突出，可能与AITL炎性细胞因子和自身抗体导致的免疫反应和损伤有关，同时再加之瘤细胞高表达PD-1蛋白，从功能上来说很大程度参与抑制病变滤泡辅助T细胞和其他淋巴细胞过度活化的过程，因此盲目使用PD-1单抗，不仅有导致免疫偏离过激，甚至发生CRS细胞因子风暴综合征的风险，且有诱发瘤细胞增殖进展的可能。免疫检查点抑制剂在AITL的应用目前缺乏大样本的证据。

## 四、造血干细胞移植

### （一）自体造血干细胞移植（ASCT）

由于AITL一线以CHOP为基础的化疗疗效不佳，所以推荐所有达到CR/PR以上疗效的有条件患者进行一线的自体造血干细胞移植治疗。但是，目前还缺乏大样本的RCT研究证实一线自体造血干细胞移植的疗效。在几个前瞻性的临床研究中，AITL患者在CHOP方案化疗后一线达到CR或PR后进行自体造血干细胞移植巩固，报道的5年OS和PFS分别是51%～52%和44%～49%，相比单纯化疗的疗效有显著提高。但是，在复发难治状态下，自体造血干细胞移植难以获得满意疗效，自体移植后的复发率超过80%。在一项国外的回顾性分析中，112例PTCL患者（其中49例AITL）接受ASCT移植，结果显示，4年总生存率和无进展生存率分别为68%和43%。另一项临床研究中，在60例PTCL患者（其中16例AITL），21名患者接受了allo-HSCT，39名患者接受了ASCT，ASCT和allo-HSCT的5年PFS分别为61%和60%，5年OS分别为62%和61%，移植5年累积复发率分别为37.2%和10.1%。年龄及高危的IPI评分可能是影响预后的高危因素。

### （二）异基因的造血干细胞移植（allo-HSCT）

在复发/难治状态下，对有条件的患者，推荐进行异基因的造血干细胞移植。有报道，异基因移植在AITL中能够发挥有效的移植物抗肿瘤效应，通过减低剂量预处理的异基因造血干细胞移植，复发/难治AITL的2年PFS可以高达81%。在一项国外的大型回顾性分析中，249例AITL患者接受allo-HSCT，其中86%患者是高加索人，4年的PD、PFS及OS率分别为21%、49%和56%，1年慢性GVHD的累积发病率为49%。其复发风险在异基因移植后2年趋于平稳。即使是ASCT失败的患者或复发难治的患者采取allo-HSCT都能得到持久的疾病控制。

血管免疫母细胞性T细胞淋巴瘤具有高度侵袭性，病理学起源是滤泡辅助T细胞，具有复杂多样的临床特征及典型的病理学、分子遗传学特点。临床治疗主要以CHOP方案或者联合其他药物为主，但治疗效果均不太理想。随着科研人员不断深入探索AITL病因和病理机制，相关的靶向药物、免疫抑制剂及其他新型药物的兴起将为AITL患者带来精准诊疗希望。

（周继豪）

# 第二十二章

# ALK阳性间变性大细胞淋巴瘤

间变性大细胞淋巴瘤（anaplastic large cell lymphoma，ALCL）是一种高侵袭性的T细胞淋巴瘤，以CD30表达为特征，约占成人非霍奇金淋巴瘤（NHL）的2%，儿童NHL病例的15%，ALCL患者多为男性，多数表现B症状及呈现晚期。

根据2022年WHO淋巴瘤分类，ALCL分为间变性淋巴瘤激酶阳性（ALK+）ALCL、间变性淋巴瘤激酶阴性（ALK-）ALCL和乳房植入物相关的ALCL（BIA-ALCL）。它属于侵袭性淋巴瘤，最常表现为淋巴结受累、晚期和B症状。

ALK+ALCL占所有ALCL病例的60%～85%，结外部位（如皮肤、骨骼、软组织）的受累很常见，且均表达ALK融合蛋白，这些蛋白均由ALK融合基因转录和翻译。最常见的融合基因是NPM-ALK，它是由2p23染色体上的ALK基因和5q35染色体上的NPM基因易位形成的。另外10%～20%的ALK+ALCL病例包含特殊变异ALK融合。ALK+ALCL患者通常<60岁，比ALK-ALCL患者发病年龄小。

## 第一节 诊 断 要 点

### 一、临床特征

在成人和儿童或青少年非霍奇金淋巴瘤病例中，ALK阳性间变性大细胞淋巴瘤分别占1%～3%和10%～20%。系统性ALK阳性间变性大细胞淋巴瘤主要在年轻个体中发生，诊断时的中位年龄在30岁左右。在男性中表现出略高的发病率。它表现为进展迅速的淋巴结肿大，以及全身症状如发热、出汗过多和体重减轻。当患者被诊断出来时，他们通常处于疾病的晚期阶段（Ⅲ-Ⅳ期），表现出淋巴结肿大和全身症状。结外受累常见且见于大多数病例，包括皮肤（26%）、骨骼（14%）、软组织（15%）、肺（12%）和肝脏（8%）。尽管在诊断时以晚期为主，但在大多数患者中，国际预后指数（IPI）评分低危或低中危，预后良好。在接受适当的一线治疗后，ALK+ALCL患者的预后优于任何其他亚型的系统性PTCL。

## 二、病理诊断

从形态来看，70%以上的ALCL表现为经典的形态学，即肿瘤细胞体积大，胞浆丰富，核呈肾形或马蹄形，染色质稀疏，有多个核仁。核偏位、呈肾形的肿瘤细胞也被称为ALCL的标志细胞（Hallmark细胞）。除了经典的形态学之外，ALCL还存在几种组织学变异性，主要有淋巴组织细胞变异型和小细胞变异型。

免疫组化特征主要是，ALK阳性ALCL恒定表达CD30和ALK蛋白。ALCL为T细胞来源的淋巴瘤，尽管相当一部分病例不表达T细胞抗原，但常表达细胞毒性蛋白（TIA-1、颗粒酶和/或穿孔素）。此外，ALK阳性ALCL常表达上皮膜抗原（epithelial membrane antigen，EMA）。

ALK阳性ALCL的诊断是依据典型的形态学结合免疫表型特征（特别是ALK和CD30的表达）。如果CD30和ALK是唯一的阳性标志物，则可以考虑其他的免疫染色，如CD43、CD56、EMA和clusterin，以及TCR克隆性研究。避免遗漏ALK阳性ALCL的最好方法是对所有确诊或疑似T细胞淋巴瘤进行CD30免疫染色，对所有CD30表达成分较少的T细胞淋巴瘤进行ALK染色。

细胞遗传学或测序研究来确定ALK重排并不常规需要，但如果ALK免疫组化染色不明确，则需要进行。

## 三、鉴别诊断

1. ALK阳性的ALCL的鉴别诊断主要包括其他非T细胞系的ALK阳性肿瘤。

2．ALK阳性的大B细胞淋巴瘤。

3．ALK阳性癌（如肺癌）。

4．ALK阳性软组织肿瘤（如炎性肌纤维母细胞瘤）。

罕见的局限性或系统性ALK阳性组织细胞。

与ALK阳性的ALCL相比，这些肿瘤没有标志细胞，通常CD30阴性。ALK阳性的大B细胞淋巴瘤常缺乏B细胞抗原表达。如果不进行全面的免疫组化检查，大的不典型细胞的存在，缺乏明显的谱系特征，以及EMA和ALK的共表达可能导致ALK阳性ALCL的错误诊断。

在皮肤活检中，ALK阳性的系统性ALCL皮肤累及病例需要与表达ALK的原发性皮肤间变大细胞T细胞淋巴瘤（PC-ALCL）区分开来。

临床需要鉴别其他反复发热的感染性疾病。

## 四、分型

WHO根据细胞学特征、结构和反应性细胞的存在进行分类，描述了五种组织学模式。

（一）普通型（60%的病例）

特征是呈片状或簇状生长的标志细胞，淋巴结结构破坏，有时保留滤泡。肿瘤细胞以淋巴窦内生长模式为主，并可能类似于转移性肿瘤。可以看到多个细胞核呈环状排列的细胞。

（二）淋巴组织细胞型（10%）

特征是有大量的组织细胞。

（三）小细胞型（10%）

是由小细胞和中等大小的细胞的混合物组成，它们可能有清晰的细胞质和煎蛋样的外观。

（四）霍奇金样型罕见（小于5%）

整体类似结节硬化型经典霍奇金淋巴瘤（CHL）。结节中包含多形炎症细胞和散在的Reed-Sternberg/霍奇金样细胞，周围有纤维带。

（五）复合型

在同一个淋巴结中可以看到不同的类型，或者在不同的时间看到。其他罕见的组织学表现为肉瘤样、印戒或巨细胞样。

# 第二节　分　　期

采用非霍奇金淋巴瘤Ann Arbor分期系统；儿童青少年ALK＋ALCL采用国际儿童非霍奇金淋巴瘤分期系统（IPNHLSS分期），见附录7肿瘤评价工具。

# 第三节　危险分层

国际预后指数（IPI）已在ALK＋ALCL回顾性分析中验证。IPI评分较低的患者有良好的生存结果（5年OS＞90%），治疗应避免过度毒性。中高、高IPI评分的患者预后较为差，除了最初的CHOP治疗外，还应考虑采用其他的治疗方法。其他可能的高危因素包括高$\beta_2$微球蛋白，年龄＞45岁等。

儿童青少年ALK＋ALCL的危险因素包括：

（1）病理：小细胞亚型、组织细胞亚型。

（2）ALK：非NPM-ALK的其他ALK伙伴基因。

（3）临床因素：小于3岁的小年龄组，分期为进展期，特别是白血病期，纵隔及肺侵犯、皮肤侵犯。

（4）其他因素：骨髓及外周血中肿瘤标记ALK阳性，骨髓中出现淋巴组织细胞变异（噬血现象），合并EB病毒活动感染，DNA指数高。

# 第四节 分子发病机制

## 一、*ALK*融合基因

ALK易位是ALK阳性ALCL的特征性遗传改变。*ALK*基因定位于染色体2p23，常见的*ALK*突变易位均导致组成性ALK-酪氨酸激酶激活，这是该淋巴瘤的重要改变，*ALK*常见融合基因见表22-1。

表22-1　ALK常见融合基因

| ALK融合伙伴基因 | 染色体定位 | 发生频率/% |
| --- | --- | --- |
| *NPM* | 5q23 | 80 |
| *TPM3* | 1q25 | 13 |
| *ATIC* | 2q35 | 1 |
| *TFG* | 3q12.2 | 1 |
| *MYH9* | 22q11.2 | <1 |
| *CLTC* | 17q23 | <1 |
| *TPM4* | 19p13.1 | <1 |
| *MSN* | Xq11-12 | <1 |
| *RNF213* | 17q25 | <1 |

## 二、信号传导通路

NPM-ALK蛋白的ALK组分含有ALK受体的催化结构域，通过ALK酪氨酸激酶自磷酸化，从而产生强烈而持久的活化。组成性活性ALK融合蛋白通过磷酸化以及信号通路的激活诱导肿瘤发生，相关分子包括STAT3、STAT5、PLCγ、mTOR、EKR、PI3K、MEK和AKT1。STAT3的致癌活性通过其对细胞周期、凋亡、免疫逃逸、新生血管系统和代谢的各种靶基因的控制来介导。STAT3通过模仿生理促生长信号（如IL2和TCR信号通路）在ALCL的形成中起关键作用，促进肿瘤细胞的增殖和存活。最近的研究表明，干扰素调节因子4（IRF4）是*STAT3*关键靶基因，通过激活转录因子Myc促进肿瘤细胞存活。然而，与*IRF4*基因突变（易位或过表达）无关，已证实IRF4可以诱导ALCL肿瘤细胞存活。此外，涉及MYC的其他机制也可能在ALCL中发挥重要作用。例如，由JAK-STAT信号通路介导的碱性亮氨酸拉链ATF样转录因子3（BATF3）表达增加可导致MYC激活，有助于癌症的形成。

ALK＋ALCL还具有较强的激活蛋白-1（AP-1）活性和两个AP-1转录因子JUN和JUNB的过表达等特征。

# 第五节　治　疗

## 一、总体治疗策略

ALK＋ALCL在目前的联合化疗时代，整体预后较好，CHOP或CHOP样的化疗方案能够取得很好的反应率及长期生存。随着新药及靶向药物的产生，复发难治患者也获得了更有效的挽救治疗方案。临床医生在评估新诊断或复发/难治性ALK＋ALCL患者时主要需考虑的问题是：最佳的一线或挽救性治疗、巩固策略；将新的免疫偶联物和ALK激酶抑制剂纳入治疗模式；造血干细胞或CAR-T细胞治疗的应用时机。

（一）初始ALK＋ALCL治疗

含多个蒽环类药物的方案仍然是治疗新诊断患者的标准方法。CHOP方案是使用最广泛的方案，ORR与CR率预计分别为90%和70%。

对于ALK＋ALCL，CHOP方案5年总生存率（OS）和无进展生存率（PFS）分别为70%～80%和60%～70%。

在多项研究中发现，含有依托泊苷的CHOP样方案，CHOPE或DA-EPOCH对于年轻或高危的ALK＋ALCL患者可以进一步提高无事件生存率（EFS），3年无事件生存率可达91%，10年总生存率可达75%。

（二）复发和难治性ALK＋ALCL的治疗

虽然大多数ALK＋ALCL患者预计可以通过上述一线化疗治愈，但高达30%～40%的患者出现复发。复发的疾病在相当比例的患者中保持了化疗敏感性，强化挽救方案化疗后桥接自体造血干细胞移植是主要的治疗策略。

常用的二线方案有ICE（异环磷酰胺、依托泊苷、卡铂），DHAP（地塞米松、顺铂、大剂量阿糖胞苷），ESHAP（依托泊苷、甲泼尼龙、大剂量阿糖胞苷、卡铂），GemOx（吉西他滨、奥沙利铂）和GDP（吉西他滨、地塞米松、顺铂），预计50%的复发患者再次获得完全缓解。对于化疗敏感的患者，自体造血细胞移植巩固高剂量治疗可使50%的患者治愈或长期缓解。除了传统含铂类的二线化疗外，新型靶向药主要包括CD30单抗免疫偶联药物，ALK激酶抑制剂等加入二线治疗，有望进一步提高复发难治患者的治疗效果。

长春花碱在儿童ALK＋ALCL治疗中起了十分重要的作用，有些患者复发后长春花碱单药治疗即可达缓解，但需较长时间维持。用法：$6mg/m^2$（最大量不超过10mg），静脉输注，每周一次，共6个月。

（三）中枢预防

研究报道PTCL患者中枢神经系统受累占4%～7%，发生率低。鉴于低发生率和缺乏预防性治疗的证据，无症状的PTCL患者不采用常规的中枢化疗预防或腰椎穿刺。

## 二、小分子靶向药物治疗

（一）ALK酪氨酸激酶抑制剂

**1. 克唑替尼**　克唑替尼（一种ALK抑制剂）在临床试验中已

被证明具有非常优异的效果，特别是在青少年群体中。在儿童肿瘤学组（COG）进行的一项试验中，26例儿科患者中有21例对克唑替尼作为ALK抑制的一线治疗药物表现出完全反应，但停止服用克唑替尼的ALK阳性淋巴瘤患者突然复发。克唑替尼、氯拉替尼和塞瑞替尼的几项临床试验显示出有希望的初步结果。尽管ALK激酶抑制剂在ALK＋ALCL中具有初步疗效，但已经发现了耐药性突变。ALK突变/扩增降低了对ALK-TKI的敏感性。肿瘤通过多种机制（ALK旁路替换，自噬，抗凋亡等）减轻ALK-TKI的细胞毒性，从而减少或消除它们对ALK信号传导的依赖并促进肿瘤细胞存活。在这种情况下，即使完全抑制ALK也不能阻止肿瘤进展，并且可能需要联合治疗或靶向治疗。

推荐剂量：250mg，口服，每日一次。

**2. 阿来替尼**　阿来替尼比克唑替尼效力更大，已被证明对克唑替尼耐药肿瘤有效。在阿来替尼治疗R/R ALK＋ALCL的Ⅱ期临床试验中（范围为6～70岁），阿来替尼治疗后的ORR为80%，CR率为60%，而1年PFS、EFS和OS分别为58.3%、70.0%和70.0%。日本被批准用于治疗复发/难治性NPM-ALK＋ALCL。

推荐用量：600mg，口服，每日两次。

其他新一代ALK激酶抑制剂具有一定程度克服一代ALK抑制剂耐药的作用，相关临床研究均在进行中。

（二）二氢叶酸还原酶（DHFR）抑制剂

普拉曲沙是一种二氢叶酸还原酶（DHFR）抑制剂，在临床前试验中对还原叶酸载体和DHFR的亲和力约高12倍。在一项关键的Ⅱ期前瞻性研究中，ALCL患者的ORR为35%（95% CI：14%～62%）；有反应的PTCL患者的PFS为10.1个月。黏膜炎是最显著的毒性，导致剂量延迟和减少，治疗耐受性良好。普拉曲沙成为所有复发/难治性PTCL患者的一种治疗选择，包括ALCL，特别是那些寻求姑息治疗的患者。普拉曲沙正在积极探索与其他药物的组合。

（三）组蛋白去乙酰化酶（HDAC）抑制剂

HDAC是一种表观遗传修饰剂，在复发/难治性PTCL的注册试验中也产生了有希望的结果。罗米地辛和贝利司他是美国FDA批准的两种HDAC抑制剂。在一项前瞻性Ⅱ期注册试验中，纳入的130名患者中，包括21名ALK-ALCL患者，ORR为24%，其中19%的患者达到了CR。反应是持久的（特别是那些在CR患者中的反应），中位反应持续时间为28个月。常见的不良事件是血小板减少、恶心和味觉障碍。在一项大型（$N=129$）前瞻性Ⅱ期国际研究中，贝利司他的ORR为26%，CR率为11%，在ALK-ALCL患者（$N=13$）中，ORR为15%（95% CI：2%~45%），中位反应持续时间为8.3个月；治疗耐受性良好，最常见的3/4级毒性是血小板减少（13%）、中性粒细胞减少（13%）和贫血（10%）。

## 三、非细胞免疫治疗

（一）维布妥昔单抗（BV）

BV是一种靶向CD30的免疫偶联物，携带有效的抗微管蛋白药物单甲基奥瑞他汀E（MMAE）。在ALK+和ALK-复发/难治性ALCL患者中均显示出较高的总体和完全缓解率，分别为86%和57%。在最近一项关键试验结果的更新中，达到CR的患者在5年时OS和PFS率分别为79%和57%。对于复发和难治性ALK+ ALCL患者，BV是单药治疗的首选药物。BV已经被批准用于治疗复发和难治性ALCL患者。

BV与一线CHP（环磷酰胺、阿霉素和泼尼松）联合化疗结果报告：BV-CHP联合治疗ALCL（以及CD30$^+$的非ALCL）患者耐受性和有效性良好，总体和完全缓解率分别为100%和84%。在一项更新的分析中，估计BV-CHP治疗后的5年无进展生存率和总生存率分别为52%和80%。19例治疗相关周围感觉神经病变的患者中有18例（95%）经后续治疗症状缓解或改善。此外，正在评估BV与挽救性化疗联合使用的可行性（BV-ICE），初步结果显示有望提高复发和难治性CD30$^+$恶性肿瘤患者的CR率。

ALK抑制剂（塞瑞替尼）和维布妥昔单抗这些"无化疗"方案可能成为一种新替代的标准。

（二）免疫检查点抑制剂

在ALK+ALCL中，无论是NPM-ALK通过下游信号促进PD-L1表达，还是鉴于PD-1/PD-L1在TME中的作用，PD-1/PD-L1都有望成为ALK+ALCL的潜在治疗靶点。最近，研究发现PD-L1的表达和肿瘤浸润T细胞的数量与ALK+ALCL的预后有关。Geptanolimab（GB226）是一种PD-1单克隆抗体。在一项开放研究（NCT03502629）中发现R / R PTCL的PD-L1的水平越高，PD-1阻断剂的作用越好，ORR为40.4%，12个月DOR为48.5%。在PD-L1表达的PTCL中＞50%，ORR（53.3%）和中位预可行性研究（6.2个月）较高，特别是在ENKTL，ALCL中，Geptanolimab单抗具有更好的疗效。有报道宣称，在肿瘤组织高度表达PD-L1的ALK+ALCL患者中，纳武单抗治疗5个月达CR，且CR维持长达18个月。

## 四、细胞免疫治疗

在ALCL患者（NCT01316146）中，针对CD30的CAR-T细胞疗法的临床试验，CR的持续时间达9个月。CD30 CAR-T在治疗6周后仍可检测到，表明CAR-T具有持续的抗肿瘤作用，在标准化的管理和执行下，可能是CD30$^+$淋巴瘤的安全有效的治疗方法。

B7-H3 CAR-T也可考虑用于治疗ALK+ALCL。它在体内和体外实验中都显示出强烈的细胞因子分泌和细胞毒性。接受B7-H3刺激后具有明显的增殖活性和记忆表型。B7-H3 CAR-T有望成为继ALK和CD30之后ALK+ALCL的另一个重要治疗靶点。

## 五、造血干细胞移植

鉴于ALK+ALCL化疗敏感性高，化疗可使大部分患者获得临床治愈，因此造血干细胞移植并不作为一线巩固治疗的推荐方案。对于复发/难治患者，再次化疗达到完全缓解后，建议桥接自体造血干细胞移植。对于化疗敏感的复发/难治患者，异基因造血干细胞移植在慎重选择后的患者中也可作为挽救治疗手段。

CIBMTR（Center for International Blood and Marrow Transplant Research）的数据显示，39例ALCL患者在非首次CR的情况接受了自体造血干细胞移植，3年PFS达50%，OS达到了62%。而接受异体移植的51例ALCL患者中3年PFS仅为35%，OS为41%。自体移植组和异体移植组的移植相关死亡率分别为5%和32%。说明异基因造血干细胞移植的治疗相关风险依然是限制其疗效的主要问题。

（侯淑玲　张巧花　张永红）

# 第二十三章

# ALK阴性间变性大细胞淋巴瘤

根据2022年WHO淋巴瘤分类，间变淋巴瘤激酶阳性（ALK+）ALCL、间变淋巴瘤激酶阴性（ALK-）ALCL和乳腺假体植入相关间变大细胞淋巴瘤，统称为ALCL，属于侵袭性淋巴瘤，最常表现为淋巴结受累、晚期和B症状。与ALK+ALCL相比，ALK-ALCL好发年龄为40～65岁，男性患者为主，预后更差。

## 第一节　诊　断　要　点

### 一、病理诊断

典型间变大细胞淋巴瘤形态学表现，没有*ALK*基因重排和ALK蛋白表达。ALK阴性的ALCL存在CD30高表达，通常具有高尔基体和细胞膜染色模式。泛T细胞抗原经常缺失。可观察到CD43、CD45、clusterin和CD56的表达，与ALK阳性的ALCL相似。细胞毒性标志物和EMA的阳性频率低于ALK阳性的ALCL。与ALK阳性ALCL类似，具有裸细胞表型的病例具有与T细胞表型病例相似的形态学、临床和遗传特征。在大多数情况下存在*TCR*基因重排。

### 二、临床特征

ALK-ALCL好发于40～65岁患者，男女比例为1.5∶1。

ALK-ALCL诊断时的临床特征与ALK+ALCL相似，通常表现为快速进展的淋巴结肿大和频繁的原发症状，常常伴有B症状，结外器官受累少见，主要是皮肤、软组织、肝脏及肺脏。中枢神经系统、睾丸和骨髓相对于ALK+ALCL受累并不常见。大多数患者被诊断为进展期，IPI评分中高/高危组常见。

## 三、鉴别诊断

### （一）CD30阳性的PTCL NOS

间变性大细胞淋巴瘤，肿瘤细胞具有丰富、多形性的胞浆和马蹄形的细胞核，弥漫表达CD30，至少表达一种T细胞抗原（CD2，CD3，CD5，CD7），CD4常为阳性，CD8常为阴性；常表达细胞毒性分子TIA-1、Granzyme-B、穿孔素。ALK-ALCL中EBV潜伏膜蛋白1型和EBER原位杂交为阴性。缺乏B细胞谱系的标记，包括PAX5、CD19、CD20和CD79a，MUM1经常表达。缺乏典型间变细胞及正弦生长模式且CD30表达弱或局限表达（<75%）和广泛的T细胞抗原表达，更倾向诊断CD30$^+$PTCL NOS。

DUSP22或TP63重排的存在可能有利于ALK-ALCL诊断，但两者都在PTCL NOS的亚型分类中被描述。当ALCL与PTCL NOS的鉴别诊断无法解决时，WHO主张采用保守方法，最好诊断为PTCL NOS。目前有研究显示基因TNFRSF8、BATF3和TMOD1检测，其共同表达可能将ALK-ALCL与PTCL NOS进行区分。

### （二）结节性硬化性CHL

部分ALCL患者肿瘤细胞形态上类似结节硬化型经典霍奇金淋巴瘤，两者诊断上需进行鉴别。ALK-ALCL为T淋巴细胞来源肿瘤，而霍奇金淋巴瘤为B细胞来源肿瘤，通过进一步免疫组化CD15、pan-B、pan-T抗原、EMA、PAX5/BSAP、ALK蛋白、TCR和BCR基因重排进行鉴别诊断。

### （三）转移性癌

ALK阴性的ALCL也可能被误认为是非T细胞谱系的肿瘤。T细胞抗原的联合丢失，正弦生长模式，和AE1/AE3、oscar等细胞角蛋白的异常表达可导致转移性癌的误诊。在极少数情况下，ALCL也可以表达PAX542或髓系抗原（CD13和/或CD33）。相反，在其他谱系的肿瘤（如胚胎癌）中也可以看到CD30的强表达，通过转移癌特征及免疫组化进行区分。

# 第二节　分　期

采用非霍奇金淋巴瘤Ann Arbor分期系统。

## 第三节　影响预后的因素

### 一、临床预后因素

IPI对ALK-ALCL的生存率有影响，＞70%的低危患者预计在一线治疗后治愈，而高危患者的生存率＜30%。

### 二、分子预后

DUSP22重排和TP63分子标志物与ALK-ALCL的预后密切相关，分别在30%和8%的患者活检中发现DUSP22-IRF4t（6：7）染色体重排与ALK-ALCL良好的预后相关，DUSP22重排的ALCL患者5年总生存率接近90%。染色体畸变、inv（3）或隐性基因突变导致的TP63重排或过表达与ALCL不良的预后相关，5年生存率仅为17%。缺乏ALK、DUSP22和TP63重排（三阴性）的ALCL患者预后中等，5年生存率42%。此外，ALCL肿瘤细胞CD56表达的不同对其预后有明显差别，CD56-和CD56+患者5年OS率分别为48%和18%。

## 第四节　分子发病机制特点

### 一、基因突变

基因突变与ALK+ALCL一样，大多数ALK-ALCL显示出可检测到的TCR基因重排。比较基因组杂交显示，ALK-ALCL表现出不同于ALK+ALCL和其他PTCL的独特基因组特征，支持其作为WHO分类中一个独特的临床病理实体。

在一部分病例中出现了重现性的基因易位，其中最常见的易位涉及DUSP22（6p25.3）重排，占30%。DUSP22和TP63的重排分别为19%～30%和8%。它们通常是互斥的，罕见的报告病例同时包含这两种易位。

DUSP22重排的ALCL倾向于具有经典的形态，通常有核假包涵体（面包圈细胞）；表型上，它们通常缺乏细胞毒性标志物和EMA表达。

## 二、信号传导通路

### （一）DUSP22重排

约30%ALK-ALCL患者存在上述异常，形态上常为"双核型"，缺乏JAK-STAT信号通路活化，存在免疫原性睾丸抗原基因过表达，DNA低甲基化，伴有PD-L1表达减低和CD58及HLA-Ⅱ高表达，临床预后好。

### （二）JAK-STAT通路

在ALK-ALCL中发现了JAK-STAT通路的频发基因异常，20%患者存在JAK1和/或STAT3突变，同时伴随转录和激酶活性的致癌融合基因能够通过STAT3维持ALCL表型，即NFKB2-ROS1、NCOR2-ROS1、NFKB2-TYK2和PABPC4-TYK1融合。无DUSP22或TP63重排，无ERBB4，预后中等。

### （三）TP63重排

约占8%的ALK-ALCL多形性细胞比例偏低，p63免疫组化检测高表达是重要的指标，但不具有特异性，临床预后差。

（四）ERBB4 异常表达

约占25%的ALK-ALCL形态学常为霍奇金样，不伴有 *DUSP22*、*TP63*、*ROS1* 和 *TYK2* 重排，存在COL29A1异常表达，预后中等。

# 第五节  治  疗

## 一、总体治疗策略

目前对ALK-ALCL患者的管理与ALK+ALCL患者相似。

鉴于这一亚型的复发率较高，需要改进一线治疗方案和挽救方案并确定巩固方法。此外，分子预后标志物的临床利用应在不久的将来推动治疗决策和临床研究。

（一）一线治疗

**1. CHOP方案**  仍然是应用最广泛的方案。虽然总体缓解率和完全缓解率分别为70%～80%和50%，但5年无进展生存率在30%～55%的范围内。与ALK+类似，在一线方案中添加依托泊苷可能会产生更好的结果，然而，这种策略尚未在前瞻性随机试验中得到验证。

**2. 加强方案**  美国安德森癌症中心（MD Anderson Cancer Center, MDACC）报道了评估侵袭性高CVIDD/MA（环磷酰胺、脂质体阿霉素、长春新碱、地塞米松与高剂量甲氨蝶呤和阿糖胞苷交替）的Ⅱ期试验结果。尽管该方案的高CR率为83%，但中位无进展生存期仅为7个月，与CHOP（样）方案的历史结果无显著差异。同样，GELA组回顾性分析了ALK-ALCL患者接受的三个强化化疗方案的前瞻性随机试验（大多数患者接受了阿霉素、环磷酰胺、长春地辛、博莱霉素和泼尼松的联合使用）。强化方案的使用并没有产生优于CHOP治疗的患者的结果。

（二）复发和难治性疾病的治疗

复发和难治性ALK-ALCL的治疗与ALK+治疗策略基本一致。积极的挽救方案被用于诱导治疗，以期达到完全或非常好的部分缓解，这将有助于化疗敏感患者的巩固性高剂量治疗和自体造血细胞移植（如果首次CR时未行ASCT）。ICE、DHAP和ESHAP在美国和欧洲最常用。难治性患者应考虑参与临床试验和/或使用已批准的新药物进行治疗。如果难治性患者获得了完全或非常好的部分缓解，那么巩固性异基因造血细胞移植是寻求治疗患者的首选方法。

## 二、小分子靶向药物治疗

ALK-ALCL临床总体发病率不高，治疗方面参照PTCLs。

（一）HDAC抑制剂

罗米地辛和贝利司他，用于复发/难治PTCLs治疗。Ⅱ期临床试验，罗米地辛用于复发难治PTCLs治疗（$n=130$），其中ALK-ALCL共21例，ORR24%。另外一种HADCi，西达苯胺，Ⅱ期单药治疗复发难治外周T细胞淋巴瘤，纳入17例复发难治ALCL，CR率23.5%，ORR41.2%。

（二）二氢叶酸还原酶抑制剂

普拉曲沙是新型的抗叶酸制剂，与1型还原叶酸载体有高亲和力，对于复发难治T细胞淋巴瘤有显著活性，目前已被FDA批准用于复发/难治的PTCL的治疗。PROPEL Ⅱ期临床试验，使用Pralatrexate治疗复发难治PTCL，ORR为29%，CR率为11%，其中17例为ALCL患者，ORR35%。常见不良反应有：血小板减少（32%）、中性粒细胞减少（22%）、贫血（18%）和黏膜炎（22%）。

## 三、非细胞免疫治疗

（一）ADC抗体偶联药物

靶向CD30抗体偶联药物：维布妥昔单抗是CD30抗体药物偶

联物，在CD30$^+$外周T细胞淋巴瘤，尤其是ALCL具有较好疗效。ECHELON-2研究共452例入组，其中218例为ALK-ALCL，BV＋CHP相对于CHOP方案有明显生存获益，中位PFS 62.3个月 *vs* 23.8个月，5年生存70.1% *vs* 61.0%。

单抗剂量：1.8mg/kg，21天为一个周期。

主要不良反应：周围神经病，主要为1～2级，停止治疗后绝大多数患者症状减轻。

（二）免疫检查点抑制剂

ALK-ALCL存在PD-L1表达增加，尤其在DUSP22重排患者中，PD-L1表达过于其他ALCL患者。PD-1单克隆抗体用于复发/难治PTCLs治疗，替雷利珠单抗用于复发/难治PTCL的Ⅱ期临床研究，共纳入44例复发/难治PTCL患者，剂量为：200mg，每3周1次；ORR 20.5%，其中12例为ALCL，ORR16.7%，DOR8.3月，PFS2.7月，不良反应主要是发热、血小板减少、瘙痒、甲状腺功能减退等。目前有临床试验PD-1单抗联合表观遗传学疗法（普拉曲沙、罗米地辛等）在复发/难治PTCL正在进行临床试验中，期待进一步疗效。

## 四、细胞免疫治疗

CAR-T细胞技术，CD30靶向治疗复发/难治CD30+淋巴瘤，Ⅰ期临床研究，入组9例复发难治HL/ALCL患者，其中2例为复发/难治ALCL，1例患者获得完全缓解，DOR9月。TRBC1在T细胞淋巴瘤中具有较高表达，其中ALCL中存在40%表达，AUTO4研究是针对TRBC1靶向CAR-T细胞治疗，2022年EHA会议报道Ⅰ期临床试验，共入组10例复发难治PTCLs，1例为ALK-ALCL，结果显示9例可评估疗效，5例获得CR，1例PR，3/5例完全缓解患者在6月内发生进展。除此以外，目前有研究显示靶向CCR4 CAR-T治疗，对复发难治PTCL有可能具有一定疗效，期待很多临床试验结果早日发布。

## 五、造血干细胞移植

（一）自体造血干细胞移植

鉴于ALK-ALCL患者一线治疗的高复发率，推荐大剂量化疗和自体造血干细胞移植作为巩固方法。在北欧淋巴瘤组报道的最大的前瞻性Ⅱ期研究中，144例患者，包括31例ALK-ALCL患者，接受了6个周期的剂量密集的CHOEP-14联合治疗，随后是清髓BEAM预处理及自体干细胞移植。ALK-ALCL患者的5年OS率和PFS率分别为70%和61%，治疗相关死亡率（TRM）为4%。ECHELON-2研究中对于BV＋CHP患者是否需要进行自体造血干细胞移植作为巩固治疗进行进一步研究，结果显示联合自体造血干细胞移植组，中位PFS未达到 *vs* 55.66月，对于ALK-ALCL和非ALCL的外周T细胞淋巴瘤其他亚型获益更加明显，该研究证实自体造血干细移植作为巩固治疗对于BV＋CHP治疗获得CR患者仍有重要生存获益。

（二）allo-HSCT

目前缺乏以ALK- ALCT为单独队列的allo-HSCT的研究数据，allo-HSCT在ALCT中的应用与疗效参考ALK+ALCT相关章节。

（侯淑玲　张巧花　胡　凯）

# 第二十四章

# 肠道T细胞淋巴瘤

肠道T细胞淋巴瘤是一类罕见的结外淋巴瘤，2022年WHO淋巴造血肿瘤分类中，肠道T细胞及NK细胞淋巴增殖性疾病及淋巴瘤作为一大类异质性疾病，主要包含3种侵袭性淋巴瘤：肠病相关T细胞淋巴瘤（enteropathy-associated T-cell lymphoma，EATL）、单形性嗜上皮肠道T细胞淋巴瘤（monomorphic epitheliotropic intestinal T-cell lymphoma，MEITL）、肠道T细胞淋巴瘤非特指型；此外还有2种惰性疾病：胃肠道惰性T细胞淋巴瘤和胃肠道惰性NK细胞淋巴增殖性疾病。前三种侵袭性肠道T细胞淋巴瘤占这一类疾病的90%，为本节主要介绍的亚型。

## 第一节　肠病相关T细胞淋巴瘤（EATL，原EATL-Ⅰ型）

目前EATL的发病率和患病率尚没有准确的数据。在西方国家中，尽管EATL是最常见的原发性肠道T细胞淋巴瘤，但是它仍然属于罕见病，占比不到外周T细胞淋巴瘤的5%。EATL常见于北欧地区的60～70岁的老年人，男女发病率相当或者男性稍高，具有乳糜泻病史的患者EATL的发生率为（0.22～1.9）/10万。

EATL是乳糜泻的并发症，乳糜泻是最常见的遗传性疾病之一。因此，本病具有一定的遗传易感性，其发病与 *HLA-DQA1\*0501* 和 *HLA-DQB1\*0201* 基因型有关。*HLA-DQ2* 纯合子是危险因素。

## 一、诊断要点

（一）临床表现

乳糜泻、腹痛、体重减轻和低白蛋白血症为其主要表现，25%～50%

的患者发生肠梗阻、肠道出血和肠穿孔的临床症状可能在EATL诊断之前出现。16%～40%的病例可能合并噬血细胞综合征。也可累及肠外部位，例如淋巴结、骨髓、肝、肺、中枢神经系统，而产生相应临床表现。

（二）病理特征

观察到多形性体积中等到大淋巴瘤细胞的弥漫性增殖，背景为炎症细胞浸润。可见与血管闭塞相关的广泛坏死。肿瘤附近肠黏膜通常表现出乳糜泻的特征，例如上皮内淋巴细胞增多和绒毛萎缩。免疫表型：肿瘤细胞通常是CD3+，CD5+/-，CD4-，CD56-，至少表达一种细胞毒性颗粒蛋白（TIA-1、颗粒酶 B 和穿孔素）和上皮内归位整合素CD103 弥漫性阳性。CD8在19%～30%的病例中表达。CD30肿瘤大细胞中几乎完全呈阳性。ALK 和 EBER 呈阴性。表面TCR表达通常不存在，但在约25%的病例中观察到细胞内TCRβ（βF1）表达。

（三）疾病分期

目前用于大多数非霍奇金淋巴瘤的Ann Arbor分期系统被认为不能满足EATL的要求。国际研讨会建议进行以下分类（表24-1）。

表24-1　EATL分类

| 分期 | 标准 |
| --- | --- |
| Ⅰ期 | 局限于胃肠道的淋巴瘤。单一原发病灶或多个非连续病灶 |
| Ⅱ期 | 淋巴瘤从原发胃肠道延伸至腹部淋巴结 |
| Ⅱa期 | 局部（胃旁或肠旁）淋巴结受累 |
| Ⅱb期 | 累及远处（肠系膜、主动脉旁、下腔静脉旁、盆腔、腹股沟）淋巴结 |
| Ⅲ期 | 穿透浆膜层，累及邻近器官或组织 |
| Ⅳ期 | 一个或多个结外器官的弥漫性或播散性受累，或伴有膈上淋巴结受累的胃肠道病变 |

## 二、预后影响因素

局限期患者的5年生存率高于60%，进展期患者的5年生存率仅为25%。大包块病变、疾病分期、组织学类型、免疫表型、B症状和LDH值升高为主要预后指标。并发穿孔、高级别的组织学类型、多发性肿瘤和进展期已被确定为主要的不良预后特征。

## 三、分子发病机制

46%～70%的EATL存在9q、7q、1q和5q扩增；而16q、8p、13q和9p常出现丢失。JAK/STAT通路的激活是本病的主要分子生物学异常，其中*STAT5B*、*JAK1*、*JAK3*和*STAT3*频繁出现激活突变。在乳糜泻Ⅱ型患者中*JAK1*和*STAT3*基因也存在激活突变，这可能意味着JAK-STAT通路突变是EATL的早期事件。

## 四、治疗

（一）总体治疗策略

**1. 一线治疗**　目前尚无EATL标准治疗策略。手术和化疗是首选的治疗方法，但疗效不佳。一线化疗CHOP方案仍是应用最广泛的方案，但据报道其总中位生存期仅为7个月。国际外周T细胞淋巴瘤联盟进行了一项回顾性研究，以评估外周T细胞淋巴瘤患者（*n*=1153）的治疗结果；其中62名患者为EATL。40%的患者实现了CR，16%的患者实现了PR，38%的患者没有反应，其余患者数据不可及。5年期OS为20%，5年期PFS为4%。诱导化疗使用CHOEP方案会增加更多的并发症，尤其是感染和中性粒细胞减少，与CHOP方案相比没有优势。

治疗中加入自体干细胞移植（ASCT）可显著提高生存率。一项研究表明，与基于蒽环类药物的化疗相比，新方案IVE/MTX后进行ASCT可提高生存率，5年总生存率为60%。手术和化疗的结合将减少与化疗相关的肿瘤坏死、腹膜炎和肠出血，说明手术可在适当时间作为治疗选择。

**2. 复发/难治疾病的治疗**　文献中关于复发/难治性EATL的数据

很少，因此，对于如何最好地治疗这些患者没有共识。一般来说，应遵循与侵袭性淋巴瘤相似的策略。通常情况下，如果在一线治疗未使用铂类，这些患者会接受以铂类为基础的化疗联合干细胞移植。在复发/难治性患者中也报告了使用其他药物，如普拉曲沙或组蛋白去乙酰化酶抑制剂，然而，这些研究纳入的患者很少，结果令人沮丧。这类患者非常需要未来开发使用新的药物和治疗策略。

（二）非细胞免疫治疗

**1. 单克隆抗体**　阿伦单抗（CD52单抗）：有报道称巩固治疗使用阿伦单抗，3年的EFS和OS分别为32.3%和62.4%。

**2. ADC抗体偶联药物**　靶向CD30抗体偶联药物维布妥昔单抗：一例关于EATL CD30阳性患者的病例报告显示，用维布妥昔单抗进行靶向治疗可完全缓解。在ECHELON Ⅱ试验的基础上使用BV-CHP，尽管该试验仅包括3名CD30$^+$EATL患者。CD30阳性患者的ORR为79%，三年期PFS、OS分别为52.9%和73%。

（三）细胞免疫治疗

一例在ASCT后出现多次复发的EATL患者通过靶向CD30-CAR T细胞治疗获得持续缓解。

（四）造血干细胞移植

大多数回顾性研究支持使用高剂量化疗和BEAM方案或TBI照射的预处理方案后行自体干细胞移植。但由于疗效不佳、化疗无效和早期复发，相当一部分患者无法接受移植。一项回顾性研究报道经自体移植的患者4年的OS为59%（$n=44$）。

对于通过前期治疗获得缓解的EATL患者，同种异体干细胞移植（allo-HSCT）作为巩固治疗已有报道。这种方法的数据有限，应谨慎对待，并根据具体情况进行处理。在一项研究中，报告了2例接受异基因移植的EATL患者，1年的OS为0。在另一项研究中，4名EATL患者接受了异基因移植，2年PFS为50%。

# 第二节　单形性嗜上皮肠道T细胞淋巴瘤（MEITL，原EATL-Ⅱ型）

MEITL是一种原发性胃肠道T细胞淋巴瘤，来源于上皮内淋巴细胞（intraepithelial lymphocyte，IEL），与乳糜泻无明显关联。在亚洲和西班牙裔人群中更常见，占亚洲原发性胃肠道T细胞淋巴瘤的大多数。MEITL发病的中位年龄为58~62岁（范围：23~89岁），男性：女性比例约为2∶1）。

## 一、诊断要点

### （一）临床表现

MEITL最常见的受累部位是小肠，尤其是空肠。常见症状包括腹痛、腹泻、体重减轻和消化道出血。由于MEITL与乳糜泻无关，因此通常没有吸收不良病史。出血、穿孔、梗阻等急腹症可为首发症状。

### （二）病理

与EATL类似，MEITL中的淋巴瘤细胞广泛浸润到肠黏膜上皮。MEITL具有较小的中小型肿瘤细胞的单形态增殖，圆形或轻微不规则的细胞核，核仁不明显。与EATL相比，坏死和背景炎性细胞浸润不太突出。肿瘤中心的中央区域淋巴瘤细胞破坏性生长，肿瘤细胞经常浸润整个胃肠道壁，导致溃疡和穿孔。免疫组化：与EATL类似，肿瘤细胞通常是CD3+、CD5+/-、CD7+、CD4+/-、TIA-1+、颗粒酶B+、穿孔素+和CD103+。此外，绝大多数CD8+和CD56+。CD30通常为阴性。巨核细胞相关性酪氨酸激酶（MATK）在MEITL中87%的肿瘤细胞中呈阳性，据报道，MATK表达的程度有助于MEITL与EATL的鉴别。78%的MEITL来自γδT细胞。

## 二、分期及预后影响因素

可参考EATL。

## 三、分子发病机制

在70%～80%的病例中，经常观察到9q。在8q24位点处扩增而导致MYC高表达也很常见（29%～73%），在MEITL发病中起到了一定的作用。在MEITL中，1q和5q的扩增比在EATL中更常见。此外，经常观察到SETD2［一种编码组蛋白H3赖氨酸36三甲基化（H3K36me3）所需的赖氨酸N-甲基转移酶的肿瘤抑制因子］的改变（93%～100%的病例），主要伴有功能丧失突变和/或相应位点的丧失。与EATL一样，经常观察到JAK-STAT通路组分的激活突变（占病例的76%～83%），MEITL中报告的JAK3和STAT5B突变频率高于EATL。

## 四、治疗

MEITL目前也无标准化治疗策略。

（一）整体治疗策略

**1. 一线治疗**　与EATL类似，CHOP疗法被广泛采用，但对治疗的反应很差。一项研究报告称，CHOP治疗的CR率为37%。其他非CHOP化疗包括CHOEP、ICE、IMVP（异环磷酰胺、甲氨蝶呤、依托泊苷和泼尼松龙）、EPOCH和EHSAP，有报道称这些含依托泊苷的方案CR率可达71%。另有研究认为基于左旋天冬酰胺酶的方案的CR发生率（60%）高于CHOP。

**2. 复发难治疾病的治疗**　换用与前期治疗不同的化疗方案再次尝试化疗是主要的治疗手段。挽救型自体或异体移植也有小样本和个案报道，但疗效均不理想。

（二）小分子靶向药物治疗

西达苯胺：有研究报告了 2 例 MEITL 患者用西达苯胺联合化疗治疗，生存时间略有改善。

（三）造血干细胞移植

自体造血干细胞移植是主要的化疗后巩固治疗和挽救治疗手段。1 年和 5 年 OS 率分别为 100% 和 28%。提示自体移植后可以适当改善预后，但复发率仍高。

# 第三节　肠道 T 细胞淋巴瘤，非特指型

肠道 T 细胞淋巴瘤，非特指型（ITL NOS）是指一组侵袭性原发性胃肠道 T 细胞淋巴瘤，不符合 EATL、MEITL、NK/TCL 或 ALCL 的任何诊断标准。流行病学数据有限。报告显示患者的平均年龄为 44 岁，60 岁以上的患者比例为 21%～32.4%。该实体在男性和亚洲人中更为常见。

## 一、诊断要点

（一）临床表现

可发生于以下任何区域：胃（40%）、小肠（20%～38.2%）、回肠（20%）和结肠（14.7%～60%）。迄今为止，尚无与乳糜泻或胃肠道症状明确关联的报告。患者在诊断时常表现为广泛的肠外疾病。

（二）病理

肿瘤细胞为大细胞及中等大小细胞，并且经常是多形性的。CD4- 或 CD4-/CD8- 双阴性表型常见。与 MEITL 相比，CD8 和 CD56 的表达水平较低。约 8% 的病例也发现了 EBV 阳性病例。TIA-1 阳性病例很常见

（92%），但颗粒酶B（42%）和CD30（29%）的表达在各项研究中有所不同。

## 二、分期及预后影响因素

参考EATL相关内容。

## 三、分子发病机制

缺乏相应的研究和报道。

## 四、治疗

参考EATL治疗。

（冯　佳　梁晓冰　陈思亮　胡　凯）

# 第二十五章

# 肝脾T细胞淋巴瘤

肝脾T细胞淋巴瘤（hepatosplenic T-cell lymphoma，HSTCL）是一种罕见的T细胞肿瘤，其特征在于中小型成熟T细胞的增殖浸润肝脏和脾脏。最常见的细胞来源为γ/δ T细胞，也有部分来源于α/β T细胞。HSTCL占所有PTCL病例比例不到5%，根据一项对全世界1314例T细胞淋巴瘤病例的回顾性研究结果，HSTCL的发病率为1.4%。HSTCL在青少年和年轻成人中更常见。虽然大多数HSTCL病例是新发的，但约20%发生在免疫抑制或免疫失调的情况下，尤其是自身免疫性疾病、炎症性肠病（inflammatory bowel disease，IBD）、血液系统恶性肿瘤和实体器官移植后。

HSTCL患者通常表现为全身症状、脾脏和肝脏肿大以及血细胞减少，也可发生噬血细胞综合征。目前发现与HSTCL相关的最常见的染色体畸变是7等臂染色体和8号染色体三体，大多数病例含有参与表观遗传学调控或JAK/STAT途径的基因突变。

目前HSTCL由于对常规化疗方案的反应性低，没有建立标准治疗策略和方案，临床病程进展迅速且结局较差。

## 第一节　诊断要点

### 一、临床表现

发热、盗汗、体重减轻等全身症状常见，腹部不适往往与肝脾肿大相关。查体可见脾肿大和/或肝肿大，一些晚期病例可出现黄疸。淋巴结肿大罕见。全血细胞减少很常见，几乎都存在血小板减少。其他实验室检查结果发现包括LDH升高及转氨酶异常、凝血功能异常。噬血细胞综合征也可发生，往往导致病情迅速地恶化。

## 二、病理特点

HSTCL的恶性细胞大小为小至中等大小，核不规则，染色质粗，核仁不明显，无颗粒。HSTCL常累及肝脏、脾脏和骨髓。脾脏增大，镜下红髓具有非典型淋巴样浸润的扩张，而白髓萎缩。目前通过骨髓活检诊断逐渐取代了脾切除，大约2/3的患者受累骨髓，在晚期疾病中更常见。肝脏浸润的三种模式：窦间隙浸润，门周浸润以及结节性实质浸润。免疫组化特点：肿瘤细胞通常是CD4/CD8双阴性，CD3、CD2和CD7多为阳性，而CD5、CD1a、TdT和CD10均为阴性。大多数病例表达γδ TCR。CD56在大多数情况下是阳性的，而CD57通常是阴性的。TIA-1和颗粒酶M通常为阳性，而穿孔素和颗粒酶B为阴性，与非活化细胞毒性表型一致。HSTCL 不是 EB 病毒（EBV）相关肿瘤，EBER 通常为阴性。

## 三、影像学检查

影像学检查包括CT和PET-CT，$^{18}$F-FDG PET-CT 可发现肝脾肿大，伴有弥漫性FDG摄取和骨髓中FDG活性增加。

# 第二节　分　　期

患者肝、脾及骨髓受累为主，淋巴结病变少见，因此Ann Arbor分期系统并不适用于此类型。

# 第三节　危险因素分层

未确立明确的危险分层系统。

# 第四节　分子发病机制

## 一、遗传学改变

7q 等臂染色体 i（7q）和 8 号染色体三体性是 HSTCL 中最常见的染色体异常，发生率高达 63% 和 50%，其他不太常见的改变包括：7q 扩增、Y 染色体丢失、10q 染色体丢失和 1q 扩增。这些染色体异常中，i（7q）可能是主要的遗传事件，其他为继发性事件。i（7q）在 HSTCL 发病机制中的作用尚不清楚，据推测是由于 7 号染色体上基因表达的改变。i（7q）和环状染色体 7 都与 7p 的丢失和 7q 的扩增有关。7p22.1p14.1 的丢失增加了 CHN2 和编码的 $\beta_2$ 嵌合蛋白的表达。本病还有 7q22.1q31.1 扩增以及该位点（包括 *ABCB1*、*RUNDC3B* 和 PPP1R9A）中基因的过表达。

## 二、基因学异常

HSTCL 独特的基因表达谱，将其与其他 T 细胞淋巴瘤区分开。过表达基因编码 NK 相关抗原，包括杀伤性免疫球蛋白样受体，癌基因（*MYBL1*、*VAV3*）、细胞运输基因（*S1PR5*）、多药耐药 1（*MDR-1*）基因。某些抑癌基因如 AIM1 表达下调。

HSTCL 常见突变基因包括染色质修饰基因，占 62%。常见的表观遗传基因突变包括 *SETD2*（25%）、*INO80*（21%）、*TET3*（15%）和 *SMARCA2*（10%）。*SETD2* 中的大多数突变（71%）导致功能丧失（无意和移码突变），与该基因具有肿瘤抑制功能一致。*SETD2* 突变主要聚集在 Set2 Rpb1- 相互作用结构域，负责与 RNA 聚合酶 II 的相互作用。*SETD2* 突变细胞可能对 WEE1 抑制剂敏感，目前 WEE1 抑制剂的可用性可能为未来的研究提供机会。HSTCL 中也存在 *PIK3CD* 的重现性体细胞突变和 *STAT5B*、*STAT3* 基因的错义突变。JAK/STAT 通路的组成性激活在 T 细胞淋巴瘤中常见，*STAT3* 和 *STAT5* 突变并非 HSTCL 所独有。HSTCL中*STAT3*和*STAT5*的突变经常发生在SRC同源2结构域中，导致蛋白质的组成性活化。其他基因如*TP53*、*UBR5*和*IDH2*突变也有报道。

# 第五节 治 疗

HSTCL临床研究数据较少，并且大多数文献是从小样本或单机构回顾性研究中获得的，因此很难得出关于不同治疗方式有效性的结论。没有建立标准治疗策略。从现有有限数据来看，最好的治疗策略似乎是非CHOP诱导治疗，然后进行同种异体或自体移植的巩固治疗。

## 一、整体治疗策略

### （一）一线治疗

标准含蒽环类药物的诱导方案的疗效不佳，复发率高，中位生存期短。两项单中心研究报告了CHOP或CHOP样方案的结果不佳：一项21例γδ HSTCL病例；ORR为73%，包括9名达到CR的患者。尽管有初步反应，但中位生存时间仅为16个月。另一项MD安德森癌症中心15例HSTCL病例的研究发现，在接受CHOP/CHOP样治疗的6例患者中，仅有2例达到CR，中位持续时间仅为8个月；但是少数患者如果采用更强烈的方案HyperCVAD/MA 方案，可能获得更高的CR率，后续桥接造血干细胞移植（SCT）的患者在分析时都还活着并且处于CR中，这表明这种方式有潜在的治愈性。在HSTCL和其他T细胞淋巴瘤亚型中观察到的MDR-1和pgp-1扩增的过表达，或可解释这些疾病的化疗难治性，并支持使用非MDR敏感药物（非蒽环类）。

### （二）复发/难治疾病治疗

复发/难治性疾病患者的结局较差。部分患者通过再次化疗以及移植甚至二次移植巩固治疗来挽救。常用的挽救方案包括：GDP、ESHAP、CD52单抗、克拉屈滨等。

## 二、小分子靶向药物治疗

有关HSTCL分子机制研究的相关数据逐渐增多，这些结果有助于新型靶向治疗的研究。例如表观遗传改变以及 JAK / STAT 和 PI3K 途径。而临床前数据也显示，同时使用STAT5B抑制剂和PI3K δ抑制剂可抑制肿瘤细胞活性，有望进入临床试验。表 25-1 中列出了有关分子机制及相关有前景的治疗药物。

表 25-1　HSTCL 相关靶向药物

| 通路 | 靶向治疗类别 | 靶向治疗药物 |
| --- | --- | --- |
| **染色质修饰** | | |
| SETD2、INO80、TET3 | 组蛋白去乙酰化酶抑制剂 | 西达苯胺 |
| SMARCA2、ARID1、DNMT3A | 去甲基化药物 | 地西他滨、阿扎胞苷 |
| EZH2 | EZH2 抑制剂 | 他泽司他（Tazemetostat） |
| IDH2 | IDH 抑制剂 | 恩西地平（Enasidenib） |
| **JAK/STAT通路** | | |
| STAT5B、STAT3 | JAK 抑制剂 | 芦可替尼 |
| **PI3K通路** | | |
| PIK3CD | PI3K 抑制剂 | Idelalisib |
| **NK细胞抗原** | | |
| KIR3DL2、KIR2DS2、KIR3DS1 | 杀伤性免疫球蛋白样受体抗体 | Lirilumab（KIR2DL1/2L3） |
| 生长因子 | | |
| IGFBP、PDGFD | 酪氨酸激酶抑制剂 | 伊马替尼、达沙替尼等 |
| 酪氨酸激酶 | | |
| SYK | SYK 抑制剂 | 福坦替尼 |

## 三、非细胞免疫治疗

阿仑珠单抗（CD52 单抗）：HSTCL 中 CD52 广泛表达，阿仑珠单抗在这种情况下可能有效。一些病例报告表明，阿仑珠单抗作为单一药物或与嘌呤类似物联合使用具有一定疗效。然而，该联合用药可导致血细胞减少时间延长、感染风险增加以及计划自体移植的患者动员采集干细胞困难。有报道中一名患者接受了克拉屈滨和阿仑珠单抗治疗，并在没有移植的情况下持续缓解。

## 四、细胞免疫治疗

以CD7为靶点的CAR T细胞治疗在CD7阳性的T细胞淋巴瘤中已有报道，其中包含CD7阳性HSTCL，并获得了缓解。是对复发难治患者一种有希望的挽救治疗手段。

## 五、造血干细胞移植

造血干细胞移植是HSTCL重要的巩固治疗或挽救治疗方法，在没有移植的情况下，HSTCL的结局较差，5年生存率为<10%，但移植的相关数据也不充分。在首次缓解时进行造血干细胞移植可能为符合移植条件的患者提供长期生存的最佳机会。

自体移植和异基因移植都已显示出长期疗效和治愈潜力。在对27名HSTCL患者的分析中，移植患者与更长的无事件生存期有关，但与总生存期无关。14名接受各种方案治疗后桥接造血干细胞移植患者的单中心经验，并观察到其中7名患者仍然存活，中位随访时间为65.6个月。在这7例患者中，6例接受了异环磷酰胺、卡铂、依托泊苷或异环磷酰胺、依托泊苷、大剂量阿糖胞苷等替代诱导方案，随后均接受自体移植或异基因移植。

自体移植有一定的疗效，特别是诱导时采用含铂方案时，在一些病例报告和病例系列中报告了长期生存率。尽管由于患者的基线差异，很难与异体移植进行比较，但欧洲骨髓移植学会的一份报告使用包括18个异体移植和7个自体移植的数据库显示，接受自体移植的患者中只有1个达到长期缓解，而异体组仅有2例复发。同样，在最近对在MD安德森癌症中心接受移植的12名患者的分析中，自体移植中位OS 58.4个月，中位EFS 43.2个月，异体移植中位OS和中位EFS 均未达到。

异体造血干细胞移植仍被认为是最有治愈潜力的治疗手段。北美外周 T 细胞淋巴瘤联盟报道在首次缓解时进行异体造血干细胞移植，42 例患者中有 21 例成功完成了异体移植。一项基于欧洲登记处的研究纳入了 18 名接受异体移植治疗 HSTCL 的患者，3 年 OS 和PFS率分别为 54% 和 48%。一项针对44例病例的系统评价显示，移植后复发率为35%，3年无复发率为42%，OS 为56%。然而，也有研究报道移植非复发死亡率高达68%。

（冯　佳　陈思亮　胡　凯）

# 第二十六章

# 皮肤T细胞淋巴瘤

原发性皮肤T细胞淋巴瘤（cutaneous T-cell lymphoma，CTCL）是成熟记忆T细胞最常见的恶性增殖性疾病，肿瘤细胞具有辅助T细胞表型CD4+CD45RO+，表达皮肤淋巴细胞抗原（cutaneous lymphocyte-associated antigen，CLA）并浸润皮肤。

蕈样霉菌病（mycosis fungoides，MF）和Sézary综合征（Sézary syndrome，SS）是CTCL最常见的疾病亚型，大约占所有病例的2/3。中位诊断年龄为55岁，男女比例为（1.7~2）：1，约占所有淋巴瘤的1.5%。

MF是惰性的皮肤T细胞淋巴瘤，病程呈慢性经过，初期以散发的多种形态的斑片或斑块为特征，进展期可有皮肤浸润的蕈样或半球样的肿瘤，伴有淋巴结和器官浸润。Sézary综合征和MF共用一套疾病分期系统，是CTCL的白血病亚型，具有高度的侵袭性，患者可有全身红皮病、瘙痒、外周血可见大量脑回状核的Sézary细胞（>1000/μl）。

CTCL死亡率根据疾病分期差异较大。早期患者的死亡率与同年龄组对照的差异不大，而进展期患者的5年和10年存活率则下降至65%和39%。终末期的中位生存年龄仅为1.5年。

CTCL的治疗分为皮肤治疗（如激素治疗和光疗）和系统治疗（如放化疗），大部分治疗方式仅可以诱导疾病缓解，通常不可能完全治愈，除非在疾病早期，少部分患者能够通过造血干细胞移植治愈，但造血干细胞移植应用条件严格，移植相关并发症及风险较高，并不适用于所有患者。近年来，多种新型的药物，如靶向CD47和CCR4的单抗、CD30的PROTAC（蛋白降解靶向联合体）药物本妥昔单抗，也称维布妥昔单抗、组蛋白去乙酰化酶抑制剂以及免疫检查点抑制剂和CAR-T等免疫治疗在CTCL的治疗中均获疗效。

# 第一节　诊断要点

CTCL 的诊断常需要结合临床表现，外周血流式和皮肤、淋巴结和骨髓活检等多项检查结果来判定。

全面的皮肤检查，皮肤病变的活检及免疫组化检查是诊断必需的。皮肤组织病理学早期病变常表现为混有炎性细胞的多形性浸润。典型的 CTCL 表现为表浅的束带状淋巴细胞浸润，淋巴细胞大小不等，核扭曲呈脑回状是其特征。CTCL 恶性浸润有嗜表皮的特点，可见表皮中成簇的淋巴细胞围绕在朗格汉斯细胞周围形成 Pautrier 微脓肿，非典型淋巴细胞排列在真皮表皮结合处。随疾病进展，多形性浸润减少，表现为大量的不典型细胞蔓延至真皮层，嗜表皮性消失。

免疫表型 CTCL 肿瘤细胞一般是 CD3+CD4+CD45RO+CD8-。正常情况下循环中 85% 以上的 T 细胞 CD7 阳性，但循环中的 Sézary 细胞和浸润皮肤的恶性淋巴细胞 CD7 表达为阴性。另外这些细胞常表达 T 细胞激活的标志如 HLA-DR 或 CD25 而不表达 CD26。因此 CD4+CD26- 也常作为恶性 T 淋巴细胞瘤的标志。

CTCL 的 TCR 克隆性通常是通过对外周血、皮肤活检获得的组织进行 TCRG（编码 TCRγ）的 PCR 来评估。Sézary 细胞没有已知的特异性标志物，其特征是缺乏正常成熟细胞表达的 CD7 分子，CD3+ 或 CD4+ 缺乏 CD26 分子。Sézary 综合征诊断标准：红皮病，即红斑覆盖至少 80% 的体表面积。通过 PCR 或者 Southern blot 分析，检出血液中 TCR 克隆重排，外周血 Sézary 细胞绝对计数 ≥1000 个/ul，或满足一下两条标准中的一条：①CD4+ 或 CD3+ 细胞增多，伴有 CD4/CD8 比值 ≥10；②异常表型的 CD4+ 细胞增加（CD4+CD7- 细胞 ≥40% 或 CD4+CD26- 细胞 ≥30%）。

# 第二节　分　　期

目前最广泛被接受的 CTCL 分期系统是 TNMB（表 26-1）分期系

统，该系统以肿瘤、淋巴结、转移以及外周血受累为依据，在1975年最先被MF合作研究小组所采用。近年来依据研究进展，WHO对其进行了修订。基于TNMB分期，ISCL/EORTC给出了改良分期系统（表26-2）。CTCL的疾病分期对于预后判断和治疗方案的选择都至关重要。

### 表26-1　皮肤T细胞淋巴瘤TNMB分期

| | 皮肤 |
|---|---|
| T | T1：局限性斑块，丘疹或湿疹斑片＜体表面积的10% |
| | T2：多发性斑块，丘疹或红斑≥体表面积的10% |
| | T3：出现一个或多个肿块（直径≥1cm） |
| | T4：广泛性红皮病，至少占全身面积的80% |
| N. | 淋巴结 |
| | N0：临床上浅表淋巴结无异常 |
| | N1：临床上浅表淋巴结有异常，病理检查未见有MF病变 |
| | N2：临床上浅表淋巴结不能扪及，病理检查有MF病变 |
| | N3：临床上浅表淋巴结有异常，病理检查有MF改变 |
| | NX：临床上浅表淋巴结有异常，病理不能确诊 |
| M | 内脏器官 |
| | M0：没有内脏器官受累 |
| | M1：内脏器官受累；需要组织学确诊并明确具体器官 |
| B | 血液 |
| | B0：无异形细胞（＜5%）；a是流式细胞学检测阴性，未发现克隆性T细胞；b是流式细胞学检测阳性，发现克隆性T淋巴细胞 |
| | B1：有异形细胞（≥5%）；a为流式细胞学检测阴性，未发现克隆性T细胞；b是流式细胞学检测阳性，发现克隆性T淋巴细胞 |
| | B2：白血病（≥1000细胞/μl，CD4/CD8≥10，有血液中存在T细胞克隆的证据） |

### 表26-2　皮肤T细胞淋巴瘤ISCL/EORTC改良分期

| 分期 | T | N | M | B |
|---|---|---|---|---|
| ⅠA | 1 | 0 | 0 | 0, 1 |
| ⅠB | 2 | 0 | 0 | 0, 1 |
| ⅡA | 1, 2 | 1, 2 | 0 | 0, 1 |

续表

| 分期 | T | N | M | B |
|------|---|---|---|---|
| ⅡB | 3 | 0~2 | 0 | 0, 1 |
| Ⅲ | 4 | 0~2 | 0 | 0, 1 |
| ⅢA | 4 | 0~2 | 0 | 0 |
| ⅢB | 4 | 0~2 | 0 | 1 |
| ⅣA1 | 1~4 | 0~2 | 0 | 2 |
| ⅣA2 | 1~4 | 3 | 0 | 0~2 |
| ⅣB | 1~4 | 0~3 | 1 | 0~2 |

# 第三节　危险分层

在临床实践中，部分医学中心采用CLIPI（cutaneous lymphoma international prognostic index）来预测患者的预后（表26-3）。

表26-3　CTCL的CLIPI风险评分

| 早期（ⅠA~ⅡA） | 晚期（ⅡB~ⅣB） | 早期（ⅠA~ⅡA） | 晚期（ⅡB~ⅣB） |
|------|------|------|------|
| 男性 | 男性 | 滤泡样生长 | 分期B1/B2（TNMB分期） |
| 年龄>60 | 年龄>60 | 分期N1/NX（TNMB分期） | 分期N1/NX（TNMB分期） |
| 斑块 | 器官浸润 | | |

注：划分危险分级的依据是危险因子，每个表中出现的危险因子积一分，总得分为所有得分的总和，并以此划分出不同危险分级的组：低危（low risk）：0~1分；中危（intermediate risk）：2分；高危（high risk）：3~5分。

尽管对于早期的患者CLIPI模型有一定的预测能力，但是它对于晚期患者的预测能力仍显不足。因此Scarisbricks引入CLIC分期，进一步将晚期（ⅡB~ⅣB）的患者分高、中、低危组：四个危险因素分别为分期ⅣB；年龄＞60岁；大细胞转化（定义为浸润中存在超过25%的大细胞或大细胞结节；大细胞：是正常淋巴细胞四倍大小的细胞）；血清LDH升高。积分方式与CLIPI类似，每一项积一分。分数越高，风险越高。

## 第四节　分子发病机制特点

### 一、T细胞过度激活和皮肤微环境

尽管不能明确抗原，但目前认为抗原持续刺激是CTCL发病的初始事件。正常成人皮肤含有大量的表型和克隆多样性的记忆T细胞。持续抗原激活下的T细胞导致了CTCL患者皮肤出现了类似于慢性炎症的表现。MF和SS的肿瘤细胞通常表达CLA和CCR4，表现出皮肤定植的CD4+T细胞的表型。MF的肿瘤细胞具有CCR4++/CLA+/L-selectin-/CCR7-表型，类似于效应记忆T细胞的表型，而SS的肿瘤细胞表达CCR4++/CLA++/L-selectin+/CCR7+表型，对应中央记忆T细胞表型。免疫微环境改变是疾病发生和进展中的关键事件。早期皮肤微环境中的恶性T细胞少，皮肤微环境通过调整免疫细胞的功能和状态限制肿瘤增殖转移，最终形成TH1型肿瘤细胞驱动的TH1型炎症反应为主的微环境。

CTCL的进展与进行性的TH2型的细胞偏移和TH2型的细胞因子增加有关。随着CTCL的持续和发展，恶性T细胞的增加伴随着CD8+T细胞的减少，转向由倾向于TH2表型的肿瘤细胞驱动的以TH2为主的微环境。此外，在皮肤浸润细胞中，抑制性M2巨噬细胞的数量和/或功能增加，调节性T细胞/TH17平衡改变，以及CD47-SIRPα和PD-1-PD-L1途径的上调。总而言之，这些变化使CTCL的免疫微环境向免疫抑制的方向变化，并促进了肿瘤细胞的免疫逃逸。

### 二、基因突变

MF和SS的分子特征既有相似性又有独特性。*CDKN2A/B*基因座（编码肿瘤抑制蛋白P14/16）的失活或丢失是MF中最常见的染色体改变，但在SS中却不太常见。尽管MF和SS的基因组和细胞特征存在明显的异质性，约45%的 MF 和 SS 的突变基因集中于以下类别：主要有 TCR-NF-κB 信号通路、JAK-STAT 信号通路、MAP 激酶信号通路、染色质修饰和细胞周期调节。

### 1. TCR-NF-κB 信号通路

TCR-NF-κB 途径参与 IL-1 或 TNF 家族成员（如 CD40）或生长因子（包括 TGFs 或 EGFs）的信号传导。NF-κB 通路激活促进 T 细胞和 B 细胞的增殖、激活和生存。NF-κB 通路分子突变（如 PLCG1、CARD11 和 TNFRSF1B）是 SS 相对特异的突变。在 SS 细胞中观察到参与 TCR 相关信号（PTPRN2 和 RLTPR）、共刺激分子（CD28）和 NF-κB 信号（*PRKCB* 和 *CSNK1A1*）基因的拷贝数改变以及基因突变，可能参与该通路激活。基于这些观察开展的 NF-κB 靶向疗法的临床试验，如蛋白酶体抑制剂硼替佐米已经在 CTCL 患者中显示出显著的单药活性。

### 2. JAK-STAT 信号通路

由于 HLA 依赖的抗原肽呈递的改变和胞内代谢改变，干扰素和营养 T 细胞的细胞因子，如 IL-2、IL-7 和 IL-15，通过激活 JAKs 及其下游的 STAT 蛋白发挥作用，影响肿瘤细胞的增殖、凋亡途径和免疫原性。在 MF 细胞中已经报道了 JAK-STAT 信号的激活。这一通路的激活可能是由促肿瘤性的炎症微环境和/或肿瘤细胞的遗传变化引起的。SOCS1 是 STAT 诱导型 STAT 抑制剂家族成员，在35%的 MF 患者中观察到肿瘤抑制因子 SOCS1 的丢失或失能易位。在 SS 细胞中，*JAK2*、*STAT3* 和 *STAT5B* 的拷贝数变异以及 *JAK1* 和 *JAK3* 的激活性突变可能在 JAK-STAT 通路激活中起作用。JAK-STAT 信号的改变构成了干扰素信号缺陷的一个关键机制，可能导致抗原呈递减少、免疫逃逸和对病毒感染的易感性增加。总之，多种机制导致的 JAK-STAT 信号过度激活是导致 CTCL 肿瘤细胞发生发展的重要事件。

### 3. microRNA

CTCL 的基因微阵列分析证实了多种 microRNA 在疾病发生发展中的作用。miR-155 在 MF 和 SS 中都有过量表达，它与肿瘤细胞中 *STAT4* 基因表达下调和 STAT6 上调相关，进一步影响皮肤微环境向

TH2方向转变。

# 第五节　治　疗

## 一、治疗时机

综合患者的年龄，疾病亚型、分期、转移、合并症等因素考虑，CTCL患者的治疗策略分为等待观察、皮肤治疗和全身治疗。

对于疾病非常早期的患者（例如Ⅰa期的患者），疾病仅仅造成局限的皮肤受损，目前的研究证实等待观察策略不会对患者的症状和生存状况造成负面的影响。对于疾病处于惰性期的患者（Ⅱa期及更早的疾病分期），总体上不应该采用激进的治疗策略，治疗应局限在出现皮损区域而不是进行早期的全身治疗。晚期的CTCL是全身多器官浸润和全面免疫抑制的疾病，在制订治疗策略时应该由血液-肿瘤科医师、皮肤科医师、病理医师和放疗医师共同参与。综上，准确的疾病分期对于制订恰当的CTCL的治疗策略至关重要。

## 二、总体治疗策略

依据患者的疾病分期，NCCN指南推荐的治疗建议参见表26-4，EORTC推荐的CTCL治疗方案见表26-5。

**表26-4　NCCN指南推荐的治疗建议**

| 临床分期 | 治疗建议 |
| --- | --- |
| Ⅰ A期 | 此时病变局限在较小的一片皮肤中，推荐的一线治疗为皮肤局部治疗，包括皮肤局部激素类药物涂抹、UV光照等 |
| Ⅰ B～Ⅱ A期 | 更多的皮肤被累及，推荐更大范围的皮肤治疗（包括病变区域和病变周围的区域） |
| Ⅱ B期 | 如果累及皮肤面积≤10%，推荐在皮肤治疗的基础上加上病变皮肤区域的放疗 |
| | 如果累及皮肤面积>10%，建议在以下治疗方式中选择两种联合使用：TSEBT（皮肤电子束照射）、全身放/化疗、皮肤激素药物治疗 |

续表

| 临床分期 | 治疗建议 |
| --- | --- |
| Ⅲ期 | 若无血液浸润，可以皮肤治疗为主；若出现血液浸润，必须全身治疗，推荐的一线治疗包括：临床试验、全身放/化疗、造血干细胞移植 |
| Ⅳ期 | 临床试验能使患者的预后获益最大化 |

表 26-5　EORTC 指南推荐的 CTCL 治疗方案

| 临床分期 | 治疗建议 |
| --- | --- |
| ⅠA期 | 此时病变局限在较小的一片皮肤中，推荐的一线治疗为皮肤局部治疗，包括皮肤局部激素类药物涂抹、UV 光照等 |
| ⅠB～ⅡA期 | 更多的皮肤被累及，推荐更大范围的皮肤治疗（包括病变区域和病变周围的区域） |
| ⅡB期 | 如果累及皮肤面积≤10%，推荐在皮肤治疗的基础上加上病变皮肤区域的放疗 |
| | 如果累及皮肤面积>10%，建议在以下治疗方式中选择两种联合使用：TSEBT（皮肤电子束照射）、全身放/化疗、皮肤激素药物治疗 |
| Ⅲ期 | 若无血液浸润，可以皮肤治疗为主；若出现血液浸润，必须全身治疗，推荐的一线治疗包括：临床试验、全身放/化疗、造血干细胞移植 |
| Ⅳ期 | 临床试验能使患者的预后获益最大化 |

## 1. 一线治疗

CTCL 一线治疗策略如图 26-1 所示。对于ⅡA期及更早的患者，治疗应该以皮肤的局部治疗为主，包括观察、局部应用激素、光疗、局部放疗等。真实世界数据提示目前大部分早期 CTCL 患者接受的一线治疗是局部涂抹激素和光疗，接受皮肤局部治疗的缓解率（73%）好于全身治疗（57%），因此即使在患者有不良预后因素的条件下，早期使用皮肤局部治疗更能使患者获益。

进展期的 CTCL 没有疗效可靠的疗法，目前的传统治疗疗法治愈率低且疗效持续时间短。满足造血干细胞移植条件的年轻患者应该尽早进行造血干细胞移植。多线治疗无效的难治/复发患者应尽可能地参加新药的临床试验（表 26-5）。

（1）皮肤治疗：早期患者可以在皮肤科医生的指导下使用外用涂

| 分期 | ⅠA | ⅠB | ⅡA | ⅡB | Ⅲ | SS | ⅣA～ⅣB |
|---|---|---|---|---|---|---|---|
| 观察 | ■ | ■ | ■ | △ | △ | △ | △ |
| 局部涂抹激素 | ■ | ■ | ■ | △ | △ | △ | △ |
| CG | ■ | ■ | ■ | △ | △ | △ | △ |
| 光疗 | ■ | ■ | ■ | △ | △ | △ | △ |
| 局部放疗 | ■ | ■ | ■ | △ | △ | △ | △ |
| TSET | △ | ★ | ★ | ■ | ■ | ■ | △ |
| IFN | △ | ★ | ★ | ■ | ■ | ■ | ■ |
| Bexarotene | △ | ★ | ★ | ■ | ■ | ■ | ■ |
| BV | △ | ★ | ★ | ■ | ■ | ■ | ■ |
| MTX | △ | ★ | ★ | ■ | ■ | ■ | ■ |
| ECP | △ | △ | △ | △ | ■ | ■ | ■ |
| Mogamulizumab | △ | △ | △ | ★ | ■ | ■ | ■ |
| HDACi | △ | △ | △ | ■ | ■ | ■ | ■ |
| 单药化疗 | △ | △ | △ | ■ | ■ | ★ | ★ |
| 多药化疗 | △ | △ | △ | ★ | ★ | ★ | ■ |
| allo-HSCT | △ | △ | △ | ★ | ★ | ★ | ■ |

■推荐的一线治疗　★其他推荐治疗　△不推荐的治疗

CG：chlormethine gel，氯甲碱凝胶；TSET, total skin electron therapy，全皮肤电疗；IFN：干扰素；BV：brentuximab vedotin；MTX：methotrexate，甲氨蝶呤；ECP：extracorporeal photopheresis，体外光化学疗法；HDACi：组蛋白去乙酰化酶抑制剂；allo-HSCT：自体造血干细胞移植

图26-1　治疗策略图

抹糖皮质激素、局部应用氮芥、涂抹卡莫斯汀或者贝沙罗汀以及光疗和电子束疗法对病变区域进行治疗。

（2）全身性治疗

①贝沙罗汀（Bexarotene）：贝沙罗汀是一种X受体选择性的维甲酸，1999年后口服贝沙罗汀和其凝胶制剂先后被FDA批准用于CTCL。推荐的用量是每天300mg/m$^2$。几乎所有服用贝沙罗汀的患者都会出现中枢性甲状腺功能减退和高脂血症，因此需同时服用甲状腺素片和降血脂药物。大多数治疗反应发生在治疗开始后的2～3个月，

但也可能出现延迟。因此，在没有疾病进展或毒性的情况下，应继续治疗长达6个月。对于有反应的患者，应继续治疗直至疾病进展，根据临床症状的转变，应考虑采用辅助性的皮肤治疗方法（如PUVA、干扰素）。

推荐剂量：从每天150mg/m$^2$的较低剂量开始，随后根据患者的耐受性，在治疗4周后增加到全量（每天300mg/m$^2$）。

② 干扰素-α：口服干扰素常和其他药物一起联用，在早期患者中作为皮肤治疗无效的二线治疗方案，晚期患者则推荐尽早口服干扰素-α。推荐剂量：3～10MU，每天或每周三次。

③ 体外光化学疗法（extracorporeal photopheresis，ECP）：通过白细胞分离术采集患者的白细胞，将其暴露于光敏剂，然后用UVA照射，然后将细胞回输给患者。此法既能通过激活BCL-2凋亡蛋白家族、断裂线粒体和激活胞外细胞死亡通路等方式直接杀伤肿瘤细胞，也可以激活淋巴细胞、提高树突细胞功能提高患者自身的抗肿瘤免疫能力。

推荐剂量：ECP疗法一般2～4周一次，直到最终消除病灶。

④ 化学疗法：只有当患者进入疾病晚期，其他多线治疗无效的情况下才推荐化疗。

普拉曲沙和甲氨蝶呤，新型的抗叶酸类似药，被FDA批准用于PTCL的治疗。大型临床试验表明15～30mg/m$^2$普拉曲沙可以使近30%的复发/难治患者缓解。

**2. 复发难治CTCL的治疗**

可选择其他化疗药物如烷化剂、甲氨蝶呤、博来霉素、吉西他滨，单药或联合治疗都可以作为晚期难治/复发CTCL患者的二线治疗方案。

## 三、小分子靶向药物治疗

（一）HDAC抑制剂

组蛋白去乙酰化酶有助于组蛋白去乙酰化和基因转录的表观遗传抑制，参与T细胞淋巴瘤的发生。组蛋白去乙酰化酶抑制剂可以促进肿瘤细胞抑癌基因转录，并且调节患者体内的免疫微环境，目前伏立诺他（Vorinostat）和罗米地辛（Romidepsin）已经被FDA批准用于CTCL的治疗。国产组蛋白去乙酰化酶抑制剂西达本胺也可以用于CTCL的治疗。

推荐剂量：伏立诺他，400mg/d，口服；罗米地辛，14mg/m$^2$，第1、8、15天静脉输注，以四周为一个疗程。西达苯胺30mg，口服，2次/周。

### （二）普拉曲沙（Praltrxate）

一种抗肿瘤叶酸类似物，抑制双氢叶酸还原酶，靶向DNA合成，导致肿瘤细胞死亡。与甲氨蝶呤相比，普拉曲沙的抗肿瘤活性较高，这是由于其对降低的叶酸载体-1具有更高的亲和力，且在肿瘤细胞中具有更强的选择性积累。

推荐剂量：每周15mg/m$^2$，持续3周，4周为1个疗程。

除了以上药物外，PI3K抑制剂杜维利塞（Duvelisib）等重要分子的药物也在临床试验中。

## 四、非细胞免疫治疗

### （一）单克隆抗体

**1. 抗CD30单克隆抗体** 维布妥昔单抗是一种抗体药物偶联物，它由CD30的单克隆抗体与甲基瑞奥西汀E（MMAE）偶联构成。在CD30$^+$和CD30$^-$的CTCL中，BV单药疗效，CRR接近70%，但是大部分患者疗效不能维持。

推荐剂量：1.8mg/kg，静脉注射，每3周1次。

**2. 抗CD52单克隆抗体** CD52在多种T淋巴细胞表面发现，阿仑单抗是靶向CD52的单克隆抗体，可以通过ADCC作用杀伤肿瘤细胞。

推荐剂量：首次使用剂量爬坡，第1天3mg，第3天10mg，第5天30mg，静脉注射；然后每周3次给药，每次30mg，持续12周。考虑到药物不良反应，如输液反应、血液学毒性、感染等，减低剂量的用法：第1天3mg，第3天10mg，然后隔天15mg。

**3. 抗CCR4单克隆抗体**　绝大多数CTCL肿瘤细胞表达CCR4，靶向CCR4可以相对特异地杀伤肿瘤细胞而不杀伤其他健康细胞。CCR4的单克隆抗体Mogamulizumab通过ADCC（抗体依赖的细胞介导的细胞毒作用）和抑制Treg相关的抑制性免疫反应杀伤肿瘤细胞，调节患者的免疫微环境。

推荐剂量：每次1mg/kg，静脉滴注，第一周期，每周给药一次，第1、8、15、22天；在随后每个周期，每2周给药一次，第1、15、28天为一个周期。

**4. 其他药物**　CD47单抗TTI-641等多种靶向T细胞淋巴瘤的药物也在临床试验中。

（二）免疫检查点抑制剂

在70%的SS患者和40%以上的MF患者肿瘤细胞中都有PD-1的高表达，对于PD-1＋的患者PD-1抑制剂一方面可以通过ADCC作用直接杀伤肿瘤细胞，另一方面可以激活体内CD8$^+$T细胞的细胞毒作用和调节肿瘤免疫微环境。

小规模临床试验表明，20%～30%的CTCL患者经PD-1单克隆抗体Pembrolizumab和Nivolumab治疗后可达缓解，并维持较长的缓解时间。但是同样需要注意的是，有报道在难治/复发T细胞淋巴瘤中使用PD-1抑制剂后疾病迅速进展的病例，危险因素不明，因此临床上应谨慎选择PD-1抑制剂作为难治/复发CTCL患者的治疗方案。另外，CTLA-4单抗Ipilimumab在CTCL的临床试验也正在开展。

推荐剂量：Pembrolizumab 2mg/kg，静脉输注，每3周1次，疗程24个月。

## 五、细胞免疫治疗

目前有多项靶向CD4、CD5、CD7的CAR-T细胞治疗在开展中，CAR-T技术在CTCL中的有效性和安全性仍有待多个中心报道的临床试验结果证明。

## 六、造血干细胞移植

现有的大剂量化疗和自体造血干细胞移植（ASCT）的经验，很大程度上限于病例报道，治疗后的反应往往是短暂的。异基因造血干细胞移植才可能让疾病达到持久缓解，是晚期 MF 和 SS 的一种潜在的治愈措施。回顾性分析研究表明，70% 以上患者使用减低剂量预处理方案，3 年疾病无进展生存率和总生存率分别为 34% 和 53%。影响预后因素包括疾病阶段、供者选择、预处理方案等。在疾病早期阶段进行移植（定义为在 3 次或更少的全身治疗后第一次或第二次缓解或复发）复发率更低，3 年总生存率显著提高。采用减低强度预处理方案和使用 HLA 匹配的相关供体均与较高的总生存率相关。由于移植后的高复发率不良反应，目前只推荐年轻的没有合并症的晚期患者接受造血干细胞移植。移植时机需要慎重选择，同时推荐与全皮肤电子束治疗同时进行。

（冯　佳）

# 第二十七章

# 结外NK/T细胞淋巴瘤

结外NK/T细胞淋巴瘤，鼻型（extranodal NK/T-cell lymphoma, nasal type，ENKTL）是一种 Epstein-Barr 病毒（EBV）相关的淋巴增殖性疾病，占所有淋巴瘤亚型的6%，占 T 细胞淋巴瘤的比例<2%。它由NK细胞或细胞毒性 T 细胞转化发展而来，很少二者兼而有之。80%以上的ENKTL发生在鼻、鼻咽、口咽、Waldeyer环等，鼻外部位好发于皮肤、胃肠道、睾丸等。由于鼻外部位可以作为单独部位起病而不累及鼻咽部，因此2022WHO新分类中去除"鼻型"更名为结外NK/T细胞淋巴瘤。

局限期 ENKTL 通常采用非蒽环类化疗和放射治疗的综合治疗，5 年生存率约为 70%。进展期和复发/难治性 ENKTL 预后不良，通常采用全身化疗，目前尚无统一的标准治疗方案，5 年生存率仅为20%～40%。高危或进展期患者诱导治疗达到完全缓解后行自体造血干细胞移植能改善预后。近年来，免疫检查点抑制剂、抗 CD30 和CD38抗体、表观遗传学药物以及针对 EBV 相关靶标的免疫疗法在ENKTL治疗中获得疗效，具有较好的治疗前景。

## 第一节 诊 断 要 点

### 一、临床特点

为鼻或面中线损坏性病变，局限期主要发生于鼻腔内，逐渐侵及鼻腔外及附近的鼻窦、上颚、鼻咽部。患者常有鼻塞、鼻出血、鼻部异味、鼻黏膜糜烂坏死、鼻中隔穿孔及口腔硬腭骨质破坏穿孔，可伴有头痛、嗅觉减低、颜面部肿胀等。ENKTL可以侵及淋巴结、皮肤、胃肠道、睾丸、肺、CNS等，不同累及部位出现相应的症状。如侵犯淋巴结，可有淋巴结肿大。皮肤侵犯表现包括结节型、蜂窝织炎或脓样肿块、红皮病或瘀斑样结节，主要侵犯躯干和四肢。患者多伴有 B 症状，严重者可并发噬血细胞综合征，一旦发生预后很差。

## 二、病理组织学及免疫表型

病理形态学特点包括肿瘤细胞弥漫性浸润真皮及皮下组织，血管中心浸润和血管破坏现象常见，并伴有大量凝固性坏死。肿瘤细胞以小到中等为主，偶有大细胞及间变形式，胞质淡染，可见嗜苯胺蓝颗粒，胞核不规则或卵圆形，染色质呈细颗粒状，核仁不明显或有小核仁。常伴小淋巴细胞、浆细胞、嗜酸性粒细胞和组织细胞，呈现"多型网状"结构，部分可见大量的炎性细胞浸润。

典型免疫表型为 NK 细胞标志 CD56 阳性、CD2、CD3ε 等 T 细胞抗原表型表达、表达细胞毒性相关蛋白 Granzyme B、Perforin 和 TIA-1 阳性，EBER 阳性。少数患者会出现 CD56- 的情况，但结合 EBER+、常见的发病部位、典型的细胞形态学及免疫表型，也可以给出 NK/T 细胞淋巴瘤的诊断。

# 第二节  分  期

Ann Arbor 分期系统目前应用最为广泛，但它没有考虑某些解剖部位的预后影响，如呼吸消化道、肿瘤局部浸润和区域淋巴结受累。TNM 分期系统是基于对鼻腔 ENKTL 患者进行蒽环类化疗的单中心研究结果。尽管它强调了区域淋巴结受累的预后影响，但它不适用于鼻外 ENKTL，也未在接受 L-天冬酰胺酶治疗的人群中得到验证。

中国西南肿瘤学组和亚洲淋巴瘤研究组 ENKTL 的 CA 分期系统纳入了发病部位、局部浸润、区域淋巴结受累和转移等多种因素，并在接受门冬酰胺酶治疗的人群中得到了验证（表27-1）。该系统在预测存活率方面似乎比其他系统更准确。

**表27-1 中国西南肿瘤学组和亚洲淋巴瘤研究组 ENKTL 的 CA 分期系统**

| 分期 | 定义 |
|---|---|
| Ⅰ期 | 病灶侵犯鼻腔或鼻咽，不伴肿瘤局部侵犯（皮肤、骨、鼻旁窦） |
| Ⅱ期 | 非鼻型病变或病灶侵犯鼻腔或鼻咽，伴局部侵犯（皮肤、骨、鼻旁窦） |
| Ⅲ期 | 病灶伴区域淋巴结侵犯 |
| Ⅳ期 | 非区域淋巴结侵犯或横膈上下淋巴结侵犯或广泛播散性病灶 |

# 第三节　危险分层

　　NK/T 细胞淋巴瘤常用的预后评价系统包括国际预后指数（IPI）、韩国预后指数（KPI）、NK/T 细胞淋巴瘤预后指数（PINK/PINK-E）和列线图简化风险指数（NRI）。IPI 评分的预后评估价值在多种亚型淋巴瘤的研究中得到证实，但在 ENKTL 中的准确性存在争议。研究发现尽管大多数 Ⅰ/Ⅱ 期 ENKTL 患者在 IPI 评分中被归类为低风险，但有些患者预后较差。另外 IPI 模型不能很好地区分低风险和低中风险队列或中高风险和高风险队列中的患者。KPI 模型与 IPI 相比，患者更均衡地分为四组，具有更好的预后辨别力。但 IPI 和 KPI 模型的一个重要的局限性是入选患者绝大多数接受的是以蒽环类药物为基础化疗方案，与当下以门冬酰胺酶为基础的治疗不匹配。相比之下，PINK 和 PINK-E 模型是在门冬酰胺酶治疗背景下提出的，与 IPI 和 KPI 相比，能更好地区分高危和中高危人群。纳入 Ann Arbor 分期、年龄、ECOG、LDH 和局部超腔侵犯（肿瘤超出原发部位，侵犯至邻近解剖结构）多种因素的 NRI 模型，与 IPI、KPI 或 PINK 模型相比，它有更优异的结果，尤其是局限期 NK/T 细胞淋巴瘤患者能够较好地预测预后，对于后续治疗策略的指导同样具有较大的价值。这些模型在表27-2中进行了比较。

**表27-2　NK/T 细胞淋巴瘤不同预后分层**

| 模型 | IPI | KPI | PINK | PINK-E | NRI |
|---|---|---|---|---|---|
| 年龄＞60岁 | 1 | | 1 | 1 | 1 |
| ECOG评分≥2分 | 1 | | | | 1 |

续表

| 模型 | IPI | KPI | PINK | PINK-E | NRI |
|---|---|---|---|---|---|
| LDH升高 | 1 | 1 | | | 1 |
| 结外累计部位≥2 | 1 | | | | |
| Ann Arbor分期Ⅲ～Ⅳ期 | 1 | 1 | 1 | 1 | 2 |
| Ann Arbor分期Ⅱ期 | | | | | 1 |
| B症状 | | 1 | | | |
| 远处淋巴结累及 | | | 1 | 1 | |
| 区域淋巴结受累 | | 1 | | | |
| 非鼻型累及 | | | 1 | 1 | |
| 血清EBV DNA升高 | | | | 1 | |
| 局部超腔侵犯 | | | | | 1 |
| 危险分层积分 | 低危0～1<br>中低危2<br>中高危3<br>高危4～5 | 1组0<br>2组1<br>3组1<br>4组3～4 | 低危0<br>中危1<br>高危2～4 | 低危0～1<br>中危2<br>高危3～5 | 低危0<br>中低危1<br>中高危2<br>高危3<br>极高危4～7 |

# 第四节　分子发病机制特点

ENKTL的形成涉及多种因素和多个发展阶段。大多数ENKTL属于EBV感染Ⅱ型潜伏期模式，细胞被诱导产生潜伏膜蛋白1（latent membrane protein 1，LMP1）、LMP-2A、LMP-2B、EBV核抗原1（Epstein-Barr nuclear antigen 1，EBNA1）和EBV编码蛋白的过度表达，导致炎症细胞因子分泌，加强信号通路传导，从而影响细胞增殖、分化、凋亡。ENKTL中存在多种致癌通路，包括JAK-STAT、MAPK-AKT和NF-κB信号通路。高通量测序研究也发现多种体细胞突变，主要包括RNA解螺旋基因（DDX3X等）和抑癌基因（TP53、BCOR和MGA）等。ENKTL出现多种染色体异常，其中最常见的为6q21-q25缺失，导致抑癌基因（包括PRDM1、ATG5、AIM1、BLIMP1、FOXO3和HACE1）表达下调。4%～18%的患者出现MLL、ASXL1、ARID1A和EP300等表观遗传修饰相关基因的突变。HLA-DPB1、HLA-DRB1和IL18RAP多态性和NK/T细胞淋巴瘤易感性显著相关。

## 一、LMP-1

LMP-1蛋白是EBV相关蛋白中最重要的膜蛋白。LMP-1通过NF-κB、JAK-STAT和PI3K-AKT等信号通路上调凋亡抑制基因Survivin，抑制细胞凋亡，促进肿瘤的发生。LMP-1可以通过miRNA调节肿瘤的血管生成、细胞接触、细胞迁移和肿瘤细胞的侵袭性。LMP-1还可以通过促进程序性死亡受体配体1的表达，帮助肿瘤细胞免疫逃逸。

## 二、JAK-STAT通路

JAK-STAT通路是调节细胞生长、分化、存活和病原体抵抗的重要信号通路之一，其异常激活是ENKTL的分子生物学特征。ENKTL中*STAT3*突变约21%，*STAT3*激活突变可诱导*PD-L1*过度表达，可能促进肿瘤免疫逃逸，因此PD-1 / PD-L1抗体和STAT3抑制剂联用可能是ENKTL的有希望的治疗方法。JAK3为涉及JAK-STAT途径的非受体酪氨酸激酶，主要在造血细胞中表达，有助于调节淋巴细胞的发育，*JAK3*突变率在ENKTL中差别较大（0~35%）。

## 三、DDX3X

RNA解旋酶*DDX3X*基因在ENKTL中存在高频突变，是患者预后不良分子标志。*DDX3X*基因位于染色体Xp 11.3-p11.23，编码蛋白在细胞核内的作用包括调节转录、mRNP组装、前mRNA剪接和mRNA输出，在胞浆内可参与调节翻译和细胞信号转导。野生型DDX3X蛋白具有下调核RelB表达和降低细胞ERK磷酸化水平的作用，使细胞增殖受抑，具有抑癌基因产物特征，突变型蛋白表现为RNA解旋能力下降，激活了NF-κB和MAPK通路，失去了对NK细胞周期进展的抑制作用。

## 四、EP300

EP300发挥组蛋白乙酰化转移酶活性，在调控细胞生长和分裂及细胞的成熟和分化过程中起到非常重要的作用。EP300突变率在ENKTL中为9%。高表达EP300的ENKTL细胞系对组蛋白去乙酰化酶抑制剂药物敏感，在动物模型中也得到一致结论。

## 五、*HLA-DPB1*、*HLA-DRB1*和*IL18RAP*易感基因

*HLA-DPB1*、*HLA-DRB1*和*IL18RAP*多态性和NK/T细胞淋巴瘤易感性显著相关。临床研究发现同时携带易感基因*IL18RAP*、*HLA-DRB1*和*HLA-DPB1*风险等位基因的高危个体，相对于不携带风险等位基因个体，具有18倍的患病风险。

## 六、免疫检查点

ENKTL中存在*CTLA-4/CD28*融合基因，表明CTLA-4可能是ENKTL免疫治疗的靶点，但其在ENKTL中的预后价值尚需进一步研究。

ENKTL中PD-L1的表达与EB病毒感染相关，EB病毒潜伏膜蛋白1可以通过MAPK/NF-κB途径上调PD-L1的表达。NK/T细胞淋巴瘤细胞高表达的PD-L1分子与淋巴细胞表面的PD-1分子结合后，肿瘤细胞发生免疫逃逸。因此，可通过阻断PD-1/PD-L1信号通路治疗ENKTL。

TIM-3高表达是ENKTL的独立不良预后因素。此外LAG-3、TIGIT、VISTA、BTLA及FGL1等免疫检查点也是目前肿瘤免疫治疗的研究热点，但其与ENKTL的关系及是否可以作为治疗靶点尚需要进一步研究。

## 七、分子亚型

基于基因组学的分型方法可将 NK/T 细胞淋巴瘤分为 TSIM 亚型、MB 亚型和 HEA 亚型。具体分子临床特征见表 27-3。

**表 27-3　NK/T 细胞淋巴瘤分子亚型特征**

| 分子亚型 | 分子遗传特征 | 细胞来源 | 临床及预后意义 |
| --- | --- | --- | --- |
| TSIM 亚型 | 6q 缺失，*TP53* 突变，9p24.1 扩增（PD-L1/2 基因）；JAK-STAT 信号通路激活；EBV Ⅱ型潜伏感染 | NK 细胞来源为主 | *PD-L1/2* 的过表达可能会增强 PD-1 抗体在治疗 ENKTL 中的治疗活性；3 年 OS 79.1% |
| MB 亚型 | *MGA* 突变，1p22.1 杂合性缺失（BRDT 基因）；MAPK、WNT、NOTCH 信号通路激活；EBV Ⅰ型潜伏感染 | T 细胞来源为主 | 该亚型中可通过调节 *MYC* 转录表达发挥抗肿瘤作用，可能对高三尖杉酯碱敏感；3 年 OS 38.5% |
| HEA 亚型 | 表观遗传学相关 HDAC9、*EP300* 和 *ARID1A* 突变；下游 NF-κB 和 T 细胞受体信号通路激活；EBV Ⅱ型潜伏感染 | T 细胞来源为主 | 该亚型中 *EP300* 的过表达导致异常的组蛋白乙酰化，可使用 HDACi 类药物治疗；3 年 OS 为 91.7% |

# 第五节　治　疗

## 一、总体治疗策略

局限期患者接受含门冬酰胺酶为基础的化疗联合放疗可取得较好疗效。

进展期 NK/T 细胞淋巴瘤侵犯广泛，治疗以全身治疗为主。目前尚无统一的标准治疗方案，NCCN 指南推荐临床试验或含门冬酰胺酶为基础的化疗如 DDGP、SMILE 和 P-GEMOX 等方案，但仍有部分患者疗效不佳或复发。复发难治的患者中位 OS 仅为 6.4 个月，常合并噬血细胞综合征，治疗难度大，预后差。抗PD-1/PD-L1、CD30和CD38抗体以及表观遗传学药物等多种靶向免疫治疗在R/R ENKTL治疗中展现出可观的临床潜力。

（一）局限期患者的治疗

NK/T细胞淋巴瘤对放疗敏感，局限期患者单独接受放疗，ORR可达80%～100%，但40%的患者会出现全身复发，因此对于能够耐受化疗的患者推荐放化疗联合治疗，推荐放疗剂量50～54Gy，联合模式包括同步放化疗、序贯治疗或"三明治"式。不能够耐受化疗的患者，单独放疗的剂量为50～55Gy。

**1. 同步放化疗治疗**　针对IE及ⅡE期的患者，同步放射治疗可联合减量的DeVIC方案（地塞米松每天40mg，d1～3；依托泊苷每天100mg/m$^2$，d1～3；异环磷酰胺每天1.5g/m$^2$，d1～3；卡铂300mg/m$^2$，d1～3）、GDP方案、ESHAP方案等，3～4级血液学毒性值得关注。同步放化疗根据化疗方案强度不同，放疗剂量不同程度减低至40～54Gy。

**2. 序贯放化疗治疗**　DDGP方案（吉西他滨800mg/m$^2$，d1，d8；培门冬酶2500IU/m$^2$，d1；顺铂20mg/m$^2$，d1～4；地塞米松15mg/m$^2$，d1～5）序贯放疗对比单独放疗的临床研究显示CR率分别为73.3%和48.6%，5年的OS和PFS分别为85.7% *vs* 60.4%、82.9% *vs* 56.5%。改良SMILE方案序贯放疗在局限期患者中也有较好的疗效。

**3. "三明治"放化疗治疗**　4周期MESA方案夹心放疗结果显示2年的OS和PFS分别为92%和89.1%。GELOX方案（吉西他滨1000mg/m$^2$，d1；奥沙利铂130mg/m$^2$，d1；左旋门冬酰胺酶6000IU/m$^2$，d1～7）夹心放疗结果显示CR率为74.1%，2年的OS和PFS均为86%。P-GEMOX为基础的夹心方案治疗也达到了很好的临床疗效。

（二）进展期患者的治疗

初治20%～30%患者为进展期，治疗以全身化疗为主，一线常用以门冬酰胺酶为基础的化疗方案包括：改良SMILE，P-GEMOX，

DDGP, AspaMetDex（左旋门冬酰胺酶6000IU/m², d2、d4、d6、d8；甲氨蝶呤 3g/m²，d1；地塞米松40mg，d1~4）等。早期SMILE方案的疗效虽好，但不良反应严重。培门冬酶代替左旋门冬酰胺酶的改良版SMILE方案不良反应明显减轻，总缓解率达到80%。

（三）复发难治患者的治疗

治疗以门冬酰胺酶为基础或GEMOX、GDP、DHAP、DHAX、ESHAP、ICE等全身化疗方案为主。AspaMetDex对于R/R ENTCL也展示了较好的疗效及耐受度，61%的患者达到CR，其中复发率为36%，中位OS和中位DOR均为1年。P-GEMOX在NK/T细胞淋巴瘤的多线治疗中的地位也得到印证，总体CRR 51.4%，3年的PFS为38.6%，3年的OS为64.7%。一项Ⅱ期临床研究结果显示，米托蒽醌脂质体单药治疗复发难治NKTCL的ORR为52.4%，CR率为28.6%，具有良好的应用前景。

## 二、小分子靶向药物治疗

（一）HDAC抑制剂

（1）西达苯胺：近年来，组蛋白修饰相关的表观遗传学药物备受关注。在16名复发难治ENKTL受试者单药治疗的Ⅱ期研究中，1名达到CR，2名PR，ORR为18.8%。

推荐剂量：成年人推荐每次30mg，每周两次，两次服药间隔不应少于3d，餐后30min服用。临床实践中，必要时可根据患者年龄及体能状况减量。

注意事项：最常出现血液学不良反应，多发生在首次服药后6周内，主要包括血小板计数降低、白细胞计数降低、中性粒细胞计数降低、血红蛋白浓度降低或贫血。肝功能指标异常，≥3级的氨基转移酶升高发生率1.2%~2.4%。其他代谢及营养类不良反应，如血钾降低、血钙降低等，多为1~2级。胃肠道不良反应包括腹泻、恶心、呕吐和食欲下降等，多为1~2级。

（2）BELIEF（CLN-19）研究贝林司他单药对于复发难治T细胞淋巴瘤，纳入的2名NK/T患者中，1名对治疗有反应。但受试者太少，无法准确评论疗效。

（3）与免疫治疗组合策略可以产生协同抗肿瘤作用。和化疗联合的临床研究正在进行中，例如：HDACi与硼替佐米联合治疗了两名ENKTL患者，其中1名患者达到PR。

## （二）XPO1抑制剂

塞利尼索（Selinexor）是一种口服的选择性核输出抑制剂，通过与XPO1结合，激活抑癌蛋白，降低胞浆内致癌蛋白水平，激活GR通路等发挥抗肿瘤活性。塞利尼索抑制EBV等病毒mRNA的核输出，减少病毒复制，同时抑制NF-κB通路减少炎症信号，发挥抗病毒作用。一项 Ib 期塞利尼索联合GEMOX方案在7例复发/难治ENKTL中的疗效显示ORR达57.1%、CR率达28.6%。另一项 I 期针对复发性或难治性PTCL 或 ENKTL患者接受 DICE 加剂量递增的口服塞利尼索治疗的研究发现，塞利尼索-DICE联合治疗时的最大耐受剂量为40mg，治疗11例PTCL/ENKTL患者的总ORR为91%，CR率为82%。塞利尼索联合化疗方案在复发难治性患者中显示出可控的安全性和良好的治疗效果，为ENKTL患者提供新的治疗选择。

推荐剂量：60～80mg/次，口服，d1、d8、d15，1个疗程3周。

注意事项：建议使用两/三联止吐预防恶心呕吐：奥氮平：给药前一晚（d0）临睡前给予2.5或5mg，至少连续4d（d0～d3），联合5-HT3拮抗剂±NK-1受体拮抗剂。全血细胞减少或血小板减少：前2个周期每周复查血常规，及时给予升血小板治疗，G-CSF用于中性粒细胞减少。水化用于抗疲劳，每周化验并给予生理盐水静脉补液和/或口服盐片用于低钠血症。

## （三）JAK抑制剂

托法替尼（Tofacitinib）可以显著抑制体内和体外JAK3活性，但临床应用受到其泛JAK抑制活性的限制。PRN371是一种小分子，高度选择性和持续性JAK3抑制剂，抗肿瘤活动更强，副作用比其他JAK3抑制剂更少，研究发现PRN371能显著抑制携带JAK3激活突变的ENKTL异种移植模型中的肿瘤生长。尽管JAK3突变的频率是有争议的，但PRN371在大多数ENKTL细胞中有效，包括大多数具有STAT3突变的病例，并且可以在JAK3的其他下游途径上起作用，例如EZH2途径。

推荐剂量：托法替尼联合西达苯胺2期临床试验（NCT03598959）正在进行中，使用剂量为10mg，口服，每日一次。PRN371目前仍在研发阶段，50mg/kg为研究所用剂量。

注意事项：托法替尼相关的不良反应主要有头晕、头痛、胃肠道反应、鼻咽炎、感染（尤其是呼吸道和泌尿道感染）会导致中性粒细胞减少、低密度和高密度脂蛋白异常以及胆固醇水平升高等，其中肠胃失调和感染最常见。实验室检查最常见的不良反应是肌酐和转氨酶升高，血红蛋白和中性粒细胞减少

JAK1/2抑制剂芦可替尼和CDK4/6抑制剂LEE011存在协同抑制抗ENKTL细胞作用。

## 三、非细胞免疫治疗

### （一）单克隆抗体

**1. 抗CD38单克隆抗体** 半数的ENKTL患者的肿瘤样本强表达CD38，且强表达的患者预后不佳，可能是潜在治疗靶点。一项Ⅱ期研究对复发/难治（R/R）结外ENKTL鼻型患者进行了达雷妥尤单抗Daratumumab治疗，共有32名患者接受治疗，ORR为25%，均为PR，中位随访10.2个月，中位PFS为53d，4个月PFS率为13%；中位OS为141d，6个月OS率为42.9%。

推荐剂量：16mg/kg，静脉输注，28d为1个周期，第1、2周期，每周输注1次；第3~6周期，每2周输注1次；随后每4周输注1次直到疾病进展或不能耐受的毒性。

注意事项：首次输注后所有级别输注反应的发生率为46%，第

2次输注时的发生率为2%。感染是另一项需要关注的不良反应。因CD38在红细胞表面有少量表达，达雷妥尤单抗注射液会和其表面CD38结合，造成交叉配血过程中的间接Coombs试验假阳性。因此，需要参考患者使用其治疗前的血液相容性情况；在使用前对患者进行血型鉴定和抗体筛查。

（二）ADC抗体偶联药物

靶向CD30的抗体偶联药物（维布妥昔单抗）：在一项317例ENKTL患者的研究中证实CD30在47.3%的肿瘤样本表达。一项对纳入7名R/R结外ENKTL鼻型患者Ⅱ期研究报告显示29%的ORR（1名CR，1名PR）。1例化疗后复发的ENKTL患者接受了维布妥昔单抗和苯达莫司汀联合治疗，3个疗程后达到CR，后行异基因造血干细胞移植。尽管目前小数量的报道显示维布妥昔单抗的疗效潜能，但仍需更深入的研究结果。

推荐剂量：1.8mg/kg，静脉输注，每3周为1个周期，6～8个周期（如果患者体重大于100kg，使用100kg计算剂量）。

注意事项：常见不良反应为周围感觉或运动神经病变，以及中性粒细胞减少症。

（三）免疫检查点抑制剂

EB病毒感染导致ENKTL细胞PD-L1表达增高，并且与不良预后相关，因此靶向PD-1/PD-L1的免疫治疗在NK/T细胞淋巴瘤中具有较好的治疗前景。虽然有报道发现PD-1抗体在7例复发难治ENKTL患者ORR达到100%，但大多数PD-1抗体治疗复发/难治ENKTL的研究证明ORR为30%～65%，CRR仅为15%～30%。结果表明虽然ENKTL细胞PD-L1表达增高，但疗效受多种因素的影响，如肿瘤突变负荷（tumor mutation burden，TMB）、微卫星不稳定分布（microsatellite instability，MSI）、肿瘤微环境、机体内免疫状况等，单药PD-1抗体治疗ENKTL疗效仍有限。PD-1抗体与其他药物联合治疗的探索也在进行中。研究发现PD-1抗体协同增效西达本胺，目前临床上使用

PD-1 抑制剂＋西达本胺联合治疗的复发难治 ENKTL 患者显示 ORR 58.3%，CRR 为 44.4%，1 年 OS 79.1%。另一项研究发现针对复发/难治 ENKTL 患者，使用 PD-1 单抗，西达本胺，来那度胺和依托泊苷的联合方案，8 例可评估患者中，7 例（87.5%）达到缓解，5 例（62.5%）患者达到 CR。

推荐剂量：根据不同 PD-1 单抗的推荐剂量使用，配合协同药物，一般每三周一次，达到完全缓解后，推荐继续使用时间无标准要求，建议至少 1 年。

注意事项：监测常见的免疫治疗不良反应：皮肤毒性、免疫性肠炎、肝毒性、免疫性肺炎、甲状腺功能异常、血糖异常。少见的严重不良反应：心肌炎、免疫性垂体炎、免疫性肾炎等。

## 四、细胞免疫治疗

EBV 感染与 ENKTL 相关并提供治疗靶点。特异性 EBV-CTL 可靶向 EBV 抗原从而实现抗肿瘤效应，在 29 例进展期或复发/难治的 EBV 阳性淋巴瘤患者临床使用 EBV-CTL 作为辅助治疗，中位缓解时间为 3.1 年，其中 21 例复发难治的患者，ORR 为 61.9%，CR 率为 52.4%。另一项针对 10 名经过多种治疗后完全缓解的 ENKTL 患者，接受了针对 LMP-1/-2a 的自体 CTL 治疗，4 年 OS 和 PFS 分别为 100% 和 90%。一项 II 期临床试验，自体 EBV 特异性 T 细胞（Baltaleucel-T）用于高危或复发的 ENKTL，15 名接受回输的患者中，30% 达到 CR，ORR 为 50%。综上所述，自体 EBV 特异性 T 细胞临床应用显示一定的治疗效果，并且耐受度良好。

B7-H3 是细胞表面表达的免疫检查点分子，能减少 T 细胞释放干扰素，并减弱自然杀伤细胞的细胞毒活性，起到免疫负调节的作用。B7-H3 蛋白在正常人体组织表达很少，但在 ENKTL 细胞上高表达，且与预后相关。因此，一种新型抗 B7-H3/CD3 BiTE 抗体和 B7-H3 CAR-T 细胞，在体外和体内评估其功效，发现双抗和 CAR-T 治疗均能有效靶向并杀死 ENKTL 细胞，抑制 NSG 小鼠模型中 ENKTL 肿瘤的生长。因此，B7-H3可能是治疗ENKTL患者的有希望的治疗靶点。

## 五、造血干细胞移植

### （一）自体造血干细胞移植（ASCT）

因为缺乏前瞻性研究及大型的回顾性研究，ASCT在ENKTL中的经验有限。一项回顾性研究发现高危ENKTL患者达到CR后行ASCT能有明显生存获益。另一项针对27名Ⅳ期初治ENKTL，SMILE方案诱导化疗后行ASCT巩固治疗能提高患者生存。17名进展期患者接受4周期VIDL，到达CR或PR的患者接受auto-HSCT巩固治疗，9名患者出现复发，DOR为15.2个月。因此，对于高危或进展期ENKTL患者，建议在首次达到CR后，或对化疗后复发的患者，再次化疗诱导达到CR2后进行ASCT。

### （二）异基因造血干细胞移植（allo-HSCT）

18名亚洲患者接受allo-HSCT治疗的研究显示5年的OS为57%，移植相关死亡为22%。而另一项针对82名ENKTL患者接受alloHSCT后，3年的OS为34%，移植相关死亡为30%，研究分析发现与降低强度的预处理方案（RIC）相比，清髓预处理方案（MAC）的疾病复发风险在数值上较低（50% vs 30%，$P=0.07$），尽管没有统计学意义，但MAC方案有较高的累计非复发死亡率（NRM）（40% vs 23%，$P=0.12$），导致PFS和OS与预处理方案强度没有差异。Murashige等2005之前报道了MAC和RIC方案的2年NRM分别为30%和20%。总的来说，尽管allo-HSCT作为进展期一线巩固治疗或者复发/难治患者的挽救性治疗能使患者生存获益，但考虑到移植相关死亡的风险，建议只对于复发/难治的并且对化疗敏感的患者使用。

（张　蕾　克晓燕）

# 第二十八章

## 噬血细胞综合征

噬血细胞综合征（hemophagocytic syndromes，HPS），又称噬血细胞性淋巴组织细胞增多症（hemophagocytic lymphohistocytosis，HLH），是一种由遗传性或获得性免疫调节异常导致的过度炎症反应综合征。噬血细胞综合征作为一种疾病自1952年被首次命名。临床上，这种综合征以发热、肝脾肿大和全血细胞减少为特点，并在造血器官发现活化的巨噬细胞。

根据致病原因不同，将HLH分为原发性HLH和继发性HLH两大类。原发性HLH具有明确的家族史和/或存在遗传性基因缺陷。国外研究资料显示原发性HLH在儿童的年患病率为（1～10）/100万，5万个活产婴儿中1人发病，性别比约为1：1。然而随着分子诊断技术的进步，证实原发性HLH也延迟至青少年期或成人期发病。继发性HLH则与许多潜在基础疾病相关，并影响各年龄段人群。主要诱因包括风湿免疫性疾病，感染和恶性肿瘤等。其他少见类型，例如获得性免疫缺陷的患者，或由药物引起的，或在器官和造血干细胞移植后的患者也存在发生HLH的风险。罕见的HLH诱因还包括代谢性疾病。随着临床诊断水平的提高，继发性HLH不再是一种罕见疾病，常常与很多基础疾病状态伴随出现。

原发性HLH和继发性HLH的发病机制有所不同，但其本质均是各种潜在致病源活化免疫系统导致严重的过度炎症反应和病态免疫，从而产生一系列临床相似的表现。

## 第一节 诊 断 要 点

### 一、诊断标准

HLH-2004诊断标准是目前公认的HLH诊断标准，由国际组织细胞协会于2004年修订，符合以下两条标准中任何一条时可以诊断。

（1）分子诊断符合HLH：存在目前已知的HLH相关致病基因，如PRF1、UNC13D、STX11、STXBP2、Rab27a、LYST、SH2D1A、BIRC4、ITK、AP3β1、MAGT1、CD27等病理性突变。

（2）符合以下8条指标中的5条或以上：

① 发热：体温＞38.5℃，持续＞7d。

② 脾大。

③ 血细胞减少（累及外周血两系或三系）：血红蛋白＜90g/L（＜4周婴儿，血红蛋白＜100g/L），血小板＜100×$10^9$/L，中性粒细胞＜1.0×$10^9$/L且由非骨髓造血功能减低所致。

④ 高甘油三酯血症和/或低纤维蛋白原血症：甘油三酯＞3mmol/L或高于同年龄的3个标准差，纤维蛋白原＜1.5g/L或低于同年龄的3个标准差。

⑤ 在骨髓、脾脏、肝脏或淋巴结中发现噬血现象。

⑥ NK细胞活性降低或缺如。

⑦ 血清铁蛋白升高：铁蛋白≥500μg/L。

⑧ sCD25（可溶性白介素-2受体）升高。

HLH中枢神经系统受累（CNS-HLH）：可作为HLH首发症状出现，也可发生于HLH后期病程中。①症状/体征：表现为神经和/或精神症状（如癫痫、易激惹、意识改变、惊厥、脑膜刺激征、共济失调、偏瘫等）；②CNS影像学异常：头颅MRI提示脑膜或脑实质异常改变；③脑脊液（cerebrospinal fluid，CSF）异常（脑脊液细胞增多和/或蛋白质升高）。当HLH患者出现上述一项或多项征象时，需考虑CNS-HLH。所有疑似CNS-HLH的患者都建议进行头颅影像学检查和腰椎穿刺脑脊液检测。

要特别注意以CNS起病的原发性HLH临床表现不典型。少部分原发性HLH患者血液系统症状不明显，主要表现为难以控制的脑白质病变就诊于神经科，其他HLH临床表现以及HLH相关指标不明显或间断发生，极易被误诊。

## 二、程序化诊断

　　HLH的表现错综复杂，临床认识不足易导致延误诊治，而HLH疾病本身进展迅速，是本病致死率较高的原因之一。及时、准确、完整地诊断HLH需要遵循疑似诊断—确定诊断—病因诊断的三步骤原则。诊断流程见图28-1。

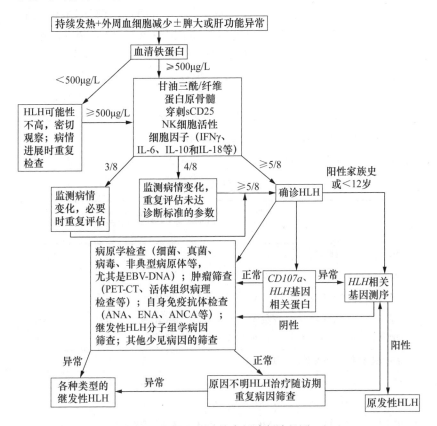

图 28-1　噬血细胞综合征诊断路径图

ANA 为抗核抗体；ANCA 为抗中性粒细胞胞质抗体；ENA 为可提取性核抗原；HLH 为噬血细胞综合征；IFNγ 为干扰素 γ；IL 为白细胞介素；NK 细胞为自然杀伤细胞；PET-CT 为正电子发射断层显像；3/8 为符合 HLH-2004 诊断标准 8 项指标中 3 项；4/8 为符合 HLH-2004 诊断标准 8 项指标中 4 项；5/8 为符合 HLH-2004 诊断标准 8 项指标中 5 项

## 三、病因诊断

病因诊断对选择合理的治疗手段，指导后续原发病治疗，预防HLH复发和判断预后均具有重要意义。

### （一）原发性HLH

一种常染色体或性染色体隐性遗传病。目前报道的HLH相关基因100余种，已明确的HLH可能致病基因有17种。根据基因缺陷的特点，归类如下：家族性噬血细胞性淋巴组织细胞增多症（familial hemophagocytic lymphocytosis，FHL）、免疫缺陷综合征相关噬血细胞综合征或色素性疾病相关噬血细胞综合征 [包括Griscelli综合征2（GS-2）、Chediak-Higashi综合征（CHS）和Hermansky-Pudlak综合征2（HPS-2）]、X连锁淋巴增生性疾病（X-linked lymphoproliferative disease，XLP），以及EB病毒驱动型原发性HLH，具体参见表28-1。

表28-1　原发性HLH缺陷基因

| 分型 | 染色体定位 | 相关基因 | 编码蛋白 | 蛋白功能 | 遗传方式 |
|---|---|---|---|---|---|
| **FHL** | | | | | |
| FHL-1 | 9q21.3-22 | 未明 | 未明 | 未明 | AR |
| FHL-2 | 10q22.1 | PRF1 | Perforin | 诱导凋亡 | AR |
| FHL-3 | 17q25.1 | UNC13D | Munc13-4 | 启动囊泡 | AR |
| FHL-4 | 6q24.2 | STX11 | Syntaxin11 | 囊泡转运 | AR |
| FHL-5 | 19p13.2-p13.3 | STXBP2 | Munc18-2 | 囊泡转运 | AR |
| **免疫缺陷综合征（色素性疾病相关HLH）** | | | | | |
| GS-2 | 15q15-q21.1 | RAB27A | Rab27a | 囊泡转运；小GTP酶 | AR |
| CHS | 1q42.1-q42.2 | LYST | Lyst | 囊泡转运 | AR |
| HPS-2 | 5q14.1 | AP3B1 | AP3β1 | 囊泡的合成与转运 | AR |
| **XLP** | | | | | |
| XLP-1 | Xq25 | SH2D1A | SAP | 信号转导和淋巴细胞激活 | XL |

续表

| 分型 | 染色体定位 | 相关基因 | 编码蛋白 | 蛋白功能 | 遗传方式 |
|---|---|---|---|---|---|
| XLP-2 | Xq25 | BIRC4 | XIAP | 抑制细胞凋亡，参与 NF-κB 信号通路 | XL |
| NLRC4 | 2p22.3 | NLRC4 | NLRC4 | 促进 IL-1β、IL-18 成熟与分泌，诱导细胞凋亡 | AD |
| CDC42 | 1p36.12 | CDC42 | CDC42 | 影响细胞增殖、迁移和细胞毒性；增加 IL-1β 和 IL-18 的生成 | AD |
| **EBV驱动** | | | | | |
| ITK | 5q31-q32 | ITK | ITK | T 细胞的信号转导 | AR |
| XMEN | Xq21.1 | MAGT1 | $Mg^{2+}$ 转运体 | 通过 T 细胞受体的 T 细胞活化 | XL |
| CD27 | 12p13 | CD27 | CD27 | 淋巴细胞共刺激分子 | AR |
| CD70 | 19p13.3 | CD70 | CD70 | 淋巴细胞共刺激因子 | AR |
| CTPS1 | 1p34.2 | CTPS1 | CTPS1 | 淋巴细胞增殖 | AR |
| RASGRP1 | 15q14 | RASGRP1 | RASGRP1 | 调节淋巴细胞发育和分化 | AR |

注：AR：常染色体隐性遗传；AD：常染色体显性遗传；XL：X 连锁。

## （二）继发性HLH

由肿瘤、风湿免疫性疾病、感染等多种诱因所致的严重炎症反应综合征，通常无已知的 HLH 致病基因缺陷及家族史。随着基因突变鉴定及认识的不断进步，继发性 HLH 和原发性 HLH 之间的界限变得模糊，目前认为很多继发性 HLH 也存在一定的基因背景，如原发性 HLH 相关基因的杂合改变及多态性，具体参见表28-2，并且在遭受外界触发因素（如病毒感染等）的"二次打击"后表现出 HLH 发病。对于未检测出目前已知的 HLH 致病基因，且无法确定继发病因的患者暂时归类于原因不明 HLH，在后续的治疗和随诊过程中仍需不断寻找原发病因。

**表28-2 继发性HLH涉及的基因背景**

| 基因多态性所致的继发性HLH易感性 |
| --- |
| 颗粒介导的细胞毒作用 |
| PRF1, UNC13D, STX11, STXBP2, RAB27A, SH2D1A, LYST |
| 微管组织 |
| CCDC141, XIRP2, ARHGAP21, MICAL2 |
| 囊泡运输 |
| FAM160A2, EXPH5, CADPS2, FKBPL, GDI1 |
| NK细胞受体 |
| KIR2DS5, KIR3DS1 |
| 细胞因子产生及信号传导 |
| IL10, TGFB, IFNGR1, IFNGR2, NLRC4, IRF5 |
| 炎性体的激活 |
| NLRC4 |
| TLR信号 |
| IRF5 |
| 原发性免疫缺陷基因 |
| *IL2RG*, *RAG1*, *CD127*, *CD3E*, *GATA2*, *CD27*, *ITK*, *MAGT1*, *BTK*, *FAS*, *NLRP3*, *MEFV*, *TNFRSF1A*, *IKBKG*, *STAT1*, *WAS*, *ATM*, *CYBB*, *22q11.2*缺失 |
| 功能未知 |
| LRGUK |

注：TLR：Toll样受体。

# 第二节 分子发病机制特点

目前主流学术观点认为，HLH的发生是以细胞毒细胞没有能力杀伤和消除受感染的细胞为基础，各种免疫细胞持续活化，不断分泌细胞因子和趋化因子，如IFN-γ、TNF-α、IL-6、IL-8、IL-10、IL-12、IL-18和巨噬细胞集落刺激因子等，产生严重的"炎症因子风暴"，导致HLH的发生，并造成组织损伤和进展性的系统器官衰竭。

细胞毒功能缺陷是原发性HLH的最主要本质。在具有免疫力的个体，当机体受到某种抗原刺激后，多种免疫细胞，如巨噬细胞、

NK细胞、细胞毒性T细胞等，通过涉及Fas配体（CD95-L）的非分泌途径杀死感染的细胞，但更重要的是通过穿孔素依赖途径。细胞毒性细胞内存在细胞毒颗粒，也称为分泌性溶酶体，包含了穿孔素和颗粒酶。当NK细胞或CTLs活化后，这些颗粒随着微管向效应细胞和靶细胞之间的免疫突触接近。在这个复杂的过程中，涉及不同基因的共同作用，颗粒被活化、迁移、停靠并与细胞膜融合，并且向突触释放它们的内容物。然后，穿孔素和颗粒酶一起介导了靶细胞凋亡和免疫反应下调（细胞毒细胞脱颗粒途径）。FHL-2患者存在的突变导致穿孔素的减少或缺乏，FHL-3-5和GS-2、CHS以及HPS-2的突变基因则参与了细胞毒颗粒移动和胞吐的不同阶段的加工过程，基因突变导致细胞毒颗粒胞吐作用受损从而产生与穿孔素缺乏同样的后果。XLP及EBV驱动相关基因缺陷导致免疫细胞内信号转导及炎症小体活性失调，导致CTLs对抗原呈递应答障碍，进而使其杀伤EBV感染的细胞能力减低，感染失控从而导致HLH的产生。

　　针对这些炎症因子的多种阻断药物如芦可替尼、阿纳白滞素、依帕伐单抗、重组IL-18结合蛋白等，已被应用于临床治疗。尽管联合细胞因子阻断的相关研究还未开展，但基于目前人类对HLH这一疾病的认识，这种策略很可能具有一定的疗效。越来越多的人认识到，由于HLH的诱因不同，患者细胞因子谱存在相当大的差异，阐明这些差异对于HLH的诊治将具有巨大的推动作用。

# 第三节　治　疗

## 一、总体治疗策略

　　HLH的治疗原则分为两个主要方面，短期策略以控制过度炎症状态为主，长期策略以纠正潜在的免疫缺陷为主。控制过度炎症状态通过以下几个方面实现：①控制和消除致病诱因；②阻止T细胞增殖和活化；③通过阻断过度的细胞因子生成及其功能来阻止和控制炎症进程。纠正潜在的免疫缺陷包括进行异基因造血干细胞移植（allogeneic hematopoietic stem cell transplantation，allo-HSCT）来纠正缺陷基因（原发性HLH）以及积极控制原发病（继发性HLH）。HLH治疗策略如图28-2所示。

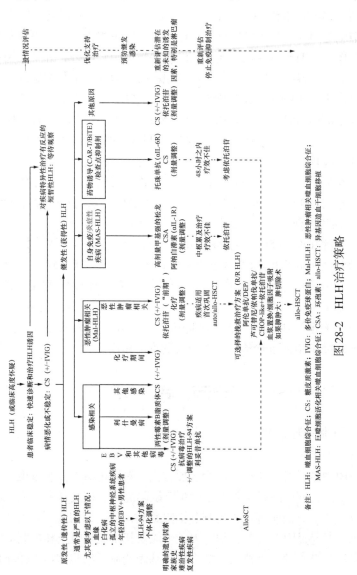

图28-2　HLH治疗策略

备注：HLH：噬血细胞综合征；CS：糖皮质激素；IVIG：多价免疫球蛋白；Mal-HLH：恶性肿瘤相关噬血细胞综合征；
MAS-HLH：巨噬细胞活化相关噬血细胞综合征；CSA：环孢素；allo-HSCT：异基因造血干细胞移植

（一）一线治疗

目前广泛应用的标准治疗方案是HLH-94方案或HLH-04方案，由国际组织细胞协会分别于1994年制定和2004年修订。HLH-94方案的8周诱导治疗包括地塞米松、依托泊苷，以及鞘内注射甲氨蝶呤和地塞米松。HLH-04方案与HLH-94方案的区别仅在于推荐从治疗初始就同时给予环孢素治疗，HLH-94方案中则是在8周诱导治疗后才加入环孢素。2017年国际组织细胞协会公布了HLH-04方案的研究结果，其5年总生存达到61%，略高于HLH-94的54%，但这一修正未对患病结局产生有统计学意义的促进。考虑到环孢素与一系列治疗初期不良反应和禁忌证相关，因此HLH-94方案仍作为目前的首选方案，方案具体为：VP-16：150mg/ $m^2$，每周两次，第1～2周；150mg/$m^2$，每周一次，第3～8周。地塞米松：每天10mg/$m^2$，第1～2周；每天5mg/ $m^2$，第3～4周；每天2.5mg/$m^2$，第5～6周；每天1.25mg/$m^2$，第7～8周。基于年龄调整的VP-16使用剂量已逐步得到认可：15岁以下患者75～150mg/ $m^2$；15～39岁患者75～100mg/ $m^2$；40岁及以上患者50～75mg/ $m^2$。需要指出的是，部分风湿免疫性疾病相关HLH和轻型的HLH患者可以在单纯应用糖皮质激素冲击治疗后获益，一些特殊病原体（如杜氏利什曼原虫、布鲁菌病等）感染的HLH患者可以通过针对原发病的治疗获得缓解，无需加用细胞毒药物及免疫调节药物。诱导治疗并不意味着必须给予8周的治疗。

在原发性HLH中，8周的初始治疗后序贯"维持治疗"作为通向allo-HSCT的桥梁。在淋巴瘤继发性HLH患者中应先进行HLH相关治疗，"维持治疗"不是必须完成8周的诱导治疗，而应根据患者的具体情况评估病情，在达到完全的临床应答后做出是否停止治疗或启动原发病治疗的决策。

（二）复发和难治性HLH的治疗

尽管HLH-94方案将这一致命性疾病的临床缓解率由过去的不足10%提高到50%～70%，成为目前推荐的一线治疗方案。但是，HLH

依然是一种难治性疾病，新的治疗手段是目前国际研究的热点。这些新的治疗手段包括改进的化学免疫治疗方案及新的细胞因子生物靶向治疗等。

**1. DEP方案** DEP方案是一种由脂质体多柔比星、依托泊苷和甲泼尼龙组成的联合化疗方案。首先在成人难治性HLH中开展临床研究。起始剂量为脂质体多柔比星每大25mg/m²，第1天。依托泊苷每天100mg/m²，第1天（年龄剂量调整原则参照HLH-1994诱导方案）。甲泼尼龙每天15mg/kg，第1~3天；每天0.75mg/kg，第4~7天；每天0.25mg/kg，第8~10天维持至下一疗程（风湿免疫性疾病相关HLH可予更高剂量甲泼尼龙维持治疗）。该方案每2周重复一次，第2次及以后重复时，甲泼尼龙起始剂量可改为2mg/kg。单臂研究结果显示，对HLH-94治疗无应答的难治患者，使用DEP方案挽救治疗后，总应答率达到76.2%。

**2. L-DEP方案** 治疗难治性EBV相关HLH（EBV-HLH）的临床研究，是基于以DEP方案为核心，联合培门冬酶或左旋门冬酰胺酶，并调整了糖皮质激素的剂量和疗程，培门冬酶的推荐剂量为每天1800U/m²，第3天，也可使用等效的左旋天冬酰胺酶。培门冬酶的使用时间间隔为28d，即可交替采用DEP和L-DEP方案。针对HLH-94无应答的难治性EBV-HLH这一亚型，L-DEP可以将总体诱导应答率提高到82%，这比DEP方案的应答率提高将近10%。

## 二、小分子靶向药物治疗

### （一）JAK抑制剂

芦可替尼（Ruxolitinib）是一种JAK1/2抑制剂，在小鼠原发性和继发性HLH模型中证实可以抑制IFN-γ，IL-6和IL-12的产生，并改善HLH相应的临床症状。单臂研究使用芦可替尼单药治疗难治/复发HLH患者34例，结果显示芦可替尼可以改善体温、铁蛋白和可溶性CD25等炎症指标，但对潜在病因无明显治疗作用。目前关于芦可替尼治疗HLH的临床研究蓬勃开展，有待更多临床数据支持。

推荐剂量：①14岁以下，根据体重（≤10kg、≤20kg或＞20kg），剂量分别为2.5mg、5mg或10mg，每天2次。②14岁及以上，剂量为10mg，每天2次。

注意事项：芦可替尼不能治愈HLH，但有助于控制活动性的HLH炎症状态，为治疗潜在疾病或进行异基因造血干细胞移植提供机会。芦可替尼联合糖皮质激素、HLH-1994方案或DEP方案可能进一步提高疗效。

## 三、非细胞免疫治疗

（一）单克隆抗体

**1. 抗CD20单克隆抗体**　利妥昔单抗是抗CD20抗原的单克隆抗体。CD20是一种表达于大部分B细胞表面的蛋白，该药的主要作用机制是耗竭CD20阳性的B细胞。一项回顾性研究总结了42例EBV相关HLH患者，在接受了糖皮质激素、依托泊苷和/或环孢素的传统HLH治疗的基础上，加用利妥昔单抗治疗，结果表明患者对含有利妥昔单抗的HLH治疗方案耐受性良好，22例（61%）患者EBV-DNA载量在治疗后低于1000拷贝/ml或是检测不到。此外，联合应用利妥昔单抗，43%患者的临床状态也获得好转，包括发热、肝脾肿大、液体潴留等。此外，还有利妥昔单抗单药治疗EBV相关HLH的个案报道，经治疗后患者噬血得到了缓解，且EBV-DNA转阴。

推荐剂量：利妥昔单抗375mg/ $m^2$，单药或联合糖皮质激素及依托泊苷等。

注意事项：在伴有慢性EBV感染的非淋巴瘤患者，应该完善EBV累及淋巴细胞亚群的检查后进行个体化治疗，不推荐常规使用利妥昔单抗以试图达到控制EBV感染的目的。

**2. IFN-γ单克隆抗体**　依帕伐单抗即NI-0501，是一种高亲和力，非竞争性的全人源IFN-γ单克隆抗体。全球第一个关于NI-0501治疗原发性HLH有效性和安全性的临床研究已结束患者招募，初步研究结果显示在27名复发/难治或不能耐受常规HLH治疗的儿童原发性HLH，63%的患者对依帕伐单抗产生应答，70%的患者能够过渡到alloHSCT。2018年末，美国FDA已批准依帕伐单抗用于常规治疗效果欠佳的儿童（新生儿及以上）和成人复发/难治的原发性HLH。

推荐剂量：依帕伐单抗起始剂量为$1mg/m^2$；每3天1次，根据临床和药代动力学评估调整剂量，随后剂量可递增至3mg/kg，6mg/kg，最大10mg/kg。治疗时间初步设计为8周，可根据实际情况延长（等待接受造血干细胞移植）或缩短（不短于4周）。

注意事项：可与地塞米松联用，地塞米松剂量为每天$5\sim10mg/m^2$，依帕伐单抗给药前1天开始，可根据患者情况评估减量。依帕伐单抗的安全性好，大多数不良反应较轻且与HLH疾病活动、合并症或合并用药相关。

**3. 抗CD52单克隆抗体** 阿仑单抗（Alemtuzumab）可高效耗竭T、B淋巴细胞和巨噬细胞，但对表面低表达该标志物的NK细胞作用不明显，因而推测其有特异性治疗HLH的功能。有研究将阿仑单抗应用于22例难治性HLH儿童患者的挽救治疗，64%的患者部分缓解，另有23%的患者至少有1项指标改善超过25%，77%患者存活至alloHSCT。这些提示难治性HLH可能对阿仑单抗的治疗产生应答，创造向alloHSCT过渡的机会。

推荐剂量：阿仑单抗剂量1mg/kg，分成4d给药。

注意事项：少数患者可能出现发热、荨麻疹或暂时性血细胞减少。此外，部分患者可能出现腺病毒血症及巨细胞病毒血症，考虑可能与阿仑单抗导致淋巴细胞耗竭相关。

**4. 抗IL-6受体单克隆抗体** 托珠单抗（Tocilizumab）是一种IL-6受体单克隆抗体。Savage E.等首次报道了托珠单抗成功治愈成人Still病继发巨噬细胞活化综合征（macrophage activation syndrome，MAS）的个案。以自身免疫性疾病为基础的MAS是继发性HLH的一种亚型，激活的巨噬细胞分泌过量炎症因子IL-6引发HLH临床症状，因此研究者推测托珠单抗可通过特异性抑制IL-6治疗HLH。Teachey DT 等对博纳吐单抗治疗急性B淋巴细胞性白血病后诱发HLH的患者采用托珠单抗治疗，患者临床症状迅速缓解，提示IL-6阻滞对HLH的治疗有重要作用，但早期应用托珠单抗是否可获得更好的效果仍缺少数据佐证。关于托珠单抗单药或联合HLH-94方案治疗HLH的前瞻性临床试验正在进行中。

推荐剂量：成人推荐剂量是8mg/kg，每4周静脉滴注1次。出现肝酶异常、中性粒细胞计数降低和血小板计数降低时，可将托珠单抗的剂量减至4mg/kg。

注意事项：治疗过程中严密监测感染、变态反应、肝功能及病毒再激活。

（二）免疫检查点抑制剂

PD-1是一种细胞表面的免疫抑制性受体，是T细胞衰竭的重要调节分子之一，PD-1/PD-L1信号通路在慢性感染和肿瘤发展过程中可以抑制抗原（病毒或肿瘤）特异性细胞毒T细胞的功能而发挥免疫逃逸的作用。研究表明，在EBV或是其他病毒感染后，体内CTL细胞表面的PD-1表达增加，从而发生免疫逃逸。一项研究评价了单独应用PD-1单抗治疗难治/复发EBV-HLH的有效和安全性。7例难治/复发的EBV相关HLH患者接受PD-1单抗（Nivolumab）治疗，6例患者获得治疗反应，其中5例获得完全缓解，且在中位随访16个月的时间，这5例患者维持缓解状态的时间超过40周。在获得完全缓解的5例患者中，4例患者血浆中EBV-DNA转阴。

推荐剂量：PD-1单抗100～200mg，每3～4周1次。

注意事项：随着免疫检查点抑制剂在各种肿瘤中的应用，不断有报道显示该疗法可以诱发HLH。治疗过程中应该严密监测免疫相关不良反应。

（三）其他

**1. IL-1受体拮抗剂**　阿纳白滞素（Anakinra）是一种重组人IL-1受体拮抗剂，可阻断IL-1的作用。Kelly A等于2008年报道了1例由全身型幼年特发性关节炎（systemic juvenile idiopathic arthritis, sJIA）诱发巨噬细胞活化综合征MAS的儿童患者应用阿纳白滞素控制病情的病例，持续应用时间达11月未出现药物副作用，停药后随诊2年未见疾病复发。Rajasekara等报道了该中心一项单中心研究结果，该研究共纳入8名诊断为败血症/MAS/继发性HLH患者，使用阿纳白滞素后疾病死亡率为12%（1/8）、C反应蛋白（CRP）水平下降67.1%（$P=0.03$）、铁蛋白水平下降63.8%（$P=0.3$），未观察到中性粒细胞和淋巴细胞计数下降、无感染发生。Divithotawela等于2015年报道一例应用阿纳白滞素治疗巨细胞病毒相关噬血细胞综合征的病例。综合既往研究发现，应用阿纳白滞素治疗继发性HLH/MAS不会导致血细胞减少、感染等常规化疗方案治疗HLH的常见并发症。

推荐剂量：以每小时1~2mg/kg的剂量持续输注72h。

注意事项：治疗过程中严密监测感染、变态反应及中性粒细胞计数。

**2. 抗胸腺细胞球蛋白（antithymocyte globulin，ATG）** 异常活化的T细胞及单核巨噬细胞系统是HLH的特征性表现，因此T细胞清除也用于治疗HLH。来自法国的一项临床研究显示，无论患者是否曾应用甲泼尼龙及依托泊苷治疗，应用ATG对于原发性HLH疗效确切且有较高的缓解率，在纳入研究的45例原发性HLH患者中，33例（73%）患者获得CR，11例（24%）获得PR，仅1例患者无治疗反应。在有中枢神经系统受累的19例患者中，仅11例（58%）患者获得完全缓解，而对于不伴有明显中枢神经系统受累的患者，高达89%的患者可以获得完全缓解，两者间差异显著。但对ATG疗法后未能立即衔接移植的患者，维持完全缓解的中位时间仅为1.3个月。另外，一项单中心的回顾性研究发现，相比于传统的HLH-94方案，糖皮质激素、环孢素联合ATG的免疫化学方案可使更多的原发性HLH患者获得病情控制（47% vs 74%），但是HLH复发率在含有ATG的方案中更高（13% vs 32%）。为了使患者获得更高的缓解及更低的复发率，依托泊苷与ATG联合用于治疗HLH患者的临床研究正在开展中，但是结果尚未揭晓。

推荐剂量：混合免疫治疗（HIT-HLH）：ATG每日5mg/kg，d1~

5；依托泊苷每天100mg/m²，在第一剂ATG使用后（7±2）d给药，此后每周重复给药1次，共7次；地塞米松每天20mg/m²×7d；每天10mg/m²×7d；每天5mg/m²×14d；每天2.5mg/m²×14d；每天1.25mg/m²×14d。

注意事项：静脉注射可见一过性体温升高与寒战、低血压、心率增快等。甚至有过敏性休克。使用过程中需严密预防及治疗感染。

**3. IL-18的天然抑制剂** IL-18结合蛋白（IL-18BP）是IL-18的天然抑制剂，IL-18是IFN-γ和TNF-α的诱导剂，一些报告发现，在原发性HLH和继发性HLH患者血清中游离IL-18的浓度明显升高，且与疾病进展相关。Laura Chiossone等通过小鼠模型研究了IL-18BP是否能降低HLH动物模型疾病的严重程度。利用感染巨细胞病毒从而诱发HLH的小鼠模型，在小鼠模型的特征有血细胞减少、肝脏和脾脏的炎症损伤及骨髓中可见噬血现象，引入IL-18BP后发现可降低此模型小鼠的巨噬细胞的吞噬功能、逆转模型小鼠的肝脾损伤，试验数据显示还可降CD8⁺T淋巴细胞和NK细胞产生的IFN-γ和TNF-α。这些数据表明IL-18BP在HLH动物模型治疗中是可以获益的，与抗病毒治疗相结合可能成为治疗HLH患者的一种有前景的策略。

**4. 基因编辑治疗** 联合用于修复基因缺陷，将有功能的穿孔素基因转移到穿孔素基因缺陷小鼠的自体造血干细胞，可以恢复穿孔素的表达，部分修复细胞毒缺陷，改善HLH症状。如果这些研究结果在HLH患者中能够成功复制，可能成为HLH治疗的重大进展。

## 四、细胞免疫治疗

近年来，过继性细胞免疫治疗在病毒相关的肿瘤中被应用，输注的异基因淋巴细胞或EBV特异性CTL可以识别病毒感染细胞并控制潜伏感染。

国内北京友谊医院开展一项临床研究共纳入19例患者，在应用化疗方案后36h输注HLA半相合供者G-CSF动员的外周血单个核细胞，输注细胞后2周，患者的外周血白细胞计数显著升高，纤维蛋白原及铁蛋白水平较治疗前显著降低。此外，患者外周血EBV-DNA拷贝数较输注细胞前显著降低（$5.0\times10^5$拷贝/ml $vs$ $5.0\times10^3$拷贝/ml，$P=0.001$）。但是，与单纯应用挽救治疗方案的患者相比，化疗联合细胞输注并未能显著提高HLH的缓解率。该研究提示异基因造血干细胞移植仍是难治/复发EBV相关患者获得长期生存的唯一治疗策略，化疗联合细胞免疫治疗可短期内降低患者EBV-DNA拷贝数，延长短期生存，或可以作为异基因造血干细胞移植的桥接治疗。对于没有异基因造血干细胞移植机会的难治/复发EBV相关HLH患者，在传统免疫化学治疗的基础上，输注G-CSF动员的或未动员的供者细胞的优劣性对比研究有待进一步开展。但是以上的研究均表明，过继性细胞免疫或可以作为无法进行异基因造血干细胞移植的难治/复发EBV相关HLH患者的姑息性治疗。

## 五、造血干细胞移植

自体造血干细胞移植在HLH治疗中具有局限性，仅用于继发于淋巴瘤治疗完全缓解的患者。

异基因造血干细胞移植的指征包括：①已证实为原发性HLH的患者；②难治性/复发性HLH；③严重中枢神经系统受累的HLH患者。即使只有单倍体供者，allo-HSCT也可以积极进行。此外，移植应尽可能在药物治疗达到临床缓解后及时进行。移植的决策相当复杂，受很多因素影响，例如患者的年龄、基因型、HLH疾病状态、干细胞来源以及供者的可用性。因此明确诊断的原发性HLH患者均应在确诊时进行allo-HSCT的准备。其次，存在无法治愈的潜在疾病的复发/难治性HLH患者及某个特定恶性肿瘤的患者应考虑allo-HSCT。淋巴瘤相关HLH以及EBV-HLH是成人HLH的主要病因。相当一部分复发/难治性HLH患者应考虑allo-HSCT，即使只有半相合供者可用。

HLH患者的供者筛选除了需要考虑年龄、HLA相合度、供者健康状况等，还需要评价供者是否存在与移植受者相关的疾病风险，如细胞毒功能（包括NK细胞活性、CD107a、HLH相关蛋白表达）、EBV-

DNA 等。原发性 HLH 患者的兄弟姐妹或其他亲属在成为供者之前，应该检测体内是否存在 *HLH* 突变基因。移植的疗效与移植前的疾病状态有密切关系，临床缓解后进行移植可以取得较高的总体生存率。此外，移植干细胞的来源和供者类型也是影响 allo-HSCT 后总体生存率的重要因素。

治疗 HLH 的传统清髓性预处理方案通常包括白消安、环磷酰胺、依托泊苷和抗胸腺细胞球蛋白。然而，许多学者报道清髓性预处理可能导致移植相关死亡率较高。治疗 HLH 的减低强度的预处理方案通常包括阿仑单抗、氟达拉滨和白消安。减低强度预处理较清髓性预处理降低了移植相关死亡率，Marsh 等报道 HLH 行减低强度的预处理 2~3 年的总体生存率为 92%，而清髓性预处理的总体生存率为 43%。但减低强度预处理的混合嵌合和植入失败的发生率较高，是移植后主要面对的问题。

（王　昭　王晶石）

# 第二十九章

## 移植后淋巴增殖性疾病

移植后淋巴增殖性疾病（post-transplant lymphoproliferative disorders，PTLD）是发生在器官移植或造血干细胞移植后，存在外源性免疫抑制条件下，表现为失控淋巴细胞或浆细胞恶性增殖的一组异质性淋巴增殖性疾病。尽管HCT后PTLD发生率低于实体器官移植，但死亡率较高，临床表现差异很大，可以从传染性单核细胞增多症样疾病到侵袭性淋巴瘤。

造血干细胞移植后发生的绝大多数PTLD与潜伏的EBV（Epstein-Barr病毒，即人类疱疹病毒HHV4）感染有关。EBV感染在人群中极为普遍，据估计人口感染率可达82%～84%，可引发多种疾病，可分为原发综合征、EBV相关肿瘤及EBV相关移植后疾病，包括PTLD和其他终末器官疾病（脑炎/脊髓炎、肺炎、肝炎、噬血细胞性淋巴组织细胞增多症）。

与其他疱疹病毒相似，EBV有两种感染方式：原发感染及感染复发。原发EBV感染是指在未感染过EBV的个体中检出病毒（核酸或血清学）。复发性EBV-DNA血症（既往：潜伏感染）是指在曾感染EBV的个体血液中检出EBV-DNA。

## 第一节 诊断要点

EBV-PTLD的诊断基于与PTLD一致的症状和/或体征，以及从受累组织样本中定量测定EBV-DNA血症或检测EBV和影像学，例如CT或PET/CT。

EBV检测需要鉴定病毒抗原或原位杂交EBER转录本。

EBV-PTLD的明确诊断需要对疑似EBV疾病的部位进行活检和组织学检查。组织学分类包括 PTLD 的六种形态学类型：浆细胞增生、传染性单核细胞增生样、滤泡增生、多形性、单形性（B 细胞或 T-/NK 细胞类型）和经典霍奇金淋巴瘤 PTLD。

病理按病理特征进行分型诊断：早期病变，多形 PTLD，单形和霍奇金等 PTLD。除 EBV 阳性 MALT 淋巴瘤外，惰性淋巴瘤不被认为是 PTLD 的一种类型。

早期病变：包括具有传染性单核细胞增多和浆细胞增生特征且保留组织结构的病变。弥漫性滤泡性增生或皮质旁扩张伴传染性单核细胞增多样特征是早期病变的典型特征。

多形性 PTLD：主要表现为组织和结构的消失和破坏，并显示恶性组织学特征，如核多态性、坏死和有丝分裂。它们由中小型淋巴细胞，非典型免疫母细胞，成熟浆细胞和偶尔的 RS 样细胞组成。这些病变大多是单克隆的，约 15% 显示细胞遗传学异常。

单形性 PTLD：单一转化淋巴细胞或浆细胞群组成。单形性 PTLD 通常起源于 B 细胞，包括弥漫性大 B 细胞淋巴瘤，伯基特淋巴瘤或浆细胞肿瘤。PTLD 的 T/NK 细胞类型包括 T 或 NK 细胞肿瘤的整个谱。

霍奇金淋巴瘤：霍奇金淋巴瘤是一种罕见的 PTLD 类型，通常见于肾移植后受者。经典的组织学特征是在炎症背景下存在 RS 样细胞。

# 第二节　分　期

目前尚未建立 PTLD 的分期系统。除了活检标本的病理检查外，一般认为组织累及范围的诊断标准均应与淋巴瘤（Ann Arbor 和 Lugano 分期系统）保持一致。当前 FDG-PET-CT 已经成为 PTLD 诊断和分期的重要影像工具。

仅供参考的 PTLD 分期系统：

（一）按临床终末器官分期

结内病变、结外病变。

（二）按临床严重程度分期

局限性病变（单病灶）、晚期病变（多病灶）。

（三）ECIL-6分期（基于PET-CT显像的淋巴瘤Lugano分期系统）

局限性病变（Ⅰ–Ⅱ期）、晚期病变（Ⅲ–Ⅳ期）。

# 第三节　PTLD易感危险因素分层

PTLD发生风险与T细胞耗竭/损伤密切相关，是首要危险因素。而供者类型和预处理方式在危险因素中居于次要地位。造血干细胞移植后发生的PTLD通常起源于供者细胞，因此供者EBV血清学阳性可增加PTLD的发生风险。接受相合亲缘供者移植的PTLD风险因素包括体内/外去除T细胞、供受者EBV血清学不匹配以及脾脏切除术后。第6届欧洲白血病相关感染会议（European Conference on Infections in Leukaemia-6，ECIL-6）将移植患者发生PTLD的危险度分层为低危、标危、高危三组（表29-1）。

表29-1　PTLD危险分层

| 危险度分组 | 患者类型 |
| --- | --- |
| 高危 | 相合/非全合无关供者 |
|  | 包括脐带血移植在内的其他替代供者 |
|  | 相合亲缘供者伴至少一项危险因素 |
| 标危 | 相合亲缘供者不伴危险因素 |
|  | 后置环磷酰胺处理的半相合移植 |
| 低危 | 自体移植 |

# 第四节　发病机制

## 一、病毒相关机制

EB病毒是一种人类γ疱疹病毒，感染全球90%以上的个体。PTLD

的发生是在医源性免疫抑制破坏了机体针对EBV的细胞免疫的背景下，EBV诱导被感染的B细胞发生转化、从而过度生长。在有临床表现PTLD出现前的EBV感染复发是病毒潜伏感染的后果，与裂解阶段相反，这一阶段并不形成病毒颗粒。EBV潜伏感染期间存在3种病毒蛋白相关表达模式，即所谓的病毒潜伏模式。在感染B细胞的过程中，这些潜伏模式引导B细胞通过生发中心反应，推动其进入静息的记忆细胞阶段。不同的潜伏蛋白在EBV驱动的淋巴瘤发生中发挥作用，各种淋巴瘤亚型中可检出不同的潜伏模式证明了这一点。

## 二、宿主机制

HSCT受者由于移植前预处理方案用于预防移植物抗宿主病的免疫抑制剂和GVHD本身而导致T细胞介导的免疫力受损。EBV特异性CTL数量的减少促进EBV感染细胞的不受抑制地生长。然而，只有少数EBV阳性患者在HSCT后发生PTLD，晚期PTLD是一种寡克隆而不是多克隆疾病，表明仍存在其他因素促进疾病的发生。因此，通过降低免疫抑制强度可促使PTLD的消退。在T细胞起源的EBV阳性PTLD的罕见病例中，可以假设类似的致病机制。

# 第五节　治　　疗

## 一、治疗策略

（一）预防治疗

**1. 供者选择**　考虑到EBV可随移植物进入患者，如能选择EBV血清学阴性的供者将有益于同样EBV血清学阴性的受者。对EBV血清学阳性的患者而言，选择EBV血清学阳性的供者可能更有意义，因为引入的供者EBV-CTLs所带来的获益超过了EBV阳性B细胞所带来的传播风险。

**2. 预防性治疗**　EBV相关疾病的预防性治疗是指对无症状EBV血

清学阳性患者给以药物或细胞治疗，从而防止EBV-DNA血症的发生。随着利妥昔单抗或EBV-CTLs的使用，这一措施已罕有应用。

异基因造血干细胞移植前后预防性使用利妥昔单抗的目标是为了清除B淋巴细胞，可降低EBV-DNA血症风险，对移植相关死亡率或总体生存均无影响。EBV-CTLs的预防性使用在EBV相关PTLD高风险患者中得到极佳效果。采用后置环磷酰胺和西罗莫司来预防GVHD可降低EBV-DNA血症和EBV-PTLD的发生风险。

（二）抢先治疗

给予EBV-DNA血症患者药物或细胞治疗的目的在于预防EBV相关疾病的发生。因此，对所有存在EBV-PTLD发生风险的患者进行EBV-DNA血症的监测至关重要。在EBV-PTLD高危患者中检出高水平EBV-DNA血症，即便没有临床症状，通常也被当作抢先治疗的指征。目的是为了达到EBV的PCR检测阴性，或血EBV-DNA低于检出限而不再复发。

通常在临床表现出现之前即可发生EBV-DNA血症。外周血中递增的或高水平EBV-DNA血症与EBV-PTLD的发生有一定相关性，但有时也不绝对。现有研究结果还无法得出一个明确的血EBV-DNA检测阈值，藉以对造血干细胞移植患者的EBV-PTLD或终末器官EBV疾病作出诊断。除了EBV-DNA数值，血EBV-DNA拷贝数的递增方式以及结合具体患者免疫功能的评估，对判断是否需要给予抢先治疗时都有重要意义。基于对当地临床和实验数据相关性分析得出的结果可用来指导制订本单位专有的检测阈值。

抢先治疗的主要手段是使用利妥昔单抗，每周一次给药，直至EBV-DNA血症消失。一般而言，1~2次的利妥昔单抗治疗即足以达到目的。如有可能，利妥昔单抗可与调低免疫抑制联合实施（表29-2）。调低免疫抑制的禁忌证为重度、难以控制的急慢性GVHD。由于利妥昔单抗有降低急慢性GVHD风险的作用。此时使用利妥昔单抗会有额外获益。供者或第三方来源的EBV-CTLs也可选用，但该手段尚未得到广泛应用。

（三）调整免疫抑制剂

移植后使用免疫抑制剂是为了预防实体移植器官被排斥或移植物抗宿主病。减停免疫抑制剂有利于免疫功能恢复是一种简单且有效的方法，已经成为实体器官移植后PTLD患者治疗的一线选择。然而，如何调低免疫抑制剂目前尚不清楚。

（四）化疗

CHOP等化疗可以用于PTLD治疗，尤其是对减停免疫抑制剂无效的患者。然而，由于化疗有明显的毒性反应，故不推荐作为PTLD的一线治疗。局部病灶处理包括手术切除和放疗。

（五）中枢神经系统相关疾病的治疗

PTLD累及中枢神经系统（CNS）为该疾病的特殊类别，即使成功清除CNS内的EBV仍有造成神经损伤的风险。目前尚无公认的标准治疗。可选治疗包括：

1）利妥昔单抗，全身给药或鞘内注射；鞘内给药时可将利妥昔单抗10～30mg溶于3～10 mL盐水中，每周一次给药；

2）使用EBV-CTLs进行T细胞治疗；

3）放射治疗

4）化疗±利妥昔单抗；可参考基于大剂量氨甲蝶呤单用或联合阿糖胞苷的原发中枢神经系统淋巴瘤的治疗方案。

抢先治疗的疗法见表29-2。

表29-2　EBV-PTLD的治疗结果

| 治疗策略 | 抢先治疗/% | PTLD治疗/% |
| --- | --- | --- |
| 利妥昔单抗 | 90 | 65 |
| 利妥昔单抗＋调低免疫抑制 | | 78 |
| EBV特异性细胞毒性T细胞 | 94～100 | 71～75 |
| 调低免疫抑制 | 68 | 61 |

| 治疗策略 | 抢先治疗 /% | PTLD治疗 /% |
| --- | --- | --- |
| 供者淋巴细胞输注 | | 58 |
| 化疗 | | 26 |
| 抗病毒（西多福韦） | | 34 |

## 二、非细胞免疫治疗

### （一）抗CD20单克隆抗体

利妥昔单抗已经广泛用于各种类型B细胞恶性肿瘤的治疗，也改变了PTLD的疗效，明显提高了缓解率和生存期。一项来自EBMT协作组19个中心的回顾性研究观察了144例HCT后PTLD患者，采用基于利妥昔单抗的治疗方案，可以使2/3患者获得生存。由于利妥昔单抗不能区分感染B细胞与正常B细胞，可能会使一部分患者出现低丙种球蛋白血症和持续的B细胞缺乏，因此，应用利妥昔单抗治疗PTLD患者的感染并发症可能增加，但出现严重感染并发症的患者罕见。

## 三、细胞免疫治疗

### （一）DLI和输注EBV-CTLs

EB病毒感染B细胞通常由抗原特异性T细胞识别和清除。早期的临床试验已经观察到供者淋巴细胞输注（DLI）对EBV有免疫清除作用，反应率可以达到90%。因为大多数供者EBV血清阳性，他们的淋巴细胞亚群中存在EBV特异性T细胞。然而，DLI有效时间持续不长，且会出现急性GVHD。

体外制备和扩增EBV特异性T细胞的研究一直在进行中。已经有很多临床研究证明EBV特异性T细胞治疗异基因HCT后PTLD非常有效。Baylor医学院团队的结果显示，EBV特异性T细胞既能够预防高危患者发生PTLD（101例无一例发生），又能够有效治疗PTLD（11/13

例达到持续CR ），更重要的是，EBV特异性T细胞输注非常安全，无一例发生GVHD。

EBV特异性T细胞应用的主要限制是需要高度专业化中心制备临床应用级的细胞产品。为了推广T细胞治疗的临床应用，美国等已经建立了病毒特异性T细胞（包括抗EBV）库，涉及最常见的HLA类型。目前的研究热点是开发更快和更有效的EBV特异性T细胞的制备方法及CTL产品。

## 第六节　EBV-PTLD的疗效评判标准

EBV-PTLD的治疗目的是缓解所有相关症状、体征，同时清除EBV-DNA血症。利妥昔单抗治疗有效的表现为治疗后1周内血液EBV-DNA拷贝数降低至少一个对数级。利妥昔单抗治疗有效的阳性预测因素包括年龄<30岁、非恶性原发病、无伴≥Ⅱ急性GVHD、确诊PTLD后调低免疫抑制、治疗1～2周后病毒载荷出现下降。判定PTLD的完全缓解需所有相关症状消失，包括EBV-DNA血症的清除。部分缓解是指较初始改变减少达50%以上，包括EBV-DNA拷贝数的下降。治疗有效还可通过影像学检查来证实，如初始的FDG高摄取淋巴瘤完全缓解后PET检查阴性，或通过CT/MRI检查发现没有FDG高摄取组织或中枢神经系统病变。

（魏道林　胡　凯　王　椿）

# 第三十章

# EB病毒感染相关淋巴增殖性疾病

　　EB病毒（EBV）是一种人类γ疱疹病毒，叮感染高达95%的成年人口。原发性EBV感染通常发生在儿童时期，通常无症状。当感染发生在成年时期，该病毒可在35%～50%的病例中引起传染性单核细胞增多症。EBV生命周期显示两个不同的阶段，即裂解期和潜伏期。EBV优先通过CD21受体感染B细胞，但也以较低的频率感染上皮细胞以及T或NK谱系细胞。EBV主要感染B细胞和上皮细胞，在静息记忆B细胞中建立潜伏期，也可能在上皮细胞中建立潜伏期。

　　EBV被认为是一种致癌病毒，但在免疫功能正常的宿主中，EBV的再激活由阻止体内转化的免疫反应控制。在免疫抑制下，无论病因如何，免疫系统都可能失去对EBV复制的控制，这可能导致肿瘤的出现。EBV与多种淋巴系统肿瘤密切相关，详见表30-1。

表30-1　EBV相关淋巴系统肿瘤

| 疾病名称 | 细胞来源 | EBV感染相关性 | EBV潜伏类型 | EBV潜伏蛋白表达 |
|---|---|---|---|---|
| B淋巴细胞增殖性疾病 | | | | |
| 　移植后相关 | naive B或记忆B细胞 | >90% | Ⅲ | EBNAs 1, -2, -3A, -3B, -3C, -LP, LMPs 1, 2 |
| 　HIV相关 | | >90% | | |
| 伯基特淋巴瘤 | | | | |
| 　流行性 | | 100% | | |
| 　散发性 | 生发中心母细胞 | 10%～80% | Ⅰ | EBNA1 |
| 　HIV相关性 | | 30%～40% | | |
| 霍奇金淋巴瘤 | | | | |
| 　结节硬化型 | | 10%～40% | | |

续表

| 疾病名称 | 细胞来源 | EBV感染相关性 | EBV潜伏类型 | EBV潜伏蛋白表达 |
|---|---|---|---|---|
| 混合细胞型 | | 70%～80% | | |
| 淋巴细胞减少型 | 生发中心后中心母细胞 | 10%～50% | Ⅱ | EBNA1, LMPs 1, 2 |
| 淋巴细胞为主型 | | 30%～60% | | |
| HIV相关型 | | ＞90% | | |
| 弥漫大B细胞淋巴瘤 | | | | |
| 非特指型 | | 10% | Ⅱ/Ⅲ | EBNA1, LMPs 1, 2/all EBNAs, LMPs 1, 2 |
| 脓胸相关 | 生发中心后中心母细胞 | 100% | Ⅲ | EBNA1, -2, -3A, -3B, -3C, -LP, LMPs 1, 2 |
| HIV相关 | | 20%～60% | Ⅰ/Ⅱ/Ⅲ | EBNA1/EBNA1, LMPs 1, 2/all EBNAs & LMPs |
| 罕见的免疫缺陷B细胞淋巴瘤 | | | | |
| 浆母细胞淋巴瘤 | 浆母细胞 | 75%～90% | Ⅰ | EBNA1 |
| T/NK淋巴增殖疾病 | | | | |
| 慢性活动性EBV感染 | T/NK/B | 100 | | |
| 结外NK/T细胞淋巴瘤 | T/NK | 100 | Ⅱ | EBNA1, LMPs 1, 2 |

# 第一节　诊断要点

## 一、诊断原则

　　各型淋巴瘤诊断遵循临床病理诊断原则，同时伴有EBV潜伏感染相关病理特点，部分患者存在免疫缺陷相关背景，例如HIV感染，器官移植后，接受免疫抑制剂治疗以及先天免疫缺陷特征。

## 二、慢性活动性EBV感染（CAEBV）诊断标准

1. 有持续或反复发作的传染性单核细胞增多症表现，即发热、持续性肝功能损害、多发性淋巴结病、肝脾肿大、全血细胞减少、视网膜炎、间质性肺炎、牛痘样水疱及蚊虫过敏等症状持续 3 个月以上。

2. EBV感染及引起组织病理损害的证据如满足下述标准中的1条或1条以上：

（1）血清EBV抗体滴度异常增高，包括抗VCA-IgG≥1：640或抗EA-IgG≥1：160，VCA/EA-IgA 阳性。

（2）在感染组织或外周血中检测出 EBER-1 阳性细胞。

（3）外周血 PBMC 中 EBV-DNA 水平高于102.5拷贝/g DNA。

（4）受累组织中EBV-EBERS原位杂交或EBV-LMP1免疫组化染色阳性。

（5）Southern 杂交在组织或外周血中检测出 EBV-DNA。

## 第二节　EB病毒感染原发免疫缺陷发病机制

人体细胞免疫在控制EB病毒感染中至关重要。具有各种原发性免疫缺陷的患者，尤其是细胞免疫缺陷的患者，发生EBV阳性LPDs和白血病/淋巴瘤的风险很高，目前研究依法向多种基因突变导致的免疫缺陷与CAEBV以及EBV相关LPDs相关，其中与EBV相关B淋巴细胞增殖性疾病密切相关的基因包括 *PRF1*、*UNC13D*、*STXBP2*、*PIK3CD*、*MAGT1*、*ITK*、*GATA2*、*CD70/CD27* 和 *CTPS1*。与T/NK淋巴增殖性疾病相关的基因包括 *GATA2*、*CD27*、*FANCA*、*IL2RG*、*SH2D1A*、*XIAP*、*TNFRSF9/PIK3CD*、*TNFRSF9*。

# 第三节　治　　疗

## 一、抗病毒药物治疗

（一）核苷类似物（阿昔洛韦、伐昔洛韦、更昔洛韦、缬更昔洛韦）

由于阿昔洛韦和更昔洛韦在体外抑制EB病毒，对这些药物及其口服前体药物进行评估，以抑制免疫抑制期间EB病毒的再激活。有研究显示预防性使用核苷类似物可降低EBV血清阴性受体接受器官移植后的PTLD发生率。

（二）核苷酸类似物

核苷酸类似物西多福韦（Cidofovir，CDV）是一种广谱抗DNA病毒药物。据报道，西多福韦成功治愈2例患者的局部复发性EB病毒感染相关鼻咽癌。将西多福韦注射到裸鼠EBV阳性鼻咽癌异种移植物肿瘤组织中，可抑制肿瘤生长。西多福韦降低EBV潜伏蛋白表达，增强了EB病毒感染相关恶性肿瘤（伯基特淋巴瘤和鼻咽癌）的放疗敏感性。

（三）焦磷酸盐类似物

膦甲酸钠是一种无机焦磷酸类似物，是疱疹病毒DNA聚合酶的直接抑制剂。它阻断焦磷酸盐结合位点，并防止焦磷酸盐从脱氧核苷三磷酸盐中切割出来。虽然该药物对所有人类疱疹病毒（包括EBV）均有活性，但其治疗EB病毒感染的安全性和有效性尚未确定。偶尔有关于成功使用膦甲酸治疗持续性EBV感染的报道。

## 二、小分子靶向EBV感染细胞的药物治疗

作为直接作用抗病毒药物的替代策略，旨在靶向病毒复制周期的一个步骤，病毒复制不可或缺的细胞蛋白可以作为特异性阻碍病毒复

制的新靶点。靶向病毒复制所必需的细胞蛋白的抗病毒药物有望对更广谱的病毒具有活性，因为各种不相关病毒的复制可能涉及相同的细胞蛋白。

（一）拓扑异构酶Ⅰ和Ⅱ抑制剂

细胞拓扑异构酶Ⅰ和Ⅱ（TopoⅠ和Ⅱ）对于γ疱疹病毒裂解DNA复制至关重要，某些TopoⅠ和Ⅱ抑制剂可被视为针对EBV感染的潜在抗病毒药物。拓扑异构酶Ⅱ中毒包括依托泊苷和阿霉素，尽管可以抑制病毒粒子的产生，但毒性较大。

（二）XPO1抑制剂

XPO1抑制剂属于一类新的新型小分子药物，阻断核输出蛋白XPO1，导致XPO1依赖性蛋白在细胞核中螯合。XPO1抑制剂对影响免疫功能低下个体的机会性病毒显示出不同程度的疗效。它有效抑制体外细胞株中的EBV复制。XPO1抑制剂的疗效可以通过病毒蛋白SM对XPO1介导的核输出的依赖性来解释。通过阻断核输出，可防止EBV mRNA穿梭到细胞质上进行翻译。

（三）mTOR抑制剂

EBV潜伏蛋白LMP2A可增强细胞周期诱导和凋亡抑制等相关基因的表达，改变DNA和RNA新陈代谢相关基因表达。LMP2A可以通过调控Syk、PI3K/Akt/mTOR等细胞信号通路介导B淋巴细胞的生存与增殖。通过阻断Syk、PI3K、Akt、mTOR等信号通路成为治疗EBV相关肿瘤的潜在靶点。mTOR抑制剂雷帕霉素能调节细胞周期并抑制细胞生长，雷帕霉素、依维莫司等mTOR抑制剂最近被证明可以延迟和抑制病毒DNA合成、感染的传播。硼替佐米和组蛋白去乙酰化酶抑制剂丙戊酸对EBV相关淋巴瘤的抗肿瘤作用已被证实。这些药物和mTOR抑制剂的组合有望改善EBV相关淋巴瘤的治疗策略。

### 三、非细胞免疫治疗

（一）单克隆抗体

CD20单抗：利妥昔单抗为人/鼠嵌合型抗CD20单克隆抗体，通过补体依赖细胞毒作用、抗体依赖的细胞毒作用和诱导凋亡发挥清除CD20$^+$B淋巴细胞的作用，从而成为治疗移植后EBV相关感染的重要免疫手段，有效率为37%～69%。特别适用于EBV相关B细胞淋巴增殖性疾病，或移植后B细胞来源的PTLD。但是由于利妥昔单抗无法区分受感染B细胞与正常B细胞，因此治疗后有可能加重免疫缺陷或延长免疫重建，从而影响患者长期结局。此外，利妥昔单抗治疗的剂量，给药频率，疗程等仍未明确。

（二）免疫检查点抑制剂

PD-1单抗：LMP1是EBV潜伏期基因表达产物，能模拟组成性激活的CD40受体和细胞TNF受体相关因子（TRAF），诱导各种下游途径，包括NF-κB、PI3K-Akt和STAT3，促进B细胞增殖和抗凋亡。PD-L1通过LMP1激活的NF-κB通路上调，并且和NK/T细胞淋巴瘤的不良预后有关。Kwong等用PD-1抗体Pembrolizumab治疗7例L-门冬酰胺酶治疗失败的复发难治的NK/T细胞淋巴瘤患者，有效率为100%，其中5例患者获得了CR。Li等用Pembrolizumab治疗晚期复发的7例NK/T细胞淋巴瘤患者，有效率为57.1%，其中2例获得了CR。将信号通路抑制剂及PD-L1/PD-1抗体用于EBV相关淋巴瘤中有望为更多患者提供生存机会。

### 四、细胞免疫治疗

病毒相关抗原特异性细胞毒性T淋巴细胞通过过继输注来自异体或者自体的淋巴细胞，可重建T细胞免疫反应，不仅可直接清除受感染的B淋巴细胞，抑制B淋巴细胞扩增治疗PTLD，还可以产生长期记忆效应，防止疾病复发。

### （一）供者淋巴细胞输注

将EBV血清反应为阳性的供者来源的病毒特异性淋巴细胞分离后，直接输注给患者，即供者淋巴细胞输注来恢复患者的EBV特异性免疫，已达到了超过70%的有效率，是治疗EBV相关PTLD的治理手段，但是这种方法发生GVHD风险高。为了减少GVHD的风险，采用制备EBV特异性T细胞来替代。有研究显示101例患者在HSCT后接受EBV特异性CTL预防性治疗，没有患者发生PTLD。另外13例已经发生PTLD的患者中有11例在接受供者来源的EBV特异性T细胞治疗后获得了持久的CR。EBV-CTL的缺点是制备流程较为复杂，制备时间过长。

### （二）LMP-特异性T细胞

将腺病毒载体（AdV）转导的树突状细胞（DC）和EBV转化的B型LCL作为APC，激活和扩增LMP-特异性T细胞，适合治疗免疫原性较弱的Ⅱ型潜伏型EBV相关疾病。有研究发现50例EBV相关的HL或NHL患者接受LMP2或LMP1/2特异性CTL输注，29例高危或多发/复发的患者中，28例在CTL输注后在中位3.1年内仍处于缓解期；21例在CTL输注时复发或耐药患者中，13例有临床反应，其中11例达到了CR。LMP1/LMP2a RNA转导DC体外诱导扩增LMP1-CTL和LMP2a-CTL治疗10例EBV相关性结外NK/T细胞淋巴瘤患者，4年无进展生存率、总生存率达100%。

（胡　凯）

# 参 考 文 献

1. ALAGGIO R, AMADOR C, ANAGNOSTOPOULOS I, et al. The 5th edition of the World Health Organization classification of haematolymphoid tumours: lymphoid neoplasms [J]. Leukemia, 2022, 36 (7): 1720-1748.

2. MAYOR P C, ENG K H, SINGEL K L, et al. Cancer in primary immunodeficiency diseases: cancer incidence in the United States immune deficiency network registry [J]. J Allergy Clin Immunol, 2018, 141 (3): 1028-1735.

3. CHAPUY B, STEWART C, DUNFORD A J, et al. Molecular subtypes of diffuse large B cell lymphoma are associated with distinct pathogenic mechanisms and outcomes [J]. Nat Med, 2018, 24 (5): 679-690.

4. REDDY A, ZHANG J, DAVIS N S, et al. Genetic and functional drivers of diffuse large B cell lymphoma [J]. Cell, 2017, 171 (2): 481-494.

5. WILCOX R A. A three-signal model of T-cell lymphoma pathogenesis [J]. Am J Hematol, 2016, 91 (1): 113-122.

6. SPINA V, KHIABANIAN H, MESSINA M, et al. The genetics of nodal marginal zone lymphoma [J]. Blood, 2016, 128 (10): 1362-1373.

7. KNITTEL G, REHKÄMPER T, NIEPER P, et al. DNA damage pathways and B-cell lymphomagenesis [J]. Curr Opin Hematol, 2018, 25 (4): 315-322.

8. ANDERSON M A, DENG J, SEYMOUR J F, et al. The BCL2 selective inhibitor venetoclax induces rapid onset apoptosis of CLL cells in patients via a TP53-independent mechanism [J]. Blood, 2016, 127 (25): 3215-3224.

9. PALOMERO T, COURONNÉ L, KHIABANIAN H, et al. Recurrent mutations in epigenetic regulators, RHOA and FYN kinase in peripheral T cell lymphomas [J]. Nat Genet, 2014, 46 (2): 166-170.

10. SERMER D, PASQUALUCCI L, WENDEL H G, et al. Emerging epigenetic-modulating therapies in lymphoma [J]. Nat Rev Clin Oncol, 2019, 16 (8): 494-507.

11. LIU Y, ABDUL RAZAK F R, TERPSTRA M, et al. The mutational landscape of Hodgkin lymphoma cell lines determined by whole-exome sequencing [J]. Leukemia, 2014, 28 (11): 2248-2251.

12. SCOTT D W, GASCOYNE R D. The tumour microenvironment in B cell lymphomas [J]. Nat Rev Cancer, 2014, 14 (8): 517-534.

13. DUFVA O, PÖLÖNEN P, BRÜCK O, et al. Immunogenomic landscape of hematological malignancies [J]. Cancer Cell, 2020, 38 (3): 380-399.

14. D'SOUZA A, FRETHAM C, LEE S J, et al. Current use of and trends in hematopoietic cell transplantation in the United States [J]. Biol Blood Marrow Transplant, 2020, 26 (8): 177-182.

15. CHEN Y B, LANE A A, LOGAN B, et al. Impact of conditioning regimen on outcomes for patients with lymphoma undergoing high-dose therapy with autologous hematopoietic cell transplantation [J]. Biol Blood Marrow Transplant, 2015, 21 (6): 1046-1053.

16. SORROR M L, MARIS M B, STORB R, et al. Hematopoietic cell transplantation (HCT)-specific comorbidity index: a new tool for risk assessment before allogeneic HCT [J]. Blood, 2005, 106 (8): 2912-2919.

17. SORROR M L, STORB R F, SANDMAIER B M, et al. Comorbidity-age index: a clinical measure of biologic age before allogeneic hematopoietic cell transplantation [J]. J Clin Oncol, 2014, 32 (29): 3249-3256.

18. YOUNG P A, GAUT D, KIMAIYO D K, et al. Durable survival outcomes in primary and secondary central nervous system lymphoma after high-dose chemotherapy and autologous stem cell transplantation using a thiotepa, busulfan, and cyclophosphamide conditioning regimen [J]. Clin Lymphoma Myeloma Leuk, 2020, 20 (7): 468-479.

19. HAHN L, LIM H, DUSYK T, et al. BeEAM conditioning regimen is a safe, efficacious and economical alternative to BEAM chemotherapy [J]. Sci Rep, 2021, 11 (1): 14071.

20. FENSKE T S, HAMADANI M, COHEN J B, et al. Allogeneic hematopoietic cell transplantation as curative therapy for patients with non-hodgkin lymphoma: increasingly successful application to older patients [J]. Biol Blood Marrow Transplant, 2016, 22 (9): 1543-1551.

21. PHILIP T, GUGLIELMI C, HAGENBEEK A, et al. Autologous bone marrow transplantation as compared with salvage chemotherapy in relapses of chemotherapy-sensitive non-Hodgkin's lymphoma [J]. N Engl J Med, 1995, 333 (23): 1540-1545.

22. SCHMITZ N, PFISTNER B, SEXTRO M, et al. Aggressive conventional chemotherapy compared with high-dose chemotherapy with autologous haemopoietic stem-cell transplantation for relapsed chemosensitive Hodgkin's disease: a randomised trial [J]. Lancet, 2002, 359 (9323): 2065-2071.

23. ZHU J, MA J. Chinese Society of Clinical Oncology (CSCO) Diagnosis and Treatment Guidelines for malignant lymphoma 2021 (English version) [J]. Chin J Cancer Res, 2021, 33 (3): 289-301.

24. ZAHID U, AKBAR F, AMARANENI A, et al. A review of autologous stem cell transplantation in lymphoma [J]. Curr Hematol Malig Rep, 2017, 12 (3): 217-226.

25. VAN KAMPEN R J, CANALS C, SCHOUTEN H C, et al. Allogeneic stem-cell transplantation as salvage therapy for patients with diffuse large B-cell non-Hodgkin's lymphoma relapsing after an autologous stem-cell transplantation: an analysis of the European Group for Blood and Marrow Transplantation Registry [J]. J Clin Oncol, 2011, 29 (10): 1342-1348.

26. SPINA F, RADICE T, DE PHILIPPIS C, et al. Allogeneic transplantation for relapsed and refractory Hodgkin lymphoma: long-term outcomes and graft-versus-host disease-free/relapse-free survival [J]. Leuk Lymphoma, 2019, 60 (1): 101-109.

27. DIETRICH S, DREGER P, HERMINE O, et al. Haploidentical stem cell transplantation for patients with lymphoma: a position statement from The Lymphoma Working Party-European Society for Blood and Marrow Transplantation [J]. Bone Marrow Transplant, 2020, 55 (2): 317-324.

28. APPELBAUM J S, MILANO F. Hematopoietic stem cell transplantation in the era of engineered cell

therapy [J]. Curr Hematol Malig Rep, 2018, 13 (6): 484-493.

29. EICHENAUER D A, ENGERT A. How I treat nodular lymphocyte-predominant Hodgkin lymphoma [J]. Blood, 2020, 136 (26): 2987-2993.

30. CALVENTE L, TREMBLAY-LEMAY R, X U W, et al. Validation of the RHL30 digital gene expression assay as a prognostic biomarker for relapsed Hodgkin lymphoma [J]. Br J Haematol, 2020, 190 (6): 864-868.

31. RAMOS C A, GROVER N S, BEAVEN A W, et al. Anti-CD30 CAR-T cell therapy in relapsed and refractory hodgkin lymphoma [J]. J Clin Oncol, 2020, 38 (32): 3794-3804.

32. MOTTOK A, STEIDL C. Biology of classical Hodgkin lymphoma: implications for prognosis and novel therapies [J]. Blood, 2018, 131 (15): 1654-1665.

33. WANG H W, BALAKRISHNA J P, PITTALUGA S, et al. Diagnosis of Hodgkin lymphoma in the modern era [J]. Br J Haematol, 2019, 184 (1): 45-59.

34. SHANBHAG S, AMBINDER R F. Hodgkin lymphoma: a review and update on recent progress [J]. CA Cancer J Clin, 2018, 68 (2): 116-132.

35. HATIC H, SAMPAT D, GOYAL G. Immune checkpoint inhibitors in lymphoma: challenges and opportunities [J]. Ann Transl Med, 2021, 9 (12): 1037.

36. WENIGER M A, KÜPPERS R. Molecular biology of Hodgkin lymphoma [J]. Leukemia, 2021, 35 (4): 968-981.

37. KHANAM T, SANDMANN S, SEGGEWISS J, et al. Integrative genomic analysis of pediatric T-cell lymphoblastic lymphoma reveals candidates of clinical significance [J]. Blood, 2021, 137 (17): 2347-2359.

38. INTERMESOLI T, WEBER A, LEONCIN M, et al. Lymphoblastic lymphoma: a concise review [J]. Curr Oncol Rep, 2022, 24 (1): 1-12.

39. FENG J, XU H, CINQUINA A, et al. Treatment of aggressive T cell lymphoblastic lymphoma/ leukemia using anti-CD5 CAR T cells [J]. Stem Cell Rev Rep, 2021, 17 (2): 652-661.

40. MCMAHON C M, LUGER S M. Relapsed T cell all: current approaches and new directions [J]. Curr Hematol Malig Rep, 2019, 14 (2): 83-93.

41. NADEU F, DIAZ-NAVARRO A, DELGADO J, et al. Genomic and epigenomic alterations in chronic lymphocytic leukemia [J]. Annu Rev Pathol, 2020, 15: 149-177.

42. EICHHORST B, ROBAK T, MONTSERRAT E, et al. Chronic lymphocytic leukaemia: ESMO Clinical Practice Guidelines for Diagnosis, Treatment and Follow-up [J]. Ann Oncol, 2021, 32 (1): 23-33.

43. LAHOUD O B, DEVLIN S M, MALOY M A, et al. Reduced-intensity conditioning hematopoietic stem cell transplantation for chronic lymphocytic leukemia and Richter's transformation [J]. Blood Adv, 2021, 5 (14): 2879-2889.

44. GUARENTE V, SPORTOLETTI P. LESSONS. Challenges and future therapeutic opportunities for PI3K inhibition in CLL [J]. Cancers (Basel), 2021, 13 (6): 1280.

45. JAIN P, APOS, BRIEN S. Richter's transformation in chronic lymphocytic leukemia [J]. Oncology, 2012, 26 (12): 1146-1152.

46.  PARIKH S A, KAY N E, SHANAFELT T D. How we treat Richter syndrome [J]. Blood, 2014, 123 (11): 1647-1657.

47.  KITTAI A S, BOND D A, WILLIAM B, et al. Clinical activity of axicabtagene ciloleucel in adult patients with Richter syndrome [J]. Blood Adv, 2020, 4 (19): 4648-4652.

48.  THANDRA K C, BARSOUK A, SAGINALA K, et al. Epidemiology of non-Hodgkin's lymphoma [J]. Med Sci (Basel), 2021, 9 (1): 5.

49.  ZUCCA E, ARCAINI L, BUSKE C, et al. Marginal zone lymphomas: ESMO Clinical Practice Guidelines for Diagnosis, Treatment and Follow-up [J]. Ann Oncol, 2020, 31 (1): 17-29.

50.  AYYAPPAN S, WILLIAM B M. Marginal zone lymphoma: clinicopathologic variations and approaches to therapy [J]. Curr Oncol Rep, 2018, 20 (4): 33.

51.  RODRÍGUEZ-SEVILLA J J, SALAR A. Recent advances in the genetic of MALT lymphomas [J]. Cancers (Basel) 2021; 14 (1): 176.

52.  ARCAINI L, ROSSI D, PAULLI M. Splenic marginal zone lymphoma: from genetics to management [J]. Blood, 2016, 127 (17): 2072-2081.

53.  GRUNENBERG A, KAISER L M, WOELFLE S, et al. Phase Ⅱ trial evaluating the efficacy and safety of the anti-CD20 monoclonal antibody obinutuzumab in patients with marginal zone lymphoma [J]. Future Oncol, 2020, 16 (13): 817-825.

54.  OLLILA T A, OLSZEWSKI A J. Chemotherapy-free management of follicular and marginal zone lymphoma [J]. Cancer Manag Res, 2021, 13: 3935-3952.

55.  LEONARD J P, TRNENY M, IZUTSU K, et al. AUGMENT: a phase Ⅲ study of Lenalidomide plus Rituximab versus Placebo plus Rituximab in relapsed or refractory indolent lymphoma [J]. J Clin Oncol, 2019, 37 (14): 1188-1199.

56.  MORSCHHAUSER F, LE GOUILL S, FEUGIER P, et al. Obinutuzumab combined with lenalidomide for relapsed or refractory follicular B-cell lymphoma (GALEN): a multicentre, single-arm, phase 2 study [J]. Lancet Haematol, 2019, 6 (8): 429-437.

57.  JACOBSON C, CHAVEZ J C, SEHGAL A R, et al. Primary analysis of Zuma-5: a phase 2 study of Axicabtagene Ciloleucel (Axi-Cel) in patients with relapsed/refractory (R/R) indolent non-Hodgkin lymphoma (iNHL) [J]. Blood, 2020, 136: 40-41.

58.  ALDERUCCIO J P, KAHL B S. Current treatments in marginal zone lymphoma [J]. Oncology, 2022, 36 (4): 206-215.

59.  NADEU F, DIAZ-NAVARRO A, DELGADO J, et al. Genomic and epigenomic alterations in chronic lymphocytic leukemia [J]. Annual Review of Pathology: Mechanisms of Disease, 2020, 15 (1): 149-177.

60.  EICHHORST B, ROBAK T, MONTSERRAT E, et al. Chronic lymphocytic leukaemia: ESMO Clinical Practice Guidelines for Diagnosis, Treatment and Follow-up [J]. Annals of Oncology, 2021, 32 (1): 23-33.

61.  TIACCI E, TRIFONOV V, SCHIAVONI G, et al. BRAF mutations in hairy-cell leukemia [J]. N Engl J Med, 2011, 364 (24): 2305-2315.

62.  XI L, ARONS E, NAVARRO W, et al. Both variant and IGHV4-34-expressing hairy cell leukemia lack

the BRAF V600E mutation [J]. Blood, 2012, 119 (14): 3330-3332.

63. HOSSAIN A, RAFEI H, JARIWALA A, et al.A rare breed: wild-type braf and ighv expression in a 29 year old lady with classical hairy cell leukemia [J]. Leuk Res Rep, 2017, 7: 20-22.

64. TERAS L R, DESANTIS C E, CERHAN J R, et al. 2016 US lymphoid malignancy statistics by World Health Organization subtypes [J]. CA Cancer J Clin, 2016, 66 (6): 443-459.

65. WATERFALL J J, ARONS E, WALKER R L, et al. High prevalence of MAP2K1 mutations in variant and IGHV4-34-expressing hairy-cell leukemias [J]. Nat Genet, 2014, 46 (1): 8-10.

66. MASON E F, BROWN R D, SZETO D P, et al. Detection of activating MAP2K1 mutations in atypical hairy cell leukemia and hairy cell leukemia variant [J]. Leuk Lymphoma, 2017, 58 (1): 233-236.

67. BUROTTO M, STETLER-STEVENSON M, ARONS E, et al.Bendamustine and rituximab in relapsed and refractory hairy cell leukemia [J]. Clin Cancer Res, 2013, 19 (22): 6313-6321.

68. BUSKE C, SADULLAH S, KASTRITIS E, et al. Treatment and outcome patterns in European patients with Waldenström's macroglobulinaemia: a large, observational, retrospective chart review [J]. Lancet Haematol, 2018, 5 (7): 299-309.

69. KASTRITIS E, LEBLOND V, DIMOPOULOS M A, et al. Waldenström's macroglobulinaemia: ESMO Clinical Practice Guidelines for Diagnosis, Treatment and Follow-up [J]. Ann Oncol, 2018, 29 (Suppl 4): 270.

70. KASTRITIS E, MOREL P, DUHAMEL A, et al. A revised international prognostic score system for Waldenström's macroglobulinemia [J]. Leukemia, 2019, 33 (11): 2654-2661.

71. CIRIC B, VANKEULEN V, RODRIGUEZ M, et al.Clonal evolution in Waldenstrom macroglobulinemia highlights functional role of B-cell receptor [J]. Blood, 2001, 97 (1): 321-323.

72. PAIVA B, CORCHETE L A, VIDRIALES M B, et al. The cellular origin and malignant transformation of Waldenström macroglobulinemia [J]. Blood, 2015, 125 (15): 2370-2380.

73. TREON S P, XU L, GUERRERA M L, et al. Genomic landscape of Waldenström macroglobulinemia and its impact on treatment strategies [J]. J Clin Oncol, 2020, 38 (11): 1198-1208.

74. YANG G, ZHOU Y, L I U X, et al. A mutation in MYD88 (L265P) supports the survival of lymphoplasmacytic cells by activation of Bruton tyrosine kinase in Waldenström macroglobulinemia [J]. Blood, 2013, 122 (7): 1222-1232.

75. DIMOPOULOS M A, KASTRITIS E. How I treat Waldenström macroglobulinemia [J]. Blood, 2019, 134 (23): 2022-2035.

76. DIMOPOULOS M A, TEDESCHI A, TROTMAN J, et al. Phase 3 trial of Ibrutinib plus Rituximab in Waldenström's macroglobulinemia [J]. N Engl J Med, 2018, 378 (25): 2399-2410.

77. TAM C S, OPAT S, D'SA S, et al. A randomized phase 3 trial of Zanubrutinib vs Ibrutinib in symptomatic Waldenström macroglobulinemia: the ASPEN study [J]. Blood, 2020, 136 (18): 2038-2050.

78. OWEN R G, MCCARTHY H, RULE S, et al. Acalabrutinib monotherapy in patients with Waldenström macroglobulinemia: a single-arm, multicentre, phase 2 study [J]. Lancet Haematol, 2020, 7 (2): 112-121.

79. CASTILLO J J, ALLAN J N, SIDDIQI T, et al. Venetoclax in previously treated Waldenström

macroglobulinemia [J]. J Clin Oncol, 2022, 40 (1): 63-71.

80. TREON S P, TRIPSAS C K, MEID K, et al. Carfilzomib, rituximab, and dexamethasone (CaRD) treatment offers a neuropathy-sparing approach for treating Waldenström's macroglobulinemia [J]. Blood, 2014, 124 (4): 503-510.

81. CASTILLO J J, MEID K, GUSTINE J N, et al. Prospective clinical trial of Ixazomib, Dexamethasone, and Rituximab as primary therapy in Waldenström macroglobulinemia [J]. Clin Cancer Res, 2018, 24 (14): 3247-3252.

82. GHOBRIAL I M, REDD R, ARMAND P, et al. Phase I/ II trial of everolimus in combination with bortezomib and rituximab (RVR) in relapsed/refractory Waldenstrom macroglobulinemia [J]. Leukemia, 2015, 29 (12): 2338-2346.

83. CASTILLO J J, LIBBY E N, ANSELL S M, et al. Multicenter phase 2 study of daratumumab monotherapy in patients with previously treated Waldenström macroglobulinemia [J]. Blood Adv, 2020, 4 (20): 5089-5092.

84. PALOMBA M L, QUALLS D, MONETTE S, et al. CD19-directed chimeric antigen receptor T cell therapy in Waldenström macroglobulinemia: a preclinical model and initial clinical experience [J]. J Immunother Cancer, 2022, 10 (2): e004128.

85. PARRONDO R D, RELJIC T, IQBAL M, et al. Efficacy of autologous and allogeneic hematopoietic cell transplantation in Waldenström macroglobulinemia: a systematic review and meta-analysis [J]. Clin Lymphoma Myeloma Leuk, 2020, 20 (10): 694-711.

86. DIMOPOULOS M A, MOREAU P, TERPOS E, et al. Multiple myeloma: EHA-ESMO Clinical Practice Guidelines for Diagnosis, Treatment and Follow-up [J]. Hemasphere, 2021, 5 (2): 528.

87. DALY M B, PAL T, BERRY M P, et al. Genetic/familial high-risk assessment: breast, ovarian, and pancreatic, version 2.2021, NCCN Clinical Practice Guidelines in Oncology [J]. Journal of the National Comprehensive Cancer Network, 2021, 19 (1): 77-102.

88. MIR F, MATTIELLO F, GRIGG A, et al. Follicular lymphoma evaluation index (FLEX): a new clinical prognostic model that is superior to existing risk scores for predicting progression-free survival and early treatment failure after frontline immunochemotherapy [J]. Am J Hematol, 2020, 95 (12): 1503-1510.

89. LOCKMER S, REN W, BRODTKORB M, et al. M7-FLIPI is not prognostic in follicular lymphoma patients with first-line rituximab chemo-free therapy [J]. Br J Haematol, 2020, 188 (2): 259-267.

90. NATH K, GANDHI M K. Targeted treatment of follicular lymphoma [J]. J Pers Med, 2021, 11 (2): 152.

91. JAIN P, WANG M L. Mantle cell lymphoma in 2022-a comprehensive update on molecular pathogenesis, risk stratification, clinical approach, and current and novel treatments [J]. Am J Hematol, 2022, 97 (5): 638-656.

92. EYRE T A, CHEAH C Y, WANG M L. Therapeutic options for relapsed/refractory mantle cell lymphoma [J]. Blood, 2022, 139 (5): 666-677.

93. JAIN P, DREYLING M, SEYMOUR J F, et al. High-risk mantle cell lymphoma: definition, current challenges, and management [J]. J Clin Oncol, 2020, 38 (36): 4302-4316.

94. MIAO Y, MEDEIROS L J, XU-MONETTE Z Y, et al. Dysregulation of cell survival in diffuse large B cell lymphoma: mechanisms and therapeutic targets [J]. Front Oncol, 2019, 9: 107.

95. CAMICIA R, WINKLER H C, HASSA P O. Novel drug targets for personalized precision medicine in relapsed/refractory diffuse large B-cell lymphoma: a comprehensive review [J]. Mol Cancer, 2015, 14: 207.

96. WRIGHT G W, HUANG D W, PHELAN J D, et al. A probabilistic classification tool for genetic subtypes of diffuse large B cell lymphoma with therapeutic implications [J]. Cancer Cell, 2020, 37 (4): 551-568.

97. FAKHRI B, AI W. Current and emerging treatment options in primary mediastinal B-cell lymphoma [J]. Ther Adv Hematol, 2021, 12: 20406207211048959.

98. NEELAPU S S, LOCKE F L, BARTLETT N L, et al. Axicabtagene Ciloleucel CAR T-Cell therapy in refractory large B-cell lymphoma [J]. N Engl J Med, 2017, 377 (26): 2531-2544.

99. BISHOP M R, DICKINSON M, PURTILL D, et al. Second-line Tisagenlecleucel or standard care in aggressive B-cell lymphoma [J]. N Engl J Med, 2022, 386 (7): 629-639.

100. ZINZANI P L, SANTORO A, GRITTI G, et al. Nivolumab combined with Brentuximab Vedotin for relapsed/refractory primary mediastinal large B-cell lymphoma: efficacy and safety from the phase II checkmate 436 study [J]. J Clin Oncol, 2019, 37 (33): 3081-3089.

101. VAN BESIEN K, KELTA M, BAHAGUNA P. Primary mediastinal B-cell lymphoma: a review of pathology and management [J]. J Clin Oncol, 2001, 19 (6): 1855-1864.

102. MELANI C, ADVANI R, ROSCHEWSKI M, et al. End-of-treatment and serial PET imaging in primary mediastinal B-cell lymphoma following dose-adjusted EPOCH-R: a paradigm shift in clinical decision making [J]. Haematologica, 2018, 103 (8): 1337-1344.

103. KURUVILLA J, PINTILIE M, TSANG R, et al. Salvage chemotherapy and autologous stem cell transplantation are inferior for relapsed or refractory primary mediastinal large B-cell lymphoma compared with diffuse large B-cell lymphoma [J]. Leuk Lymphoma, 2008, 49 (7): 1329-1336.

104. CHAPUY B, ROEMER M G, STEWART C, et al. Targetable genetic features of primary testicular and primary central nervous system lymphomas [J]. Blood, 2016, 127 (7): 869-881.

105. FERRERI A J M, CWYNARSKI K, PULCZYNSKI E, et al. Whole-brain radiotherapy or autologous stem-cell transplantation as consolidation strategies after high-dose methotrexate-based chemoimmunotherapy in patients with primary CNS lymphoma: results of the second randomisation of the International Extranodal Lymphoma Study Group-32 phase 2 trial [J]. Lancet Haematol, 2017, 4 (11): 510-523.

106. HOLDHOFF M, WAGNER-JOHNSTON N, ROSCHEWSKI M. Systemic approach to recurrent primary CNS lymphoma: perspective on current and emerging treatment strategies [J]. Oncol Targets Ther, 2020, 13: 8323-8335.

107. CAI Q, FANG Y, YOUNG K H. Primary central nervous system lymphoma: molecular pathogenesis and advances in treatment [J]. Transl Oncol, 2019, 12 (3): 523-538.

108. GROMMES C, NAYAK L, TUN H W, et al. Introduction of novel agents in the treatment of primary CNS lymphoma [J]. Neuro Oncol, 2019, 21 (3): 306-313.

109. MORTON L M, WANG S S, DEVESA S S, et al. Lymphoma incidence patterns by WHO subtype in the United States, 1992-2001 [J]. Blood, 2006, 107 (1): 265-276.

110. ZAYAC A S, OLSZEWSKI A J. Burkitt lymphoma: bridging the gap between advances in molecular biology and therapy [J]. Leuk Lymphoma, 2020, 61 (8): 1784-1796.

111. THOMAS D A, FADERL S, O'BRIEN S, et al. Chemoimmunotherapy with hyper-CVAD plus rituximab for the treatment of adult Burkitt and Burkitt-type lymphoma or acute lymphoblastic leukemia [J]. Cancer, 2006, 106 (7): 1569-1580.

112. DUNLEAVY K, PITTALUGA S, SHOVLIN M, et al. Low-intensity therapy in adults with Burkitt's lymphoma [J]. N Engl J Med, 2013, 369 (20): 1915-1925.

113. IPPOLITO T, GU J J, TANG G, et al. Targeting BET bromodomains in pre-clinical models of Burkitt lymphoma [J]. Blood, 2016, 128 (22): 5381.

114. BLECKMANN A, DIERKS S, SCHILDHAUS H U, et al. Treatment response to idelalisib in a patient with immunodeficiency-associated Burkitt lymphoma harboring a PIK3CA H1047R mutation [J]. Ann Hematol, 2021, 100 (1): 277-279.

115. CHU Y, LEE S, SHAH T, et al. Ibrutinib significantly inhibited Bruton's tyrosine kinase (BTK) phosphorylation, in-vitro proliferation and enhanced overall survival in a preclinical Burkitt lymphoma (BL) model [J]. Oncoimmunology, 2019, 8 (1): e1512455.

116. DALY T, IPPOLITO T, GU J J, et al. MCL-1 Inhibition by the selective MCL-1 inhibitor AMG-176 induces in vitro activity against Burkitt lymphoma cell lines and synergistically enhances the cytotoxic effect of chemotherapy and BH3 mimetics [J]. Blood, 2019, 134: 5303.

117. NOY A, PARDEE T S, NIKOLAENKO L, et al. A phase II clinical trial of Cpi-613 (devimistat) in patients with relapsed or refractory Burkitt lymphoma/leukemia or high-grade B-cell lymphoma with rearrangements of MYC and BCL2 and/or BCL6 [J]. Blood, 2019, 134: 4087.

118. WU J, CAO Y, ZHANG Q, et al. Chimeric antigen receptor-modified T cell immunotherapy for relapsed and refractory adult Burkitt lymphoma [J]. Front Immunol, 2022, 13: 879983.

119. ZHOU X, GE T, LI T, et al. CAR19/22 T cell therapy in adult refractory Burkitt's lymphoma [J]. Cancer Immunol Immunother, 2021, 70 (8): 2379-2384.

120. ZHANG W, HU B, JING L, et al. Early response observed in pediatric patients with refractory/relapsed B-Cell non-Hodgkin lymphoma treated with sequential chimeric antigen receptor T cells [J]. Blood, 2019, 134: 1945.

121. MARAMATTOM L V, HARI P N, BURNS L J, et al. Autologous and allogeneic transplantation for burkitt lymphoma outcomes and changes in utilization: a report from the center for international blood and marrow transplant research [J]. Biology of Blood and Marrow Transplant, 2013, 19 (2): 173-179.

122. ZHANG W, YANG J, ZHOU C, et al. Early response observed in pediatric patients with relapsed/ refractory Burkitt lymphoma treated with chimeric antigen receptor T cells [J]. Blood, 2020, 135 (26): 2425-2427.

123. LIU Y, DENG B, HU B, et al. Sequential different B-cell antigen-targeted CAR T-cell therapy for pediatric refractory/relapsed Burkitt lymphoma [J]. Blood Adv, 2022, 6 (3): 717-730.

124. XIE Y, JAFFE E S. How I diagnose angioimmunoblastic T-cell lymphoma [J]. Am J Clin Pathol, 2021.

156 (1): 1-14.

125. SINGH A, SCHABATH R, RATEI R, et al. Peripheral blood sCD3⁻ CD4⁺ T cells: a useful diagnostic tool in angioimmunoblastic T cell lymphoma [J]. Hematol Oncol, 2014, 32 (1): 16-21.

126. SWERDLOW S H, CAMPO E, PILERI S A, et al. The 2016 revision of the World Health Organization classification of lymphoid neoplasms [J]. Blood, 2016, 127 (20): 2375-2390.

127. VALLOIS D, DOBAY M P, MORIN R D, et al. Activating mutations in genes related to TCR signaling in angioimmunoblastic and other follicular helper T-cell-derived lymphomas [J]. Blood, 2016, 128 (11): 1490-1502.

128. GALLAMINI A, STELITANO C, CALVI R, et al. Peripheral T-cell lymphoma unspecified (PTCL-U): a new prognostic model from a retrospective multicentric clinical study [J]. Blood, 2004, 103 (7): 2474-2479.

129. ELLIN F, MAURER M J, SROUR L, et al. Comparison of the NCCN-IPI, the IPI and PIT scores as prognostic tools in peripheral T-cell lymphomas [J]. Br J Haematol, 2019, 186 (3): 24-27.

130. CHIBA S, SAKATA-YANAGIMOTO M. Advances in understanding of angioimmunoblastic T-cell lymphoma [J]. Leukemia, 2020, 34 (10): 2592-2606.

131. BOULTER E, ESTRACH S, GARCIA-MATA R, et al. Off the beaten paths: alternative and crosstalk regulation of Rho GTPases [J]. Faseb J, 2012, 26 (2): 469-479.

132. ZANG S, LI J, YANG H, et al. Mutations in 5-methylcytosine oxidase TET2 and RhoA cooperatively disrupt T cell homeostasis [J]. J Clin Invest, 2017, 127 (8): 2998-3012.

133. CORTES J R, AMBESI-IMPIOMBATO A, COURONNÉ L, et al. RHOA G17V Induces T Follicular Helper Cell Specification and Promotes Lymphomagenesis [J]. Cancer Cell, 2018, 33 (2): 259-273.

134. NG S Y, BROWN L, STEVENSON K, et al. RhoA G17V is sufficient to induce autoimmunity and promotes T-cell lymphomagenesis in mice [J]. Blood, 2018, 132 (9): 935-947.

135. LEE G J, JUN Y, JEON Y K, et al. Mice transgenic for human CTLA4-CD28 fusion gene show proliferation and transformation of ATLL-like and AITL-like T cells [J]. Oncoimmunology, 2022, 11 (1): 2015170.

136. FUJISAWA M, SAKATA-YANAGIMOTO M, NISHIZAWA S, et al. Activation of RHOA-VAV1 signaling in angioimmunoblastic T-cell lymphoma [J]. Leukemia, 2018, 32 (3): 694-702.

137. MOON C S, REGLERO C, CORTES J R, et al. FYN-TRAF3IP2 induces NF-κB signaling-driven peripheral T cell lymphoma [J]. Nat Cancer, 2021, 2 (1): 98-113.

138. DEBACKERE K, MARCELIS L, DEMEYER S, et al. Fusion transcripts FYN-TRAF3IP2 and KHDRBS1-LCK hijack T cell receptor signaling in peripheral T-cell lymphoma, not otherwise specified [J]. Nat Commun, 2021, 12 (1): 3705.

139. FUKUMOTO K, NGUYEN T B, CHIBA S, et al. Review of the biologic and clinical significance of genetic mutations in angioimmunoblastic T-cell lymphoma [J]. Cancer Sci, 2018, 109 (3): 490-496.

140. TARI G, LEMONNIER F, MORSCHHAUSER F. Epigenetic focus on angioimmunoblastic T-cell lymphoma: pathogenesis and treatment [J]. Curr Opin Oncol, 2021, 33 (5): 400-405.

141. WANG C, MCKEITHAN T W, GONG Q, et al. IDH2R172 mutations define a unique subgroup of patients with angioimmunoblastic T-cell lymphoma [J]. Blood, 2015, 126 (15): 1741-1752.

142. LIU Y, WANG X, DENG L, et al. ITK inhibition induced in vitro and in vivo anti-tumor activity through downregulating TCR signaling pathway in malignant T cell lymphoma [J]. Cancer Cell Int, 2019, 19: 32.

143. FRANCO F, JACCARD A, ROMERO P, et al. Metabolic and epigenetic regulation of T-cell exhaustion [J]. Nat Metab, 2020, 2 (10): 1001-1012.

144. WANG C, ALTHOF P A, BI C, et al. A novel MYC-non-IG fusion in refractory diffuse large B-cell lymphoma [J]. Br J Haematol, 2021, 193 (5): 1001-1004.

145. ZHAN H Q, LI X Q, ZHU X Z, et al. Expression of follicular helper T cell markers in nodal peripheral T cell lymphomas: a tissue microarray analysis of 162 cases [J]. J Clin Pathol, 2011, 64 (4): 319-324.

146. LEMONNIER F, DUPUIS J, SUJOBERT P, et al. Treatment with 5-azacytidine induces a sustained response in patients with angioimmunoblastic T-cell lymphoma [J]. Blood, 2018, 132 (21): 2305-2309.

147. O'CONNOR O A, FALCHI L, LUE J K, et al. Oral 5-azacytidine and romidepsin exhibit marked activity in patients with PTCL: a multicenter phase 1 study [J]. Blood, 2019, 134 (17): 1395-1405.

148. IRLÉ C, WEINTRAUB J. Long-term treatment with romidepsin in patients with peripheral T-cell lymphoma [J]. Case Rep Hematol, 2016, 2016: 8175957.

149. PIEKARZ R L, FRYE R, PRINCE H M, et al. Phase 2 trial of romidepsin in patients with peripheral T-cell lymphoma [J]. Blood, 2011, 117 (22): 5827-5834.

150. FALCHI L, MA H, KLEIN S, et al. Combined oral 5-azacytidine and romidepsin are highly effective in patients with PTCL: a multicenter phase 2 study [J]. Blood, 2021, 137 (16): 2161-2170.

151. SHI Y, DONG M, HONG X, et al. Results from a multicenter, open-label, pivotal phase II study of chidamide in relapsed or refractory peripheral T-cell lymphoma [J]. Ann Oncol, 2015, 26 (8): 1766-1771.

152. SHI Y, JIA B, XU W, et al. Chidamide in relapsed or refractory peripheral T cell lymphoma: a multicenter real-world study in China [J]. J Hematol Oncol, 2017, 10 (1): 69.

153. NGUYEN T B, SAKATA-YANAGIMOTO M, FUJISAWA M, et al. Dasatinib is an effective treatment for angioimmunoblastic T-cell lymphoma [J]. Cancer Res, 2020, 80 (9): 1875-1884.

154. ZHU J, YEOH E M, MAEDA Y, et al. Efficacy and safety of single-agent pralatrexate for treatment of angioimmunoblastic T-cell lymphoma after failure of first line therapy: a pooled analysis [J]. Leuk Lymphoma, 2020, 61 (9): 2145-2152.

155. MORSCHHAUSER F, FITOUSSI O, HAIOUN C, et al. A phase 2, multicentre, single-arm, open-label study to evaluate the safety and efficacy of single-agent lenalidomide (Revlimid) in subjects with relapsed or refractory peripheral T-cell non-Hodgkin lymphoma: the EXPECT trial [J]. Eur J Cancer, 2013, 49 (13): 2869-2876.

156. LEMONNIER F, SAFAR V, BELDI-FERCHIOU A, et al. Integrative analysis of a phase 2 trial combining lenalidomide with CHOP in angioimmunoblastic T-cell lymphoma [J]. Blood Advances, 2021, 5 (2): 539-548.

157. OHMOTO A, FUJI S. Cyclosporine for angioimmunoblastic T-cell lymphoma: a literature review [J]. Expert Rev Hematol, 2019, 12 (11): 975-981.

158. HORWITZ S M, ANSELL S, AI W Z, et al. T-cell Lymphomas, version 2.2022, NCCN Clinical

Practice Guidelines in Oncology [J]. J Natl Compr Canc Netw, 2022, 20 (3): 285-308.

159. KLUIN-NELEMANS H C, VAN MARWIJK KOOY M, LUGTENBURG P J, et al. Intensified alemtuzumab-CHOP therapy for peripheral T-cell lymphoma [J]. Ann Oncol, 2011, 22 (7): 1595-1600.

160. YHIM H Y, KIM T, KIM S J, et al. Combination treatment of copanlisib and gemcitabine in relapsed/refractory PTCL (COSMOS): an open-label phase I/Ⅱ trial [J]. Ann Oncol, 2021, 32 (4): 552-559.

161. ABOUYABIS A N, SHENOY P J, SINHA R, et al. A systematic review and meta-analysis of front-line anthracycline-based chemotherapy regimens for peripheral T-cell lymphoma [J]. ISRN Hematol, 2011, 2011: 623924.

162. SCHMITZ N, TRÜMPER L, ZIEPERT M, et al. Treatment and prognosis of mature T-cell and NK-cell lymphoma: an analysis of patients with T-cell lymphoma treated in studies of the German High-Grade Non-Hodgkin Lymphoma Study Group [J]. Blood, 2010, 116 (18): 3418-3425.

163. MOURAD N, MOUNIER N, BRIÈRE J, et al. Clinical, biologic, and pathologic features in 157 patients with angioimmunoblastic T-cell lymphoma treated within the Groupe d'Etude des Lymphomes de l'Adulte (GELA) trials [J]. Blood, 2008, 111 (9): 4463-4470.

164. DELFAU-LARUE M H, DE LEVAL L, JOLY B, et al. Targeting intratumoral B cells with rituximab in addition to CHOP in angioimmunoblastic T-cell lymphoma. a clinicobiological study of the GELA [J]. Haematologica, 2012, 97 (10): 1594-1602.

165. HORWITZ S M, ADVANI R H, BARTLETT N L, et al. Objective responses in relapsed T-cell lymphomas with single-agent brentuximab vedotin [J]. Blood, 2014, 123 (20): 3095-3100.

166. RICHARDSON N C, KASAMON Y L, CHEN H, et al. FDA approval summary: brentuximab vedotin in first-line treatment of peripheral T-cell lymphoma [J]. Oncologist, 2019, 24 (5): 180-187.

167. SHI Y, WU J, WANG Z, et al. Efficacy and safety of geptanolimab (GB226) for relapsed or refractory peripheral T cell lymphoma: an open-label phase 2 study (Gxplore-002) [J]. J Hematol Oncol, 2021, 14 (1): 12.

168. TANG T, MARTIN P, SOMASUNDARAM N, et al. Phase I study of selinexor in combination with dexamethasone, ifosfamide, carboplatin, etoposide chemotherapy in patients with relapsed or refractory peripheral T-cell or natural-killer/T-cell lymphoma [J]. Haematologica, 2021, 106 (12): 3170-3175.

169. WANG A Y, LIU H. The past, present, and future of CRM1/XPO1 inhibitors [J]. Stem Cell Investig, 2019, 6: 6.

170. MEHTA N, MARAGULIA J C, MOSKOWITZ A, et al. A retrospective analysis of peripheral T-cell lymphoma treated with the intention to transplant in the first remission [J]. Clin Lymphoma Myeloma Leuk, 2013, 13 (6): 664-670.

171. MOSKOWITZ A J. Practical treatment approach for angioimmunoblastic T-cell lymphoma [J]. J Oncol Pract, 2019, 15 (3): 137-143.

172. WANG Y, ZHANG M, SONG W, et al. Chidamide plus prednisone, etoposide, and thalidomide for untreated angioimmunoblastic T-cell lymphoma in a Chinese population: a multicenter phase Ⅱ trial [J]. Am J Hematol, 2022, 97 (5): 623-629.

173. LUCHTEL R A, DASARI S, OISHI N, et al. Molecular profiling reveals immunogenic cues in anaplastic large cell lymphomas with DUSP22 rearrangements [J]. Blood, 2018, 132 (13): 1386-1398.

174. PLATINI H, FERDINAND E, KOHAR K, et al. Neutrophil-to-lymphocyte ratio and platelet-to-lymphocyte ratio as prognostic markers for advanced non-small-cell lung cancer treated with immunotherapy: a systematic review and meta-analysis [J]. Medicina, 2022, 58 (8): 1069.

175. ZHANG X R, CHIEN P N, NAM S Y, et al. Anaplastic large cell lymphoma: molecular pathogenesis and treatment [J]. Cancers (Basel) 2022; 14 (7): 1650.

176. FOPPOLI M, FERRERI A J. Gamma-delta t-cell lymphomas [J]. Eur J Haematol, 2015, 94 (3): 206-218.

177. PRO B, ALLEN P, BEHDAD A. Hepatosplenic T-cell lymphoma: a rare but challenging entity [J]. Blood, 2020, 136 (18): 2018-2026.

178. YABE M, MIRANDA RN, MEDEIROS LJ. Hepatosplenic T-cell lymphoma: a review of clinicopathologic features, pathogenesis, and prognostic factors [J]. Hum Pathol, 2018, 74: 5-16.

179. WILCOX R A. Cutaneous T-cell lymphoma: 2017 update on diagnosis, risk-stratification, and management [J]. Am J Hematol, 2017, 92 (10): 1085-1102.

180. DUMMER R, VERMEER M H, SCARISBRICK J J, et al. Cutaneous T cell lymphoma [J]. Nat Rev Dis Primers, 2021, 7 (1): 61.

181. BENTON E C, CRICHTON S, TALPUR R, et al. A cutaneous lymphoma international prognostic index (CLIPi) for mycosis fungoides and Sezary syndrome [J]. Eur J Cancer, 2013, 49 (13): 2859-2868.

182. SCARISBRICK J J, HODAK E, BAGOT M, et al. Blood classification and blood response criteria in mycosis fungoides and Sézary syndrome using flow cytometry: recommendations from the EORTC cutaneous lymphoma task force [J]. Eur J Cancer, 2018, 93: 47-56.

183. XIONG J, CUI B W, WANG N, et al. Genomic and transcriptomic characterization of natural killer T cell lymphoma [J]. Cancer Cell, 2020, 37 (3): 403-419.

184. FOX C P, CIVALLERO M, KO Y H, et al. Survival outcomes of patients with extranodal natural-killer T-cell lymphoma: a prospective cohort study from the international T-cell Project [J]. Lancet Haematol, 2020, 7 (4): 284-294.

185. CHEN S Y, YANG Y, QI S N, et al. Validation of nomogram-revised risk index and comparison with other models for extranodal nasal-type NK/T-cell lymphoma in the modern chemotherapy era: indication for prognostication and clinical decision-making [J]. Leukemia, 2021, 35 (1): 130-142.

186. RAMACHANDRAN S, ZAIDI F, AGGARWAL A, et al. Recent advances in diagnostic and therapeutic guidelines for primary and secondary hemophagocytic lymphohistiocytosis [J]. Blood Cells Mol Dis, 2017, 64: 53-57.

187. HENTER J I, HORNE A, ARICÓ M, et al. HLH-2004: diagnostic and therapeutic guidelines for hemophagocytic lymphohistiocytosis [J]. Pediatr Blood Cancer, 2007, 48 (2): 124-131.

188. LEHMBERG K, NICHOLS K E, HENTER J I, et al. Consensus recommendations for the diagnosis and management of hemophagocytic lymphohistiocytosis associated with malignancies [J]. Haematologica, 2015, 100 (8): 997-1004.

189. HENTER J I, SAMUELSSON-HORNE A, ARICÒ M, et al. Treatment of hemophagocytic lymphohistiocytosis with HLH-94 immunochemotherapy and bone marrow transplantation [J]. Blood, 2002, 100 (7): 2367-2373.

190. STROUT M P, SEROPIAN S, BERLINER N. Alemtuzumab as a bridge to allogeneic SCT in atypical hemophagocytic lymphohistiocytosis [J]. Nat Rev Clin Oncol, 2010, 7 (7): 415-420.

191. DHARNIDHARKA V R, WEBSTER A C, MARTINEZ O M, et al. Post-transplant lymphoproliferative disorders [J]. Nat Rev Dis Primers, 2016, 2: 15088.

192. DIERICKX D, HABERMANN T M. Post-transplantation lymphoproliferative disorders in adults [J]. N Engl J Med, 2018, 378 (6): 549-562.

193. DIERICKX D, TOUSSEYN T, REQUILÉ A, et al. The accuracy of positron emission tomography in the detection of posttransplant lymphoproliferative disorder [J]. Haematologica, 2013, 98 (5): 771-775.

194. STYCZYNSKI J. Managing post-transplant lymphoproliferative disorder [J]. Expert Opinion on Orphan Drugs, 2017, 5 (1): 19-35.

195. STYCZYNSKI J, TRIDELLO G, GIL L, et al. Impact of donor Epstein-Barr virus serostatus on the incidence of graft-versus-host disease in patients with acute leukemia after hematopoietic stem-cell transplantation: a study from the acute leukemia and infectious diseases working parties of the European Society for Blood and Marrow Transplantation [J]. J Clin Oncol, 2016, 34 (19): 2212-2220.

196. LEVAL L, ALIZADEH A A, BERGSAGEL P L, et al. Genomic profiling for clinical decision making in lymphoid neoplasms [J]. Blood, 2022, 140 (21): 2193-2227.

197. 中国抗癌协会淋巴瘤专业委员会, 中国医师协会肿瘤医师分会, 中国医疗保健国际交流促进会肿瘤内科分会. 中国淋巴瘤治疗指南 (2021 年版 ) [J]. 中华肿瘤杂志, 2021, 43 (7): 707-735.

198. 于颖, 邱录贵, 易树华. 白血病·淋巴瘤 [J]. 2020, 29 (9): 519-524.

199. 陶云霞, 石远凯. 白血病·淋巴瘤 [J]. 2021, 30 (3): 185-189.

200. 王建祥, 肖志坚. 邓家栋临床血液学 [M]. 2 版. 上海: 上海科学技术出版社, 2000.

201. 克晓燕, 高梓芬. 淋巴瘤诊疗手册 [M]. 2 版. 北京: 人民卫生出版社, 2017.

202. 中国淋巴瘤病理研究协作组. 中国淋巴瘤亚型分布: 国内多中心病例 10 002 例分析 [J]. 诊断学理论与实践. 2012, 11 (2): 1111-1115.

203. 中国临床肿瘤学会指南工作委员会. 中国临床肿瘤学会 (CSCO) 淋巴瘤诊疗指南 2020 [M]. 北京: 人民卫生出版社, 2020.

204. 中国临床肿瘤学会淋巴瘤诊疗指南编写组. 边缘区淋巴瘤, 淋巴瘤诊疗指南 [M]. 北京: 人民卫生出版社, 2020: 107-127.

205. 中国抗癌协会血液肿瘤专业委员会, 中华医学会血液学分会白血病淋巴瘤学组, 中国抗淋巴瘤联盟. 淋巴浆细胞淋巴瘤 / 华氏巨球蛋白血症诊断与治疗中国专家共识 (2016 年版 ) [J]. 中华血液学杂志, 2016, 37 (9): 729-734.

206. 中国医师协会血液科医师分会, 中华医学会血液学分会, 中国医师协会多发性骨髓瘤专业委员会. 中国多发性骨髓瘤诊治指南 (2020 年修订 ) [J]. 中华内科杂志, 2020, 59 (5): 341-346.

207. CHINESE SOCIETY OF LYMPHOMA, CHINESE ANTI-CANCER ASSOCIATION, CHINESE SOCIETY OF HEMATOLOGY, CHINESE MEDICAL ASSOCIATION. Chinese guidelines for diagnosis and treatment of follicular lymphoma (2020) [J]. Zhonghua XueYeXue ZaZhi, 2020, 41 (7): 537-544.

208. HEMATOLOGY ONCOLOGY COMMJTTEE OF CHINA ANTI-CANCER ASSOCIATION, SOCIETY OF HEMATOLOGY AT CHINESE MEDICAL ASSOCIATION, UNION FOR CHINA

LYMPHOMA INVESTIGATOR AT CHINESE SOCIETY OF CLINICAL ONCOLOGY. The guideline of the diagnosis and treatment of mantle cell lymphoma in China (2022) [J]. Zhonghua XueYeXue ZaZhi, 2022, 43 (7): 529-536.

209. KENNETH KAUSHANSKY. 威廉姆斯血液学 [M]. 陈竺, 陈赛娟, 译. 北京: 人民卫生出版社, 2011.

210. 杨萍, 董菲, 赵伟, 等. Burkitt 淋巴瘤患者的临床特点及影响预后的因素分析 [J]. 中国实验血液学杂志, 2021, 29 (5): 1498-1503.

211. 谭琳, 谢瑜, 杨坚, 等. 改良 LMB 89±利妥昔单抗方案对伯基特淋巴瘤患者远期获益的影响 [J]. 中国实验血液学杂志, 2020, 28 (3): 872-875.

## 附录1　常用淋巴瘤化疗方案一览表

| 方案 | 药物 | 剂量 | 用法 | 时间 |
|------|------|------|------|------|
| ABVD |||||
| 每28天为一周期 | 阿霉素 | 25mg/m$^2$ | iv | d1, 15 |
| | 博莱霉素 | 10mg/m$^2$ | iv | d1, 15 |
| | 长春花碱 | 6mg/m$^2$ | iv | d1, 15 |
| | 氮烯咪胺 | 375mg/m$^2$ | iv | d1, 15 |
| BACOP |||||
| (*为加强方案) | 阿霉素 | 25mg/m$^2$ (*40mg/m$^2$) 或EPI 40mg/m$^2$ (*50mg/m$^2$) | iv | d1, 8 |
| 每28天为一周期 | 环磷酰胺 | 650mg/m$^2$ | iv | d1, 8 |
| | 长春新碱 | 1.4mg/m$^2$ | iv | d1, 8 |
| | 强的松 | 40~60mg/m$^2$ | po | d15~28 |
| | 博莱霉素 | 10mg/m$^2$ | iv | d15, 22 |
| BCHOP |||||
| 每21天为一周期 | 阿霉素 | 50mg/m$^2$ | iv | d1 |
| | 环磷酰胺 | 750mg/m$^2$ | iv | d1 |
| | 长春新碱 | 1.4mg/m$^2$ (max 2mg) | iv | d1 |
| | 强的松 | 60~100mg | po | d1~5 |
| | 博莱霉素 | 10mg | iv | d1, 8 |
| B-COPP |||||
| 每21天为一周期 |||||
| | 环磷酰胺 | 600~800mg/m$^2$ | iv | d1, 8 |
| | 长春新碱 | 1.4mg/m$^2$ | iv | d1, 8 |
| | 博莱霉素 | 15mg | iv | d1, 8 |
| | 甲基苄肼 | 100mg/m$^2$ | po | d1~14 |
| | 强的松 | 40mg/m$^2$ | po | d1~14 |

续表

| 方案 | 药物 | 剂量 | 用法 | 时间 |
|---|---|---|---|---|
| BEACOPP | | | | |
| (*为加强方案) | 阿霉素 | 25mg/m² (*35mg/m²) | iv | d1 |
| 每21天为一周期 | 环磷酰胺 | 650mg/m² (*1250mg/m²) | iv | d1 |
| | 依托泊苷 | 100 (*200) mg/m² | iv | d1~3 |
| | 长春新碱 | 1.4mg/m² (max 2mg) | iv | d8 |
| | 甲基苄肼 | 100mg/m² | po | d1~7 |
| | 强的松 | 40mg/m² | po | d1~14 |
| | 博莱霉素 | 10mg/m² | iv | d8 |
| dex-BEAM | | | | |
| | 卡氮芥 | 60mg/m² | iv | d2 |
| | 马法兰 | 20mg/m² | iv | d3 |
| | 依托泊苷 | 200mg/m² | iv, q12h | d4~7 |
| | 阿糖胞苷 | 100mg/m² | iv, q12h | d4~7 |
| | 地塞米松 | 8mg | po, tid | d1~10 |
| mini-BEAM | | | | |
| 每4~6周 重复一次 | 卡氮芥 | 60mg/m² | iv | d1 |
| | 依托泊苷 | 75mg/m² | iv | d2~5 |
| | 阿糖胞苷 | 100mg/m² | iv, q12h | d2~5 |
| | 马法兰 | 30mg/m² (max 50mg) | iv | d5 |
| BAC-R | | | | |
| 每28天为一周期 | 利妥昔单抗 | 375mg/m² | iv | d1 |
| | 苯达莫司汀 | 70mg/m² | iv | d1~2 |
| | 阿糖胞苷 | 500mg/m² | iv | d1~3 |
| BeGEV | 苯达莫司汀 | 90 mg/m² | iv | d2~3 |
| | 吉西他滨 | 800mg/m² | iv | d1、4 |
| | 长春瑞滨 | 20mg/m² | iv | d1 |

续表

| 方案 | 药物 | 剂量 | 用法 | 时间 |
|------|------|------|------|------|
| BR | 苯达莫司汀 | 90mg/m² | iv | d1～2 |
| | 利妥昔单抗 | 375mg/m² | iv | d0 |
| CLB＋强的松 | | | | |
| 每3周重复1次 | 瘤可宁 | 0.1～0.2mg/kg | po | d1～4 |
| | 强的松 | 10～20mg | po | d1～4 |
| CDOP（CCOP） | | | | |
| 每21天为一周期 | 脂质体阿霉素 | 30mg/m² | iv | d1 |
| | 环磷酰胺 | 750mg/m² | iv | d1 |
| | 长春新碱 | 1.4mg/m²（max 2mg） | iv | d1 |
| | 强的松 | 60mg/m² | po | d1～5 |
| CHOP | | | | |
| 14或21天为一周期 | 阿霉素 | 50mg/m²（或EPI 80mg/m²） | iv | d1 |
| | 环磷酰胺 | 750mg/m² | iv | d1 |
| | 长春新碱 | 1.4mg/m²（max 2mg） | iv | d1 |
| | 强的松 | 100mg | po | d1～5 |
| CHOP-E | | | | |
| 每21天为一周期 | 阿霉素 | 50mg/m²（或EPI 80mg/m²） | iv | d1 |
| | 环磷酰胺 | 750mg/m² | iv | d1 |
| | 长春新碱 | 1.4mg/m²（max 2mg） | iv | d1 |
| | 依托泊苷 | 100mg/m² | iv | d1～3 |
| | 强的松 | 100mg | po | d1～5 |
| CHOP-L-ASP | | | | |
| 每21天为一周期 | 阿霉素 | 50mg/m²（或EPI 80mg/m²） | iv | d1 |
| | 环磷酰胺 | 750mg/m² | iv | d1 |
| | 长春新碱 | 1.4mg/m²（max 2mg） | iv | d1 |
| | 强的松 | 100mg | po | d1～5 |
| | 左旋门冬酰胺酶 | 6000U/m² | iv | d1, 3, 5, 7, 9, 11 |

| 方案 | 药物 | 剂量 | 用法 | 时间 |
|---|---|---|---|---|
| CODOX-M/IVAC | CODOX-M、IVAC交替给药各4周期；如果出现CNS侵犯应接受额外的鞘注治疗 | | | |
| CODOX-M | 阿霉素 | 40mg/m$^2$ | iv | d1 |
| | 环磷酰胺 | 800mg/m$^2$ | iv | d1 |
| | | 200mg/m$^2$ | iv | d2～5 |
| | 长春新碱 | 1.5mg/m$^2$ | iv | d1, 8（15, 用于无神经毒性的第3周期患者） |
| | 甲氨蝶呤 | 1200mg/m$^2$ | iv（1h输注） | d10 |
| | | 240mg/m$^2$ | iv（23h输注） | d10 |
| | 四氢叶酸钙 | 60mg/m$^2$ | iv/im, q12h | d11 |
| | | 24mg/m$^2$ | iv/im, q6h | d11（直至MTX<5×10～8mol/L） |
| | 阿糖胞苷 | 70mg | it | d1、3 |
| | 甲氨蝶呤 | 12mg | it | d15 |
| IVAC | 阿糖胞苷 | 2000mg/m$^2$ | iv, q12h | d1, 2 |
| | 异环磷酰胺 | 1500mg/m$^2$ | iv | d1～5 |
| | 依托泊苷 | 60mg/m$^2$ | iv | d1～5 |
| | 甲氨蝶呤 | 12mg/m$^2$ | it | d5 |

续表

| 方案 | 药物 | 剂量 | 用法 | 时间 |
|---|---|---|---|---|
| **CEOP** | | | | |
| 每21天为一周期 | 环磷酰胺 | 500mg/m$^2$ | iv | d1 |
| | 依托泊苷 | 37.5mg/m$^2$ | iv | d1 |
| | 长春新碱 | 2mg | iv | d1 |
| | 强的松 | 75mg/m$^2$ | po | d1～5 |
| **CEPP** | | | | |
| 每21天为一周期 | 环磷酰胺 | 600mg/m$^2$ | iv | d1, 8 |
| | 依托泊苷 | 70mg/m$^2$ | iv | d1～3 |
| | 甲基苄肼 | 60mg/m$^2$ | po | d1～10 |
| | 强的松 | 60mg/m$^2$ | po | d1～10 |
| **COP** | | | | |
| 每14～21天为一周期 | 环磷酰胺 | 750mg/m$^2$ | iv | d1 |
| | 长春新碱 | 1.4mg/m$^2$（max 2mg） | iv | d1, 8 |
| | 强的松 | 100mg | po | d1～5 |
| **COPP** | | | | |
| 每28天为一周期 | 环磷酰胺 | 600～800mg | iv | d1, 8 |
| | 长春新碱 | 1.4mg/m$^2$ | iv | d1, 8 |
| | 甲基苄肼 | 100mg/m$^2$ | po | d1～14 |
| | 强的松 | 40mg/m$^2$ | po | d1～14 |
| **CVP** | | | | |
| 每21天为一周期 | 环磷酰胺 | 400mg/m$^2$ | iv | d1～5 |
| | 长春新碱 | 1.4mg/m$^2$（max 2mg） | iv | d1 |
| | 强的松 | 100mg | po | d1～5 |
| **DHAP** | | | | |
| 每21～28天为一周期 | 顺铂 | 100mg/m$^2$ | iv | d1 |
| | 阿糖胞苷 | 2g/m$^2$ | iv, q12h | d2 |
| | 地塞米松 | 40mg | iv | d1～4 |

续表

| 方案 | 药物 | 剂量 | 用法 | 时间 |
|---|---|---|---|---|
| **DICE** | | | | |
| 每21天为一周期 | 异环磷酰胺 | $1000mg/m^2$ | iv | d1~4 |
| | 顺铂 | $25mg/m^2$ | iv | d1~4 |
| | 依托泊苷 | $60mg/m^2$ | iv | d1~4 |
| | 地塞米松 | $6\sim9mg/m^2$ | po | d1~10 |
| **EPIC** | | | | |
| 每21天为一周期 | 异环磷酰胺 | $1000mg/m^2$ | iv | d1~5 |
| | 依托泊苷 | $100mg/m^2$ | iv | d1~4 |
| | 强的松 | $100mg/m^2$ | po | d1~5 |
| | 顺铂 | $60mg/m^2$ | iv | d10 |
| **EPOCH** | | | | |
| 每21天为一周期 | 阿霉素 | $10mg/m^2$ | iv（96h连续输注） | d1~4 |
| | 依托泊苷 | $50mg/m^2$ | iv（96h连续输注） | d1~4 |
| | 长春新碱 | $0.4mg/m^2$ | iv（96h连续输注） | d1~4 |
| | 环磷酰胺 | $750mg/m^2$ | iv | d5 |
| | 强的松 | $60mg/m^2$ | po | d1~5 |
| **ESHAP** | | | | |
| 每21天为一周期 | 依托泊苷 | $60mg/m^2$ | iv | d1~4 |
| | 顺铂 | $25mg/m^2$ | iv（96h连续输注） | d1~4 |
| | 甲基强的松龙 | 500mg | iv | d1~4 |
| | 阿糖胞苷 | $2g/m^2$ | iv | d5 |
| **FC** | | | | |
| 每28天为一周期 | 氟达拉滨 | $25\sim30mg/m^2$ | iv | d1~3 |
| | 环磷酰胺 | $250\sim300mg/m^2$ | iv | d1~3 |

续表

| 方案 | 药物 | 剂量 | 用法 | 时间 |
|------|------|------|------|------|
| FCM | | | | |
| 每28天为一周期 | 氟达拉滨 | 25mg/m² | iv | d1～3 |
| | 米托蒽醌 | 6～8mg/m² | iv | d1 |
| | 环磷酰胺 | 200mg/m² | iv | d1～3 |
| FMD | | | | |
| 每28天为一周期 | 氟达拉滨 | 25mg/m² | iv | d1～3 |
| | 米托蒽醌 | 10mg/m² | iv | d1 |
| | 地塞米松 | 20mg | iv/po | d1～5 |
| FR | | | | |
| | 氟达拉滨 | 25mg/m² | iv | d1～5 |
| | 利妥昔单抗 | 375mg/m² | iv | d0 |
| GCVP-R | | | | |
| 每21天为一周期 | 吉西他滨 | 1000mg/m² | iv | d1,8 |
| | 环磷酰胺 | 750mg/m² | iv | d1 |
| | 长春新碱 | 1.4mg/m² | iv | d1 |
| | 强的松 | 100mg | po | d1～5 |
| | 利妥昔单抗 | 375mg/m² | iv | d1 |
| GDP | | | | |
| 每21天为一周期 | 吉西他滨 | 1000mg/m² | iv | d1, 8 |
| | 顺铂 | 75mg/m² | iv | d1 |
| | 地塞米松 | 40mg | iv | d1～4 |
| GemOx | | | | |
| 每14天为一周期 | 吉西他滨 | 1000mg/m² | iv | d1 |
| | 奥沙利铂 | 100mg/m² | iv | d1 |
| GELOX | | | | |
| 每21天为一周期 | 吉西他滨 | 1000mg/m² | iv | d1,8 |
| | 奥沙利铂 | 130mg/m² | iv | d1 |
| | 左旋门冬酰胺酶 | 6000U/m² | iv | d1～7 |

续表

| 方案 | 药物 | 剂量 | 用法 | 时间 |
|---|---|---|---|---|
| **PGEMOX** | | | | |
| 每21天为一周期 | 吉西他滨 | 800mg/m² | iv | d1,d8 |
| | 奥沙利铂 | 100mg/m² | iv | d1 |
| | 培门冬酶 | 2500U/m² | im | d1 |
| **GVD** | | | | |
| 每21天为一周期 | 吉西他滨 | 1000mg/m² | iv | d1,d8 |
| | 长春瑞滨 | 25mg/m² | iv | d1 |
| | 阿霉素 | 20mg/m² | iv | d1 |
| **hyperCVAD** | 详见ALL治疗方案 | | | |
| **ICE** | | | | |
| | 依托泊苷 | 100mg/m² | iv | d1～3 |
| | 异环磷酰胺 | 5000mg/m² | iv（24h输注） | d2 |
| | 卡铂 | 按AUC＝5，max800mg | iv | d2 |
| **Ifo＋vinorelbine** | | | | |
| | 异环磷酰胺 | 3000mg/m² | iv（持续） | d1～4 |
| | 长春瑞滨 | 25mg/m² | iv | d1, 5 |
| **IGEV** | | | | |
| 每21天为一周期 | 异环磷酰胺 | 2000mg/m² | iv | d1～4 |
| | 长春瑞滨 | 20mg/m² | iv | d1 |
| | 吉西他滨 | 800mg/m² | iv | d1～4 |
| | 强的松 | 100mg/m² | iv | d1～4 |
| **IMVP-16** | | | | |
| 每21～28天为一周期 | 异环磷酰胺 | 1000mg/m² | iv（＞1h） | d1～5 |
| | 依托泊苷 | 100mg/m² | iv（＞2h） | d1～3 |
| | 甲氨蝶呤 | 30mg/m² | im | d3, 10 |
| **IVE** | | | | |
| 每21天为一周期 | 表阿霉素 | 50mg/m² | iv | d1 |
| | 异环磷酰胺 | 3000mg/m² | iv（22h） | d1～3 |
| | 依托泊苷 | 200mg/m² | iv（＞2h） | d1～3 |

续表

| 方案 | 药物 | 剂量 | 用法 | 时间 |
|---|---|---|---|---|
| **MACOP-B** | | | | |
| 每12周重复一次 | 阿霉素 | 50mg/m$^2$ | iv | wks1, 3, 5, 7, 9, 11 |
| | 环磷酰胺 | 350mg/m$^2$ | iv | wks1, 3, 5, 7, 9, 11 |
| | 长春新碱 | 1.4mg/m$^2$（max 2mg） | iv | wks2, 4, 6, 8, 10, 12 |
| | 博莱霉素 | 10mg/m$^2$ | iv | wks4, 8, 12 |
| | 强的松 | 75mg/d | po | wks1～11, 随后逐渐减量 |
| | 甲氨蝶呤 | 400mg/m$^2$ | 100mg/m$^2$ iv（20min）, 300mg/m$^2$ iv（2h） | wks2, 6, 10 |
| | 四氢叶酸钙 | 15mg/m$^2$ | po, q6h | MTX后24h开始, 共6次 |
| **M-BACOD** | | | | |
| 每21天为一周期 | 阿霉素 | 45mg/m$^2$ | iv | d1 |
| | 环磷酰胺 | 600mg/m$^2$ | iv | d1 |
| | 长春新碱 | 1mg/m$^2$ | iv | d1 |
| | 博莱霉素 | 4mg/m$^2$ | iv | d1 |
| | 地塞米松 | 6mg/m$^2$ | po | d1～5 |
| | 甲氨蝶呤 | 200mg/m$^2$ | iv | d8, 15 |
| | 四氢叶酸钙 | 10mg/m$^2$ | iv, q6h | MTX后24h开始, 共8次 |
| **MA** | | | | |
| 每28天为一周期 | 甲氨蝶呤 | 3.5g/m$^2$ | iv | d1 |
| | 阿糖胞苷 | 2g/m$^2$ | iv（一天两次） | d2, 3 |

续表

| 方案 | 药物 | 剂量 | 用法 | 时间 |
|---|---|---|---|---|
| MA+R | | | | |
| 每28天为一周期 | 甲氨蝶呤 | 3.5g/m² | iv | d1 |
| | 阿糖胞苷 | 2g/m² | iv（一天两次） | d2, 3 |
| | 利妥昔单抗 | 375mg/m² | iv | d-5, d0 |
| MATRix | | | | |
| 每28天为一周期 | 甲氨蝶呤 | 3.5g/m² | iv | d1 |
| | 阿糖胞苷 | 2g/m² | iv（一天两次） | d2, 3 |
| | 利妥昔单抗 | 375mg/m² | iv | d-5, d0 |
| | 噻替哌 | 30mg/m² | iv | d4 |
| MIME | | | | |
| | Methyl-guazone（Methly-GAG） | 500mg/m² | iv | d1 |
| | 异环磷酰胺 | 1000mg/m² | iv | d1～5 |
| | 依托泊苷 | 100mg/m² | iv | d1～3 |
| | 甲氨蝶呤 | 30mg/m² | im | d3 |
| MINE | | | | |
| 每21天为一周期 | 米托蒽醌 | 8mg/m² | iv | d1 |
| | 异环磷酰胺 | 1333mg/m² | iv | d1～3 |
| | 依托泊苷 | 65mg/m² | iv | d1～3 |
| MINE/ESHAP | MINE方案达CR者连用6疗程，随后ESHAP方案巩固3疗程；MINE方案达PR者本方案使用不超6疗程，随后再行ESHAP方案；MINE方案无效者直接换用ESHAP（方案具体用药见上） | | | |
| MOEP | | | | |
| 每21天为一周期 | 米托蒽醌 | 10mg | iv | d1～3 |

续表

| 方案 | 药物 | 剂量 | 用法 | 时间 |
|---|---|---|---|---|
| | 长春新碱 | 1.4mg/m$^2$（max 2mg） | iv | d1 |
| | 依托泊苷 | 100mg | iv | d1～5（7） |
| | 强的松 | 60mg | po | d1～5（7） |
| **MOPP** | | | | |
| 每28天为一周期 | 氮芥 | 6mg/m$^2$ | iv | d1, 8 |
| | 长春新碱 | 1.4mg/m$^2$ | iv | d1, 8 |
| | 甲基苄肼 | 100mg/m$^2$ | po | d1～14 |
| | 强的松 | 40mg/m$^2$ | po | d1～14 |
| **MOPP/ABV** | | | | |
| 每28天为一周期 | 氮芥 | 6mg/m$^2$ | iv | d1 |
| | 长春新碱 | 1.4mg/m$^2$（max 2mg） | iv | d1 |
| | 甲基苄肼 | 100mg/m$^2$ | po | d1～7 |
| | 强的松 | 40mg/m$^2$ | po | d1～14 |
| | 阿霉素 | 35mg/m$^2$ | iv | d8 |
| | 长春花碱 | 6mg/m$^2$ | iv | d8 |
| | 博莱霉素 | 10mg/m$^2$ | iv | d8 |
| **MPV-R** | | | | |
| 每14天为一周期 | 利妥昔单抗 | 500mg/m$^2$ | iv | d1 |
| | 甲氨蝶呤 | 3.5g/m$^2$ | iv（＞2h） | d2 |
| | 长春新碱 | 1.4mg/m$^2$ | iv | d2 |
| | 甲基苄肼 | 100mg/m$^2$ | po | d2～8（第1、3、5周期时使用） |
| **MVPP** | | | | |
| 每28天为一周期 | 氮芥 | 6mg/m$^2$ | iv | d1, 8 |
| | 长春花碱 | 6mg/m$^2$ | iv | d1, 8 |
| | 甲基苄肼 | 每天100mg/m$^2$ | po | d1～14 |

| 方案 | 药物 | 剂量 | 用法 | 时间 |
|---|---|---|---|---|
| | 强的松 | 每天40mg/m$^2$ | po | d1～14 |
| OFAR | | | | |
| | 奥沙利铂 | 17.5/20/25mg/m$^2$ | iv | d1～4 |
| | 氟达拉宾 | 30mg/m$^2$ | iv | d2～3 |
| | 阿糖胞苷 | 1000mg/m$^2$ | iv | d2～3 |
| | 利妥昔单抗 | 375mg/m$^2$ | iv | d3 |
| PBR | Polatuzumab vedotin | 1.8mg/kg | iv | d1 |
| | 苯达莫司汀 | 90mg/m$^2$ | iv | d1～2 |
| | 利妥昔单抗 | 375mg/m$^2$ | iv | d0 |
| proMACE/ CytaBOM | | | | |
| 每21天为一周期 | 阿霉素 | 25mg/m$^2$ | iv | d1 |
| | 环磷酰胺 | 650mg/m$^2$ | iv | d1 |
| | 依托泊苷 | 120mg/m$^2$ | iv | d1 |
| | 阿糖胞苷 | 300mg/m$^2$ | iv | d8 |
| | 长春新碱 | 1.4mg/m$^2$（max 2mg） | iv | d8 |
| | 博莱霉素 | 5mg/m$^2$ | iv | d8 |
| | 甲氨蝶呤 | 120mg/m$^2$ | iv | d8 |
| | 叶酸 | 5mg/m$^2$ | po，q6h | MTX后24h 开始，共 4次 |
| | 强的松 | 60mg/m$^2$ | po | d1～14 |
| proMACE/MOPP | | | | |
| 每28天为一周期 | 阿霉素 | 40mg/m$^2$ | iv | d1, 8 |
| | 环磷酰胺 | 650mg/m$^2$ | iv | d1, 8 |
| | 依托泊苷 | 120mg/m$^2$ | iv | d1, 8 |
| | 强的松 | 60mg/m$^2$ | po | d1～14 |

续表

| 方案 | 药物 | 剂量 | 用法 | 时间 |
|---|---|---|---|---|
| 每28天为一周期 | 甲氨蝶呤(四氢叶酸钙解救) | 500mg/m$^2$ | iv | d15 |
| | 最大反应后以MOPP | | | |
| | 氮芥 | 6mg/m$^2$ | iv | d1, 8 |
| | 长春新碱 | 1.4mg/m$^2$（max 2mg） | iv | d8 |
| | 甲基苄肼 | 100mg/m$^2$ | po | d1～14 |
| **R2- CHOP** | | | | |
| 每28天为一周期 | 利妥昔单抗 | 375mg/m$^2$ | iv | d0 |
| | 环磷酰胺 | 750mg/m$^2$ | iv | d1 |
| | 阿霉素 | 50mg/m$^2$ | iv | d1 |
| | 长春新碱 | 2mg | iv | d1 |
| | 强的松 | 100mg | po | d1～5 |
| | 来那度胺 | 15mg | po | d1～14 |
| **Stanford V** | | | | |
| 12周重复一次 | 阿霉素 | 25mg/m$^2$ | iv | d1, 15, 29, 43, 57, 71 |
| | 氮芥 | 6mg/m$^2$ | iv | d1, 29, 57 |
| | 长春花碱 | 6mg/m$^2$，年龄大于50岁者第3周期减量至1mg/m$^2$ | iv | d1, 15, 29, 43, 57, 71 |
| | 长春新碱 | 1.4mg（max≤2mg/次），50岁以上患者第3周期减量至1mg/m$^2$ | iv | d8, 22, 36, 50, 64, 78 |
| | 博莱霉素 | 5mg/m$^2$ | iv | d8, 22, 36, 50, 64, 78 |
| | 依托泊苷 | 60mg/m$^2$ | iv | d15, 43, 71 |
| | 强的松 | 40mg/m$^2$，至第10周可隔日减量10mg | po | qod |

续表

| 方案 | 药物 | 剂量 | 用法 | 时间 |
|------|------|------|------|------|
| **SMILE** | | | | |
| 每28天为一周期 | 甲氨蝶呤 | $2g/m^2$ | iv | d1 |
| | 异环磷酰胺 | $1500mg/m^2$ | iv | d2~4 |
| | 依托泊苷 | $100mg/m^2$ | iv | d2~4 |
| | 地塞米松 | $40mg/m^2$ | iv | d2~4 |
| | 左旋门冬酰胺酶 | $6000U/m^2$ | iv | d8, 10, 12, 14, 16, 18, 20 |
| **VACOP-B** | | | | |
| 12周重复一次 | 阿霉素 | $50mg/m^2$ | iv | d1, 15, 29, 43, 57, 71 |
| | 环磷酰胺 | $350mg/m^2$ | iv | d1, 29, 57 |
| | 强的松 | $45mg/m^2$ | po | d1~7, 随后每两日一次, 共77d |
| | 长春新碱 | $1.4mg/m^2$ ( max 2mg ) | iv | d8, 22, 36, 50, 64, 78 |
| | 博莱霉素 | $10/m^2$ | iv | d8, 22, 36, 50, 64, 78 |
| | 依托泊苷 | $50mg/m^2$ | iv | d15, 43, 71 |
| | 依托泊苷 | $100mg/m^2$ | po | d16, 17, 44, 45, 72, 73 |
| **VR-CAP** | | | | |
| 每21天为一周期 | 硼替佐米 | $1.3mg/m^2$ | iv | d1, 4, 8, 11 |
| | 利妥昔单抗 | $375mg/m^2$ | iv | d1 |
| | 环磷酰胺 | $750mg/m^2$ | iv | d1 |
| | 阿霉素 | $50mg/m^2$ | iv | d1 |
| | 强的松 | 100mg | po | d1~5 |

## 附录2　多发性骨髓瘤化疗方案一览表

| 方案 | 药物 | 剂量 | 用法 | 时间 |
|------|------|------|------|------|
| PD | 硼替佐米 | 1.3mg/m² | sc | d1, 4, 8, 11（每21天为一周期） |
| | 地塞米松 | 20mg | po | d1~2, 4~5, 8~9, 11~12：4周期后减量至d1~2, 4~5 |
| PCD | 硼替佐米 | 1.3mg/m² | sc | d1, 4, 8, 11（每28天为一周期） |
| | 环磷酰胺 | 300mg/m² | po | d1, 8, 15, 22 |
| | 地塞米松 | 40mg | po | d1~4, 9~12, 17~20 |
| | **或** | | | |
| | 硼替佐米 | 1.3mg/m² | sc | d1, 4, 8, 11（每21天为一周期） |
| | 环磷酰胺 | 500mg/m² | po | d1, 8, 15 |
| | 地塞米松 | 40mg | po | d1, 8, 15 |
| | **或** | | | |
| | 硼替佐米 | 1.5mg/m² | sc | d1, 8, 15, 22（每28天为一周期） |
| | 环磷酰胺 | 300mg/m² | po | d1, 8, 15, 22 |
| | 地塞米松 | 40mg | po | d1~4, 9~12, 17~20（第1、2周期）d1, 8, 15, 22（第3、4周期） |
| PTD | 硼替佐米 | 1.3mg/m² | sc | d1, 4, 8, 11（每21天为一周期） |
| | 沙利度胺 | 50~200mg | po（睡前） | d1~21 |
| | 地塞米松 | 40mg | po | d1~2, 4~5, 8~9, 11~12 或d1~4, 9~12 |
| PRD | 硼替佐米 | 1.3mg/m² | sc | d1, 4, 8, 11（每21天为一周期） |
| | 来那度胺 | 25mg | po | d1~14 |
| | 地塞米松 | 20mg | po | d1~2, 4~5, 8~9, 11~12 |
| | | 或40mg | po | d1, 8, 15 |
| PPD | **第1~8周期** | | | |
| | 硼替佐米 | 1.3mg/m² | sc | d1, 4, 8, 11（每21天为一周期） |
| | 泊马度胺 | 4mg | po | d1~14 |

续表

| 方案 | 药物 | 剂量 | 用法 | 时间 |
|------|------|------|------|------|
| PPD | 地塞米松 | 20mg（≤75岁） | po | d1~2, 4~5, 8~9, 11~12 |
| | | 10mg（>75岁） | po | d1~2, 4~5, 8~9, 11~12 |
| | **第9周期后** | | | |
| | 硼替佐米 | 1.3mg/m² | sc | d1, 8 |
| | 泊马度胺 | 4mg | po | d1~14 |
| | 地塞米松 | 20mg（≤75岁） | po | d1~2, 8~9 |
| | | 10mg（>75岁） | po | d1~2, 8~9 |
| PDA | 硼替佐米 | 1.3mg/m² | sc | d1, 4, 8, 11（每21天为一周期） |
| | 多柔比星 | 9mg/m² | iv | d1~4, 持续24h |
| | 地塞米松 | 40mg | po | d1~4, 8~11, 15~18 |
| | | | | Cycles后d 1~4 |
| PAD | 硼替佐米 | 1.3mg/m² | sc | d1, 4, 8, 11（每28天为一周期） |
| | 脂质体阿霉素 | 9mg/m² | iv | d4 |
| | 地塞米松 | 40mg | po | d1~4, 9~12, 17~20 |
| KCD | **第一周期** | | | |
| | 卡非佐米 | 20mg/m²（max 44mg） | iv（>30min） | d1~2（每28天为一周期） |
| | | 56mg/m²（max 123.2mg） | | d8~9, 15~16 |
| | 环磷酰胺 | 300mg/m² | po | d1, 8, 15 |
| | 地塞米松 | 40mg | po | d1, 8, 15, 22 |
| | **第2~8周期** | | | |
| | 卡非佐米 | 56mg/m²（max 123.2mg） | iv（>30min） | d1~2, 8~9, 15~16 |
| | 环磷酰胺 | 300mg/m² | po | d1, 8, 15 |
| | 地塞米松 | 40mg | po | d1, 8, 15, 22 |
| | **维持治疗** | | | |
| | 卡非佐米 | 56mg/m²（max 123.2mg） | iv（>30min） | d1~2, 15~16 |

续表

| 方案 | 药物 | 剂量 | 用法 | 时间 |
|---|---|---|---|---|
| KRD | **第1周期** | | | |
| | 卡非佐米 | 20mg/m² ( max 44mg ) | iv ( 10～30min ) | d1～2（每28天为一周期） |
| | | 36mg/m² ( max 79.2mg ) | | d8～9, 15～16 |
| | 来那度胺 | 25mg | po | d1～21 |
| | 地塞米松 | 40mg | iv/po | d1, 8, 15, 22 |
| | **第2周期** | | | |
| | 卡非佐米 | 36mg/m² ( max 79.2mg ) | iv ( 10～30min ) | d1～2, 8～9, 15～16 |
| | 来那度胺 | 25mg | po | d1～21 |
| | 地塞米松 | 40mg | iv/po | d1, 8, 15, 22 ( Cycles 2～4 ) |
| | | 20mg | | d1, 8, 15, 22 ( Cycles 5～8 ) |
| | **或者** | | | |
| | **第1周期** | | | |
| | 卡非佐米 | 20mg/m² ( max 44mg ) | iv ( 10～30min ) | d1～2 |
| | | 36mg/m² ( max 79.2mg ) | | d8～9, 15～16 |
| | 来那度胺 | 25mg | po | d1～2 |
| | 地塞米松 | 20mg | iv/po | d1～2, 8～9, 15～16, 22～23 |
| | **第7周期以后** | | | |
| | 卡非佐米 | 36mg/m² ( max 79.2mg ) | iv | d1～2, 8～9, 15～16 |
| | 来那度胺 | 25mg | po | d1～21 |
| | 地塞米松 | 20mg | iv/po | d1～2, 8～9, 15～16, 22～23 ( Cycles 2～4 ) |
| | | 10mg | iv/po | d1～2, 8～9, 15～16, 22～23 ( Cycles 5～8 ) |

续表

| 方案 | 药物 | 剂量 | 用法 | 时间 |
|------|------|------|------|------|
| KRD | **第1周期** | | | |
| | 卡非佐米 | $20mg/m^2$（max 44mg） | iv（>10min） | d1~2（每28天为一周期） |
| | | $27mg/m^2$（max 59.4mg） | | d8~9, 15~16 |
| | 泊马度胺 | 4mg | po | d1~21 |
| | 地塞米松 | 40mg | iv/po | d1, 8, 15, 22 |
| | **第2~6周期** | | | |
| | 卡非佐米 | $27mg/m^2$ | iv（>10min） | d1~2, 8~9, 15~16（每28天为一周期） |
| | 泊马度胺 | 4mg | po | d1~21 |
| | 地塞米松 | 40mg | iv/po | d1, 8, 15, 22 |
| | **第7周期以后** | | | |
| | 卡非佐米 | $27mg/m^2$ | iv（>10min） | d1~2, 15~16; |
| | 泊马度胺 | 4mg | iv/po | d1~21 |
| | 地塞米松 | 40mg | iv/po | d1, 15 |
| IRD | 伊沙佐米 | 4mg | po | d1, 8, 15（每28天为一周期） |
| | 来那度胺 | 25mg | po | d1~21 |
| | 地塞米松 | 40mg | po | d1, 8, 15, 22 |
| Isatuximab a-irfc＋PD | **第1周期** | | | |
| | Isatuximab-ifrc | 10mg/kg | iv | d1, 8, 15, 22，每28天为一周期，第2周期起，d 1, 15 |
| | 泊马度胺 | 4mg | po | d1~21 |
| | 地塞米松 | 40mg | iv/po | d1, 8, 15, 22 |
| | | 20mg（>75岁） | | d1, 8, 15, 22 |
| | **第2周期以后** | | | |
| | 泊马度胺 | 4mg | po | d1~21 |
| | 地塞米松 | 40mg | iv/po | d1, 8, 15, 22 |
| | | 20mg（>75岁） | | d1, 8, 15, 22 |
| | Isatuximab-ifrc | 10mg/kg | iv | d1, 15 |

续表

| 方案 | 药物 | 剂量 | 用法 | 时间 |
|---|---|---|---|---|
| RD | 来那度胺 | 25mg | po | d1-21（每28天为一周期） |
| | 地塞米松 | 40mg | po | d1, 8, 15, 22 |
| RCD | 来那度胺 | 25mg | po | d1～21 |
| | 环磷酰胺 | 300mg/m² | po | d1, 8, 15 |
| | 地塞米松 | 40mg | po | d1, 8, 15, 22 |
| D-PTD | **第1-2周期** | | | |
| | 硼替佐米 | 1.3mg/m² | sc | d1, 4, 8, 11（每28天为一周期） |
| | 沙利度胺 | 100mg | po | d1～28 |
| | 地塞米松 | 40mg | po/iv | d1～2, 8～9, 15～16, 22～23 |
| | 达雷妥尤单抗 | 16mg/kg | iv | d1, 8, 15, 22 |
| | **第3-4周期** | | | |
| | 硼替佐米 | 1.3mg/m² | sc | d1, 4, 8, 11（每28天为一周期） |
| | 沙利度胺 | 100mg | po | d1～28 |
| | 地塞米松 | 40mg | po/iv | d1～2 |
| | | 20mg | | d8～9, 15～16 |
| | 达雷妥尤单抗 | 16mg/kg | iv | d 1, 15 |
| | **第5～6周期** | | | |
| | 硼替佐米 | 1.3mg/m² | sc | d1, 4, 8, 11（每28天为一周期） |
| | 沙利度胺 | 100mg | po | d1～28 |
| | 地塞米松 | 20mg | po | d1～2, 8～9, 15～16 |
| | 达雷妥尤单抗 | 16mg/kg | iv | d1, 15 |
| D-PCD | **第1周期** | | | |
| | 硼替佐米 | 1.5mg/m² | sc | d1, 8, 15（每28天为一周期） |
| | 环磷酰胺 | 300mg/m² | po | d1, 8, 15, 22 |
| | 地塞米松 | 20mg | iv | d1～2 |
| | 地塞米松 | 40mg | iv | d8, 15, 22 |
| | 达雷妥尤单抗 | 8mg/kg | iv | d1～2 |

续表

| 方案 | 药物 | 剂量 | 用法 | 时间 |
|---|---|---|---|---|
| | 达雷妥尤单抗 | 16mg/kg | iv | d8, 15, 22 |
| | **第2周期** | | | |
| | 硼替佐米 | 1.5mg/m$^2$ | sc | d1, 8, 15（每28天为一周期） |
| | 环磷酰胺 | 300mg/m$^2$ | po | d1, 8, 15, 22 |
| | 地塞米松 | 40mg | iv/po | d1, 8, 15, 22 |
| | 达雷妥尤单抗 | 16mg/kg | iv | d1, 8, 15, 22 |
| | **第3～6周期** | | | |
| | 硼替佐米 | 1.5mg/m$^2$ | sc | d1, 8, 15（每28天为一周期） |
| | 环磷酰胺 | 300mg/m$^2$ | po | d1, 8, 15, 22 |
| | 地塞米松 | 40mg | iv/po | d1, 8, 15, 22 |
| | 达雷妥尤单抗 | 16mg/kg | iv | d1, 15 |
| | **第7～8周期** | | | |
| | 硼替佐米 | 1.5mg/m$^2$ | sc | d1, 8, 15（每28天为一周期） |
| | 环磷酰胺 | 300mg/m$^2$ | po | d1, 8, 15, 22 |
| | 地塞米松 | 40mg | iv/po | d1, 8, 15, 22 |
| | 达雷妥尤单抗 | 16mg/kg | iv | d1 |
| | **移植90d后维持治疗，每28天为一周期，共12周期** | | | |
| | 地塞米松 | 12mg | iv/po | d1 |
| | 达雷妥尤单抗 | 16mg/kg | iv | d1 |
| D-PMD | **第1周期** | | | |
| | 硼替佐米 | 1.3mg/m$^2$ | sc | d1, 4, 8, 11, 22, 25, 29, 32（6周为一个周期） |
| | 马法兰 | 9mg/m$^2$ | po | d1～4 |
| | 泼尼松 | 60mg/m$^2$ | po | d2～4 |
| | 达雷妥尤单抗 | 16mg/kg | iv | d1, 8, 15, 22, 29, 36 |

续表

| 方案 | 药物 | 剂量 | 用法 | 时间 |
|---|---|---|---|---|
| | **第2～9周期** | | | |
| | 硼替佐米 | $1.3mg/m^2$ | sc | d1, 8, 22, 29（6周一个周期） |
| | 马法兰 | $9mg/m^2$ | po | d1-4 |
| | 泼尼松 | $60mg/m^2$ | po | d2-4 |
| | 达雷妥尤单抗 | 16mg/kg | iv | d1, 22 |
| | **维持治疗** | | | |
| | 达雷妥尤单抗 | 16mg/kg | iv | d1（每28天为一周期） |
| D-RD | **第1～2周期** | | | |
| | 来那度胺 | 25mg | po | d1-21（每28天为一周期） |
| | 地塞米松 | 20mg（≤75岁） | iv/po | d1-2, 8-9, 15-16, 22-23 |
| | 地塞米松 | 20mg（>75岁） | iv/po | d1, 8, 15, 22 |
| | 达雷妥尤单抗 | 16mg/kg | iv | d1, 8, 15, 22 |
| | **第3～6周期** | | | |
| | 来那度胺 | 25mg | po | d1-14 |
| | 地塞米松 | 20mg（≤75岁） | iv/po | d1-2, 15-16 |
| | 地塞米松 | 40mg（>75岁） | po | d8, 22 |
| | 达雷妥尤单抗 | 16mg/kg | iv | d1, 15 |
| | **维持第7周期以后** | | | |
| | 来那度胺 | 25mg | po | d1-21 |
| | 地塞米松 | 20mg（≤75岁） | iv/po | d1-2 |
| | 地塞米松 | 40mg（≤75岁） | po | d8, 15, 22 |
| | 地塞米松 | 20mg（>75岁） | iv/po | d1, 8, 15, 22 |

续表

| 方案 | 药物 | 剂量 | 用法 | 时间 |
|---|---|---|---|---|
| D-PRD | **第1～4周期** | | | |
| | 硼替佐米 | 1.3mg/m$^2$ | sc | d1, 4, 8, 11（每21天为一周期） |
| | 来那度胺 | 25mg | po | d1～14 |
| | 地塞米松 | 20mg | po | d1～2, 8～9, 15～16, |
| | 达雷妥尤单抗 | 16mg/kg | iv | d1, 8, 15 |
| | **第5～6周期** | | | |
| | 硼替佐米 | 1.3mg/m$^2$ | sc | d1, 4, 8, 11（每21天为一周期） |
| | 来那度胺 | 25mg | po | d1～14 |
| | 地塞米松 | 20mg | po | d1～2, 8～9, 15～16, |
| | 达雷妥尤单抗 | 16mg/kg | iv | d1 |
| | **维持治疗** | | | |
| | 来那度胺 | 10mg | po | d1～21（每28天为一周期） |
| | 来那度胺 | 15mg | po | d1～21 |
| | | 16mg/kg | iv | d1 |
| | 达雷妥尤<br>单抗 | | | |
| | **或者** | | | |
| | 达雷妥尤单抗 | 16mg/kg | iv | d1 |
| | 来那度胺 | 10mg | po | d1～12维持 |
| | 来那度胺 | 15mg | po | d1～12 |
| 埃罗妥珠<br>单抗-PD | **第1～2周期** | | | |
| | 硼替佐米 | 1.3mg/m$^2$ | sc | d1, 4, 8, 11（每21天为一周期） |
| | 地塞米松 | 8mg | iv/po | d1, 8, 15（若静脉输注, 在埃罗妥珠单抗前给药） |
| | | 20mg | po | d4, 11 |

续表

| 方案 | 药物 | 剂量 | 用法 | 时间 |
|------|------|------|------|------|
| 埃罗妥珠单抗-PD | 埃罗妥珠单抗 | 10mg/kg | iv | d1, 8, 15 |
| | **第3-8周期** | | | |
| | 硼替佐米 | 1.3mg/m² | sc | d1, 4, 8, 11 |
| | 地塞米松 | 8mg | iv/po | d1, 11（若静脉输注，在埃罗妥珠单抗前给药） |
| | | 20mg | po | d4, 8 |
| | 埃罗妥珠单抗 | 10mg/kg | iv | d1, 11 |
| | **第9周期后** | | | |
| | 硼替佐米 | 1.3mg/m² | sc | d1, 8, 15 |
| | 地塞米松 | 8mg | iv/po | d1, 15（若静脉输注，在埃罗妥珠单抗前给药） |
| | | 20mg | po | d8 |
| | 埃罗妥珠单抗 | 10mg/kg | iv | d1, 15 |
| 埃罗妥珠单抗＋RD | **第1～2周期** | | | |
| | 来那度胺 | 25mg | po | d1-21（每28天为一周期） |
| | 地塞米松 | 28mg | po | d1, 8, 15, 22 |
| | | 8mg | iv | d1, 8, 15（在埃罗妥珠单抗前给药） |
| | 埃罗妥珠单抗 | 10mg/kg | iv | d1, 8, 15 |
| | **第3周期后** | | | |
| | 来那度胺 | 25mg | po | d1-21 |
| | 地塞米松 | 28mg | po | d1, 15 |
| | | 8mg | iv | d1, 8, 15（在埃罗妥珠单抗前给药） |
| | | 40mg | po | d8, 22 |
| | 埃罗妥珠单抗 | 10mg/kg | iv | d1, 15 |
| 埃罗妥珠单抗＋PD | **第1～2周期** | | | |
| | 泊马度胺 | 4mg | po | d1～21（每28天为一周期） |

续表

| 方案 | 药物 | 剂量 | 用法 | 时间 |
|---|---|---|---|---|
| | 地塞米松 | 40mg<br>20mg（>75岁） | po | d1, 8, 15, 22 |
| | 埃罗妥珠单抗 | 10mg/kg | iv | d1, 8, 15, 22 |
| | **第3周期后** | | | |
| | 泊马度胺 | 4mg | po | d1-21 |
| | 地塞米松 | 40mg<br>20mg（>75岁） | po | d1, 8, 15, 22 |
| | 埃罗妥珠单抗 | 20mg/kg | iv | d1 |
| XD | 塞利尼索 | 80mg | po | d1, 3, 8, 10, 15, 17, 22, 24<br>（每28天为一周期） |
| | 地塞米松 | 20mg | po | d1, 3, 8, 10, 15, 17, 22, 24 |
| XPD | 塞利尼索 | 100mg | po | d1, 8, 15, 22, 29（每35天为<br>一周期） |
| | 硼替佐米 | 1.3mg/m² | sc | d1, 8, 15, 22 |
| | 地塞米松 | 20mg | po | d1~2, 8~9, 15~16, 22~23,<br>29~30 |
| D-XD | 塞利尼索 | 100mg | po | d1, 8, 15, 22（每28天为一周期） |
| | 地塞米松 | 40mg | iv/po | d1, 8, 15, 22 |
| | | 20mg | iv/po | d1~2, 8~9, 15~16, 22~23 |
| | **或者** | | | |
| | 达雷妥尤单抗 | 16mg/kg | iv | 第1~2周期d1, 8, 15, 22；第<br>3~6周期<br>d1, 15；第7周期后d1 |
| BPD | 第1-8周期<br>苯达莫司汀 | 70mg/m² | iv<br>（10~60min） | d1, 4（每28天为一周期） |
| | 硼替佐米 | 1.3mg/m² | sc | d1, 4, 8, 11 |
| | 地塞米松 | 20mg | po | d1, 4, 8, 11 |
| DCEP | 地塞米松 | 40mg | po | d1~4（每28天为一周期） |

续表

| 方案 | 药物 | 剂量 | 用法 | 时间 |
|---|---|---|---|---|
| | 环磷酰胺 | 400mg/m² | iv | d1～4, 持续24h |
| | 依托泊苷 | 40mg/m² | iv | d1～4, 持续24h |
| | 顺铂 | 10～15mg/m² | iv | d1～4, 持续24h |
| DT-PACE | 沙利度胺 | 50～200mg | po（睡前） | d1～28（每28天为一周期） |
| | 地塞米松 | 40mg | po | d1～4 |
| | 顺铂 | 10mg/m² | iv | d1～4, 持续24h |
| | 多柔比星 | 10mg/m² | iv | d1～4, 持续24h |
| | 环磷酰胺 | 400mg/m² | iv | d1～4, 持续24h |
| | 依托泊苷 | 40mg/m² | iv | d1～4, 持续24h |
| VTD-PACE | 硼替佐米 | 1mg/m² | sc | d1, 4, 8, 11（每4～6周为一个周期） |
| | 沙利度胺 | 100～200mg | po（睡前） | d1～4 |
| | | 50～100mg | po（睡前） | d5 |
| | 地塞米松 | 40mg | po | d1～4 |
| | 顺铂 | 10mg/m² | iv | d1～4, 持续24h |
| | 多柔比星 | 10mg/m² | iv | d1～4, 持续24h |
| | 环磷酰胺 | 400mg/m² | iv | d1～4, 持续24h |
| | 依托泊苷 | 40mg/m² | iv | d1～4, 持续24h |

# 附录3　儿童NHL化疗方案一览表

表F3-1　LBL-BFM-90

| 组别 | 条件 |
|---|---|
| 低危组 | 按照修订的国际儿童NHL分期系统, 不具有高危因素的Ⅰ、Ⅱ期患者（存在早期肿瘤自发溶解或巨大瘤块的Ⅱ期患者除外） |
| 中危组 | 不具有高危因素的Ⅲ、Ⅳ期患者 |

续表

| 组别 | 条件 |
|------|------|
| 高危组 | 1.强的松预治疗d8，外周血幼稚细胞大于1000/mm$^3$。2.诱导治疗d15骨髓幼稚细胞＞25%。3.诱导治疗d33肿瘤残存＞25%或骨髓幼稚细胞＞5%；骨髓MRD≥10$^{-2}$；脑脊液中持续存在幼稚细胞（指三次鞘注后脑脊液中仍有肿瘤细胞）。其中任一项。4.巩固治疗前（CAM2化疗后）评估仍有残留病灶者尽量行活检，仍为肿瘤组织（如果没有条件做二次活检可视条件行PET/CT协助鉴别）；骨髓MRD≥10$^{-3}$。其中任一项。5.具有不良遗传学特征：t（9；22）或BCR/ABL，t（4；11）或MLL/AF4及其他MLL基因重排、Ph样ALL相关基因如IKZF1、CRLF2、JAK2等。 |

| 方案 | 药物 | 剂量 | 用法 | 时间 |
|------|------|------|------|------|
| 初始诱导化疗方案：VDLP＋两疗程CAM方案 | | | | |
| VDLP | | | | |
| | 泼尼松 | 60mg/m$^2$ | po | d1～28，逐渐减量，9d减完 |
| | 长春新碱 | 1.5mg/m$^2$（max 2mg） | iv | d8, 15, 22, 29 |
| | 柔红霉素 | 25mg/m$^2$ | iv（CI=6h） | d8, 15, 22, 29 |
| | 左旋门冬酰胺酶 | 5000U/m$^2$ | im | d8, 11, 14, 17, 20, 23, 26, 29 |
| | 单MTX | 见三联鞘注 | it | d1 |
| | 三联鞘注 | 见三联鞘注 | it | d15, 33 |
| CAM | | | | |
| | 环磷酰胺 | 1000mg/m$^2$ | iv（＞1h） | d1 |
| | 阿糖胞苷 | 75mg/m$^2$ | iv | d3～6, 10～13 |
| | 6-MP | 60mg/m$^2$ | po | d1～14 |
| | 三联鞘注 | 见三联鞘注 | it | d10 |
| 休息1-2周，ANC＞0.5×10^9/L，PLT＞50×10^9/L，无发热及严重感染，开始第二轮CAM | | | | |
| 巩固治疗 | | | | |
| 低危组和中危组巩固治疗M方案 | | | | |
| M方案 | 6-MP | 25mg/m$^2$ | po | d1～56 |

续表

| 方案 | 药物 | 剂量 | 用法 | 时间 |
|------|------|------|------|------|
| M方案 | MTX | 3～5g/m² | iv | d8, 22, 36, 50 |
| | 三联鞘注 | 见三联鞘注 | it | d8, 22, 36, 50 |

高危组巩固治疗方案：HR-1→HR-2→HR-3，评估CR后再重复HR-1→HR-2→HR-3，若未CR，改用二线方案

HR-1

| | 地塞米松 | 20mg/m² | iv | d1～5 |
|------|------|------|------|------|
| | 长春新碱 | 1.5mg/m²（max 2mg） | iv | d1, 6 |
| | HD-MTX | 5g/m² | iv | d1 |
| | 四氢叶酸钙 | 15mg/m² | iv, q6h | MTX后24h开始，监测MTX浓度 |
| | 环磷酰胺 | 200mg/（m².次） | iv, q12h | d2～4，共5次，MTX后7h给药 |
| | 阿糖胞苷 | 2000mg/（m².次） | iv, q12h | d5 |
| | 左旋门冬酰胺酶 | 25 000U/m² | iv（CI>2h） | d6, 11 |
| | 三联鞘注 | 见三联鞘注 | it | d1 |

HR-2

| | 地塞米松 | 20mg/m² | iv | d1～5 |
|------|------|------|------|------|
| | 长春地辛 | 3mg/m² | iv | d1, 6 |
| | HD-MTX | 5g/m² | iv | d1 |
| | 四氢叶酸钙 | 15mg/m² | iv, q6h | MTX后24h开始，监测MTX浓度 |
| | 异环磷酰胺 | 800mg/m² | iv, q12h | d2～4，共5次，MTX后7h给药 |
| | 柔红霉素 | 30mg/m² | iv | d5 |
| | 左旋门冬酰胺酶 | 25 000U/m² | iv（CI>2h） | d6, 11 |
| | 三联鞘注 | 见三联鞘注 | it | d1 |

HR-3

| | 地塞米松 | 20mg/m² | iv | d1～5 |
|------|------|------|------|------|

续表

| 方案 | 药物 | 剂量 | 用法 | 时间 |
|------|------|------|------|------|
| HR-3 | 阿糖胞苷 | 每次2000mg/m² | iv，q12h | d1~2 |
| | 依托泊苷 | 每次100mg/m² | iv，q12h | d3~5，共5次 |
| | 左旋门冬酰胺酶 | 25 000U/m² | iv（CI>2h） | d6，11 |
| | 三联鞘注 | 见三联鞘注 | it | d5 |

延迟强化 I 治疗

VDLD

| | 地塞米松 | 8~10mg/m² | po | d1~7，d15~21 |
|------|------|------|------|------|
| | 长春新碱 | 1.5mg/m²（max 2mg） | iv | 低危组和中危组：d1，8，15<br>高危组：d1，8，15，22 |
| | 阿霉素或柔红霉素 | 25mg/m² | iv | 低危组和中危组：d1，8，15<br>高危组：d1，8，15，22 |
| | 左旋门冬酰胺酶 | 10 000U/m² | im | 每次 |
| | 三联鞘注 | 见三联鞘注 | it | d1，15 |

CAM

| | 环磷酰胺 | 1000mg/m² | iv（>1h） | d1 |
|------|------|------|------|------|
| | 阿糖胞苷 | 75mg/m² | iv | d3~6，d10~13 |
| | 6-MP | 60mg/m² | po | d1~14 |
| | 三联鞘注 | 见三联鞘注 | it | d3 |

中间维持治疗：共用8周6-MP＋MTX/VD方案

6-MP＋MTX

| | 6-MP | 50mg/m² | po（睡前空腹） | 共8周，根据WBC调整剂量 |
|------|------|------|------|------|
| | MTX | 20mg/m² | po/im | 每周1次，共8次 |

VD

| | 长春新碱 | 1.5mg/m²（max 2mg） | iv | d1 |
|------|------|------|------|------|

续表

| 方案 | 药物 | 剂量 | 用法 | 时间 |
|---|---|---|---|---|
| | 地塞米松 | 6mg/m$^2$ | po | d1~5 |
| | 三联鞘注 | 见三联鞘注 | it | d1 |

**延迟强化Ⅱ治疗**

| VDLD | 长春新碱 | 1.5mg/m$^2$（max 2mg） | iv | d1, 8, 15 |
| | 阿霉素或 柔红霉素 | 25mg/m$^2$ | iv | d1, 8, 15 |
| | 左旋门冬酰 胺酶 | 10 000U/m$^2$ | im | d1, 4, 7, 10 |
| | 地塞米松 | 8~10mg/m$^2$ | po | d1~7, d15~21 |
| | 三联鞘注 | 见三联鞘注 | it | d1 |
| CAM | | | | |
| | 环磷酰胺 | 1000mg/m$^2$ | iv（>1h） | d1 |
| | 阿糖胞苷 | 75mg/m$^2$ | iv | d3~6, d10~13 |
| | 6-MP | 60mg/m$^2$ | po | d1~14 |
| | 三联鞘注 | 见三联鞘注 | it | d3 |

维持治疗方案：6-MP＋MTX，期间每四周插入一次VD方案。前4个循环每8周评估1次（包括骨髓），以后每8周小评估1次（仅影像学评估），每16周大评估1次（包括脑脊液和骨髓）。

| 6-MP＋MTX | | | | |
|---|---|---|---|---|
| | 6-MP | 50mg/m$^2$ | po（睡前空腹） | 持续，根据WBC调整剂量 |
| | MTX | 20mg/m$^2$ | po/im | 每周1次，根据WBC调整 剂量 |
| VD | | | | |
| | 长春新碱 | 1.5mg/m$^2$（max 2mg） | iv | 每4周1次 |
| | 地塞米松 | 6~8mg/m$^2$ | po | 每周期d1~5 |

总疗程约2.5年

续表

| 方案 | 药物 | 剂量 | 用法 | 时间 |
|---|---|---|---|---|
| 三联鞘注 | MTX | 5～12.5mg | it | |
| | 阿糖胞苷 | 12～35mg | it | |
| | 地塞米松 | 2～5mg | it | |

NHL-BFM90

| 组别 | 条件 | 化疗方案 |
|---|---|---|
| R1 | 定义为肿瘤完全切除 | 预治疗V→A→B |
| R2 | 肿瘤未完全切除，LDH<500U/L或者肿瘤病灶不侵犯腹部 | ① 预治疗V→AA→BB评估完全缓解→AA→BB<br>② 预治疗V→AA→BB评估未完全缓解→处理同R3组 |
| R3 | 腹腔瘤灶且LDH>500U/L，或骨髓侵犯，或中枢侵犯，或多发骨骼侵犯 | ① 预治疗V→AA→BB评估完全缓解→AA→BB→AA→BB<br>② 预治疗V→AA→BB评估未完全缓解→CC→再评估完全缓解→AA→BB→CC<br>③ 预治疗V→AA→BB评估未完全缓解→CC→再评估有残留病灶→二次活检，若(-)→AA→BB→CC<br>④ 预治疗V→AA→BB评估未完全缓解→CC→再评估有残留病灶→二次活检，若（＋）→自体造血干细胞移植 |

| 方案 | 药物 | 剂量 | 用法 | 时间 |
|---|---|---|---|---|
| 预治疗：V | | | | |
| | 强的松 | 30mg/m$^2$ | po | d1～5 |
| | 环磷酰胺 | 200mg/m$^2$ | iv | d1～5 |
| | 甲氨蝶呤＋地塞米松＋阿糖胞苷 | 15mg+4mg+30mg | it | d1 |
| Course A | | | | |
| | 地塞米松 | 10mg/m$^2$ | iv | d1～5 |
| | 异环磷酰胺 | 800mg/m$^2$ | iv | d1～5 |
| | 甲氨蝶呤 | 500mg/m$^2$ | iv（CI=24h） | d1 |
| | 阿糖胞苷 | 每次150mg/m$^2$ | iv, q12h | d4～5 |

续表

| 方案 | 药物 | 剂量 | 用法 | 时间 |
|------|------|------|------|------|
| Course A | 依托泊苷 | 100mg/m$^2$ | iv | d4～5 |
| | 甲氨蝶呤＋地塞米松＋阿糖胞苷 | 15mg＋4mg＋30mg | it | d1 |
| Course B | | | | |
| | 地塞米松 | 10mg/m$^2$ | iv | d1～5 |
| | 环磷酰胺 | 200mg/m$^2$ | iv | d1～5 |
| | 甲氨蝶呤 | 1000mg/m$^2$ | iv（CI＝24h） | d1 |
| | 阿糖胞苷 | 150mg/（m$^2$.次） | iv，q12h | d4～5 |
| | 多柔比星 | 25mg/m$^2$ | iv | d4～5 |
| | 甲氨蝶呤＋地塞米松＋阿糖胞苷 | 15mg＋4mg＋30mg | it | d1 |
| Course AA | | | | |
| | 地塞米松 | 10mg/m$^2$ | iv | d1～5 |
| | 异环磷酰胺 | 800mg/m$^2$ | iv | d1～5 |
| | 甲氨蝶呤 | 5000mg/m$^2$ | iv（CI＝24h） | d1 |
| | 长春新碱 | 1.5mg/m$^2$ | iv | d1 |
| | 阿糖胞苷 | 每次150mg/m$^2$ | iv，q12h | d4～5 |
| | 依托泊苷 | 100mg/m$^2$ | iv | d4～5 |
| | 甲氨喋呤＋地塞米松＋阿糖胞苷 | 15mg＋4mg＋30mg | it | d1 |
| Course BB | | | | |
| | 地塞米松 | 10mg/m$^2$ | iv | d1～5 |
| | 环磷酰胺 | 200mg/m$^2$ | iv | d1～5 |
| | 甲氨蝶呤 | 5000mg/m$^2$ | iv | d1 |
| | 阿糖胞苷 | 每次150mg/m$^2$ | iv，q12h | d4～5 |
| | 多柔比星 | 25mg/m$^2$ | iv | d4～5 |
| | 甲氨蝶呤＋地塞米松＋阿糖胞苷 | 15mg＋4mg＋30mg | it | d1 |
| Course CC | | | | |
| | 地塞米松 | 10mg/m$^2$ | iv | d1～5 |

续表

| 方案 | 药物 | 剂量 | 用法 | 时间 |
|---|---|---|---|---|
| | 长春地辛 | $3mg/m^2$ | iv | d1 |
| | 环磷酰胺 | $200mg/m^2$ | iv | d1~5 |
| | 阿糖胞苷 | 每次$2000mg/m^2$ | iv, q12h | d1~2 |
| | 依托泊苷 | $150mg/m^2$ | iv | d3~5 |
| | 甲氨蝶呤＋地塞米松＋阿糖胞苷 | 15mg＋4mg＋30mg | it | d1 |

**表F3-2　成熟B-LMB96**

| 组别 | 条件 | 化疗方案 |
|---|---|---|
| A组 | 所有完全切除的Ⅰ期和腹部的Ⅱ期，未切除的Ⅰ期和Ⅱ期滤泡细胞淋巴瘤（有治疗理由） | 2疗程COPAD |
| B组 | 未切除的Ⅰ~Ⅱ期肿瘤，Ⅲ~Ⅳ期（无CNS浸润，骨髓<25%），A组早期反应不好，滤泡细胞淋巴瘤Ⅲ~Ⅳ期 | B1组：COP→$COPADM_3$1→利妥昔单抗＋$COPADM_3$2→利妥昔单抗＋CYM1→利妥昔单抗＋CYM2→利妥昔单抗＋$COPADM_3$3<br>B2组：COP→$COPADM_3$1→利妥昔单抗＋$COPADM_3$2→利妥昔单抗＋CYM1→利妥昔单抗＋CYM2→利妥昔单抗＋$COPADM_3$3→M2→M3<br>注：在COP第8d瘤灶缩小>25%但<75%；中期可疑残留的非滤泡型B细胞淋巴瘤，可继续完成B2组维持治疗M2/M3 |
| C组 | 未切除的Ⅲ~Ⅳ期伴有巨大瘤块（直径>10cm或多于4个器官侵犯），Ⅳ期伴CNS浸润，Ⅳ期伴睾丸及卵巢侵犯，骨髓浸润幼稚细胞≥25%，B组早期治疗反应不好，中期有残留病灶 | C1组（CNS-组）：COP→$COPADM_5$1→利妥昔单抗（2剂）＋$COPADM_5$2→利妥昔单抗（2剂）＋CYVE1→$MTX_5$→利妥昔单抗（1剂）＋CYVE2→利妥昔单抗（1剂）＋$M_5$1→M2→M3→M4<br>C2组（CNS＋组）：COP→$COPADM_5$1→利妥昔单抗（2剂）＋$COPADM_8$2→利妥昔单抗（2剂）＋CYVE1→$MTX_8$→利妥昔单抗（1剂）＋CYVE2→利妥昔单抗（1剂）＋$M_8$1→M2→M3→M4 |

续表

| 方案 | 药物 | 剂量 | 用法 | 时间 |
|---|---|---|---|---|
| 预治疗：COP | | | | |
| | 环磷酰胺 | 300mg/m² | iv（CI＝15min） | d1 |
| | 长春新碱 | 1mg/m²（最大剂量2mg） | iv | d1 |
| | 强的松 | 60mg/m² | iv或po（分2次） | d1～7 |
| | 甲氨蝶呤＋地塞米松（C组＋Ara-C） | 15mg＋4mg（C组＋Ara-C 30mg） | it | d1（C组：d1，3，5） |
| 诱导治疗： | | | | |
| COPAD | | | | |
| | 长春新碱 | 2mg/m²（最大剂量2mg） | iv | d1，6 |
| | 柔红霉素 | 30mg/m² | iv（CI＝6h） | d1，2（在首剂CTX后给药） |
| | 环磷酰胺 | 500mg/m² | iv，q12h | d1，2，3（首剂应在DNR前给） |
| | 强的松 | 60mg/m² | po | d1～5，以后3d内减停 |
| COPADM₃1 | | | | |
| | 长春新碱 | 2mg/m²（最大剂量2mg） | iv | d1 |
| | 环磷酰胺 | 500mg/m² | iv（分2次，q12h，CI＝15min） | d2，3，4（首剂应在DNR前给） |
| | 柔红霉素 | 30mg/m² | iv（CI＝6H） | d2，3（在首剂CTX后给药） |
| | 强的松 | 60mg/m² | po（分2次给） | d1～5，以后3d内减停 |

续表

| 方案 | 药物 | 剂量 | 用法 | 时间 |
|---|---|---|---|---|
| | HD-MTX | 3g/m² | iv（>3h） | d1 |
| | 四氢叶酸钙 | 15mg/m² 每6h | po | d2，3，4（MTX后24h开始） |
| | 甲氨蝶呤+地塞米松 | 15mg+4mg | it | d2，6 |
| COPADM₃2 | 除以下环磷酰胺剂量调整外，余同COPADM₃1 | | | |
| | 环磷酰胺 | 1000mg/m² | iv（分2次，q12h，CI=15min） | d2，3，4（首剂应在DNR前给） |
| COPADM₃3 | 除柔红霉素调整为表柔比星、环磷酰胺调整剂量、腰穿1次外，余同COPADM₃1 | | | |
| | 表柔比星 | 30mg/m² | iv（CI=6h） | d2，3（在首剂CTX后给药） |
| | 环磷酰胺 | 1000mg/m² | iv（分2次，q12h，CI=15min） | d2，3，4（首剂应在DNR前给） |
| | 甲氨喋呤+地塞米松 | 15mg+4mg | it | d2 |
| COPADM₅1 | 除以下剂量调整外，余同COPADM₃1 | | | |
| | HD-MTX | 5g/m² | iv（>3h） | d1 |
| | 甲氨蝶呤+地塞米松+阿糖胞苷 | 15mg+4mg+30mg | it | d2，4，6 |
| COPADM₅2 | 除以下剂量调整外，余同COPADM₃1 | | | |
| | HD-MTX | 5g/m² | iv（>3h） | d1 |
| | 环磷酰胺 | 1000mg/m² | iv（分2次，q12h，CI=15min） | d2，3，4（首剂应在DNR前给） |
| | 甲氨蝶呤+地塞米松+阿糖胞苷 | 15mg+4mg+30mg | it | d2，4，6 |
| COPADM₈2 | 除以下剂量调整外，余同COPADM₃1 | | | |
| | HD-MTX | 8g/m² | iv（>3h） | d1 |

续表

| 方案 | 药物 | 剂量 | 用法 | 时间 |
|---|---|---|---|---|
| | 环磷酰胺 | 1000mg/m² | iv（分2次，q12h，CI＝15min） | d2，3，4（首剂应在DNR前给药） |
| | 甲氨蝶呤＋地塞米松＋阿糖胞苷 | 15mg＋4mg＋30mg | it | d2，4，6 |
| **巩固治疗** | | | | |
| B组：CYM1和CYM2 | CYM2用药同CYM1，应在CYM1后ANC＞$1.0×10^9$/L，PLT＞$100×10^9$/L | | | |
| | HD-MTX | 3g/m² | iv（＞3h） | d1 |
| | 四氢叶酸钙 | 15mg/m²，每6h 1次 | po | d2，3，4 |
| | 阿糖胞苷 | 100mg/m² | iv（CI＝24h） | d2～6 |
| | 甲氨蝶呤＋地塞米松 | 15mg＋4mg | it | d2 |
| | 阿糖胞苷＋地塞米松 | 30mg＋4mg | it | d6 |
| C组：CYVE1和CYVE2 | CYVE2剂量同CYVE1 | | | |
| | 阿糖胞苷 | 50mg/m² | iv（CI＝12h） | d1～5（8pm～8am） |
| | HD-Ara-C | 3g/m² | iv（CI＝3h） | d2～5（8am～11am） |
| | 依托泊苷 | 200mg/m² | iv（CI＝4h） | d2～5（2pm～4pm） |
| MTX₅ | 本疗程MTX必须在CYVE1后18d～25d，当ANC＞$0.5×10^9$/L和PLT＞$50×10^9$/L；G-SCF（如果使用）结束后48h；转氨酶＜10倍正常值，才能使用 | | | |
| | HD-MTX | 5g/m² | iv（＞3h） | |
| | 四氢叶酸钙 | 15mg/m² 每6h | po | MTX后24h开始，监测MTX浓度 |
| | 甲氨蝶呤＋地塞米松＋阿糖胞苷 | 15mg＋4mg＋30mg | it | d19（在四氢叶酸钙解救前给药） |
| MTX₈ | 除MTX剂量调整为8g/m²外，其余条件同MTX₅ | | | |
| **维持治疗** | | | | |

续表

| 方案 | 药物 | 剂量 | 用法 | 时间 |
|---|---|---|---|---|
| $M_51$ | | | | |
| | 长春新碱 | $2mg/m^2$（max 2mg） | iv | d1 |
| | HD MTX | $5g/m^2$ | iv（＞3h） | d1 |
| | 四氢叶酸钙 | $15mg/m^2$，每 6h 1次 | po | MTX后24h开始，监测MTX浓度 |
| | 强的松 | $60mg/m^2$ | po | d1～5 |
| | 环磷酰胺 | $500mg/m^2$ | iv（CI＝15min） | d2～3 |
| | 表柔比星 | $30mg/m^2$ | iv（CI＝6h） | d2～3 |
| | 甲氨蝶呤＋地塞米松＋阿糖胞苷 | $15mg＋4mg＋30mg$ | it | d2 |
| $M_81$ | 除MTX剂量调整为$8g/m^2$外，余条件同$M_51$ | | | |
| M2-M4均应在M1后血象恢复ANC＞$1.0×10^9/L$和PLT＞$100×10^9/L$开始给药 | | | | |
| M2 | | | | |
| | 阿糖胞苷 | $50mg/m^2$ | iv，q12h | d1～5 |
| | 依托泊苷 | $150mg/m^2$ | iv（CI＝90min） | d1～3 |
| M3 | | | | |
| | 长春新碱 | $2mg/m^2$（max 2mg） | iv | d1 |
| | 强的松 | $60mg/m^2$ | po（分两次） | d1～5 |
| | 环磷酰胺 | $500mg/m^2$ | iv（CI＝15min） | d1～2 |
| | 表柔比星 | $30mg/m^2$ | iv（CI＝6h） | d1～2 |
| M4 | | | | |
| | 依托泊苷 | $150mg/m^2$ | iv（CI＝90min） | d1～3 |
| | 阿糖胞苷 | $100mg/m^2$ | SC（分2次） | d1～5 |

## 表F3-3　BCH-ALCL2010化疗方案

| 组别 | 条件 | 化疗方案 |
|------|------|---------|
| A组 | 完全切除的Ⅰ期。如果单独皮肤受累，应被完全切除。 | Course P→Course AV1→Course BV1→Course AV2 |
| B组 | 预后好的一组。没有皮肤浸润，没有纵隔受累，没有淋巴组织细胞变异的证据。骨髓没有噬血现象，不合并噬血细胞综合征。非ALCL白血病阶段。骨髓和外周血NPM-ALK（-）。 | Course P→Course AV1→Course BV1→Course AV2→Course BV2→Course AV3→Course BV3 |
| | | 治疗评估时间点：Course P治疗第5d，AV2化疗后，BV3化疗后，持续缓解则应用长春花碱，每周一次，维持12个月；若有残留更换方案 |
| C组 | 预后差的一组。皮肤活检证实有皮肤损害（不是Ⅰ期），有纵隔和/或肺脏受累，病理为淋巴组织细胞变异亚型，及骨髓噬血现象。ALCL白血病阶段。骨髓和外周血NPM-ALK（+）。 | Course P→Course AV1→Course BV1→Course AV2→Course BV2→Course AV3→Course BV3 |
| | | 治疗评估时间点：Course P治疗第5d，AV2化疗后，BV3化疗后，持续缓解则应用长春花碱，每周一次，维持24个月；若有残留更换方案 |
| D组 | 有CNS受累的患者。 | 应用NHL-CNS方案，持续缓解则应用长春花碱，每周一次，维持24个月。 |

| 方案 | 药物 | 剂量 | 用法 | 时间 |
|------|------|------|------|------|
| Course P | | | | |
| | 地塞米松 | 每天5mg/m$^2$ | po | d1~2 |
| | 地塞米松 | 每天10mg/m$^2$ | po | d3~5 |
| | 环磷酰胺 | 每天200mg/m$^2$ | iv | d1~2 |
| | 三联鞘注 | | it | d1 |

Course AV1/AV2/AV3：第一疗程开始于化疗的第6d，若ANC>0.5×10$^9$/L和PLT>50×10$^9$/L，随后的疗程开始于前一疗程的第21天

| 方案 | 药物 | 剂量 | 用法 | 时间 |
|------|------|------|------|------|
| | 地塞米松 | 每天10mg/m$^2$ | po，分两次 | d1~5 |
| | MTX | 3g/m$^2$ | iv（>3h） | d1，CF于MTX 24h解救 |
| | 异环磷酰胺 | 800mg/m$^2$ | iv（CI=1h） | d1~5 |
| | 阿糖胞苷 | 每次150mg/m$^2$ | iv（CI=1h），q12h | d4~5 |

| 方案 | 药物 | 剂量 | 用法 | 时间 |
|---|---|---|---|---|
| | 依托泊苷 | 每天100mg/m² | iv（CI=2h） | d4~5 |
| | 长春花碱 | 6mg/m²（最大量不超过10mg） | iv | d1 |
| | 三联鞘注 | | it | d2（MTX后24h） |

Couse BV1/BV2/BV3：若ANC>0.5×10⁹/L和PLT>50×10⁹/L，随后的疗程开始于前一疗程的第21d

| | 地塞米松 | 每天10mg/m² | po，分两次 | d1~5 |
|---|---|---|---|---|
| | MTX | 3g/m² | iv（>3h） | d1，CF于MTX 24h解救 |
| | 环磷酰胺 | 每天200mg/m² | iv（CI=1h） | d1~5（第1d给药于MTX前） |
| | 柔红霉素 | 每天25mg/m² | iv（CI=1h） | d4~5 |
| | 长春花碱 | 6mg/m²（最大量不超过10mg） | iv | d1 |
| | 三联鞘注 | | it | d2（MTX后24h） |

维持治疗：第1次维持用药与Couse BV3间隔21d

| | 长春花碱 | 6mg/m²（最大量不超过10mg） | iv | qw |
|---|---|---|---|---|

中枢转移预防：对于下述类型患者在长春花碱维持期间建议每3个月给予三联鞘注1次

　①ALCL在初次治疗中进展

　②初次治疗后3个月内早期复发

　③虽非早期复发，但有CNS复发，或初治伴有CNS侵犯的患者

　④PCR方法检测外周血或骨髓NPM-ALK持续阳性

# 附录4　淋巴瘤治疗小分子靶向药物（汇总已上市药物）

| 药物 | 靶点/通路 | 适应证 | 用法用量 |
|---|---|---|---|
| 阿贝西利 Abemaciclib | CDK4/6抑制剂 | 乳腺癌 | 150mg po bid |
| 阿卡替尼 Acalabrutinib | BTK抑制剂/BCR 通路 | MCL*，CLL/ SLL* | 100mg po bid |

续表

| 药物 | 靶点/通路 | 适应证 | 用法用量 |
|------|-----------|--------|----------|
| 阿来替尼 Alectinib | ALK抑制剂/ JAK/STAT通路 | ALK阳性 NSCLC | 600mg po bid |
| Alpelisib | PI3K抑制剂 / PI3K/AKT/ mTOR通路 | 乳腺癌 | 300mg po qd |
| 安罗替尼 Anlotinib | VEGFR/多靶点 酪氨酸激酶 抑制剂 | NSCLC、SCLC、 软组织肉瘤、 甲状腺髓 样癌 | 12mg po qd，早餐前口服。连续2周，停 药1周，每21d一个疗程 |
| Asciminib | bcr-abl抑制剂 | Ph+CML | Ph+CML慢性期：80mg po qd或40mg po bid *T315I*突变患者：200mg po bid |
| 阿昔替尼 Axitinib | VEGFR抑制剂 | 肾细胞癌 | 5mg po bid。每日两次间隔时间12h |
| 阿扎胞苷 Azacitidine | DNA去甲基化 药物 | MDS、CMML、 AML、 JMML* | 首个治疗周期推荐剂量为75mg/m², qd， 连续7d给药，每4周为一个治疗周期， 通常至少进行6个周期 |
| 巴瑞替尼 Baricitinib | JAK抑制剂/ JAK/STAT 通路 | 类风湿性 关节炎*、 COVID- 19*、斑秃* | 治疗类风湿性关节炎的推荐剂量 2mg po qd |
| 贝林司他 Belinostat | DNA组蛋白去乙 酰化药物 | PTCL* | 1000mg/m² iv 30分钟，d1-5，每21天为 一周期 |
| 布加替尼 Brigatinib | ALK抑制剂/ JAK/STAT 通路 | ALK阳性 NSCLC* | 90mg po qd×7d，之后增加至 180mg po qd |
| 硼替佐米 Bortezomib | 蛋白酶体抑制剂/ NF-κB通路 | MM、MCL | 1.3mg/m²，每个疗程6周，共9个疗程。 在1-4疗程内，每周给予本品2次， （d1、4、8、11、22、25、29、32d）， 在第5-9疗程内，每周给予本品1次 （第1、8、22和29天） |

续表

| 药物 | 靶点/通路 | 适应证 | 用法用量 |
|------|-----------|--------|----------|
| 卡非佐米<br>Carfilzomib | 蛋白酶体抑制剂/<br>NF-κB 通路 | MM | 卡非佐米每周连续2d静脉给药，每次输液时间为30分钟，共3周，之后进入12d的休息期。每28天为1个治疗周期。第1周期的第1天和第2天按20mg/m² 起始剂量进行卡非佐米给药。如果可以耐受，则在第1周期第8天将剂量升高至27mg/m²。在每个周期（每28天为1个周期）的第1、2、8、9、15、16、22和23天口服或静脉给予20mg地塞米松 |
| 赛瑞替尼<br>Ceritinib | ALK 抑制剂/<br>JAK/STAT<br>通路 | ALK 阳性<br>NSCLC | 450mg po qd |
| 西达本胺<br>Chidamide | DNA组蛋白去乙<br>酰化药物 | PTCL、乳腺癌 | 30mg，每周服药两次，两次服药间隔不应少于3d |
| Copanlisib | PI3K 抑制剂<br>/ PI3K/AKT/<br>mTOR 通路 | FL | 60mg iv，d1、8、15（每28天为一周期） |
| 克唑替尼<br>Crizotinib | ALK 抑制剂/<br>JAK/STAT<br>通路 | ALK 或 ROS1 阳性 NSCLC、ALCL*、炎性肌纤维母细胞瘤* | 280mg / m²，po bid |
| 达拉非尼<br>Dabrafenib | BRAF 抑制剂<br>/ RAS/RAF/<br>MAPK 通路 | 黑色素瘤、NSCLC*、甲状腺癌*、BRAF V600E 突变的实体瘤* | 150mg，po bid |
| 达尔西利<br>Dalpiciclib | CDK4/6 抑制剂 | 乳腺癌 | 150mg，po qd |
| 达沙替尼<br>Dasatinib | bcr-abl 抑制剂 | Ph+CML | 慢性期：100mg，po qd<br>加速期、急变期：推荐起始剂量70mg bid |

续表

| 药物 | 靶点/通路 | 适应证 | 用法用量 |
|---|---|---|---|
| 地西他滨 Decitabine | DNA 去甲基化药物 | MDS、CMML | 3d方案：15mg/m² iv 3h以上，q8h，连续 3d，每6周一个周期 5d方案：20mg/m² iv 1h以上， qd，连续5d，每4周一个周期 |
| Duvelisib | PI3K 抑制剂 / PI3K/AKT/ mTOR 通路 | CLL/SLL 和 FL | 25mg po bid |
| Encorafenib | BRAF 抑制剂 / RAS/RAF/ MAPK 通路 | 黑色素瘤*、结肠癌* | 450mg po qd |
| 恩沙替尼 Ensartinib | ALK 抑制剂/ JAK/STAT 通路 | ALK 阳性 NSCLC* | 225mg po qd |
| 恩曲替尼 Entrectinib | ALK 抑制剂/ JAK/STAT 通路 | 携带 NTRK 融合基因实体瘤，ROS1 阳性 NSCLC | 600mg po qd |
| 依维莫司 Everolimus | mTOR 抑制剂 / PI3K/AKT/ mTOR 通路 | 肾细胞癌、神经内分泌肿瘤、结节性硬化症相关的室管膜下巨细胞星形细胞瘤和肾血管平滑肌脂肪瘤、乳腺癌* | 10mg 或 4.5mg/m² po qd。 |
| 菲卓替尼 Fedratinib | JAK 抑制剂/ JAK/STAT 通路 | MF* | 血小板计数在 50×10⁹/L 及以上患者，推荐剂量为 400mg po qd |
| 氟马替尼 Flumatinib | bcr-abl 抑制剂 | Ph+CML | 600mg po qd |
| 福他替尼 Fostamatinib disodium | SYK 抑制剂 | ITP* | 100mg po bid |

续表

| 药物 | 靶点/通路 | 适应证 | 用法用量 |
|---|---|---|---|
| 伊布替尼<br>Ibrutinib | BTK抑制剂/BCR<br>通路 | MCL<br>CLL/SLL、<br>WM | 560mg po qd<br>420mg po qd |
| Idelalisib | PI3K抑制剂<br>/ PI3K/AKT/<br>mTOR通路 | CLL、FL和<br>SLL | 150mg po bid |
| 伊马替尼<br>Imatinib | bcr-abl抑制剂 | Ph+CML、<br>GIST、Ph+<br>ALL、HES、<br>CEL、MDS/<br>MPD、ASM、<br>DFSP | 400mg或600mg po qd，日服用量<br>800mg即400mg bid |
| 伊沙佐米<br>Ixazomib | 蛋白酶体抑制剂/<br>NF-κB通路 | MM | 在28d治疗周期的第1、8和15天，<br>每周1次，每次口服给药4mg |
| 来那度胺<br>Lenalidomide | IMiD | MM、FL、<br>auto-<br>HSCT*、<br>MDS*、<br>MCL*、<br>MZL*、<br>MF* | MM联合方案、MCL：25mg po qd，d1-<br>21，28d为一周期<br>MM自体移植后维持治疗：10mg po qd，<br>d1～28，28d为一周期<br>MDS：10mg po qd<br>FL、MZL：20mg po qd，d1～21，28d为<br>一周期，共12周期 |
| 劳拉替尼<br>Lorlatinib | ALK抑制剂/<br>JAK/STAT<br>通路 | ALK阳性<br>NSCLC* | 100mg po qd |
| 尼洛替尼<br>Nilotinib | bcr-abl抑制剂 | Ph+CML | 新诊断、获得持续深度分子学反应的新<br>诊断患者：300mg po bid。<br>耐药或不耐受的慢性期或加速期成人患<br>者：400mg po bid。<br>间隔12h，不得与食物同服 |
| 奥雷巴替尼<br>Olverembatinib | bcr-abl抑制剂 | Ph+CML | 推荐剂量为40mg po qod（隔日一次），<br>随餐服用 |

续表

| 药物 | 靶点/通路 | 适应证 | 用法用量 |
|---|---|---|---|
| 奥布替尼<br>Orelabrutinib | BTK 抑制剂/BCR<br>通路 | MLL，CLL/<br>SLL | 150mg po qd |
| 帕克替尼<br>Pacritinib | JAK 抑制剂/<br>JAK/STAT<br>通路 | MF* | 200mg po bid |
| 哌柏西利<br>Palbociclib | CDK4/6 抑制剂 | 乳腺癌 | 125mg po qd 连续服用21d，停用7d，28d<br>为一个治疗周期 |
| 帕比司他<br>Panobinostat | DNA 组蛋白去乙<br>酰化药物 | MM* | 20mg po qod 第1周和第二周，21d 为一<br>周期（d1、3、5、8、10、12），使用8<br>周期 |
| 泊马度胺<br>Pomalidomide | IMiD | MM、卡波西<br>肉瘤* | 4mg po qd |
| Ponatinib | bcr-abl 抑制剂 | CML、Ph＋<br>ALL | CP-AML：45mg po qd，达到≤1% BCR-<br>ABL1 后改为 15mg po qd<br>AP-CML、BP-CML、Ph＋ALL：45mg<br>po qd |
| 瑞戈非尼<br>Regorafenib | 多靶点 TKI | 结直肠癌、<br>胃肠道间<br>质瘤、肝<br>细胞癌 | 160mg po qd，d1～21/28d |
| 罗米地辛<br>Romidepsin | DNA 组蛋白去乙<br>酰化药物 | CTCL*、PTCL* | 14mg/m$^2$ iv 4h，d1、8、15，<br>每28天为一周期 |
| 芦可替尼<br>Ruxolitinib | JAK 抑制剂/<br>JAK/STAT<br>通路 | MF、PV、<br>aGVHD*、<br>cGVHD* | 血小板计数＞200×10$^9$/L 的患者，推荐<br>起始剂量为20mg，po，bid。血小板<br>计数在 100×10$^9$/L 和 200×10$^9$/L 之<br>间的患者，推荐起始剂量为15mg，<br>po，bid。血小板计数在 50×10$^9$/L 和<br>100×10$^9$/L 之间的患者，推荐最大起始<br>剂量为5mg，po，bid |
| 塞利尼索<br>Selinexor | XPO1 抑制剂 | MM，DLBCL* | 100mg po qw |
| 西罗莫司<br>Sirolimus | mTOR 抑制剂<br>/ PI3K/AKT/<br>mTOR 通路 | 预防肾移植的<br>器官排斥反<br>应、淋巴管<br>平滑肌瘤病* | 低至中度免疫风险肾移植患者，负荷剂<br>量6mg d1，维持剂量2mg po qd。13岁以<br>上但体重不超过40kg 的患者，起始<br>剂量为1mg/m$^2$/日，负荷剂量1mg/m$^2$ |

续表

| 药物 | 靶点/通路 | 适应证 | 用法用量 |
|------|-----------|--------|----------|
| 索拉非尼 Sorafenib | 多靶点TKI | 肾细胞癌、肝细胞癌、甲状腺癌 | 0.4g po bid |
| 舒尼替尼 Sunitinib | 多靶点TKI | 肾细胞癌、GIST、pNET | GIST和晚期肾细胞癌：50mg po qd，服药4周，停药2周 pNET：37.5mg po qd |
| 他折司他 Tazemetostat | EZH2抑制剂 | 局部晚期上皮样肉瘤、FL* | 800mg po bid |
| 替西罗莫司 Temsirolimus | mTOR抑制剂/ PI3K/AKT/ mTOR通路 | 肾细胞癌* | 25mg iv qw |
| 沙利度胺 Thalidomide | IMiD | 麻风结节性红斑、MM* | 200mg po qd |
| Tirabrutinib | BTK抑制剂/BCR 通路 | WM#、LPL#、PCNSL# | 480mg po qd |
| 曲拉西利 Trilaciclib | CDK4/6抑制剂 | 小细胞肺癌，降低化疗引起的骨髓抑制的发生率 | 每次240mg/m² iv，在化疗之前4h内给药，输注30分钟 |
| 维莫非尼 Vemurafenib | BRAF抑制剂/ RAS/RAF/ MAPK通路 | 黑色素瘤、BRAF V600突变的Erdheim-Chester病* | 960mg po bid |
| 维奈克拉 Venetoclax | Bcl-2抑制剂 | AML、CLL/SLL* | AML用法，第一个疗程第1-3d为剂量爬坡期，第一天100mg，第二天200mg，第三天400mg，第四天及以后400mg qd，与阿扎胞苷、地西他滨或阿糖胞苷联合使用 |
| 伏立诺他 Vorinostat | DNA组蛋白去乙酰化药物 | CTCL* | 400mg po qd |
| 泽布替尼 Zanubrutinib | BTK抑制剂/BCR 通路 | MLL、CLL/SLL、MZL* | 160mg po bid |

注：*美国FDA获批适应证；#日本获批适应证。

# 附录5　淋巴瘤治疗大分子靶向药物（汇总已上市药物）

| 靶点 | 药物 | 适应证 | 用法用量 |
|---|---|---|---|
| **靶向肿瘤细胞单克隆抗体** | | | |
| **CD19** | Tafasitamab-cxix | DLBCL* | 推荐剂 12mg/kg，静脉输注，每周期28d。第1周期：d1、d4、d8、d15和d22；第2-3周期：d1、d8、d15和d22；第4周期及以后：d1、d15 |
| | 伊奈利珠单抗（Inebilizumab） | AQP4抗体阳性的成年患者的视神经脊髓炎谱系障碍（NMOSD） | 初始剂量：300mg静脉输注，两周之后第二次静脉输注300mg；后续剂量（从第一次输注后6个月开始）：单次每6个月静脉输注300mg |
| **CD20** | 利妥昔单抗（Rituximab） | FL、CLL、B-NHL*、DLBCL*、BLL*、B-AL*、类风湿性关节炎*、Wegner肉芽肿*、显微镜下多血管炎*、寻常型天疱疮* | **初治FL**：单药：推荐剂量375mg/m$^2$，每周一次，22d的疗程内共给药4次。联合化疗，推荐剂量375mg/m$^2$，使用8个疗程。完全或部分缓解后，可接受利妥昔单抗单药维持治疗，375mg/m$^2$，每8周一次，共12次<br>**DLBCL**：与CHOP联合使用，推荐剂量375mg/m$^2$，每个化疗周期第一天使用。<br>**CLL**：与FC化疗合用，每28d一周期，共6个疗程。建议第一疗程在给予FC化疗前1日给药，推荐剂量375mg/m$^2$，后续疗程每次500mg/m$^2$，于FC化疗第一天给药 |
| | 奥法妥木单抗（Ofatumumab） | 多发性硬化症（sc）、CLL（iv）* | **CLL**：初治CLL：与苯丁酸氮芥联合用药的推荐剂量和方案为：第1天300mg，第8天1000mg（第1周期），后续周期第1天使用1000mg，每28天一周期，至少使用3周期，直到最佳响应或最多12个周期<br>复发性CLL联合氟达拉滨和环磷酰胺推荐的剂量和方案是：第1天300mg，第8天1000mg（第1周期），后续周期第1天使用1000mg，每28天一周期，最多6个周期 |

续表

| 靶点 | 药物 | 适应证 | 用法用量 |
|---|---|---|---|
| | | | CLL延长治疗的推荐剂量和方案：第1天300mg，第8天1000mg，7周后使用1000mg，此后每8周1次，最长2年。复发CLL的推荐用量和方案：初始剂量为300mg，1周后2000mg，每周一次，共7次，4周后每4周2000毫克，共4次 |
| | 奥妥珠单抗（Obinutuzumab） | FL、CLL* | 滤泡性淋巴瘤推荐剂量1000mg，静脉输注。第1周期：d1、d8、d15；第2~6或2~8周期：d1；维持治疗：每2月1次，直至疾病进展或长达2年。<br>1）复发/难治性滤泡性淋巴瘤：与苯达莫司汀联用，6个周期，每周期28d，6周期内实现疾病稳定、完全缓解或部分缓解的患者继续奥妥珠单抗1000mg单药治疗两年。<br>2）初治滤泡性淋巴瘤：与苯达莫司汀联用，6个周期，每周期28d；或与CHOP联用，6个周期，每周期21d，随后单独使用奥妥珠单抗2周期；或与CVP联用，8个周期，每周期21d。初治滤泡性淋巴瘤患者在最初的6或8个周期内获得完全缓解或部分缓解，应继续使用奥妥珠单抗1000mg单药治疗两年 |
| | 奥瑞珠单抗（Ocrelizumab） | 多发性硬化症* | 开始剂量：300mg iv，两周后使用第二次300mg；后续剂量：每6个月600mg |
| | 瑞帕妥单抗（Ripertamab） | DLBCL | 说明书尚未发布。 |
| CD22 | Moxetumomab pasudotox | HCL | 0.04mg/kg，在每个28d周期的第1、3和5d进行30分钟静脉输注。继续治疗最多6个周期、至疾病进展或不可接受的毒性 |
| CD25 | Denileukin Diftitox | CTCL* | 每天9或18μg/kg，静脉输注持续30~60分钟，d1~5，每21天为1个周期，共8个周期 |

续表

| 靶点 | 药物 | 适应证 | 用法用量 |
|------|------|--------|----------|
| | 巴利昔单抗（Basiliximab） | 预防肾移植术后的早期急性器官排斥 | 标准总剂量40mg，分2次给予，每次20mg。首次20mg应于移植术前2h内给予，第二次20mg应于移植术后4d给予。如果术后出现对巴利昔单抗严重的高敏反应或移植物丢失，则应停止第二次给药 |
| | Daclizumab | 多发性硬化症* | 150mg皮下注射，每月一次 |
| CD38 | 达雷妥尤单抗（Daratumumab） | MM | 达雷妥尤单抗的推荐剂量为16mg/kg，静脉输注。具体给药方案因单药治疗或联合用药的不同而异 |
| | Isatuximab-irfc | MM* | 伊沙妥昔单抗的推荐剂量为10mg/kg，静脉输注，每周一次持续4周，之后每隔一周用药，与泊马度胺和地塞米松联合使用，直至疾病进展或发生不可耐受的毒性反应 |
| CD52 | 阿伦单抗（Alemtuzumab） | CLL | 阿伦单抗起始剂量为3mg/d，如患者可以耐受，剂量可逐渐增加至10mg/d，如患者可以耐受，剂量可逐渐增加至30mg/d（一般3~7d），静脉滴注持续2h，一周三次给药，持续12周 |
| SLAMF7 | 埃罗妥珠单抗（Elotuzumab） | MM* | 与来那度胺和地塞米松联合使用，10mg/kg，前两个周期为每周静脉注射一次，此后每2周静脉注射一次，直到疾病进展或出现不可接受的毒性。与泊马度胺和地塞米松联合使用：10mg/kg，前两个周期为每周静脉注射一次，此后每4周静脉注射一次，直到疾病进展或出现不可接受的毒性 |
| CCR4 | Mogamulizumab | 蕈样霉菌病和Sézary综合征 | 1mg/kg静脉注射>1h，第一周期：d1，8，15，22给药，第二周期至以后周期：d1，15给药，以28d为1周期，直至疾病进展或不耐受毒性 |

续表

| 靶点 | 药物 | 适应证 | 用法用量 |
|------|------|--------|----------|
| **免疫检查点抑制剂** | | | |
| **PD-1** | 纳武利尤单抗<br>（Nivolumab） | NSCLC、头颈部<br>鳞状细胞癌、胃<br>癌、胃食管连接<br>部癌或食管腺<br>癌、恶性胸膜间<br>皮瘤 | 3mg/kg 或 240mg 固定剂量 q2W |
| | 帕博利珠单抗<br>（Pembrolizumab） | 黑色素瘤、<br>NSCLC、食管<br>癌、头颈部鳞<br>状细胞癌、结<br>直肠癌、cHL*、<br>PMBCL* | 200mg Q3W 或 400mg q6W |
| | 卡瑞利珠单抗<br>（Camrelizumab） | cHL、肝细胞癌、<br>NSCLC、食管鳞<br>癌、鼻咽癌 | cHL：200mg q2W |
| | 替雷利珠单抗<br>（tislelizumab） | cHL、尿路上皮癌、<br>NSCLC、肝细胞<br>癌、MSI-H 实体<br>瘤、食管鳞状细<br>胞癌、鼻咽癌 | 200mg q3W |
| | 信迪利单抗<br>（Sintilimab） | cHL、NSCLC、肝<br>细胞癌 | 200mg q3W |
| | 派安普利单抗<br>（Penpulimab） | cHL | 200mg q2W |
| | 赛帕利单抗<br>（Zimberelimab） | cHL | 240mg q2W |
| **PD-L1** | 阿替利珠单抗<br>（Atezolizumab） | SCLC、肝细胞癌、<br>NSCLC | 推荐剂量 1200mg，q3W。 |
| | 度伐利尤单抗<br>（Durvalumab） | NSCLC | 10mg/kg，q2W。最长使用时间不超过 12<br>个月 |
| **CTLA-4** | 伊匹木单抗<br>（Ipilimumab） | 恶性胸膜间皮瘤 | 1mg/kg，q6W，联合纳武利尤单抗 360mg<br>q3W 或 3mg/kg q2W |

续表

| 靶点 | 药物 | 适应证 | 用法用量 |
|------|------|--------|----------|
| 抗体偶联药物 | | | |
| **CD19** | Loncastuximab tesirine-lpyl | DLBCL* | 用法用量每3周0.15mg/kg，共2个周期，后续周期每3周0.075mg/kg，在每个周期的第1天静脉输注给药，输注30分钟以上 |
| **CD22** | Inotuzumab ozogamicin | B细胞前体急性淋巴细胞白血病（ALL）* | 第一周期：所有患者的推荐总剂量为1.8mg/m², 分3次给药，d1（0.8mg/m²）、d8（0.5mg/m²）和d15（0.5mg/m²）。第1周期的持续时间为3周，但如果患者达到完全缓解（CR）或完全缓解伴血液学恢复不完全（CRi）和/或允许从毒性中恢复，则可延长至4周。后续周期：在达到CR或CRi的患者中，推荐总剂量为每周期1.5mg/m²，分3次给药，d1（0.5mg/m²）、d8（0.5mg/m²）、d15（0.5mg/m²）。随后每4周为一个周期。在未达到CR或CRi的患者中，的推荐总剂量为每个周期1.8mg/m²，分3次给药，d1（0.8mg/m²）、d8（0.5mg/m²）、d15（0.5mg/m²）。随后每4周为一个周期。在3个周期内未达到CR或CRi的患者应停止治疗。对于进行造血干细胞移植（HSCT）的患者，推荐的治疗持续时间为2个周期。对于2个周期后未达到CR或CRi和微小残留病（MRD）阴性的患者，可考虑进行第三个周期。对于未进行HSCT的患者，可以给予额外的治疗周期，最多6个周期 |
| **CD30** | 维布妥昔单抗（Brentuximab vedotin） | HL、ALCL | 推荐剂量为1.8mg/kg，30分钟以上静脉输注给药，每3周1次。如果患者体重大于100kg，使用100kg计算剂量。治疗应持续至疾病进展或出现不可耐受的毒性。患有复发或难治性cHL或sALCL且疾病稳定或改善的患者应至少接受8个周期和至多16个周期（约1年）的治疗 |

续表

| 靶点 | 药物 | 适应证 | 用法用量 |
|---|---|---|---|
| **CD79b** | Polatuzumab vedotin | DLBCL* | 推荐剂量为1.8mg/kg，每21天静脉输注一次，共6个周期，联合苯达莫司汀和利妥昔单抗。在每周期的第1天以任何顺序使用Polatuzumab vedotin、苯达莫司汀和利妥昔单抗 |
| **BCMA** | Belantamab mafodotin | MM* | 2.5mg/kg静脉输注30分钟，Q3W |
| **双特异性抗体** | | | |
| **CD3×**<br>**CD19** | 贝林妥欧单抗（Blinatumomab） | B细胞前体急性淋巴细胞白血病（ALL） | 体重≥45kg的患者，第一个周期第1~7天给予9μg，第8~28天给予28μg，第29~42天停药（停药14日）。随后的周期为第1~28天给予28μg，第29~42天停药（停药14日）。<br>对于体重<45kg的患者，第一个周期第1~7天给予5μg/m²（不应超过9μg），第8~28天给予15μg/m²（不应超过28μg），第29~42天停药（停药14日）。随后的周期为第1~28天给予15μg/m²（不应超过28μg），第29~42天停药（停药14天）。每个周期共42日，每个疗程最多2个周期的诱导期和3个周期的巩固期组成，即每个疗程最多5个周期 |
| **CD3×**<br>**CD20** | Mosunetuzumab | FL** | Mosunetuzumab单药适用于治疗先前已接受至少两种全身治疗的复发或难治性滤泡性淋巴瘤（FL）成年患者。21d为一个治疗周期，在第一个周期中使用递增剂量方法，第1天给予1mg、第8天2mg、第15天60mg。在第二个周期中，第1天给予Mosunetuzumab 60mg。第3周期和之后，在第1天给予30mg剂量的药物。如果在第8个治疗周期后达到CR，则给予患者17个治疗周期 |
| **其他** | | | |
| **IFN-γ** | 依马利尤单抗（Emapalumab） | HLH | 1mg/kg静脉输注1h，每周2次 |

续表

| 靶点 | 药物 | 适应证 | 用法用量 |
|------|------|--------|----------|
| IL-6 | 司妥昔单抗（Siltuximab） | Castleman病 | 11mg/kg静脉输注1h，q3W |
|  | 托珠单抗（Tocilizumab） | 类风湿关节炎、全身型幼年特发性关节炎和CRS | CRS：体重≥30kg，推荐剂量8mg/kg，用0.9%生理盐水稀释至100ml，静脉输注1h以上；体重<30kg，推荐剂量12mg/kg。用0.9%NS稀释50ml，静脉输注1h以上。若CRS的体征和症状在首次用药后未出现临床改善，最多可再给予3次托珠单抗。连续给药的时间间隔不得少于8h。CRS患者的输注剂量不应超过800mg/次 |

**放射免疫治疗药物**

| CD20 | 替伊莫单抗（$^{90}$Y Ibritumomab Tiuxetan） | NHL | 第1天：给予利妥昔单抗250mg/$m^2$静脉输注。第7、8或9天：给予利妥昔单抗250mg/$m^2$静脉输注。如果血小板不低于150 000/$mm^3$：在利妥昔单抗静脉输注后4h内，给予0.4 mCi/kg（14.8 MBq/kg）Y-90 Ibritumomab tiuxetan静脉输注。如果复发或难治性患者的血小板为100 000～149 000/$mm^3$：在利妥昔单抗输注后4h内，给予0.3 mCi/kg（11.1 MBq/kg）$^{90}$Y Ibritumomab tiuxetan静脉输注 |

注：*美国FDA获批适应证；**欧盟获批适应证。

# 附录6　常见细胞色素P450（CYP450）酶系和药物转运体底物、抑制剂、诱导剂

## 一、细胞色素P450（CYP450）酶系

　　细胞色素P450（CYP450）是一组结构和功能相关的超家族基因编码的同工酶，主要分布于肝脏，故称为肝药酶，在小肠、肺、肾、脑中也有少量分布。

CYP450酶系是重要的一组代谢酶，参与许多外源性药物在体内的生物转化，其中CYP3A4、2C9、2C19、2D6等都是常见的药物代谢酶。

表F6-1　临床常见CYP450酶系抑制剂

| CYP酶 | 强效抑制剂[1] | 中效抑制剂[2] | 弱效抑制剂[3] |
|---|---|---|---|
| CYP1A2 | 环丙沙星、依诺沙星、氟伏沙明 | 美西律、口服避孕药、维莫非尼等 | 阿昔洛韦、别嘌醇、西咪替丁、聚乙二醇干扰素α-2a等 |
| CYP2B6 | / | / | 氯吡格雷、替诺福韦、噻氯匹啶、伏立康唑 |
| CYP2C8 | 吉非贝齐 | 氯吡格雷、地拉罗司、特立氟胺 | 甲氧苄氨嘧啶等 |
| CYP2C9 | / | 胺碘酮、氟康唑等 | 塞瑞替尼、氟伐他汀、伏氟沙明、伏立康唑、地奥司明、双硫仑等 |
| CYP2C19 | 氟康唑、氟西汀、伏氟沙明、噻氯匹定 | 伏立康唑 | 奥美拉唑 |
| CYP3A4 | 特异性底物AUC增加10倍以上：葡萄柚汁4、伊曲康唑、酮康唑、洛匹那韦/利托那韦、泊沙康唑、利托那韦、考比司他、茚地那韦/利托那韦、沙奎那韦/利托那韦、伏立康唑等<br>AUC增加5-10倍：塞瑞替尼、克拉霉素、Idelalisib、奈法唑酮、奈非那韦 | 阿瑞匹坦、环丙沙星、克唑替尼、环孢素、地尔硫卓、决奈达隆、红霉素、氟康唑、氟伏沙明、葡萄柚汁4、伊马替尼、艾沙康唑、维拉帕米等 | 西洛他唑、西咪替丁、福沙匹坦、雷尼替丁、替格瑞洛、氯唑沙宗等 |

续表

| CYP酶 | 强效抑制剂[1] | 中效抑制剂[2] | 弱效抑制剂[3] |
|---|---|---|---|
| CYP2D6 | 氟西汀、帕罗西汀、奎尼丁、特比奈芬、安非他酮 | 阿比特龙、西那卡塞、度洛西汀、米拉贝隆、洛卡西林、罗拉匹坦等 | 胺碘酮、塞来昔布、西咪替丁、艾司西酞普兰、氟伏沙明、拉贝洛尔、舍曲林、维莫非尼、氯巴占、考比司他等 |

注：[1]强效抑制剂：使特异性底物的AUC增加5倍；

　　[2]中效抑制剂：使特异性底物的AUC增加>2倍且<5倍；

　　[3]弱效抑制剂：使特异性底物的AUC增加>1.25倍且<2倍；

　　[4]葡萄柚汁：因品牌而异，对肝药酶的抑制程度很大程度取决于浓度、剂量和处理过程，不同厂家间有很大差异。不同研究显示，当使用某种处理方式时（如高剂量、双倍剂量），可将其归类为"强CYP3A抑制剂"，当使用另一种处理方式时（如低剂量、单倍剂量），可将其归类为"中度CYP3A抑制剂"。

### 表F6-2　临床常见CYP450酶系诱导剂

| CYP酶 | 强效诱导剂[1] | 中效诱导剂[2] | 弱效诱导剂[3] |
|---|---|---|---|
| CYP1A2 | / | 苯妥英、利福平、吸烟（相较于不吸烟者）、特立氟胺 | |
| CYP2B6 | 卡马西平 | 依非韦伦、利福平 | 艾沙康唑、奈韦拉平、利托那韦、仑布雷生、洛拉替尼 |
| CYP2C8 | / | 利福平 | / |
| CYP2C9 | / | 恩扎卢胺、利福平 | 阿帕他胺、阿瑞匹坦、卡马西平、达拉非尼、洛拉替尼、利托那韦 |
| CYP2C19 | 利福平 | 阿帕他胺、依法韦伦、恩扎卢胺、苯妥英 | 利托那韦 |
| CYP3A4 | 阿帕他胺、卡马西平、恩扎卢胺、艾伏尼布、苯妥英、利福平、圣约翰草、米托坦 | 波生坦、达拉非尼、依法韦伦、洛拉替尼、索托西、依曲韦林、培达替尼、苯巴比妥、扑米酮 | 维莫非尼、泽布替尼、阿莫达非尼、莫博替尼、莫达非尼等 |
| CYP2D6 | 尚无 | 尚无 | 尚无 |

注：[1]强效诱导剂：使特异性底物的AUC降低>80%；

　　[2]中效诱导剂：使特异性底物的AUC降低50%～80%；

　　[3]弱效诱导剂：使特异性底物的AUC降低20%～50%。

表F6-3　CYP450敏感性底物及窄治疗窗底物示例

| CYP酶 | 敏感性底物[1] | 窄治疗窗底物[2] |
|---|---|---|
| CYP1A2 | 阿洛司琼、咖啡因、度洛西汀、褪黑素、替扎尼定等 | 氯氮平、吡非尼酮、雷莫司琼、茶碱 |
| CYP2B6 | 安非他酮 | 依法韦伦 |
| CYP2C8 | 瑞格列奈 | 孟鲁司特、吡格列酮、罗格列酮 |
| CYP2C9 | 塞来昔布 | 格列美脲、华法林、苯妥英、甲苯磺丁脲 |
| CYP2C19 | 奥美拉唑、美芬妥英 | 地西泮、兰索拉唑、雷贝拉唑、伏立康唑 |
| CYP3A4 | 与强效抑制剂合用AUC增加10倍以上：阿芬太尼、阿伐那非、丁螺环酮、达芦那韦、依巴斯汀、依维莫司、伊布替尼、洛伐他汀、咪达唑仑、尼索地平、沙奎那韦、辛伐他汀、西罗莫司、他克莫司、替拉那韦、三唑仑、伐地那非等<br>AUC增加5-10倍：布地奈德、达沙替尼、决奈达隆、非洛地平、艾沙康唑、喹硫平、西地那非、替加环素、托伐普坦、维奈托克等 | 阿普唑仑、阿瑞匹坦、阿托伐他汀、秋水仙碱、利伐沙班、他达拉非、依鲁司他、匹莫齐特、利匹韦林等 |
| CYP2D6 | 托莫西汀、地昔帕明、右美沙芬、奈必洛尔、奋乃静、托特罗定、R-文拉法辛、依鲁司他、奈必洛尔 | 恩卡尼、丙咪嗪、美托洛尔、普罗帕酮、普萘洛尔、曲马多、曲米帕明、S-文拉法辛 |

[1] 敏感性底物：与已知的CYP抑制剂合用时，其血浆AUC值增加≥5倍的药物。

[2] 中度敏感性底物：与已知的CYP抑制剂合用时，其血浆AUC值增加≥2倍或≤5倍的药物。

## 二、转运体

药物转运体是一类位于细胞膜上的功能性膜蛋白。根据其在细胞的分布位置，可分为顶端侧和底端侧转运体，根据其对底物的转运方向，可分为外排转运体和转运体。

常见的外排转运体属于ATP结合盒转运体（ATP binding cassette，ABC）家族，可利用水解ATP的能量对药物及内源性物质进行转运，如P-gp、BCRP、MRP等。常见的摄取转运体包括可溶性载体SLC家族（solutecarrier），如OATP、OCT、PEPT等。

表F6-4　临床常见转运体抑制剂和诱导剂

| 转运体 | 基因 | 抑制剂[1] | 诱导剂[2] | 底物 |
|---|---|---|---|---|
| P-gp | ABCB1 | 胺碘酮、克拉霉素、环孢素、决奈达隆、红霉素、伊曲康唑、酮康唑、拉帕替尼、洛匹那韦/利托那韦、奎尼丁、维拉帕米 | 卡马西平、苯妥英、利福平、圣约翰草 | 达比加群酯、地高辛、艾多沙班、非索非那定 |
| BCRP | ABCG2 | 环孢素、艾曲波帕、非布司他、特立氟胺等 | 尚无 | 瑞舒伐他汀、柳氮磺砒啶 |
| OATP1B1 | SLCO1B1 | 阿扎那韦/利托那韦、克拉霉素、环孢素、吉非罗齐、洛匹那韦/利托那韦、利福平（单次剂量）等 | 尚无 | 阿托伐他汀、多西他赛、非索非那定、格列本脲、来特莫韦、紫杉醇、匹伐他汀、普伐他汀、瑞格列奈、瑞舒伐他汀、辛伐他汀等 |
| OATP1B3 | SLCO1B3 | | 尚无 | |
| OCT2 | SLC22A2 | 西咪替丁、艾沙康唑等 | 尚无 | 二甲双胍 |
| OAT1 | SLC22A6 | 丙磺舒、特立氟胺 | 尚无 | 阿德福韦、巴瑞替尼、布美他尼、头孢克洛、头孢唑肟、环丙沙星、法莫替丁、呋塞米、甲氨蝶呤、奥司他韦、青霉素G、替诺福韦等 |
| OAT3 | SLC22A8 | | 尚无 | |

注：[1]抑制剂：P-gp抑制剂能够使地高辛或其他底物AUC增加>25%；
　　[2]诱导剂：P-gp诱导剂能够使地高辛或其他底物AUC降低>20%；

# 附录7　肿瘤评价工具

## 一、临床分期

表F7-1　Ann Arbor分期

| 分期 | 定义 |
|---|---|
| Ⅰ期 | 单个淋巴结区受累（Ⅰ）或单个结外器官或组织受累（ⅠE） |
| Ⅱ期 | 膈的同侧两个或更多淋巴结区受累（Ⅱ）；或结外器官或组织和一个或更多淋巴结区受累（ⅡE）。 |

续表

| 分期 | 定义 |
|---|---|
| Ⅲ期 | 膈两侧淋巴结受累（Ⅲ），同时有结外器官或组织的局限性受累（ⅢE）或脾受累（ⅢS）或两者均有（ⅢSE）。 |
| Ⅵ期 | 一个以上结外器官或组织（有或无淋巴结肿大）弥漫性或播散性受累 |

注：根据患者有无临床症状又可分为A和B。A为无症状；B有如下症状：①不明原因半年内体重下降10%；②发热38℃以上；③盗汗。

### 表F7-2　Ann Arbor-Cotswolds分期（1989）

| 分期 | 定义 |
|---|---|
| Ⅰ期 | 病变侵犯单个淋巴区域或淋巴组织（如脾脏、胸腺、咽淋巴环等）（Ⅰ）或单个结外器官或部位受累（ⅠE） |
| Ⅱ期 | 病变侵犯膈肌同侧两个或更多淋巴区域或组织（Ⅱ）（纵隔是一个部位，而双侧肺门淋巴结受累是两个部位）；局部侵犯单个结外器官或部位伴膈肌同侧一个或多个淋巴结区域（ⅡE）。受累的解剖部位数目应以脚注标出（如，Ⅱ₃） |
| Ⅲ期 | 病变侵犯膈肌两侧淋巴结区域或组织（Ⅲ），可伴有单个结外器官或部位侵犯（ⅢE），或脾侵犯（ⅢS），或两者均受侵犯（ⅢSE） |
| Ⅲ1期 | 有脾门淋巴结、腹腔淋巴结或肝门淋巴结受累 |
| Ⅲ2期 | 有主动脉旁、肠系膜、髂血管淋巴结受累 |
| Ⅳ期 | 广泛侵犯一个或多个结外器官或组织，伴有或不伴有淋巴结的侵犯 |

注：A：无全身症状。
B：无其他原因解释的发热、盗汗、体重下降（体重6个月内下降10%）。
X：巨块病变：在T5/6水平纵隔宽度大于胸腔直径的1/3，或肿块最大直径大于10厘米。
E：由一个淋巴结部位局部扩散引起的单一结外部位受累

### 表F7-3　皮肤T细胞淋巴瘤的TNMB分期（1978）

| 分期 | 定义 |
|---|---|
| **T（皮肤）** | |
| T₀ | 临床或组织学上可疑的皮肤损害 |
| T₁ | 局限性斑块、丘疹或湿疹斑，占皮肤表面积10%以下 |
| T₂ | 广泛性斑块、丘疹或湿疹斑，占皮肤表面积10%以上 |
| T₃ | 皮肤肿瘤形成（≥1） |
| T₄ | 全身广泛性红皮病 |

续表

| 分期 | 定义 |
|---|---|
| **N（淋巴结）** | |
| $N_0$ | 外周无淋巴结肿大，组织学检查阴性 |
| $N_1$ | 外周淋巴结肿大，但活检病理上不能诊断淋巴瘤，即组织学检查阴性 |
| $N_2$ | 无外周淋巴结肿大，但活检病理能诊断淋巴瘤 |
| $N_3$ | 临床出现外周淋巴结肿大，且病理诊断淋巴瘤 |
| **M（内脏）** | |
| $M_0$ | 无内脏侵犯 |
| $M_1$ | 有内脏侵犯（必须有病理证实） |
| **B（外周血）** | |
| $B_0$ | 循环中无不典型细胞（Sézary 细胞）（<淋巴细胞的 5%） |
| $B_1$ | 循环中出现不典型细胞（Sézary 细胞）（≥淋巴细胞的 5%） |

### 表F7-4　国际儿童非霍奇金淋巴瘤分期系统IPNHLSS

| 分期 | |
|---|---|
| Ⅰ期 | 单一淋巴结与结外病变（纵隔与腹腔除外） |
| Ⅱ期 | 单一结外病变合并区域淋巴结受累 |
| | 横膈同侧两个结外病变 |
| | 原发性胃肠道肿瘤，伴或不伴肠系膜淋巴结受累 |
| | 横膈同侧两个或两个以上淋巴结区受累 |
| ⅡR期 | 腹部病变完全切除 |
| Ⅲ期 | 横膈两侧两个单一结外肿瘤 |
| | 所有原发于胸腔肿瘤 |
| | 所有脊柱旁或硬膜外肿瘤 |
| | 所有广泛的原发性腹部肿块 |
| | 横膈上下两个或更多的淋巴结区受累 |
| ⅢA | 局部但不可切除的腹部肿物 |
| ⅢB | 广泛腹腔多器官肿块 |
| Ⅳ期 | 早期的中枢神经系统或骨髓受累（<25%） |

注：IPNHLSS 在此分期基础上增加了骨髓不同程度侵犯的定义（形态学 BMm、免疫学 Bmi、细胞遗传学 BMc 及分子水平 BMmol），外周血及脑脊液也需要同样方式标注。使分期系统更加细化。

## 二、临床疗效评估标准

### 表F7-5 淋巴瘤疗效标准（Cheson，IWC，1999）

| 疗效 | 体格检查 | 淋巴结 | 融合淋巴结团块 | 骨髓 |
| --- | --- | --- | --- | --- |
| CR | 正常 | 正常 | 正常 | 正常 |
| CRu（uncertain） | 正常 | 正常 | 正常 | 未确定 |
| | 正常 | 正常 | 缩小≥75% | 正常或不确定 |
| PR | 正常 | 正常 | 正常 | 受侵 |
| | 正常 | 缩小≥50% | 缩小≥50% | 无关 |
| | 肝/脾缩小 | 缩小≥50% | 缩小≥50% | 无关 |
| 复发/进展 | 肝/脾增大，新病灶 | 新病灶或增大 | 新病灶或增大 | 重新出现，骨髓受侵 |

### 表F7-6 LUGANO淋巴瘤疗效标准

| 疾病状态 | 部位 | PET-CT | CT |
| --- | --- | --- | --- |
| 完全缓解 | 淋巴结及结外 | 1-3分，伴或不伴残留病灶 | 目标淋巴结长径≤1.5cm且无结外病灶 |
| | 非可测量病灶 | 不适用 | 无 |
| | 器官肿大 | 不适用 | 无 |
| | 新发病灶 | 无 | 无 |
| | 骨髓 | 无FDG聚集证据 | 形态学无异常；如果不能确定，则流式ICH阴性 |
| 部分缓解 | 淋巴结及结外 | 4~5分，且较基线水平摄取减少，无新发或进展病灶。治疗中期评估提示治疗有效病灶。治疗末期评估提示残留病灶。 | 淋巴结SPD值（如单一淋巴结为最大横径）缩小≥50%；如果病变小到CT无法测量，默认为5mm×5mm；若病灶消失为0×0；大于5mm×5mm者按实际测量结果 |
| | 非可测量病灶 | 不适用 | 无/缩小/无增大 |

续表

| 疾病状态 | 部位 | PET-CT | CT |
|---|---|---|---|
| 部分缓解 | 器官肿大 | 不适用 | 脾脏增大的部分减少50% 以上（长径） |
| | 新发病灶 | 无 | 无 |
| | 骨髓 | 局灶摄取较正常骨髓增高，但较基线水平下降（化疗后允许有骨髓弥漫摄取增强），如果淋巴结缓解的同时出现骨髓灶性摄取增强，建议再次活检，或进行阶段性复查。 | 不适用 |
| 无反应/疾病稳定 | 淋巴结及结外病灶 | 4～5分且治疗中期及末期摄取较基线水平均无改变，无新发或进展病灶 | 淋巴结SPD值或结外病灶（如单一淋巴结为最大横径）缩小＜50%；不符合疾病进展标准 |
| | 非可测量病灶 | 不适用 | 不符合疾病进展标准 |
| | 器官肿大 | 不适用 | 不符合疾病进展标准 |
| | 新发病灶 | 无 | 无 |
| | 骨髓 | 较基线无改变 | 不适用 |
| 疾病进展 | 淋巴结及结外病灶 | 4～5分且摄取较基线水平增高；出现新的FDG高摄取灶。 | 符合下面至少一项横径和长径乘积（PPD）标准： 1.长径＞1.5cm且PPD增加≥50%且对于长径及短径增加要求符合：≤2cm的增加大于0.5cm ＞2cm的增加大于1cm； 2.脾大者，脾脏长径较前增加50%以上；非脾大者，脾脏长径较基线延长2cm以上 |
| | 非可测量病灶 | 无 | 出现新发病灶或既往病灶明确进展 |

续表

| 疾病状态 | 部位 | PET-CT | CT |
|---|---|---|---|
| 疾病进展 | 新发病灶 | 出现新的FDG高摄取灶且不符合感染及炎症，若不能除外建议再次活检或阶段性复查 | 既往有效的病灶再次进展：新发淋巴结的任何径线>1.5cm；新发结外病灶的仟何径线>1.0cm，若任何径线小1cm，则此处需活检证实。任何活检证实的新发病灶。 |
| | 骨髓 | 新发或再发FDG高摄取 | 新发或再发侵犯 |

注：SPD指6个最大淋巴结或结节状肿块的最大垂直径乘积之和。

PET五分级制：

1分较背景无摄取增高；2分摄取≤纵隔；3分摄取>纵隔但是≤肝脏；4分摄取较肝脏中度升高；5分摄取较肝脏显著升高和/或出现新发病灶；X 无淋巴瘤相关摄取病灶。

# 三、NCCN指南常用预后评分

## 表F7-7　IPI评分

| 临床特征 | 积分 | 临床特征 | 积分 |
|---|---|---|---|
| 年龄>60岁 | 1 | 分期 Ⅲ～Ⅳ期 | 1 |
| LDH水平大于正常 | 1 | 结外病变>1个部位 | 1 |
| ECOG评分2～4分 | 1 | | |

| 危险度分层 | 累计积分 | 危险度分层 | 累计积分 |
|---|---|---|---|
| 低危 | 0或1 | 中-高危 | 3 |
| 低-中危 | 2 | 高危 | 4或5 |

## 表F7-8　年龄调整的IPI评分（aaIPI，适用于年龄小于60岁患者）

| 临床特征 | 积分 | 临床特征 | 积分 |
|---|---|---|---|
| 分期 Ⅲ～Ⅳ期 | 1 | ECOG评分2～4分 | 1 |
| LDH水平大于正常 | 1 | | |

续表

| 危险度分层 | 累计积分 | 危险度分层 | 累计积分 |
|---|---|---|---|
| 低危 | 0 | 中高危 | 2 |
| 低中危 | 1 | | |

#### 表 F7-9　NCCN-IPI 评分

| 临床特征 | | 积分 | 临床特征 | 积分 |
|---|---|---|---|---|
| 年龄（岁） | ＞40≤60 | 1 | Ann Arbor 分期 Ⅲ - Ⅳ | 1 |
| | ＞60≤75 | 2 | 结外病变* | 1 |
| | ＞75 | 3 | 体能状况　≥2 | 1 |
| LDH（正常值） | ＞1≤3 | 1 | | |
| | ＞3 | 2 | | |

注：*结外病变：骨髓，中枢，肝脏，胃肠道，或肺。

| 危险度分层 | 累计积分 | 危险度分层 | 累计积分 |
|---|---|---|---|
| 低危 | 0-1 | 中高危 | 4-5 |
| 低中危 | 2-3 | 高危 | ≥6 |

#### 表 F7-10　PIT 评分

| 临床特征 | 积分 | 临床特征 | 积分 |
|---|---|---|---|
| 年龄＞60岁 | 1 | ECOG 评分 2～4分 | 1 |
| LDH 水平大于正常 | 1 | 骨髓侵犯 | 1 |

| 危险度分层 | 累计积分 | 危险度分层 | 累计积分 |
|---|---|---|---|
| 组1 | 0 | 组3 | 2 |
| 组2 | 1 | 组4 | 3或4 |

注：PIT 非特异性外周 T 细胞淋巴瘤预后指数。

#### 表 F7-11　调整的 PIT（modified-PIT）

| 临床特征 | 积分 | 临床特征 | 积分 |
|---|---|---|---|
| 年龄＞60岁 | 1 | ECOG 评分 2～4分 | 1 |
| LDH 水平大于正常 | 1 | Ki-67≥80% | 1 |

续表

| 危险度分层 | 累计积分 | 危险度分层 | 累计积分 |
|---|---|---|---|
| 组1 | 0或1 | 组3 | 3或4 |
| 组2 | 2 | | |

# 附录8 缩略语表

| 缩略语 | 全称 | 中文名 |
|---|---|---|
| aaIPI | age-adjusted international prognostic index | 年龄调整的国际预后指数 |
| ABC | activated B-cell | 活化B细胞 |
| AD | autosomal dominant inheritance | 常染色体显性遗传 |
| ADC | antibody-drug conjugate | 抗体药物偶联物 |
| AdV | adenoviral | 腺病毒 |
| AE | adverse event | 不良事件 |
| aGVHD | acute graft versus host disease | 急性移植物抗宿主病 |
| AID | activation-induced cytidine deaminase | 活化诱导胞嘧啶脱氨酶 |
| AIHA | autoimmune hemolytic anemia | 自身免疫性溶血性贫血 |
| AITL | angioimmunoblastic T-cell lymphoma | 血管免疫母细胞T细胞淋巴瘤 |
| ALCL | anaplastic large cell lymphoma | 间变性大细胞淋巴瘤 |
| ALL/LBL | lymphoblastic lymphoma/ leukemia | 淋巴母细胞性淋巴瘤/白血病 |
| allo-HSCT | allo-hematopoietic stem cell transplantation | 异基因造血干细胞移植 |
| ANA | antinuclear antibody | 抗核抗体 |
| ANCA | antineutrophil cytoplasmic antibody | 抗中性粒细胞胞质抗体 |
| AP-1 | activator protein-1 | 激活蛋白-1 |
| APC | antigen presenting cell | 抗原递呈细胞 |
| AR | autosomal recessive inheritance | 常染色体隐性遗传 |
| B-ALL | B-cell acute lymphoblastic leukemia | B细胞急性淋巴细胞白血病 |

续表

| 缩略语 | 全称 | 中文名 |
| --- | --- | --- |
| BATF3 | basic leucine zipper transcription factor ATF-like 3 | 碱性亮氨酸拉链转录因子 ATF 样蛋白 3 |
| BIA-ALCL | breast implant-associated anaplastic large cell lymphoma | 乳房植入物相关间变性大细胞淋巴瘤 |
| BL | Burkitt lymphoma | 伯基特淋巴瘤 |
| BM | bone marrow | 骨髓 |
| B-PLL | B-cell prolymphocytic leukemia | B 幼淋巴细胞性白血病 |
| BSA | body surface area | 体表面积 |
| BTK | Bruton's tyrosine kinase | 布鲁顿酪氨酸激酶 |
| CAEBV | chronic active EBV infection | 慢性活动性 EBV 感染 |
| CAR | chimeric antigen receptor | 嵌合抗原受体 |
| CAR-T | chimeric antigen receptor T -Cell immunotherapy | 嵌合抗原受体 T 细胞免疫法 |
| CFDA | China Food and Drug Administration | 国家食品药品监督管理局 |
| cFL | classical follicular lymphoma | 经典性滤泡性淋巴瘤 |
| cGVHD | chronic graft versus host disease | 慢性移植物抗宿主病 |
| CHL | classical Hodgkin lymphoma | 经典型霍奇金淋巴瘤 |
| CHL-LD | lymphocyte-depleted classical Hodgkin lymphoma | 淋巴细胞消减型经典型霍奇金淋巴瘤 |
| CHL-LR | lymphocyte-rich classical Hodgkin lymphoma | 富于淋巴细胞型经典型霍奇金淋巴瘤 |
| CHL-MC | mixed cellularity classical Hodgkin lymphoma | 混合细胞型经典型霍奇金淋巴瘤 |
| CHL-NS | nodular sclerosis classical Hodgkin lymphoma | 结节硬化型经典型霍奇金淋巴瘤 |
| CHS | Chediak - Higashi syndrome | 小儿先天性白细胞颗粒异常综合征 |
| CIS | cytokine-induced STAT inhibitor | 细胞因子诱导的 STAT 抑制因子 |
| CLA | cutaneous lymphocyte antigen | 皮肤淋巴细胞抗原 |
| CLIPI | cutaneous lymphoma international prognostic index | 皮肤淋巴瘤国际预后指数 |

续表

| 缩略语 | 全称 | 中文名 |
| --- | --- | --- |
| CLL | chronic lymphocytic leukemia | 慢性淋巴细胞性白血病 |
| CLL/SLL | chronic lymphocytic leukemia/small lymphocytic lymphoma | 慢性淋巴细胞性白血病/小淋巴细胞性淋巴瘤 |
| CLS | capillary leak syndrome | 毛细血管渗漏综合征 |
| CM | costimulatory molecule | 共刺激分子 |
| CR | complete remission | 完全缓解 |
| CR1 | the first complete remission | 第一次完全缓解 |
| CRR | complete remission rate | 完全缓解率 |
| CRS | cytokine release syndrome | 细胞因子释放综合征 |
| CTCL | cutaneous T cell lymphoma | 皮肤T细胞淋巴瘤 |
| ctDNA | circulating tumor DNA | 循环肿瘤DNA |
| CTL | cytotoxic T cell | 细胞毒性T细胞 |
| CTLs | cytotoxic T cells | 细胞毒性T细胞 |
| DDR | DNA damage response | DNA损伤反应 |
| DFS | disease-free survival | 无病生存率 |
| DHFR | dihydrofolate reductase | 二氢叶酸还原酶 |
| DIC | disseminated intravascular coagulation | 弥漫性血管内凝血 |
| digital PCR | digital polymerase chain reaction | 数字聚合酶链反应 |
| DLBCL | diffuse large B-cell lymphoma | 弥漫大B细胞淋巴瘤 |
| DLBCL, NOS | diffuse large B-cell lymphoma, NOS | 弥漫大B细胞淋巴瘤, 非特指型 |
| DLI | donor lymphocyte infusion | 供者淋巴细胞输注 |
| DNMT3A | DNA methyltransferase 3 alpha | DNA甲基转移酶3 alpha |
| DOR | duration of remission | 缓解持续时间 |
| DRPSBL | diffuse red pulp small B-cell lymphoma | 弥漫红髓小B细胞淋巴瘤 |
| DSA | digital subtraction angiography | 数字减影血管造影 |
| DSHNHL | German Collaborative Group for Advanced Non-Hodgkin Lymphoma | 德国高级别非霍奇金淋巴瘤协作组 |

续表

| 缩略语 | 全称 | 中文名 |
| --- | --- | --- |
| EATL | enteropathy associated T-cell lymphoma | 肠病相关T细胞淋巴瘤 |
| EBV | Epstein-Barr virus | EB病毒 |
| ECP | endothelial progenitor cells | 内皮祖细胞 |
| EFS | event free survival | 无事件生存 |
| ELISA | enzyme Linked Immunosorbent assay | 酶联免疫吸附测定 |
| EMZL | extranodal marginal zone lymphoma | 结外边缘区淋巴瘤 |
| ENA | extractable nuclear antigen | 可提取性核抗原 |
| ENKTCL | extranodal NK/ T-cell lymphoma | 结外NK/T细胞淋巴瘤 |
| ENKTL | extranodal NK/ T-cell lymphoma | 结外NK/T细胞淋巴瘤 |
| EORTC | European Organization for Research in the Treatment of Cancer | 欧洲癌症治疗研究组织 |
| ESMO | European Society of Medical Oncology | 欧洲肿瘤内科学会 |
| ETP-ALL | early T-cell precursor lymphoblastic leukaemia | 早期前体原始T淋巴细胞白血病 |
| ETP-ALL/LBL | early T-cell precursor lymphoblastic leukemia/lymphoma | 早期前体T细胞淋巴母细胞白血病/淋巴瘤 |
| FDC | antibody fragment-drug conjugates | 抗体片段偶联药物 |
| FHL | familial hemophagocytic lymphohistiocytosis | 家族性噬血细胞性淋巴组织细胞增多症 |
| FL | follicular lymphoma | 滤泡淋巴瘤 |
| FLBL | follicular large B-cell lymphoma | 滤泡性大B细胞淋巴瘤 |
| FLC | free light chain | 游离轻链 |
| FLIPI | follicular lymphoma international prognostic index | 滤泡性淋巴瘤国际预后指数 |
| FTCL | follicular T-cell lymphoma | 滤泡T细胞淋巴瘤 |
| GC | germinal center | 生发中心 |
| GCB | germinal centre B-like | 生发中心B细胞型 |

续表

| 缩略语 | 全称 | 中文名 |
|---|---|---|
| GCB-DLBCL | germinal centre B-like diffuse large B-cell lymphoma | 生发中心型弥漫大B细胞淋巴瘤 |
| GELF | Groupe d'Etudedes Lymphomes Folliculaire | 滤泡性淋巴瘤研究小组 |
| GEP | gene-expression profiling | 基因表达谱 |
| GHSG | German Hodgkin Study Group | 德国霍奇金淋巴瘤研究组 |
| GOF | gain of function | 功能获得性 |
| GS-2 | Griscelli syndrome 2 | Griscelli 综合征 2 |
| GVHD | graft versus host disease | 移植物抗宿主病 |
| GVL | graft versus leukemia effect | 移植物抗白血病效应 |
| GWAS | genome-wide association study | 全基因组关联研究 |
| *H. pylori* | *Helicobacter pylori* | 幽门螺杆菌 |
| HCL | hairy-cell leukemia | 毛细胞白血病 |
| HCLc | classical hairy cell leukemia | 毛细胞白血病经典型 |
| HCLv | hairy cell leukemia variant | 毛细胞白血病变异型 |
| HCV | hepatitis C virus | 丙型肝炎病毒 |
| HDAC | histone deacetylase | 组蛋白去乙酰化酶 |
| HGB | hemoglobin | 血红蛋白 |
| HGBL | high grade B-cell lymphoma | 高级别B细胞淋巴瘤 |
| HIV | human immunodeficiency virus | 人类免疫缺陷病毒 |
| HL | Hodgkin lymphoma | 霍奇金淋巴瘤 |
| HLA | human leukocyte antigen | 人类白细胞抗原 |
| HLH/MAS | hemophagocytic lymphohistiocytosis/macrophage activation syndrome | 噬血细胞性淋巴组织细胞增多症/巨噬细胞活化综合征 |
| HP | *Helicobacter pylori* | 幽门螺杆菌 |
| HPS | hemophagocytic syndrome | 噬血细胞综合征 |
| HSC | hematopoietic stem cell | 造血干细胞 |
| HSCT | hematopoietic stem cell transplantation | 造血干细胞移植 |

续表

| 缩略语 | 全称 | 中文名 |
| --- | --- | --- |
| HSTCL | hepatosplenic T-cell lymphoma | 肝脾 T 细胞淋巴瘤 |
| HSV-TK | herpes simplex virus thymidine kinase | 单纯疱疹病毒胸苷激酶 |
| HVLPD | hydroa vacciniforme-like lymphoproliferative disorder | 系统型水疱痘疮样淋巴组织增生性疾病 |
| IBD | inflammatory bowel disease | 炎症性肠病 |
| ICANS | immune effector cell-associated neurotoxicity syndrome | 免疫效应细胞相关神经毒性综合征 |
| IEI | innate immune birth defects | 先天免疫出生缺陷 |
| IFN | interferon | 干扰素 |
| IFRT | involved field radiotherapy | 受累野放疗 |
| IMiDs | immunomodulatory drugs | 免疫调节药物 |
| IMWG | International Myeloma Working Group | 国际骨髓瘤工作组 |
| iNKLPD | indolent NK-cell lymphoproliferative disease of the gastrointestinal tract | 胃肠道惰性NK细胞增殖性疾病 |
| INRT | involved-node radiotherapy | 受累淋巴结照射 |
| IPI | international prognostic index | 国际预后指数 |
| IPS | international prognostic score | 国际预后评分 |
| IPSID | immuno proliferative small intestinal disease | 免疫增生性小肠疾病 |
| IRF4 | interferon regulatory factor 4 | 干扰素调节因子4 |
| ISCL/EORTC | International Society of Cutaneous Lymphoma/European Organization for Research and Treatment of Cancer | 国际皮肤淋巴瘤协会/欧洲癌症研究与治疗组织 |
| ISFN | in situ follicular B-cell neoplasms | 原位滤泡B细胞肿瘤 |
| ISMCN | in situ mantle cell neoplasia | 原位套细胞肿瘤 |
| ISRT | involved-site radiotherapy | 受累部位照射 |
| ITK | inducible T-cell Kinase | 诱导型T细胞激酶 |
| ITL NOS | intestinal T-cell lymphoma-not otherwise specified | 肠道T细胞淋巴瘤非特指型 |

续表

| 缩略语 | 全称 | 中文名 |
| --- | --- | --- |
| ITP | immune thrombocytopenic purpura | 免疫性血小板减少性紫癜 |
| KMT | histone methyltransferase | 组蛋白甲基转移酶 |
| KPI | Korean prognostic index | 韩国预后指数 |
| LBL | lymphoblastic lymphoma | 淋巴母细胞淋巴瘤 |
| L-CRS | local cytokine release syndrome | 局部细胞因子释放综合征 |
| LDH | lactate dehydrogenase | 乳酸脱氢酶 |
| LPL | lymphoplasmacytic lymphoma | 淋巴浆细胞性淋巴瘤 |
| MAb | monoclonal Antibody | 单克隆抗体 |
| MAC | myeloablative conditioning | 清髓预处理方案 |
| MALT | mucosa-associated lymphoid tissues | 黏膜相关淋巴组织 |
| MAS | macrophage activation syndrome | 巨噬细胞活化综合征 |
| MATK | megakaryocyte associated tyrosine kinase | 巨核细胞关联酪氨酸激酶 |
| MBL | monoclonal B-cell lymphocytosis | 单克隆B淋巴细胞增多症 |
| MBq | megabecquerel（unit of radioactivity） | 兆贝克勒尔（放射性强度单位） |
| MCL | mantle cell lymphoma | 套细胞淋巴瘤 |
| MDACC | The University of Texas MD Anderson Cancer Center | 美国德克萨斯州大学安德森癌症中心 |
| MEITL | monomorphic epitheliotropic intestinal T-cell lymphoma | 单形性嗜上皮肠道T细胞淋巴瘤 |
| MF | mycosis fungoides | 蕈样霉菌病 |
| MGUS | monoclonal gammopathy of undetermined significance | 意义未明的单克隆丙种球蛋白病 |
| MHC | major histocompatibility complex | 主要组织相容性复合体 |
| MIPI | mantle cell lymphoma international prognostic index | 套细胞淋巴瘤国际预后指数 |
| MLL | mixed lineage leukemia | 混合系白血病 |
| MM | multiple myeloma | 多发性骨髓瘤 |
| MR | magnetic resonance | 核磁共振 |

续表

| 缩略语 | 全称 | 中文名 |
|---|---|---|
| MRD | minimal residual disease | 微小残留病灶 |
| MZL | marginal zone B cell lymphoma | 边缘区B细胞淋巴瘤 |
| NDMM | newly diagnosed multiple myeloma | 新诊断的多发性骨髓瘤 |
| NGC | non germinal center | 非生发中心 |
| NHL | non-Hodgkin lymphoma | 非霍奇金淋巴瘤 |
| NLPBL | nodular lymphocyte predominant B-cell lymphoma | 结节性淋巴细胞为主型B细胞淋巴瘤 |
| NLPHL | nodular lymphocyte predominant Hodgkin lymphoma | 结节性淋巴细胞为主型霍奇金淋巴瘤 |
| NMZL | nodal marginal zone B cell lymphoma | 结内边缘区B细胞淋巴瘤 |
| nnMCL | non-nodal mantle cell lymphoma | 非结内细胞套细胞淋巴瘤 |
| non-GCB | non-germinal center B-cell-like lymphoma | 非生发中心来源 |
| NRI | Nomogram risk index | 列线图风险指数 |
| NRM | non-relapse mortality | 非复发死亡率 |
| nTFHL | nodal T-follicular helper cell lymphomas | 结内滤泡辅助T细胞淋巴瘤 |
| nTFHL -AI | nodal T-follicular helper cell lymphomas-angioimmunoblastic-type | 结内滤泡辅助T细胞淋巴瘤-血管免疫母细胞型 |
| nTFHL -F | nodal T-follicular helper cell lymphomas-follicular-type | 结内滤泡辅助T细胞淋巴瘤-滤泡型 |
| nTFHL-NOS | nodal T-follicular helper cell lymphomas-NOS | 结内滤泡辅助T细胞淋巴瘤-非特指 |
| OR | odds ratio | 比值比 |
| ORR | objective response rate | 客观缓解率 |
| OS | overall survival | 总体生存率 |
| PBSC | peripheral blood stem cell | 外周血干细胞 |
| PC-ALCL | primary cutaneous-anaplastic large cell lymphoma | 原发皮肤型间变大细胞淋巴瘤 |

续表

| 缩略语 | 全称 | 中文名 |
| --- | --- | --- |
| PCMZL | primary cutaneous marginal zone B-cell lymphoma | 原发性皮肤边缘区B细胞淋巴瘤 |
| PCNSL | primary central nervous system lymphoma | 原发性中枢神经系统淋巴瘤 |
| PCR | polymerase chain reaction | 聚合酶链式反应 |
| PD | progressive disease | 疾病进展 |
| PEL | primary effusion lymphomas | 原发渗出性淋巴瘤 |
| PFS | progression free survival | 无进展生存 |
| PI | perfusion Index | 血流灌注指数 |
| PI3K | phosphatidylinositide 3-kinases | 磷脂酰肌醇-3-激酶 |
| PINK/PINK-E | NK/ T-cell lymphoma prognostic index | NK/T细胞淋巴瘤预后指数 |
| PIT | prognostic Index for PTCL-U | 非特异性外周T细胞淋巴瘤预后指数 |
| PLT | platelet | 血小板 |
| PMBCL | primary mediastinal large B-cell lymphoma | 原发纵隔大B细胞淋巴瘤 |
| PMBL | primary mediastinal（thymic）large B-cell lymphoma | 原发纵隔（胸腺）大B细胞淋巴瘤 |
| PNMZL | pediatric nodal marginal zone lymphoma | 儿童结内边缘区淋巴瘤 |
| POD24 | progression of disease within 24 months | 2年内疾病进展 |
| PR | partial remission | 部分缓解率 |
| PRCA | pure red cell aplasia | 纯红细胞再障 |
| PROTAC | proteolysis targeting chimeras | 蛋白降解靶向联合体 |
| PTCL | peripheral T-cell lymphoma | 外周T细胞淋巴瘤 |
| PTCL-NOS | peripheral T-cell lymphoma, not otherwise specified | 外周T细胞淋巴瘤，非特指型 |
| PTLD | posttransplant lymphoproliferative disorders | 移植后淋巴增殖性疾病 |

续表

| 缩略语 | 全称 | 中文名 |
|---|---|---|
| QT-PCR | quantitative real-time PCR | 实时荧光定量 PCR |
| RFS | relapse free survival | 无复发生存时间 |
| RIC | reduced intensity conditioning | 减低预处理剂量 |
| RNA-SEQ | RNA sequencing | 转录组测序 |
| ROS | reactive oxygen species | 活性氧 |
| RRMM | relapsed/refractory multiple myeloma | 复发和/或难治性多发性骨髓瘤 |
| RS | Richter's syndrome | Richter 综合征 |
| SBLPN | splenic B-cell lymphoma | 脾 B 细胞淋巴瘤 |
| scFv | single chain antibody fragment | 单链抗体 |
| SD | stable disease | 疾病稳定无进展 |
| SFK | Src family kinase | Src 家族激酶 |
| SHM | somatic hypermutation | 体细胞超突变 |
| sJIA | systemic juvenile idiopathic arthritis | 全身型幼年特发性关节炎 |
| SMZL | splenic marginal zone lymphoma | 脾边缘区淋巴瘤 |
| SNP | single nucleotide polymorphism | 单核苷酸多态性 |
| SOCS | suppressor of cytokine signaling | 细胞因子信号抑制物 |
| SS | Sézary syndrome | Sézary 综合征 |
| TAA | tumor-associated antigen | 肿瘤相关抗原 |
| T-ALL/LBL | T-lymphoblastic leukemia/lymphoma | T 淋巴母细胞白血病/淋巴瘤 |
| TAM | tumor associated macrophage | 肿瘤相关巨噬细胞 |
| TA-TMA | transplantation-associated thrombotic microangiopathy | 移植相关血栓性微血管病 |
| TCL | T-cell-leukemia-lymphoma | T 细胞白血病淋巴瘤 |
| TCR | T cell receptor | T 细胞抗原受体 |
| tEGFR | truncated epidermal growth factor receptor | 截短表皮生长因子受体 |
| TFH | T follicular helper cell | 滤泡辅助性 T 细胞 |
| TFH-PTCL | T-follicular helper cells peripheral-T-cell lymphoma | 具有 TFH 表型的结内外周 T 细胞淋巴瘤 |

续表

| 缩略语 | 全称 | 中文名 |
|---|---|---|
| TFHs | T-follicular helper cells | 滤泡辅助性T细胞 |
| THRLBL | T-cell/histiocyte-rich large B-cell lymphoma | 富于T细胞/组织细胞大B细胞淋巴瘤 |
| TKI | tyrosine kinase inhibitors | 酪氨酸激酶抑制剂 |
| TLR | toll-like receptors | Toll样受体 |
| TLS | tumor lysis syndrome | 肿瘤溶解综合征 |
| TMTV | total metabolic tumor volume | 肿瘤代谢总体积 |
| Topo | topoisomerase | 细胞拓扑异构酶 |
| TRM | transplant-related death | 移植相关死亡 |
| TSET | total skin electron therapy | 全身皮肤电子线治疗 |
| TTNT | time to next treatment | 再次开始治疗时间 |
| uFL | uncommon follicular lymphoma | 罕见特征的滤泡性淋巴瘤 |
| URD | unrelated donor | 非血缘供者 |
| VGPR | very good partial response | 非常好的部分缓解 |
| WES | whole exome sequencing | 全外显子组测序 |
| WGS | whole genome sequencing | 全基因组测序 |
| WHO | World Health Organization | 世界卫生组织 |
| WM | Waldenstrommacroglobulinemia | 华氏巨球蛋白血症 |
| XL | X-linkage | X连锁 |
| XLP | X-linked lymph proliferative disease | X连锁淋巴组织增生性疾病 |
| β-MG | β-microglobulin | β-微球蛋白 |

# 附录9 化疗药物缩略语表

| 缩略语 | 全称 | 中文名 |
|---|---|---|
| $^{90}$Y-IT | $^{90}$Y＋Ibritumomab Tiuxetan | 放射钇＋替伊莫单抗 |
| Abx | Abexinostat | 艾贝司他 |

续表

| 缩略语 | 全称 | 中文名 |
|--------|------|--------|
| ATG | antithymocyte globulin | 抗胸腺细胞球蛋白 |
| axi-cel | Axicabtagene Ciloleucel | 阿基仑赛 |
| BCNU | Carmustine | 卡莫司汀 |
| BU | Busulfan | 白消安 |
| BV | Brentuximab Vedotin | 维布妥昔单抗 |
| CDAR | Mavenclad/Cladribine | 克拉屈滨 |
| cilta-cel | Ciltacabtagene Autoleucel | 西达基奥仑赛 |
| Cy | cyclophosphamide | 环磷酰胺 |
| DARA | Daratumumab | 达雷妥尤单抗 |
| GA101 | Obinutuzumab | 奥妥珠单抗 |
| HDACi | histone deacetylase inhibitor | 组蛋白去乙酰化酶抑制剂 |
| Isa | Isatuximab-irfc | 伊沙妥昔单抗 |
| liso-cel | Lisocabtagene Maraleucel | 利基迈仑赛 |
| MEL | Melphalan | 马法兰 |
| MMAE | Monomethyl auristatin E | 单甲基阿司他丁 E |
| MTX | Methotrexate | 甲氨蝶呤 |
| POLA | Polatuzumab Vedotin-piiq | 泊洛妥珠单抗 |
| SEL | Selinexor | 塞利尼索 |
| tisa-cel | Tisagenlecleucel | 替沙仑赛 |
| TT | Temozolomide | 替莫唑胺 |
| VP-16 | Epratuzumab | 依托泊苷、足叶乙苷、鬼臼乙叉苷 |
| ZV | Zilovertamab | 泽罗妥单抗 |

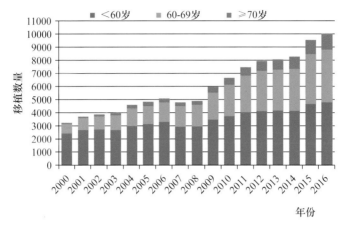

图5-3　美国淋巴瘤和骨髓瘤ASCT患者年龄层的发展趋势

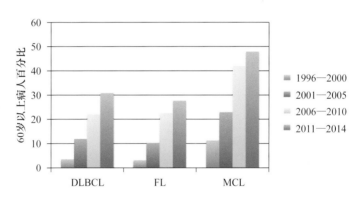

图5-4　美国≥60岁非霍奇金淋巴瘤的Allo-HSCT呈增加趋势（CIBMTR）